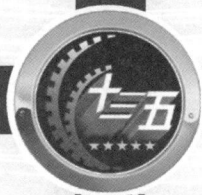

普通高等教育"十三五"应用型高职高专规划教材

药 理 学

主　编　陈双秀　周　芳
副主编　黄宁江　谭　敏
编　者　（按姓氏笔画排序）

王玉霞　常德职业技术学院
邓凤君　益阳医学高等专科学校
李云贵　湖南环境生物职业技术学院
李天平　湖南环境生物职业技术学院
杨红霞　永州职业技术学院
陈双秀　岳阳职业技术学院
罗　岚　岳阳职业技术学院
周　芳　岳阳职业技术学院
黄宁江　永州职业技术学院
曾春姣　湘潭医卫职业技术学院
臧婧蕾　长沙卫生职业学院
谭　敏　常德职业技术学院

西安交通大学出版社
XI'AN JIAOTONG UNIVERSITY PRESS

图书在版编目（CIP）数据

药理学/陈双秀，周芳主编. —西安：西安交通大学出版社，
2018.8（2021.1 重印）

ISBN 978 - 7 - 5693 - 0840 - 2

Ⅰ.①药…　　Ⅱ.①陈…②周…　　Ⅲ.①药理学-医学院校-教材
Ⅳ.①R96

中国版本图书馆 CIP 数据核字（2018）第 195842 号

书　　名	药理学
主　　编	陈双秀　　周　芳
责任编辑	宋伟丽　　赵丹青

出版发行	西安交通大学出版社
	（西安市兴庆南路 1 号　邮政编码 710048）
网　　址	http://www.xjtupress.com
电　　话	（029）82668357　82667874（发行中心）
	（029）82668315（总编办）
传　　真	（029）82668280
印　　刷	陕西龙山海天艺术印务有限公司

开　　本	889mm×1194mm　1/16　**印张** 28.25　**字数** 686 千字
版次印次	2018 年 8 月第 1 版　　2021 年 1 月第 4 次印刷
书　　号	ISBN 978 - 7 - 5693 - 0840 - 2
定　　价	69.00 元

前　言

　　药理学是高职高专医药类专业重要的专业桥梁课程。本着实用、去繁从简、兼顾专业的原则，我们组织编写了本教材。在编写过程中，我们以培养面向基层的医、药学高职高专人才为目标，力争体现科学性与实用性，让知识与技能贴近社会对医药人才的实际需求。

　　本教材参考了各种版本的《药理学》，收载了新的药物与用药方法，对临床不用或少用的药物予以剔除，对"深、繁、旧、杂"的理论进行了简化和删除。本教材重点介绍临床常用药物的作用、临床应用、不良反应、用药指导及注意事项，而对药物的作用机制、体内过程等只做简单介绍。本教材特点：①穿插了适当图表；②正文中插入了适量的"知识链接""课堂互动"等内容，以拓宽学生的知识面、增加趣味性，反映新进展；③在正文之前列出学习"目的要求"的同时，于正文之后设置了"目标检测"，便于学生学习与巩固；④在正文后附有"学习小结"，以帮助学生更好地自学和理解教材内容，提高学习效率。

　　本教材中的药品名称及剂量以《中华人民共和国药典》（2015 年版）和《中国药品通用名称》为准，微生物名称参照新版《医学微生物学》所列名称。本教材由岳阳职业技术学院、永州职业技术学院、常德职业技术学院、益阳医学高等专科学校等多所高职高专院校共同编写，为保证教材的严谨性、科学性与实用性，邀请了临床医疗和药学方面的专家参与审稿。本教材供高职高专药学专业、临床医学专业学生使用。

　　教材在编写过程中得到了各参编院校的大力支持，各位参编人员在时间紧、任务重的情况下，尽职尽责，圆满完成了编写任务，在此表示诚挚的感谢。

　　对承担体现高职高专教育特色的《药理学》教材的编写，我们深感责任重大。由于编写时间较短，虽已做出最大努力，亦难免存在不妥之处，欢迎广大师生予以指正。

编　者

2018 年 5 月

目　录

模块一 药理学总论

任务一 绪 论

【目的要求】

1. 掌握药理学、药物、药效学、药动学的概念。
2. 熟悉处方药与非处方药的概念。
3. 了解新药开发研究的程序及药理学发展简史。

一、药理学的任务及内容

药理学研究的对象是药物（drug），药物指用于预防、诊断、治疗疾病的物质。根据来源分类，药物可分为天然药物、合成药物和基因工程药物三类；根据管理方法分类，药物可分为处方药和非处方药两大类。处方药是指必须凭执业医师或执业助理医师处方才能配制、购买和使用的药物；非处方药是指不需要医生处方，由患者自行判断适应证、参考药品说明书使用的药物。

药理学（pharmacology）是研究药物与机体相互作用及其规律的学科。药理学研究的主要内容是药物效应动力学（pharmacodynamics）和药物代谢动力学（pharmacokinetics）。药物效应动力学简称药效学，主要研究药物的作用及作用机制；药物代谢动力学简称药动学，主要研究药物在机体内的吸收、分布、生物转化和排泄过程，以及血药浓度随时间的变化规律。

药理学研究的目的是充分发挥药物治疗效果，尽可能减少药物不良反应，为指导临床合理用药提供理论依据，同时也为提高药物质量、发现药物新用途及研发新药提供实验资料。学习药理学的目的是掌握临床常用药物的作用、用途、不良反应及用药注意事项，以指导临床合理用药、用药监护及用药咨询工作。

二、新药开发与研究

新药指未曾在我国境内上市销售的药品。新药的来源包括：①对已知化合物进行结构改变；②合成新型结构药物；③从天然物质中提取、分离；④应用生物技术和基因重组方法生产。

新药的研究可分为临床前研究和临床研究两个阶段。临床前研究主要包括药学研究及药理学研究。药学研究包括药物的化学结构、理化性质、生产工艺、质量标准等内容。药理学研究包括药效学、药动学及毒理学等内容。临床前研究是新药从实验研究过渡到临床研究必不可少的步骤。临床研究可分为四期：Ⅰ期临床研究是在 20～30 例正常成年志愿者身上进行初步的药理学及人体安全性实验；Ⅱ期临床研究为随机双盲对照临床试验，病例数不少于 100 例，主要对新药的安全性、有效性做初步的评价，并推荐临床给药剂量；Ⅲ期临床研究是新药批准上市前的扩大的多中心临床试验，病例数一般不少于300例，以进一步评价药物的有效性和安全性；Ⅳ期临床研究即上市后药物监测，在广泛使用条件下，监测药物疗效和不良反应，又称售后调研，此期对确立新药临床价值有重要意义。

三、药理学发展简史

几千年来，人们在与疾病做斗争的过程中发现和发明了药物。我国最早的药物著作《神农本草经》收载药物365种，其中不少药物至今仍广为应用，如大黄导泻、麻黄止喘、常山截疟等。唐代的《新修本草》收载药物844种，是世界上第一部由政府颁布的药典。明代李时珍历尽千辛万苦，竭尽毕生精力，行医、采药、考证、调查，总结用药经验，写成《本草纲目》这一药物学巨著。全书共52卷，收载药物1892种，药方11000多条，插图1160幅。该书受到国际医药界的广泛重视，分别被译成英、日、朝、德、法、俄等国文字广为流传，成为世界性的重要医药文献，为药物学发展做出了巨大贡献。

药理学作为一门现代科学始于19世纪初，随着化学、生理学、生物学的发展，药物研究进入了一个新的时代。首先，化学的发展使药物从古老的、成分复杂的粗制剂成为化学纯品。例如，德国药师F. W. Sertiirner于1803年从罂粟中分离提纯出吗啡，随后阿托品、奎宁、咖啡因、士的宁等纯生物碱相继问世。20世纪后，药学工作者利用人工合成的化学物及改造天然药物的分子结构作为新的药物来源。现在临床常用的药物，如磺胺类药、抗组胺药、抗高血压药、抗精神失常药、抗癌药、激素类药均是在这一时期研制开发的。其次，生理学、生物学的发展对药理学的发展也起了重要作用。法国的Magendie和Bernal用青蛙做实验，确定了士的宁的作用部位在脊髓，筒箭毒碱的作用部位在神经肌肉接头处，并阐明了它们的药理作用特点，为药理学研究开创了实验方法。德国的Buchheim建立了世界上第一个药理实验室，并写出第一本药理学教科书，使药理学成为一门独立的学科。

自然科学的迅猛发展，使药理学的研究从原来的系统、器官水平深入到细胞、亚细胞及分子水平。近几十年来，随着分子生物技术的应用，药理学向深度和广度发展，出现许多药理分支学科，如分子药理学、临床药理学、遗传药理学、免疫药理学、精神药理学等。

临床药理学（clinical pharmacology）是近几十年来迅速发展起来的一门新兴学科，它以药理学和临床医学为基础，主要研究药效学、药动学、毒理学、药物相互作用及进行临床试验，以促进医药结合、基础与临床结合，指导临床合理用药，提高治疗水平，同时对新药的安全性、有效性做出客观评价，保障人民用药安全。

目标检测

一、选择题

1. 下列哪一项不属于药物的作用（　　　）

A. 预防　　　　　　　　　　　B. 诊断

C. 处理　　　　　　　　　　　D. 治疗

2. 药物根据来源分类不包括（　　　）

    A. 天然药物　　　　　　　　　　B. 合成药物

    C. 半合成药物　　　　　　　　　D. 基因工程药物

3. 下列哪项不是药理学学习的主要内容（　　　）

    A. 药物效应　　　　　　　　　　B. 药物药理作用机制

    C. 不良反应　　　　　　　　　　D. 用药禁忌

二、填空题

1. 药理学研究的主要内容是＿＿＿＿＿＿、＿＿＿＿＿＿，药效学主要研究＿＿＿＿＿＿
＿＿＿＿＿＿，药动学主要研究＿＿＿＿＿＿＿＿＿＿＿＿＿＿。

2. 新药指＿＿＿＿＿＿＿＿，新药开发与研究分为＿＿＿＿＿＿、＿＿＿＿＿＿＿＿＿
两个阶段，其中临床研究又分为＿＿＿＿期，病例数不能少于300例的是＿＿＿＿＿＿＿
期研究。

三、问答题

简述学习药理学的目的。

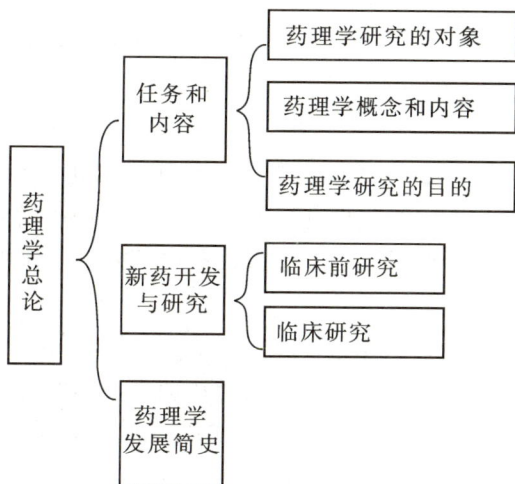

学习小结

任务二　药物效应动力学

【目的要求】

1. 掌握药物的基本作用、药物作用类型及药物作用二重性的表现。
2. 熟悉对症治疗和对因治疗的概念、药物不良反应的类型和发生原因。
3. 了解药物作用机制。

一、药物的作用

药物的作用（drug action）是指药物所引起的机体组织器官生理、生化功能的改变，也可理解为机体对药物产生的反应，通常又称为药物效应。

（一）药物的基本作用

1. 兴奋作用

凡能使机体生理、生化功能增强的作用即兴奋作用，如肾上腺素能使心率加快、血压升高。

2. 抑制作用

凡能使机体生理、生化功能减弱的作用即抑制作用，如地西泮的镇静催眠作用。

（二）药物作用类型

1. 局部作用和吸收作用

局部作用指药物未吸收入血液循环所产生的作用，如乙醇对皮肤的消毒作用、抗酸药中和胃酸的作用。吸收作用指药物进入血液循环后所产生的作用，又称全身作用，如吗啡的镇痛作用、地西泮的催眠作用。大多数药物发挥吸收作用。

2. 直接作用和间接作用

直接作用指药物对所接触的组织器官所产生的作用；间接作用指药物通过神经反射或体液调节所产生的作用。例如，强心苷类药物加强心肌收缩力的作用是直接作用，使心率减慢的作用是通过加强心肌收缩力、心输出量增加后，反射性兴奋迷走神经所致，为间接作用。

3. 药物的选择性作用

药物在治疗剂量时只对某些组织器官有明显作用，对其他组织器官无作用或无明显作用，称药物作用的选择性。例如，缩宫素对子宫有选择性作用，强心苷对心脏有选择性作用。但药物的选择性是相对的，随剂量增加，药物选择性降低。例如，治疗量的镇静催眠药主要抑制大脑皮层，过量中毒时则抑制呼吸中枢。

产生选择性的原因主要有：①药物对组织的亲和力。②组织器官对药物的反应性。药物的选择作用是临床选药的依据，也是药物分类的基础。一般而言，药物选择性高，副作用少，但用途不广；药物选择性低，副作用多，但应用范围广。

二、药物作用的二重性

药物对机体既可产生防治疾病的治疗作用，也可产生一些与治疗无关或给患者带来痛苦或危害的作用即不良反应，此即药物作用的二重性。临床用药时要充分认识药物作用的二重性，合理应用药物，充分发挥药物的治疗作用，尽量减少药物不良反应的发生。

（一）治疗作用

凡符合用药目的，能达到防治疾病效果的作用即为治疗作用（therapeutic action）。根据治疗效果又可分为以下几类。

1. 对因治疗

对因治疗（etiological treatment）是指可消除原发致病因子的治疗，又称治本，如抗微生物药治疗感染性疾病。

2. 对症治疗

对症治疗（symptomatic treatment）是指改善疾病症状或减轻患者痛苦的治疗，又称治标，如镇痛药止痛、镇咳药止咳等。在危急情况下，对症治疗比对因治疗更急迫，因其可迅速阻止病情发展，减少并发症，挽救患者生命。如休克、惊厥、呼吸衰竭的对症治疗。另外，临床有许多疾病无对因治疗，只能进行对症治疗，如高血压、糖尿病、冠心病等，但合理及时的对症治疗可控制症状，延缓病情发展，减少并发症，提高患者的生存质量和延长生存时间，是临床治疗的重要措施，不可轻视。

知识链接

药源性疾病

药源性疾病是指由药物引起的人体功能或组织损害并具有相应临床经过的疾病，是药物不良反应的后果。如药物引起的肝损害、肾损害、骨髓造血功能损害等组织器官的功能和结构损害，以及药物引起的变态反应、依赖性等均属药源性疾病。近年来，药源性疾病有明显增多的趋势，因此，医务人员一定要重视药物对机体可能产生的不良反应，合理应用药物，减少药源性疾病的发生。

3. 补充治疗

补充治疗（supplementary therapy）用药的目的在于补充营养物质或激素的不足，如维生素 D 治疗佝偻病、胰岛素治疗糖尿病。补充疗法不能去除原发病因，也不直接针对症状，故与对因治疗和对症治疗有一定区别。

（二）不良反应

凡用药后产生与用药目的不相符，并给患者带来不适或痛苦的反应统称为不良反应（adverse reaction）。一般情况下不良反应是可预先知道的，但不一定能够避免；大多数不良反应停药后可以恢复，少数较严重的不良反应较难恢复，称药源性疾病。

1. 副作用

副作用（side reaction）是指治疗量下产生的，与用药目的无关的药物作用。产生副作用的原因是药物选择性低、作用广。例如，麻黄碱有平喘、升压、兴奋中枢神经系统的作用，用其治疗支气管哮喘时，只利用其平喘作用，其升压和兴奋中枢神经系统的作用因不符合用药目的而成为副作用。副作用一般较轻微，是药物本身固有的作用，可随用药目的与治疗作用相互转化。

2. 毒性反应

毒性反应（toxic reaction）是指因用药剂量过大、用药时间过长或机体对药物敏感性过高所致的机体危害性反应。毒性反应表现为组织器官功能紊乱或器质性损害。用药后立即发生的毒性反应称为急性毒性反应，多损害呼吸、循环及神经系统功能；因长期用药而逐渐发生的毒性反应称慢性毒性反应，常损害肝、肾、骨髓等器官的功能。药物的致癌、致畸、致突变作用也属慢性毒性范畴。毒性反应可通过控制用药剂量、用药时间及合理配伍用药预防或减少。

3. 变态反应

变态反应（allergic reaction）是指机体对药物产生病理性免疫反应，也称过敏反应。常见于过敏体质患者，致敏物质可以是药物本身及其代谢产物，也可以是药物制剂中的其他物质。其特点有：①首次用药很少发生，多在重复用药时发生。②表现症状与药物原有作用无关。③结构相似的药物可有交叉过敏反应。④已致敏者过敏性终身不消退。过敏反应常见的症状有发热、皮疹、血管神经性水肿、哮喘、血清病样反应等，最严重的是过敏性休克。对有过敏反应的药物，用药前要询问过敏史，做皮肤过敏试验，阳性反应者禁用。

4. 后遗效应

后遗效应（residual effect）指停药后血药浓度已降至阈浓度以下时仍残存的药物作用。例如，用巴比妥类药物治疗失眠后，次晨出现的嗜睡、乏力等。

5. 特异质反应

特异质反应（idiosyncrasy）是指因先天遗传异常所致的药物不良反应。例如，葡萄糖 -6- 磷酸脱氢酶缺乏者，应用伯氨喹、奎宁等药物时出现溶血反应。

6. 停药反应

停药反应是指经长期用药，突然停药后原有疾病的复发或加重。例如，长期应用 β 受体阻断药降血压后，停药后血压将明显上升。

三、药物的剂量 - 效应关系

药物的剂量 - 效应关系（dose - effect - relationship）简称量效关系（图 1 - 1），是指在一定的剂量范围内，药物效应随药物剂量增加而增强。以药物效应为纵坐标，药物剂量或药物浓度为横坐标绘图，则得量效曲线图（dose - effect - curve）。

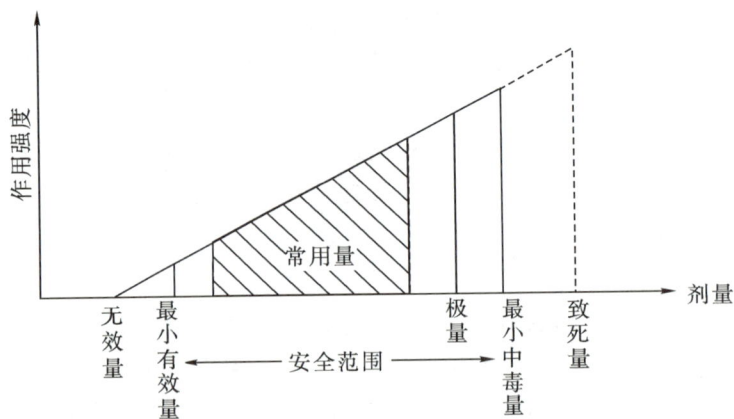

图 1 - 1　剂量与量效关系示意图

量效曲线在药理学上具有重要意义，根据量效曲线可得出以下几个概念。

（1）无效量　即药物剂量过小，在体内达不到有效浓度，不能引起药物效应的剂量。

（2）最小有效量　又称阈剂量。即剂量增大到开始出现药物效应时的最小剂量。

（3）极量　由国家药典规定，允许使用的最大治疗量，除特殊情况外一般不用。

（4）治疗量　指最小有效量与极量间的剂量范围。

（5）常用量　大于最小有效量、小于极量的剂量范围，临床常用。

（6）效能　又称最大效应。达最大效应后增加剂量，效应不再增强，但可引起毒性反应。效能反映药物内在活性大小。例如，吗啡是高效能镇痛药，阿司匹林是低效能镇痛药。

（7）效价　指产生同等效应所需剂量的大小，所需剂量越小，效价越强。例如，吗啡 10mg 与哌替啶 100mg 所产生的镇痛效果相当，吗啡的效价强度是哌替啶的 10 倍。

效价强度与效能之间无相关性，从图 1-2 可看出，呋塞米利尿效能最强，而效价强度最小，环戊噻嗪效能远不如呋塞米，但效价强度远大于呋塞米。

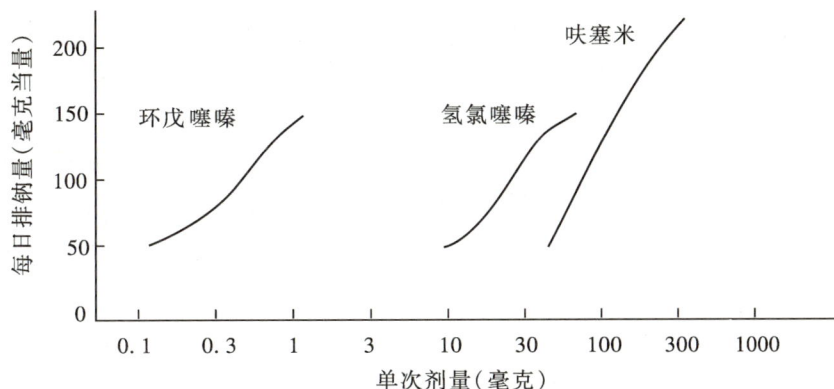

图 1-2　各种利尿药对非水肿患者的排钠效应比较

（8）治疗指数（TI）　半数致死量（LD_{50}）与半数有效量（ED_{50}）的比值即治疗指数（$TI = LD_{50}/ED_{50}$）。治疗指数是评价药物安全性的重要指标，指数越大越安全，但并不绝对。

LD_{50}：指能引起半数实验动物死亡的剂量。

ED_{50}：指能引起半数实验动物产生效应的剂量。

四、药物作用机制

药物作用机制（mechanism of drug action）是药效学研究的重要内容，即研究药物如何产生作用。药物作用机制可阐明药物治疗作用和不良反应发生的原因，也可为新药开发提供依据。

（一）非特异性药物作用机制

非特异性药物作用机制主要与药物的理化性质有关，而与药物的化学结构关系不大，故作用机制简单。例如，碳酸氢钠通过影响血液 pH 值，纠正代谢性酸中毒；甘露醇通过提高血浆晶体渗透压产生脱水作用。

（二）特异性药物作用机制

特异性药物作用机制主要与药物化学结构有关，它们能与机体生物大分子功能基团结合，产生药理效应。它们大部分通过作用于酶和受体产生作用。以下主要介绍药物的受体作用机制。

1. 药物受体作用机制

（1）受体（receptors）　存在于细胞膜或细胞内，能与特异性配体结合的大分子物质，是一类介导细胞信号转导的功能物质。

（2）亲和力（affinity）和内在活性（intrinsic activity）　亲和力即药物与受体结合的能力。内在活性又称效应力，即药物激动受体产生最大效应的能力。

（3）激动药（agonist）　药物对受体有很强的亲和力和内在活性，与受体结合后能激动受体产生最大效应。

（4）部分激动药（partial agonist）　药物对受体有很强的亲和力，但内在活性不强，与激动药合用时，因与其竞争受体，表现为拮抗效应。

（5）拮抗剂（antagonise）　对受体有很强的亲和力，无内在活性，从而阻断受体被激活。

（6）受体调节　在生理、病理或药物等因素作用下，受体在数目、亲和力和效应力方面发生改变，称受体调节。①向上调节（up regulation）：指受体的数目增多，亲和力增加或效应力增强。受体向上调节后对再次用药非常敏感，药物效应增强，此现象称受体超敏。例如，长期用 β 受体阻断药，可使 β 受体向上调节，如突然停药，因 β 受体数目增多而对肾上腺素、去甲肾上腺素产生强烈反应，导致心动过速、心律失常、血压升高等反应，称停药现象。② 向下调节（down regulation）：指受体的数目减少，亲和力降低或效应力减弱。向下调节的受体对再次用药反应迟钝，药物效应减弱，此现象称药物脱敏。此现象可因反复应用受体激动药而产生，是导致药物耐受性的原因之一。

2. 影响酶的活性

不少药物是通过影响体内酶的活性而产生作用的，例如，新斯的明通过抑制胆碱酯酶的活性产生拟胆碱作用；磺胺类药通过抑制细菌二氢叶酸合成酶而产生抗菌作用；奥美拉唑通过抑制胃壁细胞上的 H^+-K^+-ATP 酶使胃酸分泌减少等。

3. 影响离子通道

抗心律失常药可通过影响 Na^+、K^+、Ca^{2+} 通道而纠正心律失常；局部麻醉药通过阻碍 Na^+ 通道，抑制神经冲动的产生和传导。

目标检测

一、名词解释

1. 局部作用和吸收作用　　　　2. 选择性作用

3. 对症治疗和对因治疗　　　　4. 副作用

5. 变态反应　　　　　　　　　6. 毒性反应

二、填空题

1. 某药 LD_{50} 为 500mg，ED_{50} 为 5mg，其 TI = _____ 。

2. 甲、乙两药产生同等效应所需剂量分别为 100mg 和 10mg，说明_____ 药的__强。药物产生最大效应的能力称_____ 。

3. 临床允许使用的药物的最大治疗量称_____ 。

4. 药物的基本作用是_____、_____ 。

5. 表示药物安全性的指标是＿＿＿＿＿＿＿＿＿＿，此值越大，安全性＿＿＿＿＿。

三、问答题

1. 简述毒性反应、变态反应发生的原因及特点，并指出变态反应和特异质反应的区别。

2. 举例说明对症治疗和对因治疗，并指出其意义。

学习小结

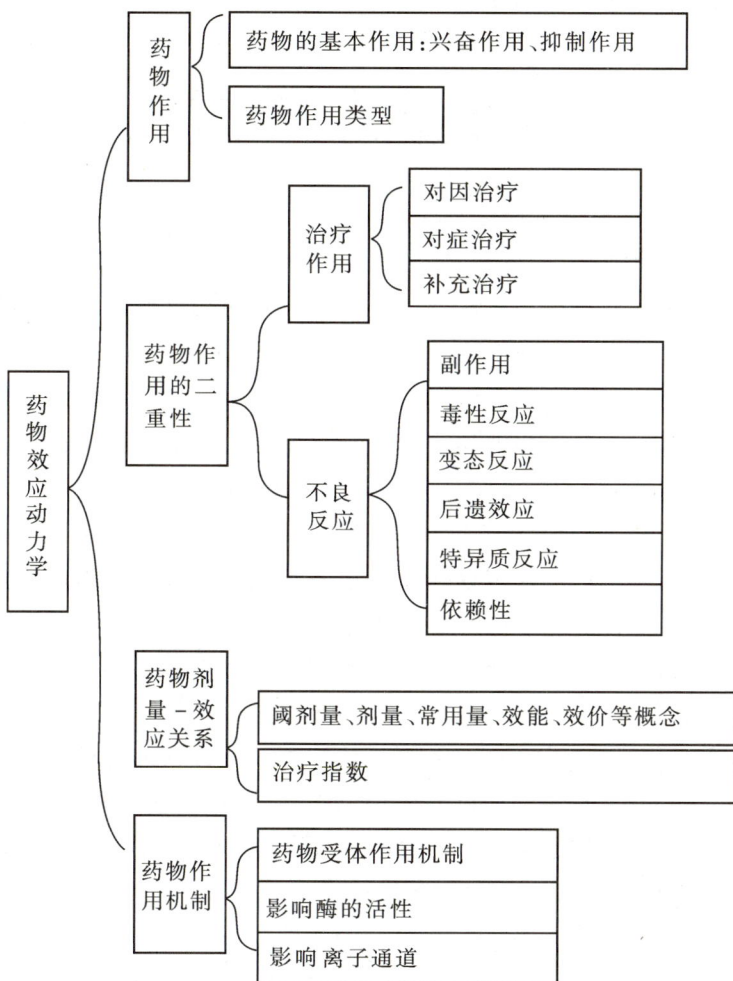

任务三　药物代谢动力学

【目的要求】

1. 掌握药物体内过程及影响因素。

2. 熟悉首过消除、生物利用度、半衰期、血浆坪值的概念。

药物代谢动力学简称药动学，药动学主要研究药物在体内的吸收、分布、生物转化、排泄过程的动态变化，即研究药物的体内过程。了解药物的体内过程对制订合理的给药方案及确保用药安全有重要意义。

一、药物的跨膜转运

药物通过各种生物膜的过程称跨膜转运。药物在体内的吸收、分布、排泄均需通过组织细胞的生物膜，药物通过生物膜的形式主要有被动转运和主动转运两种方式。

（一）被动转运

被动转运为不耗能的顺浓度差转运，转运速度与膜两侧的浓度差成正比，当膜两侧浓度相等时，转运停止。被动转运包括以下几种类型。

1. 简单扩散

简单扩散又称脂溶扩散，是药物转运的主要方式。脂溶性药物溶于细胞膜的脂质层进行扩散。药物解离度对简单扩散影响很大。因大多数药物是弱有机酸或弱有机碱，在体液中可部分解离。解离型极性大，脂溶性小，难扩散；非解离型极性小，脂溶性大，易扩散。药物解离度与体液 pH 值有关，弱酸性药物在酸性环境中不易解离，在碱性环境中易解离；弱碱性药物在酸性环境中易解离，在碱性环境中难解离。例如，阿司匹林为弱酸，在 pH1.4 的胃液中仅解离 0.8%，在 pH7.4 的血浆中解离 99.99%。故调节体液 pH 可影响药物吸收和排泄。强酸、强碱可全部解离，极性大，不易通过富含类脂质的生物膜，故难以吸收。

2. 滤过

滤过又称水溶扩散。直径小于膜孔的水溶性药物，借助膜两侧的渗透压差和液体静压进行转运。药物的排泄主要通过肾小球滤过。

3. 易化扩散

易化扩散又称载体转运，是依靠细胞膜上的特异性载体进行的不耗能顺浓度差转运，因需要载体，有饱和现象和竞争性抑制现象。例如，葡萄糖进入红细胞、胆碱进入胆碱能神经末梢等均为易化扩散。

（二）主动转运

主动转运又称逆流转运，体内的泵转运均属主动转运。其特点是可逆浓度差进行，需耗能。胃壁细胞 H^+ 的分泌、儿茶酚胺的摄取均为主动转运。因需载体，有饱和现象和竞争性抑制现象。

二、药物体内过程

（一）药物的吸收

吸收是指药物从用药部位进入血液循环的过程。吸收的快慢和多少影响药物的作用速度和强度。影响药物吸收的因素有给药途径、药物制剂等。

1. 口服给药

口服给药是最常用、安全和方便的给药途径。胃黏膜吸收面积小，且药物在胃内滞留时间短，故吸收有限。小肠因吸收面积大，血流量大，是药物吸收的主要部位。药物经胃肠吸收后，都要经过门静脉进入肝脏，再进入血液循环。某些药物在通过肠和肝脏时，部分被代谢灭活而使进入血液循环的药量减少，此现象称首过效应（首过消除）。首过消除强的药物，口服血药浓度低，难以生效。如硝酸甘油首过消除约90%，口服无效，常舌下给药。对不耐酸的药物也不能口服给药，如青霉素 G 不耐酸，口服无效。某些药物的吸收受食物影响明显，宜空腹服用，如利福平。多数药物宜饭后服用，以减少胃肠反应。

2. 注射给药

静脉注射时药物直接进入血液，无吸收过程。皮下和肌内注射时药物经注射部位的毛细血管进入血液循环，局部组织血流量影响药物吸收，肌内组织血流量比皮下组织血流量丰富，故肌内注射比皮下注射吸收快。

3. 吸入给药

小分子、脂溶性药物经呼吸道吸入后可经肺泡上皮细胞吸收，如吸入麻醉药乙醚。

4. 皮肤和黏膜吸收

最近发现，不少药物能透过皮肤吸收，如果在药物中加入透皮剂可制成贴皮剂，经皮吸收而生效。如硝酸甘油贴皮剂，贴于前臂内侧或胸前区可预防心绞痛。黏膜因血管丰富，吸收能力较皮肤强，如舌下含服，经舌下静脉吸收，吸收面积小，速度快，无首过消除，主要用于用量小、脂溶性高的药物。直肠吸收也属于黏膜吸收，吸收慢而不规则，仅适用于少数刺激性强或不宜口服药物的患者。

5. 药物制剂

同样的给药途径，药物剂型不同，吸收快慢也不同。如肌内注射时，水溶液吸收较迅速，油剂、混悬剂吸收慢，作用持久。

6. 生物利用度

药物制剂被机体吸收利用的程度和速度称生物利用度。

其计算公式是：

$$生物利用度 = \frac{实际吸收量}{实际给药量} \times 100\%$$

药物颗粒大小、赋形剂、填充剂的不同，生产工艺的差异均可影响药物生物利用度。为保证用药的安全性、有效性，生物利用度已列为质量控制标准之一。

（二）药物的分布

药物吸收后随血液循环到各组织器官的过程称分布。药物的体内分布是不均匀的，是动态的。影响分布的因素如下。

1. 药物与血浆蛋白结合

大多数药物吸收入血后可与血浆蛋白可逆性结合，形成结合型药物。由于结合型药物分子量大，不易跨膜转运，从而影响药物的分布，仅游离型药物才能转运到组织器官而生效。结合型药物与游离型药物处于动态平衡中。当血液中游离型药物浓度低时，结合型药物释放出游离型药物从而达到新的动态平衡。同时应用两种血浆蛋白结合率高的药物时，可发生竞争性置换，被置换出来的游离型药物增多，效应或毒性增强。例如，磺胺类药与降血糖药甲苯磺丁脲合用时，前者可竞争性置换后者，使后者游离型浓度增高，可导致低血糖。

2. 体内屏障

（1）血-脑屏障　在中枢神经系统内，存在着可阻止某些物质入脑的屏障，称为血-脑屏障（由脑毛细血管及其周围的神经胶质细胞组成）。它的存在有利于维持中枢神经系统内环境的相对稳定。脑毛细血管内皮细胞紧密连接，孔隙小，加之基底膜外覆盖富含类脂质的神经胶质细胞，只有分子量小、脂溶性高的药物才能通过血-脑屏障。临床选用药物治疗脑部疾病时，必须考虑其是否能通过血-脑屏障。

（2）胎盘屏障　胎盘屏障是将母亲血液与胎儿血液隔开的屏障，即胎盘绒毛与子宫血窦间的屏障。脂溶性高的药物如全身麻醉药、巴比妥类药易通过胎盘屏障。脂溶性低或大分子药（分子量大于1000）难以通过胎盘屏障。孕妇用药时应考虑药物对胎儿的影响，能致畸或对胎儿有不良影响的药物应禁用。

3. 组织的亲和力

药物对某些组织有高亲和力，如碘主要分布于甲状腺组织，钙主要沉积于骨组织中。

4. 体液的 pH 和药物的理化性质

在生理情况下，细胞外液 pH 约 7.4，细胞内液 pH 约 7.0。弱酸性药物在细胞外解离较多，不易向细胞内转移；弱碱性药物在细胞外解离较少，易向细胞内转移。碱化血液、尿液，可促使弱酸性药物解离，使其不易进入细胞内，也可使肾小管重吸收减少。巴比妥类药为弱酸性药物，中毒时碱化血液、尿液，可促使其排泄，为常用的解救措施之一。

5. 组织器官血流量

血流丰富的组织器官药物分布多，如心、肝、肾等。血流不丰富的组织器官药物分布较少，如皮肤、脂肪。但药物存在再分布，如硫喷妥钠首先大量分布到脑组织，很快产生麻醉作用，随后迅速从脑组织转移到脂肪组织，故麻醉作用短暂。

（三）药物生物转化

药物生物转化又称药物代谢，指药物在体内发生化学结构改变。大多数药物主要在肝脏代谢。多数药物经生物转化后失去药理活性，称灭活。少数药物经生物转化后由无活性或活性较低转变为有活性或活性较高的药物，称活化。大多数脂溶性药物经生物转化后，水溶性增加，易从肾脏排泄。

1. 药物生物转化方式

药物生物转化方式常分为两相：Ⅰ相反应和Ⅱ相反应。Ⅰ相反应即氧化、还原、水解反应，是药物加入或去除某些基团的过程。例如，加入或去除—OH、—COOH、—NH_2、—SH、—CH_3 等，Ⅰ相反应使大部分药物失活。Ⅱ相反应即结合反应，指原形药或其代谢物与内源性物质结合，转变为无活性的水溶性代谢物的过程。内源性物质主要有葡萄糖醛酸、乙酸及某些氨基酸等。结合后的产物药理活性降低或消失、水溶性和极性增加，易经肾脏排泄。有的药物可不经代谢，以原形排泄，如青霉素。

2. 药物生物转化酶系

药物在体内的生物转化，绝大多数是在酶的催化下进行的，体内催化药物代谢的酶被称为药物代谢酶，简称药酶。药酶根据特异性不同分为专一性酶和非专一性酶。

（1）专一性酶　是指只对特定的化学结构基团进行代谢的特异性酶类，存在于肠、肾、神经组织的线粒体及血浆中的代谢酶。如胆碱酯酶水解乙酰胆碱、单胺氧化酶催化单胺类药物等。

（2）非专一性酶　一般指肝细胞微粒体混合功能酶系统（如细胞色素 P450 酶系），又称肝药酶，是促进药物转化的主要酶系统。其特点是：①选择性低，能催化多种药物代谢，药物间可发生竞争。②个体差异大，其活性受遗传、年龄、疾病、药物等因素影响，有明显个体差异。③活性可变，受某些化学物质及药物的影响而增强或减弱。

3. 药酶的诱导与抑制

（1）酶诱导作用　有的药物可使肝药酶合成加速或降解减慢，从而使其活性增强，称药酶诱导剂。常见的药酶诱导剂有苯巴比妥、利福平、苯妥英钠等。酶的诱导作用可加速药物代谢，使其作用减弱。

（2）酶抑制作用　有些药物可使肝药酶合成减少或降解加速，从而使其活性下降，称酶抑制作用。如氯霉素、异烟肼等。酶抑制作用可使药物代谢速度减慢，作用增强或毒性增加。

（四）药物排泄

药物原形及其代谢产物经排泄器官或分泌器官排出体外的过程称药物排泄。肾是药物排泄的主要器官，胆道、肠道、肺、乳汁、唾液腺也有一定的排泄药物功能。

1. 肾排泄

大多数游离型药物及其代谢产物经肾小球滤过排泄，少数药物主动分泌到肾小管排泄。药物经肾排泄的特点有：①存在重吸收。随着尿液水分的重吸收，尿药浓度会逐步升高，当尿药浓度超过血浓度时，一些极性低、脂溶性高的药物可经肾小管重吸收入血，使排泄速度减慢，药物作用时间延长。②存在竞争性抑制。同时应用经同一载体转运的两个药物时，可因载体饱和而使药物排泄速度减慢。如青霉素和丙磺舒合用时，因竞争同一转运载体，青霉素排泄速度减慢，作用时间延长，抗菌作用增强。③尿液 pH 可影响药物排泄。尿液 pH 可通过影响弱酸性或弱碱性药物解离度而影响药物排泄。尿液呈酸性时，弱碱性药物易解离，因而重吸收少，排泄快；尿液呈碱性时，弱酸性药物易解离，因而重吸收少，排泄快。临床可利用改变尿液 pH 的方法，加速药物排泄。但此方法仅适用于主要以原形经肾排泄或部分以原形经肾排泄并存在重吸收的药物。对转化失效后经肾排泄的药物，此方法无意义。④肾功能影响药物排泄。对主要以原形经肾排泄的药物，肾功能不全时，排泄速度减慢，可导致蓄积中毒，应调整剂量和给药间隔时间。

2. 胆汁排泄

部分药物可经肝脏入胆汁，经胆汁流入肠腔而排泄。有些药物在肠内又可被吸收，经门静脉入肝，形成肝肠循环，使药物作用时间延长。

3. 乳腺排泄

乳汁 pH 值较血浆低，偏酸性，一些弱碱性药物如吗啡、阿托品、氯霉素等可从乳汁排泄。哺乳期妇女用药，要考虑对乳儿的影响。

4. 其他

挥发性药物如麻醉药异氟烷主要从肺排出。很多药物可从唾液排出，且排出量与血药浓度有相关性，如茶碱、安替比林等，故可通过测定唾液药物浓度，以代替检测血药浓度。胃肠也能排泄药物，如吗啡中毒时洗胃、导泻有一定治疗意义。某些药物也可从汗腺排泄。

三、药物的消除与蓄积

（一）药物消除

药物经生物转化和排泄使其活性消失的过程称药物消除。

1. 消除方式

（1）恒比消除　又称一级动力学消除，指单位时间内按恒定比例消除，大多数药物以此种方式消除。

（2）恒量消除　又称零级动力学消除，指单位时间内药物按恒定数量进行消除，当用药量过大，超过机体恒比消除能力极限时，药物以恒量方式消除，当血药浓度降低时，可转化为恒比消除。

2. 半衰期（$t_{1/2}$）

药物半衰期可分为生物半衰期和血浆半衰期。生物半衰期指药物效应下降一半所需的时间；血浆半衰期指血药浓度下降一半所需的时间。通常半衰期指血浆半衰期，是衡量药物消除速度的指标。消除快的药物，半衰期短；消除慢的药物，半衰期长。

半衰期的意义：①确定给药间隔时间。一般半衰期长，给药间隔时间长；半衰期短，给药间隔时间短。②预测药物消除时间。一次给药后，经 5 个半衰期药物消除 95% 以上，认为基本消除。③确定达稳态血药浓度时间。通常恒速滴注，或分次重复恒量给药，经 5 个半衰期，药物消除与吸收几乎相等，可达稳态血药浓度。

药物多按恒比方式消除，故半衰期是一固定值，不因血药浓度高低而变化，但受肝、肾功能影响，肝、肾功能不好者，药物半衰期延长。

（二）药物的蓄积

反复多次用药以后，体内药物不能及时清除，血药浓度逐渐升高，称药物蓄积。临床利用药物蓄积使血药浓度达有效水平，但也要注意防止因药物过多蓄积而致蓄积中毒。

血浆稳态浓度（Css）指恒比消除的药物连续恒速给药或分次恒量给药时，经 5 个半衰期后，药物吸收与消除几乎相等，以后再给药，血药浓度无明显变化，达一稳态水平。达稳态血浆浓度的时间，取决于药物半衰期的长短，半衰期长的药物达稳态血浆浓度的时间长，因病情需要迅速达血浆稳态浓度时，可将药物剂量加倍，即负荷量，这样可在 1 个半衰期内达到血浆稳态浓度，以后再用维持量。

📝 目标检测

一、名词解释

1. 首过消除　　　　　　　　　　2. 生物利用度

3. 半衰期　　　　　　　　　　　4. 药酶的诱导和抑制作用

二、选择题

1. 下列哪项是最常用的给药方式（　　　　）

　A. 口服给药　　　　　　　　　　B. 注射给药

　　　C. 吸入给药 　　　　　　　　　　　D. 直肠给药

2. 下列哪项不是影响药物分布的因素（　　　）

　　　A. 血浆药物浓度 　　　　　　　　　B. 体液 pH 值

　　　C. 屏障作用 　　　　　　　　　　　D. 组织器官的血流量

3. 不适于口服且刺激性强的药物可采取下列哪种给药方式（　　）

　　　A. 肌内注射 　　　　　　　　　　　B. 静脉注射

　　　C. 直肠给药 　　　　　　　　　　　D. 吸入给药

三、填空题

1. 药物的体内过程包括＿＿＿＿＿＿、＿＿＿＿＿＿、＿＿＿＿＿＿、＿＿＿＿＿＿。

2. 治疗指数是＿＿＿＿与＿＿＿＿＿＿的比值，该数值愈大，说明该药安全范围愈＿

＿＿＿＿＿。

3. 常见的有药酶诱导作用的药物包括＿＿＿＿＿＿、＿＿＿＿＿＿、＿＿＿＿＿＿、＿

＿＿＿＿。

学习小结

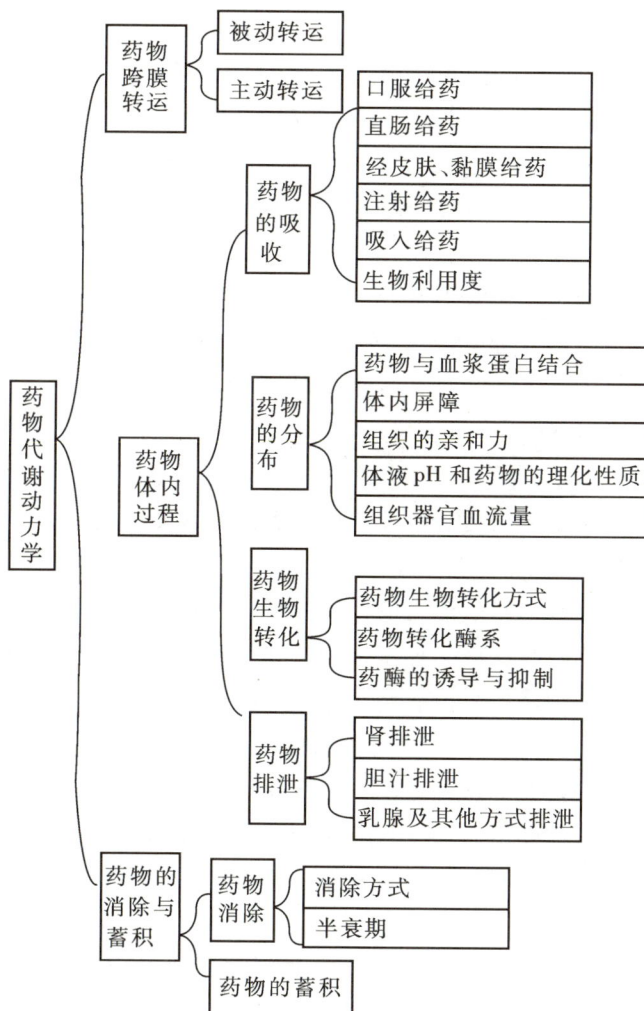

任务四　影响药物作用的因素

【目的要求】

1. 掌握药物剂量、给药途径、药物相互作用对药物作用的影响。

2. 熟悉老年人、儿童、孕妇用药时应注意的问题及反复用药后机体对药物的反应性变化。

3. 了解病理状况、心理因素、遗传因素对药物作用的影响。

药物对机体的作用受药物和机体两方面的影响，熟悉各因素对药物作用的影响对指导临床合理用药有重要意义。

一、药物方面的因素

（一）药物剂量

药物剂量或浓度明显影响药物作用。例如，阿司匹林，小剂量（50～100mg/d）产生抗血栓作用；大剂量（3～5g/d）产生抗风湿作用。消毒防腐药乙醇，70%～75%乙醇可杀菌，用于皮肤及体温计消毒；20%～30%的乙醇用于物理降温。临床用药时，应根据用药目的选用不同剂量或浓度。

（二）药物制剂

同一药物的不同剂型，生物利用度往往不同。同样是口服给药，液体制剂比固体制剂吸收快；肌内注射时，水溶液剂吸收速度比混悬剂、油剂快。为减少给药次数、延长药物作用时间，可利用无药理活性的基质或包衣阻止药物迅速释出，做成缓释剂或控释剂。能按要求缓慢恒速释放或缓慢非恒速释放的药物制剂分别称为控释剂和缓释剂。因药物的生产工艺和原料的不同，不同厂家生产的药物，生物利用度可有明显差异。例如，不同厂家生产的地高辛片，口服后血药浓度可相差数倍。

（三）给药途径、时间

给药途径不同，一般只影响药物的作用强度和速度，有时也影响药物的作用性质。例如，硫酸镁口服因不吸收，产生导泻、利胆作用；注射因血 Mg^{2+} 浓度升高，产生降压、抗惊厥作用。临床用药应根据病情需要选择给药途径。

给药时间也影响药物的作用。研究生物体的昼夜节律对药物作用或药物体内过程影响的科学称为时辰药理学。研究证明，糖皮质激素在上午6～8时给药，对肾上腺皮质的抑制作用比其他时间给药要弱；硝苯地平的抗心绞痛作用上午强、下午弱；茶碱类药物白天吸收较快，晚上吸收较慢，根据这一特点，可采取日低夜高的给药剂量。

（四）药物相互作用

因治疗需要，临床上常同时或间隔一定时间使用两种或两种以上的药物即联合用药。联合用药时，药物产生的疗效或不良反应的变化即药物相互作用。合理的联合用药使疗效增强，不良反应减少或延缓耐药性产生，反之，为不合理用药。

1. 药物在体外的相互作用

在配制药物时，特别是在配制液体药物的过程中，药物相互间可发生化学或物理性相互作用。如这种相互作用使药物疗效降低或毒性增加，称药物配伍禁忌。

在静脉输液中加入药物是临床常用的治疗措施，但不是任何药物都可随意加入到静脉输液中。全血、血浆、氨基酸等特殊性质的输液不允许加入任何药物。原则上，酸性药物不宜与碱性药物合用，否则可发生沉淀反应。例如，pH9.5～11的20%磺胺嘧啶钠注射液与pH3.5～5.5的5%和10%的葡萄糖注射液混合时，可使磺胺嘧啶钠溶解度降低，析出结晶。有些药物溶解度很小，制成注射剂时需要加特殊的增溶剂，这些药物的注射剂加到任何一种静脉输液中时，可因增溶剂浓度被稀释而析出药物结晶。例如，氢化可的松注射剂是50%乙醇溶液，当与其他水溶液注射剂混合时，由于乙醇浓度被稀释，药物溶解度下降而发生沉淀。因此，在静脉输液中加入药物，必须重视由于药物相互作用所产生的影响，应仔细阅读药物说明书或药物配伍变化表。

2. 药物在体内的相互作用

（1）药动学的相互作用　配伍用药可通过影响药物吸收、分布、转化、排泄而影响药物作用。含2价或3价金属离子的药物，如氢氧化铝、三硅酸镁、硫酸亚铁等与四环素类抗生素合用时，可形成难溶性络合物，使四环素类抗生素吸收减少、疗效降低；对氨水杨酸与利福平合用时，可使利福平血药浓度降低一半；苯妥英钠为肝药酶诱导剂，可加速皮质激素类药、口服抗凝药、避孕药等多种药物代谢；碳酸氢钠促进水杨酸类、巴比妥类药物排泄。

（2）药效学的相互作用　指药物效应的相互影响，可产生协同或拮抗作用。例如，β-内酰胺类抗生素与氨基苷类抗生素合用时，可产生协同作用。磺胺类药物与甲氧苄啶合用不仅可产生协同作用，还可延缓耐药性产生。协同作用可使疗效增强，也可使毒性增加。例如，钙剂对强心苷类药有协同作用，可增加强心苷毒性反应。拮抗作用可用于减轻药物不良反应或解救药物中毒。例如，麻黄碱、氨茶碱对中枢神经系统的兴奋作用导致失眠，可服用镇静催眠药拮抗，镇静催眠药过量中毒时，可用中枢兴奋药解救。

二、机体方面的因素

（一）年龄、体重

年龄、体重对药物的影响主要表现在小儿和老年人。小儿因各种生理功能及调节机制均不完善，药物消除能力低，易发生中毒反应。同时，小儿体重与成年人有较大差异。药典对儿童（14岁以下）用药剂量及其计算方法有明确规定。老年人（60岁以上）各器官功能逐渐减弱，用药剂量一般为成人剂量的1/2～4/5。常用小儿用药剂量计算方法有以下两种。

1. 体重计算法

体重计算法是最常用的方法，在不能直接称重的情况下，可按年龄推算，公式如下：

1～6个月　　　体重（kg）＝月龄×0.6＋3

7～12个月　　体重（kg）＝月龄×0.5＋3

1周岁以上　　体重（kg）＝年龄×2＋8

举例：一个8个月的小儿高热惊厥，需静注地西泮抗惊厥。已知地西泮抗惊厥的小儿剂量为每次 0.1～0.3mg/kg，以每次 0.2mg 的药量计算，应静注多少地西泮？

计算：8 个月小儿体重 = 8×0.5+3 = 7kg

体重计算法简便易行，缺点是年幼儿算得的剂量偏低，年长儿算得的剂量偏高，临床用药应酌情增减，若所求得的剂量超过成人剂量时，则以成人剂量为限。

2. 按成人剂量折算法

小儿剂量 = 成人剂量×小儿体重÷50（成人平均公斤体重），也可转为简易算法，如下：

小儿剂量 = 成人剂量×2×小儿体重（注意将乘积的小数点向左移两位即得小儿剂量）

举例：以月龄 8 个月小儿为例。地西泮成人抗惊厥剂量为每次 10～20mg。

计算：小儿剂量 = 10×7÷50 = 1.4mg

或小儿剂量 = 10×2×7 = 1.4mg（注：结果的小数点已左移两位）

以上计算可知小儿抗惊厥地西泮的每次用量为 1.4～2.8mg。

3. 体表面积计算法

此法较准确，但较烦琐，有待普及。

（二）性别

除性激素外，男、女对药物的反应一般无明显差异，但应注意女性在特殊生理时期的用药。

1. 妊娠期

妊娠期主要考虑药物对胎儿的影响，妊娠 3 周至 3 个月时为胚胎形成期，此期对药物特别敏感，用药不当可致胎儿畸形，应尽量不使用药物，尤其是不使用抗肿瘤药、抗甲状腺药、抗癫痫药、性激素等可致畸的药物。3 个月以后，药物致畸的可能性减小，但某些药物可对胎儿生长发育产生影响，如抗甲状腺药可致新生儿甲状腺功能低下、氨基苷类抗生素可致新生儿听力受损。故除非特别需要，妊娠期以不用药为宜。

2. 分娩期

分娩期要考虑药物对子宫及新生儿的影响。例如，吗啡用于产妇时可通过胎盘进入胎儿体内，导致新生儿呼吸抑制，同时吗啡还可拮抗缩宫素对子宫的兴奋作用而延长产程，故吗啡禁用于分娩止痛。

3. 哺乳期

哺乳期应考虑药物对乳汁分泌的影响和药物对乳儿的影响。母乳喂养有利于小儿生长，也有利于培养母婴感情，为世界卫生组织大力推荐，广为宣传。但用药不当可抑制乳汁分泌，不利于母乳喂养，如避孕药可抑制乳汁分泌。一般能进入乳母血液循环的药物均可进入乳汁，但含量很低。少数药物可在乳汁中达较高浓度，如甲硝唑、异烟肼、红霉素、磺胺类药物等，乳汁中药物浓度可达乳母血浓度的 50% 左右，应考虑对乳儿的影响。

（三）遗传异常

遗传是药物代谢和效应的决定性因素。遗传变异可导致药物效应发生量或质的变化。研究遗传因素对药物作用影响的科学称遗传药理学。

1. 乙酰化代谢多态性

因肝脏中 N-乙酰基转移酶数量及活性不同，药物乙酰化代谢分为慢型、快型、中间型三种，以异烟肼为例，慢乙酰化者，血药浓度高，半衰期约为 3 小时；快乙酰化者，血药浓度低，半衰期约为 70 分钟。因药物代谢速率的差异，快、慢乙酰化者的疗效和不良反应有明显差异。

2. 葡萄糖 - 6 - 磷酸脱氢酶〔G - 6 - PD〕缺乏

该酶缺乏时，红细胞抗氧化能力低，当应用伯氨喹、奎宁、磺胺类等有氧化作用的药物时，红细胞膜上的巯基被氧化，可导致红细胞破裂引起溶血。

3. 高铁血红蛋白还原酶缺乏

该酶可还原被氧化的高铁血红蛋白，其缺乏时，被氧化的高铁血红蛋白不能迅速还原。如用硝酸酯类等有氧化作用的药物时，可产生大量高铁血红蛋白，因不能及时还原，可导致缺氧、发绀。

（四）病理状况

病理状况可影响机体对药物的反应性或耐受性。如解热镇痛药可使发热者体温下降，但对正常体温无影响；有机磷农药中毒者，可耐受超过极量数倍的阿托品而不中毒；肝肾功能损害时因药物消除减慢，导致蓄积中毒。

（五）心理因素

影响药物效应的心理因素包括患者对医护人员的信任程度、对治疗疾病的信心及对药物的期望效应。医护人员应因势利导，充分发挥心理因素对药物的积极作用。

安慰剂是指无特殊药理活性物质制成的外形似药的制剂，多为乳糖、淀粉的片剂或含注射用水的注射剂。安慰剂用于心理疾病和与心理因素关系密切的疾病，可产生期望疗效，也常用于新药的临床试验中做阴性对照。实验证明，高血压、头痛、心绞痛等疾病用安慰剂后有效率可达 30% 以上。事实上，医护人员良好的职业道德、精湛的技术对患者是最好的安慰剂。

（六）长期用药致机体反应性变化

1. 耐受性

机体对药物反应性降低，需增加剂量才能达原有效应，即耐受性，多因反复用药所致。耐药性指病原体或肿瘤细胞对化疗药物的反应性降低。

2. 药物依赖性

长期应用某种药物后，机体对药物产生生理的或心理的需要即药物依赖性。

（1）生理依赖　也称躯体依赖，多在耐受性的基础上产生，机体对药物产生依赖适应，停用后出现严重的生理功能紊乱，即戒断症状。

（2）心理依赖　也称精神依赖，表现为有连续用药的强烈愿望。停用后主观感觉不适，但无戒断症状。

（3）停药反应　长期应用某些药物，突然停用可使原有疾病症状复发或加剧，称停药反应或反跳现象。例如，长期用 β 受体阻断药治疗高血压，突然停用可致血压升高、心率加快等症状。逐渐减量再停用可防止反跳现象发生。

目标检测

一、名词解释

1. 耐受性　　　　　　　　2. 生理依赖

3. 心理依赖　　　　　　　4. 停药反应

二、填空题

1. 能按要求缓慢恒速或非恒速释放的制剂分别称为＿＿＿＿＿＿＿＿、＿＿＿＿＿＿＿＿＿＿。其优点有＿＿＿＿＿＿＿＿、＿＿＿＿＿＿＿＿。

2. 联合用药的目的是＿＿＿＿＿＿、＿＿＿＿＿＿ 或＿＿＿＿＿＿。

3. 不允许加入任何药物的输液剂有＿＿＿＿＿＿、＿＿＿＿＿＿、＿＿＿＿＿＿。

4. 最常用的小儿用药剂量计算方法为＿＿＿＿＿＿＿＿＿＿＿。已知头孢克洛小儿用量为 20mg／（kg·d），分三次用，8 岁小儿每次用＿＿＿＿＿＿＿。

5. 妊娠＿＿＿＿时，用药易致胎儿畸形。孕妇用药时，应考虑药物对＿＿＿＿＿影响。

三、问答题

试举例说明病理状况和心理因素对药物作用的影响。

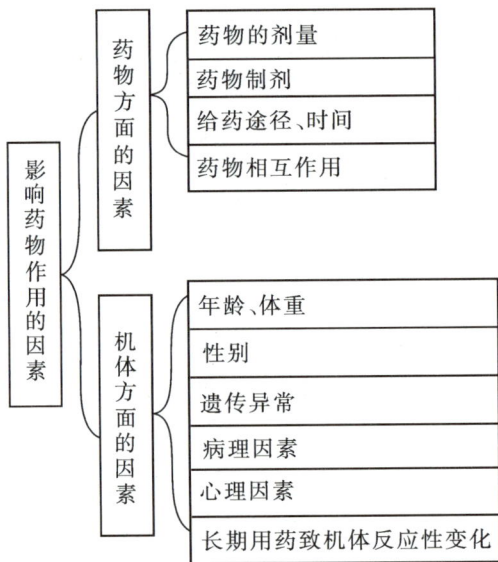

学习小结

影响药物作用的因素

药物方面的因素
- 药物的剂量
- 药物制剂
- 给药途径、时间
- 药物相互作用

机体方面的因素
- 年龄、体重
- 性别
- 遗传异常
- 病理因素
- 心理因素
- 长期用药致机体反应性变化

笔记

模块二　传出神经系统药物

任务一　传出神经系统药理概述

一、传出神经系统分类

传出神经系统包括自主神经系统和运动神经系统。自主神经又分为交感神经和副交感神经，其从中枢发出后，通过神经节更换神经元，到达效应器，因此有节前纤维和节后纤维之分。运动神经自中枢发出后，直接到达其所支配的骨骼肌。

传出神经冲动大多依赖递质传递，其神经末梢释放的能传递信息的化学物质称为神经递质，主要为乙酰胆碱（acetylcholine，ACh）和去甲肾上腺素（noradrenaline，NA）。根据释放递质不同，传出神经可分为胆碱能神经和去甲肾上腺素能神经。胆碱能神经主要包括全部交感神经和副交感神经的节前纤维、运动神经、全部副交感神经的节后纤维和极少数交感神经节后纤维（支配汗腺分泌和骨骼肌血管舒张的神经）。去甲肾上腺素能神经则包括几乎全部交感神经节后纤维（图 2 - 1）。

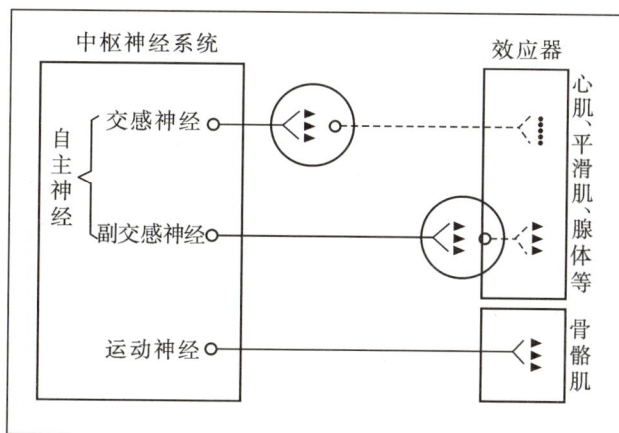

图 2 - 1　传出神经系统模式图

1. ——胆碱能神经；2. - - - - 去甲肾上腺素能神经；3. ▶ 乙酰胆碱；4. ⫶ 去甲肾上腺素

除上述两类神经外，还有多巴胺能神经、5 - 羟色胺能神经、嘌呤能神经和肽能神经，它们主要在局部发挥调节作用。

二、传出神经系统突触的化学传递

突触是神经元之间或神经元与效应器细胞之间的衔接部位，是传递信息的重要结

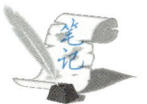

构。突触的超微结构由突触前膜、突触后膜及突触间隙组成，突触前膜含有大量囊泡和线粒体，突触后膜含有许多受体，传出神经兴奋冲动时，可使突触前膜囊泡内贮存的递质释放，激动突触后膜的受体，引起功能效应，完成信息传递，这一过程称为化学传递（图2-2）。

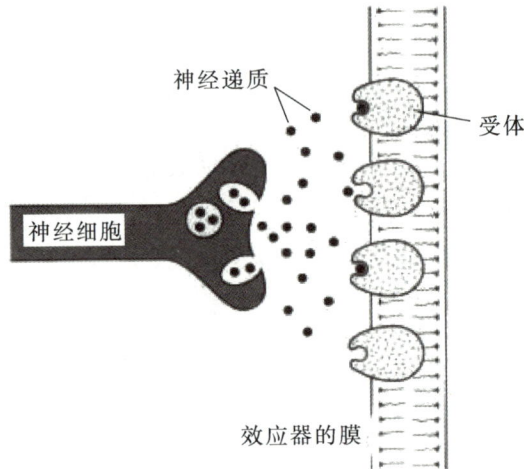

图2-2　突触的化学传递
1. ● 神经递质；2. ○ 囊泡

突触的化学传递过程主要包括递质的生物合成、贮存、释放、递质作用的消失等。

（一）乙酰胆碱的生物合成、贮存、释放及消除

乙酰胆碱主要存在于胆碱能神经末梢中，由胆碱和乙酰辅酶A在胆碱乙酰化酶催化下合成，进入囊泡贮存。当神经冲动到达神经末梢时，钙离子（Ca^{2+}）进入神经末梢，促进囊泡膜与突触前膜融合，形成裂孔，从而将囊泡内的乙酰胆碱递质排出至突触间隙，与胆碱受体结合产生效应。释放的乙酰胆碱可在数毫秒内被突触间隙的乙酰胆碱酯酶（acetylcholinesterase，AChE）水解成胆碱和乙酸，部分胆碱可被神经末梢再摄取利用（图2-3）。

（二）去甲肾上腺素的生物合成、储存、释放及消除

去甲肾上腺素主要在神经末梢合成，血液中的酪氨酸经酪氨酸羟化酶催化生成多巴，再经多巴脱羧酶脱羧生成多巴胺（dopamine，DA），后者进入囊泡后由多巴胺β-羟化酶催化，生成去甲肾上腺素，贮存于囊泡中。神经冲动到达神经末梢时可使囊泡中的去甲肾上腺素释放到突触间隙，与突触后膜上的受体结合产生效应。去甲肾上腺素释放后，75%~95%的去甲肾上腺素可迅速被突触前膜主动摄取入神经末梢，而后进入囊泡中贮存，供下次释放利用；部分未被摄取的去甲肾上腺素可被胞液中线粒体膜上的单胺氧化酶（monoamine oxidase，MAO）破坏；许多非神经组织如心肌、血管、肠道平滑肌也可摄取去甲肾上腺素，其很快被细胞内儿茶酚氧位甲基转移酶（COMT）和单胺氧化酶所破坏；此外，亦有少部分去甲肾上腺素从突触间隙扩散至血液中，被肝、肾等组织的COMT和MAO所破坏（图2-4）。

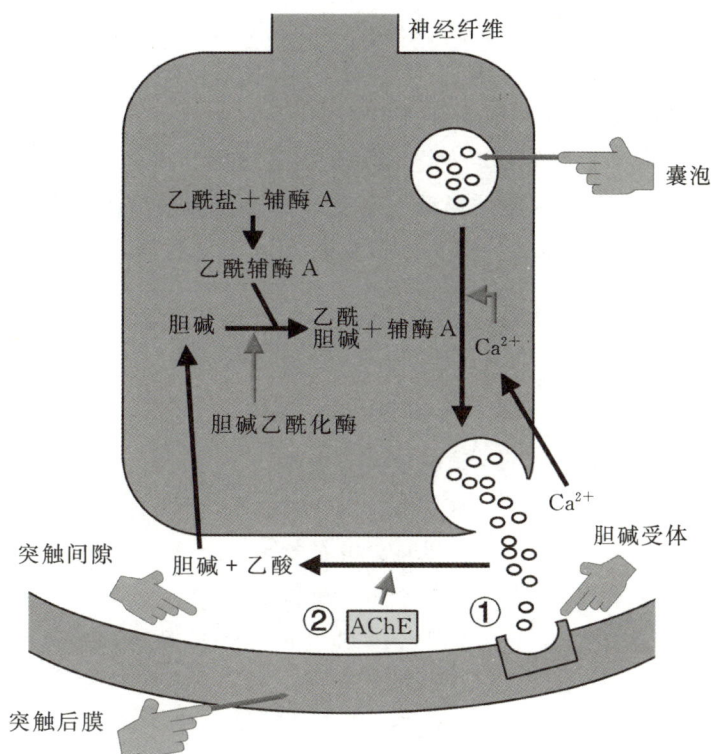

图 2-3　乙酰胆碱的生物合成与释放

1. ○ 乙酰胆碱；2. AChE 胆碱酯酶；3. ① 直接作用于胆碱受体；4. ②抑制胆碱酯酶

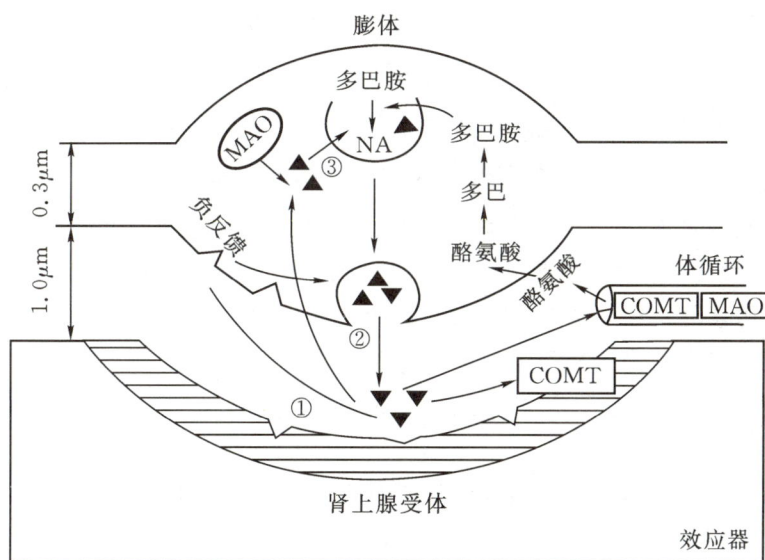

图 2-4　去甲肾上腺素的生物合成与释放

三、传出神经系统受体的分类、分布及效应

传出神经系统的受体主要分为胆碱受体和肾上腺素受体。

（一）胆碱受体

能选择性与乙酰胆碱结合的受体称胆碱受体。因受体对药物的敏感性不同可分为毒蕈碱型胆碱受体和烟碱型胆碱受体。

（1）毒蕈碱（muscarinic）型胆碱受体　对以毒蕈碱为代表的拟胆碱药较敏感，简称 M 受体，M 受体又可分为 M_1、M_2、M_3、M_4、M_5 受体亚型，主要分布在心脏、胃肠平滑肌、膀胱逼尿肌、瞳孔括约肌和腺体上。

（2）烟碱（nicotinic）型胆碱受体　因对烟碱较敏感而得名，简称 N 受体，N 受体可分为 N_1（N_N）和 N_2（N_M）两种亚型，N_1 受体分布在神经节细胞膜上，N_2 受体分布在骨骼肌细胞膜上。胆碱受体的分型、分布及被 ACh 激动后的生理效应见表 2-1。

知识链接

M 样作用口诀

血管扩，心率慢，

血压降，身出汗，

肠胃痉，气管挛，

瞳孔小，口流涎。

注：①痉挛表示收缩。②M 样作用：即 M 受体与 ACh 结合后发挥的拟胆碱作用。

（二）肾上腺素受体

能与去甲肾上腺素或肾上腺素结合的受体称为肾上腺素受体，肾上腺素受体可分为 α 受体和 β 受体。

（1）α 受体　α 受体可分为 α_1 受体（位于突触后膜）和 α_2 受体（位于突触前膜）亚型，α 受体主要分布在血管平滑肌、心脏上。

（2）β 受体　可分为 β_1、β_2、β_3 受体亚型，β_1 主要分布在心脏，β_2 主要分布在平滑肌上。肾上腺素受体的分型、分布及被激动后的生理效应见表 2-1。

◆ **课堂互动** ◆

想一想：运动和休息时分别是哪类神经效应占优势？

机体的多数器官都接受上述两类神经的双重支配，而这两类神经兴奋时所产生的效应往往相互拮抗，当两类神经同时兴奋时，则占优势的神经效应会显现出来。如窦房结，当肾上腺素能神经兴奋时，可引起心率加快；当胆碱能神经兴奋时，则心率减慢，但以后者效应占优势；当两类神经同时兴奋时，则常表现为心率减慢。

四、传出神经系统药物的作用方式及分类

传出神经系统药物的药理作用共性为拟似递质或拮抗递质的功能。

（一）作用方式

1. 直接作用于受体

大多数传出神经系统药物可直接与受体结合而发挥作用，结合后能激动受体，产生与递质效应相似的作用，称为拟似药或激动药（agonist）；结合后不产生或较少产生拟似递质的作用，并可妨碍递质与受体结合，产生与递质相反作用的药物，称为阻断药（blocker）或拮抗药。

表 2-1　传出神经系统受体的分型、分布及生理效应

效应器		胆碱能神经兴奋		去甲肾上腺素能神经兴奋	
		受体	效应	受体	效应
心脏	窦房结	M_2	心率减慢	β_1、β_2	心率加快
	传导系统	M_2	传导减弱	β_1	传导加快
	心肌	M_2	收缩减弱	β_1	收缩加强
血管平滑肌	皮肤、黏膜及内脏血管			α	收缩
	骨骼肌			β_2、α	舒张、收缩（弱）
	冠状动脉			β_2	舒张
内脏平滑肌	支气管、膀胱壁	M_3	收缩	β_2	舒张
	胃肠壁	M_3	收缩	α_2、β_2	舒张
	子宫	M_3	收缩	α、β_2	舒张
	膀胱括约肌及胃肠括约肌	M_3	舒张	α_1	收缩
眼内肌	瞳孔辐射肌			α_1	收缩
	瞳孔环状肌	M_3	收缩		
	睫状肌	M_3	收缩	β	舒张
代谢	肝脏			α、β_2	肝糖原分解和异生
	骨骼肌			β_2	肝糖原分解
	脂肪			β_3	脂肪分解
其他	汗腺	M_3	分泌增加		
	肾上腺髓质	N_1	儿茶酚胺释放		
	骨骼肌	N_2	收缩		

2. 影响递质

（1）影响递质生物合成　密胆碱可以抑制乙酰胆碱的生物合成，α-酪氨酸能抑制去甲肾上腺素生物合成，但两者目前仅作为药理学研究的工具药。

（2）影响递质释放　药物可促进神经末梢释放递质而发挥作用，如麻黄碱和间羟胺可促进 NA 释放，而卡巴胆碱可促进 ACh 的释放。

（3）影响递质的转运和贮存　某些药物可通过影响递质在神经末梢的再摄取和贮存而发挥作用，如利血平主要抑制囊泡对 NA 的主动再摄取，进而使囊泡内 NA 减少以致耗竭，表现为拮抗 NA 能神经的作用。

（4）影响递质的生物转化　胆碱酯酶抑制剂可抑制 ACh 代谢失活，导致体内 ACh 堆积，从而发挥拟胆碱作用。

（二）药物分类

传出神经系统药物可按其作用性质（激动受体或阻断受体）及对不同受体的选择性进行分类（表 2-2）。

表 2 - 2 传出神经系统药物的分类

拟 似 药	拮 抗 药
(一) 胆碱受体激动药	(一) 胆碱受体阻断药
1. M、N 受体激动药 (卡巴胆碱)	1. M 受体阻断药
2. M 受体激动药 (毛果芸香碱)	(1) 选择性 M 受体阻断药 (阿托品)
3. N 受体激动药 (烟碱)	(2) M_1 受体阻断药 (哌仑西平)
(二) 抗胆碱酯酶药 (新斯的明)	2. N 受体阻断药
(三) 肾上腺素受体激动药	(1) N_1 受体阻断药 (美卡拉明)
1. α 受体激动药	(2) N_2 受体阻断药 (琥珀胆碱)
(1) $α_1$、$α_2$ 受体激动药 (去甲肾上腺素)	(二) 胆碱酯酶复活药 (解磷定)
(2) $α_1$ 受体激动药 (去氧肾上腺素)	(三) 肾上腺素受体阻断药
(3) $α_2$ 受体激动药 (可乐定)	1. α 受体阻断药
2. α、β 受体激动药 (肾上腺素)	(1) $α_1$、$α_2$ 受体阻断药 (酚妥拉明)
3. β 受体激动药	(2) $α_1$ 受体阻断药 (哌唑嗪)
(1) $β_1$、$β_2$ 受体激动药 (异丙肾上腺素)	(3) $α_2$ 受体阻断药 (育亨宾)
(2) $β_1$ 受体激动药 (多巴酚丁胺)	2. β 受体阻断药
(3) $β_2$ 受体激动药 (沙丁胺醇)	(1) $β_1$、$β_2$ 受体阻断药 (普萘洛尔)
	(2) $β_1$ 受体阻断药 (阿替洛尔)
	(3) $β_2$ 受体阻断药 (布他沙明)
	3. α、β 受体阻断药 (拉贝洛尔)

目标检测

一、选择题 (1~5 为单选,6~9 为多选)

1. 下列哪项不是 α 受体激动时的效应 (　　)

    A. 血管收缩　　　　　　　　B. 支气管松弛

    C. 瞳孔散大　　　　　　　　D. 血压升高

    E. 括约肌收缩

2. $β_1$ 受体存在于 (　　)

    A. 瞳孔开大肌　　　　　　　B. 血管

    C. 心脏　　　　　　　　　　D. 支气管

    E. 胃肠壁

3. 胆碱能神经兴奋时不出现哪项效应 (　　)

    A. 抑制心脏　　　　　　　　B. 舒张血管

    C. 腺体分泌　　　　　　　　D. 瞳孔散大

    E. 支气管收缩

4. β 受体兴奋时不会引起 (　　)

    A. 心脏兴奋　　　　　　　　B. 血管收缩

    C. 平滑肌松弛　　　　　　　D. 脂肪分解

    E. 视近物不清

5. 水解乙酰胆碱的酶是（　　）
  A. 单胺氧化酶（MAO）   B. 胆碱酯酶
  C. 儿茶酚胺氧位甲基转移酶（COMT） D. 胆碱乙酰化酶
  E. 酪氨酸羟化酶

6. 下列可引起 M 样作用的是（　　）
  A. 胆碱能神经兴奋   B. 节后胆碱能神经兴奋
  C. 胆碱酯酶抑制   D. 节前胆碱能神经兴奋
  E. 交感神经节后纤维兴奋

7. 去甲肾上腺素生理作用消失的原因是（　　）
  A. 被儿茶酚胺氧位甲基转移酶（COMT）所破坏
  B. 被单胺氧化酶（MAO）所破坏
  C. 靠心肌、平滑肌组织摄取
  D. 被突触前膜再摄取
  E. 被肝、肾中的酶所破坏

8. M 样作用包括（　　）
  A. 瞳孔缩小   B. 腺体分泌增加
  C. 骨骼肌收缩   D. 心率加快
  E. 支气管平滑肌扩张

9. β 受体兴奋产生的作用包括（　　）
  A. 脂肪分解   B. 心肌收缩力增强
  C. 骨骼肌收缩   D. 心率加快
  E. 支气管平滑肌扩张

二、名词解释
1. 拟似药与拮抗药   2. 递质
3. M 样作用和 N 样作用   4. α 型作用和 β 型作用

三、填空题
1. 传出神经冲动大多依赖递质传递，递质主要有_____和_____两种；按递质进行分类可将传出神经分为_____和_____两类。
2. M 受体是指能选择性地与_____结合的受体；N 受体是指能选择性与_____结合的受体。α 受体和 β 受体是选择性与_____或_____结合的受体。
3. M 受体兴奋时，心率_____，胃肠道平滑肌_____，支气管平滑肌_____，腺体_____，瞳孔_____，视_____物模糊不清。
4. α 受体兴奋时，皮肤黏膜血管_____，瞳孔_____。β 受体兴奋时，骨骼肌及冠状血管_____，支气管平滑肌_____。
5. 乙酰胆碱（ACh）生理活性消失的主要原因是被_____水解；去甲肾上腺素（NA）生理活性消失的主要原因是_____再摄取。
6. 破坏去甲肾上腺素的酶有_____和_____。

四、问答题
1. 传出神经按递质如何进行分类？
2. 简述传出神经系统受体的分类、分布及效应。

学习小结

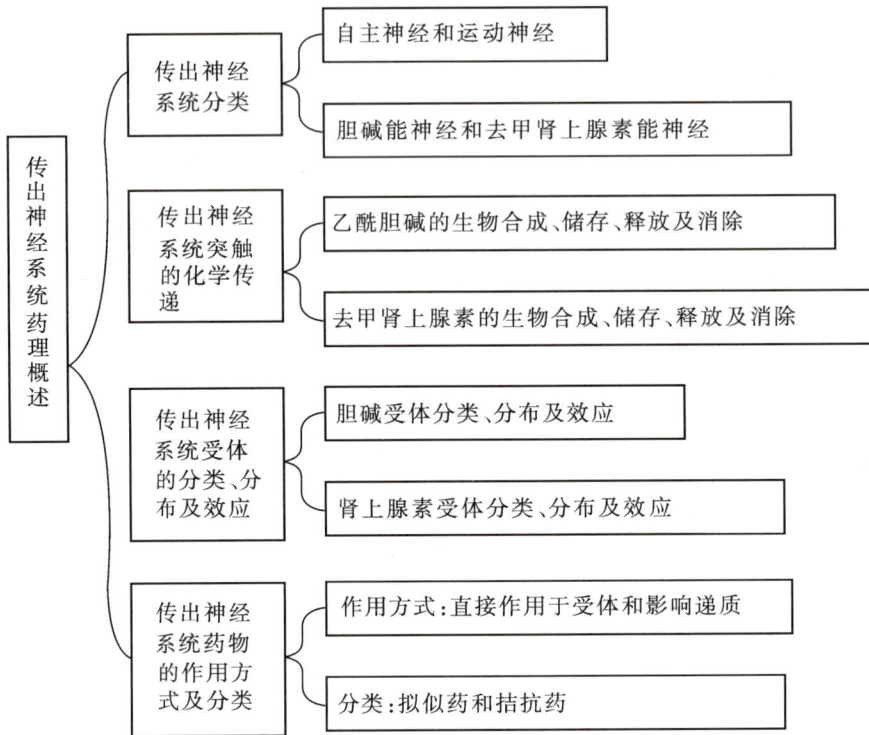

传出神经系统药理概述
- 传出神经系统分类
  - 自主神经和运动神经
  - 胆碱能神经和去甲肾上腺素能神经
- 传出神经系统突触的化学传递
  - 乙酰胆碱的生物合成、储存、释放及消除
  - 去甲肾上腺素的生物合成、储存、释放及消除
- 传出神经系统受体的分类、分布及效应
  - 胆碱受体分类、分布及效应
  - 肾上腺素受体分类、分布及效应
- 传出神经系统药物的作用方式及分类
  - 作用方式：直接作用于受体和影响递质
  - 分类：拟似药和拮抗药

任务二 胆碱受体激动药和抗胆碱酯酶药

【目的要求】

1. 熟悉毛果芸香碱的药理作用、用途、不良反应及用药指导。

2. 熟悉新斯的明的药理作用、用途、不良反应及用药指导。

3. 熟悉毒扁豆碱的药理作用、临床应用及不良反应。

◇**案例导入**◇

王某，女。2个月前开始感到左眼疼痛，视物模糊，视灯周围有红晕，偶伴有轻度同侧头痛，但症状轻微，常自行缓解。3天前突然感觉左侧剧烈头痛、眼球胀痛，视力极度下降。在地方医院诊断为左眼急性闭角型青光眼。医生推荐使用毛果芸香碱滴眼液。

问题：1. 请介绍毛果芸香碱属于哪一类药？

2. 介绍毛果芸香碱滴眼液主要药理作用。

3. 介绍毛果芸香碱滴眼液适应证、用法、主要不良反应及注意事项。

4. 请为患者提供健康指导。

胆碱受体激动药和抗胆碱酯酶药是通过直接和间接作用于胆碱受体，产生与递质乙酰胆碱作用相似的药物，合称为拟胆碱药。

第一节 胆碱受体激动药

胆碱受体激动药（cholinoceptor agonist）是一类直接作用于胆碱受体产生与乙酰胆碱相似作用的药物。

毛果芸香碱

毛果芸香碱（pilocarpine）又名匹鲁卡品，是从毛果芸香属植物中提取出的生物碱。

【药理作用】

毛果芸香碱直接选择性兴奋M胆碱受体，产生与节后胆碱能神经兴奋时相似的效应。其特点是对眼睛和腺体作用最明显。

1. 眼

滴眼后可引起缩瞳、降低眼内压和调节痉挛等作用（图2-5，图2-6）。

（1）缩瞳 激动瞳孔括约肌的M胆碱受体，使瞳孔括约肌向中心收缩，表现为瞳孔缩小。

（2）降低眼内压 毛果芸香碱使瞳孔缩小，虹膜向瞳孔中心方向拉紧，其根部变薄，则前房角间隙变大，房水易于通过巩膜静脉窦进入血液循环，使眼压降低。

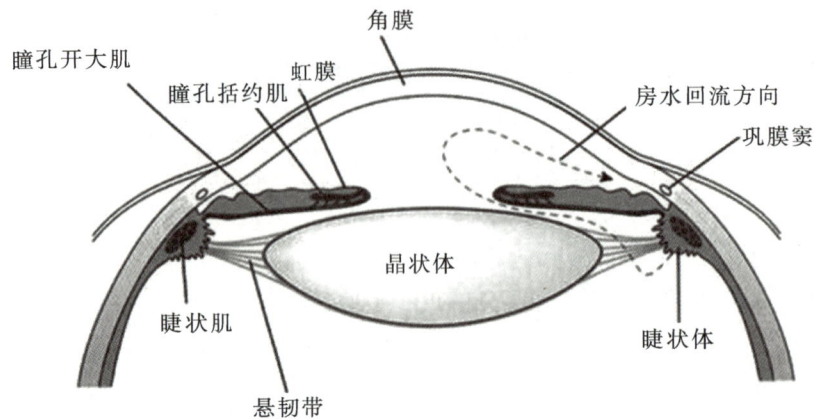

图 2-5　眼的结构及房水循环

（3）调节痉挛　眼的调节主要依赖于晶状体曲度变化，以适应近视或远视的需要。毛果芸香碱能激动睫状肌上的 M 受体，使睫状肌向瞳孔中心方向收缩，牵拉晶状体的悬韧带放松，晶状体因本身的弹性变凸，屈光度增加，此时看近物清楚，看远物模糊，这种作用称为调节痉挛。

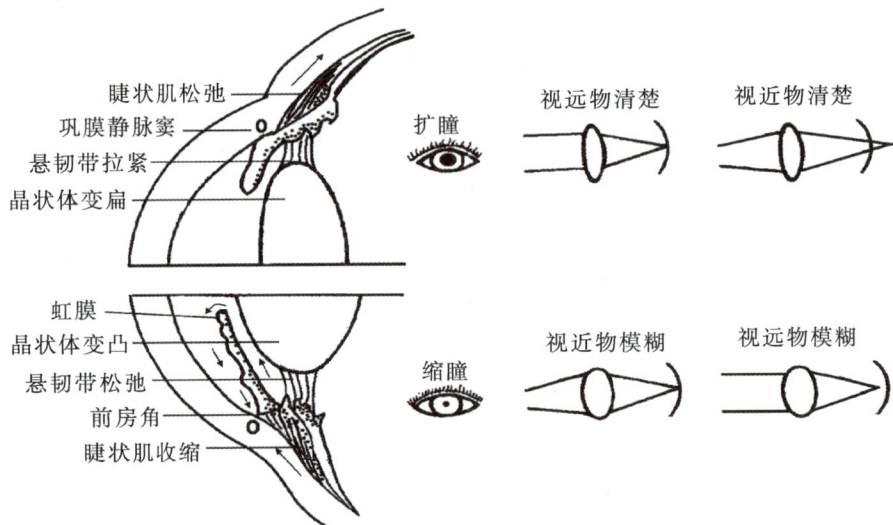

图 2-6　M 受体激动药（下）和 M 受体阻断药（上）对眼的作用

2. 腺体

较大剂量毛果芸香碱（10～15mg 皮下注射）可使汗腺、唾液腺、泪腺、胃腺、胰腺、支气管腺等分泌明显增加。

【临床应用】

1. 青光眼

毛果芸香碱可用于治疗原发性青光眼。闭角型青光眼因前房角狭窄而妨碍房水回流，导致眼压升高，用 2% 以下的毛果芸香碱滴眼后可使患者瞳孔缩小，前房角间隙扩大，眼内压下降，疗效较好；本品对开角型青光眼的早期治疗也有一定疗效，但机制未明。毛果芸香碱易透过角膜进入眼房，用药后数分钟即可使眼内压下降，作用可持续 4～8 小时。

知识链接

青光眼

青光眼为常见眼科疾病，患者眼压增高，引起视盘（曾称视乳头）凹陷、视野缺损，最终可以导致失明。青光眼眼压增高的原因多数是因房水循环的动态平衡失常，如前房角狭窄甚至关闭、小梁硬化等；少数由于房水分泌过多所致。

青光眼可分为先天性青光眼、原发性青光眼、继发性青光眼、混合型青光眼，原发性青光眼又分为开角型和闭角型两种。常见的治疗方法是降低或控制眼压，促使房水排出。因此，根据青光眼的病因机制，可选择药物或手术治疗。一般原发性开角型青光眼首选毛果芸香碱治疗。

2. 虹膜炎

与扩瞳药交替使用，以防止虹膜与晶状体粘连。

3. 其他

本药口服片剂可缓解口腔干燥症，可用于颈部放射后的口腔干燥。也可用作抗胆碱药阿托品中毒后的解救。

【不良反应及禁忌证】

（1）用药后可出现瞳孔缩小及调节痉挛，使视力下降，产生暂时性近视，并可出现眼痛、眉弓部疼痛等症状。

（2）长期使用可引起瞳孔缩小、虹膜后粘连、虹膜囊肿、白内障及近视程度加深等。

（3）频繁点眼可因过量吸收引起全身毒性反应，如出汗、流涎、恶心、呕吐、支气管痉挛和肺水肿等。

（4）禁用于老年白内障、视网膜脱离、急性结膜炎与角膜炎、急性虹膜炎、支气管哮喘、胃溃疡等患者。

【用药指导】

（1）瞳孔缩小常引起暗适应困难，应提醒需在夜间开车或从事照明不好的危险职业的患者特别小心。

（2）定期检查眼压。如出现视力改变，需查视力、视野、眼压描记及房角等，根据病情变化改变用药及治疗方案。

（3）为避免吸收过多引起全身不良反应，滴眼后需用手指压迫内眦1~2分钟。

（4）如意外服用，需给予催吐或洗胃；如过多吸收出现全身中毒反应，应使用阿托品类抗胆碱药进行对抗治疗。

第二节　抗胆碱酯酶药

胆碱酯酶可分为乙酰胆碱酯酶（AChE，亦称真性胆碱酯酶）和丁酰胆碱酯酶（BChE，亦称假性胆碱酯酶）。AChE主要存在于胆碱能神经末梢突触间隙，特别是在运动神经终板突触后膜的皱褶中聚集较多，也存在于胆碱能神经元内和红细胞中，主要作用是水解乙酰胆碱，对乙酰胆碱特异性高，水解作用强。BChE广泛存在于血浆中，对乙酰胆碱特异性低，水解作用弱，可水解其他胆碱酯类，如琥珀胆碱。

抗胆碱酯酶药（cholinesterase agonist）可抑制胆碱酯酶的活性，使胆碱能神经末梢乙酰胆碱堆积，产生与乙酰胆碱相似的作用。按抗胆碱酯酶药与胆碱酯酶结合后水解速率的快慢分为：①可逆性抗胆碱酯酶药，如新斯的明；②难逆性抗胆碱酯酶药，如有机磷酸酯类。

一、可逆性抗胆碱酯酶药

（一）新斯的明

◆ **课堂互动** ◆
新斯的明为什么对骨骼肌的作用最强？

新斯的明（neostigmine）是毒扁豆碱的人工合成代用品，有甲基硫酸新斯的明和溴化新斯的明两种。口服吸收少，口服剂量为注射量的 10 倍以上。不易透过血-脑屏障，对中枢作用较小。口服后 0.5 小时起效，作用维持在 2~3 小时。注射后 5~15 分钟起效，作用可维持 0.5~1 小时。

【药理作用】
对骨骼肌及胃肠平滑肌兴奋作用较强，对腺体、眼、心血管及支气管平滑肌作用较弱。

（1）骨骼肌　对骨骼肌有强大的兴奋作用。原因：①抑制神经-肌肉接头处的胆碱酯酶，使该部位的乙酰胆碱聚集；②直接激动运动终板上的 N_2 受体；③促进运动神经释放乙酰胆碱，后者激动 N_2 受体，使骨骼肌兴奋。

（2）平滑肌　可明显兴奋胃肠道平滑肌和膀胱逼尿肌，促进抑制状态下的胃肠蠕动及膀胱收缩。

（3）心血管系统　可使心率减慢，心输出量下降等。

【临床应用】

1. 重症肌无力

重症肌无力是一种神经肌肉传递障碍的自身免疫性疾病。其主要特征是骨骼肌进行性收缩无力，表现为眼睑下垂，肢体无力，咀嚼、吞咽及呼吸困难等。皮下或肌内注射新斯的明后，约经 15 分钟即可使症状减轻，维持 2~4 小时。

2. 腹气胀及尿潴留

对手术及其他原因引起的腹气胀及尿潴留疗效较好。皮下注射 0.5mg 的甲基硫酸新斯的明，用药后 10~30 分钟可见肠蠕动，而口服溴化新斯的明 15~30mg，则需 2~4 小时起作用。

3. 阵发性室上性心动过速

在压迫眼球或颈动脉窦等兴奋迷走神经措施无效时，可用新斯的明，通过拟胆碱作用使心室频率减慢。

4. 对抗非去极化型骨骼肌松弛药

对抗非去极化型骨骼肌松弛药，如筒箭毒碱过量时的解毒。

【不良反应及禁忌证】
本药毒性较低，副作用较小，过量可产生以下症状。①M 样症状：恶心、呕吐、腹痛及呼吸困难，可用阿托品对抗；②N 样症状：肌肉颤动等，严重者导致肌无力，为骨骼肌细胞终板发生持久除极化所致。

癫痫、心绞痛、室性心动过速、机械性肠梗阻、尿路梗阻及支气管哮喘患者禁用。

【用药指导】

（1）大剂量用药可引起"胆碱能危象"。一旦发现，应及时停药，并用M受体阻断药和胆碱酯酶复活药治疗。

知识链接

胆碱能危象

胆碱能危象（cholinergic crisis）是重症肌无力危象的主要表现，由于抗胆碱酯酶药物服用过量（如溴吡斯的明）所引起。临床表现为呕吐、腹痛、腹泻、瞳孔缩小、多汗、流涎、气管分泌物增多、心率减慢、肌肉震颤、痉挛和紧缩感等。治疗宜停用胆碱酯酶抑制剂，用胆碱受体阻断药阿托品、654-2（山莨菪碱）等肌内注射缓解症状。

（2）吞咽困难者，应避免口服给药。

（3）本品可减慢酯类局麻药及琥珀胆碱的代谢灭活，导致其出现毒性反应；氨基糖苷类抗生素、多黏菌素、利多卡因等药可阻滞神经肌肉接头，使骨骼肌张力降低，减弱抗胆碱酯酶药的作用，临床上要避免与上述药物合用。

（二）毒扁豆碱

毒扁豆碱（physostigmine）作用与新斯的明相似，为可逆性抗胆碱酯酶药，口服及注射均易吸收，易透过血-脑屏障，产生中枢作用，因选择性较差，临床上主要用于治疗原发性闭角型青光眼。与毛果芸香碱相比，其作用强而持久，滴眼后约5分钟起效，降眼压作用可维持1~2天，可因睫状肌收缩引起调节痉挛及眼痛，滴眼时应压迫内眦，以免药液流入鼻腔后吸收中毒。毒扁豆碱水溶液不稳定，滴眼液宜避光保存，氧化变为红色后不宜使用。

其他可逆性抗胆碱酯酶药见表2-3。

表2-3 其他可逆性抗胆碱酯酶药的作用与应用特点

药名	作用特点及用途
吡斯的明	作用弱而久。用于重症肌无力、腹气胀及尿潴留
加兰他敏	作用类似新斯的明，可用于重症肌无力、脊髓灰质炎后遗症等治疗
依酚氯铵	作用快而短。常用于诊断重症肌无力，鉴别肌无力危象和胆碱能危象，也用于非去极化型肌松药中毒的解救
安贝氯胺	作用强而久，主要用于重症肌无力，尤其是不能耐受新斯的明或吡斯的明的患者
地美溴铵	长效可逆性抗胆碱酯酶药，适用于治疗无晶状体畸形的开角型青光眼及其他药物治疗无效的青光眼患者
石杉碱甲	作用强度与新斯的明相似，但维持时间久，治疗重症肌无力疗效较新斯的明好；具有改善记忆和认知功能的作用，对良性记忆障碍及老年痴呆有一定疗效
多奈哌齐	第二代胆碱酯酶抑制剂，用于轻、中度阿尔茨海默病的治疗
他克林	主要用于阿尔茨海默病的治疗。肝毒性最常见

二、难逆性抗胆碱酯酶药

知识链接

有机磷酸酯类中毒机制

有机磷酸酯类可通过皮肤、呼吸道及消化道吸收，与 AChE 的结合比可逆性抗胆碱酯酶药牢固、持久，结合生成难以水解的磷酰化胆碱酯酶，使 AChE 失去水解 ACh 的活性，导致 ACh 在体内大量堆积，引起一系列中毒症状。若不及时抢救，磷酰化胆碱酯酶的磷酰化基团上的一个烷基或烷氧基断裂，生成更加稳定的复合物，这种现象称为"老化"，此时用胆碱酯酶复活药也不能恢复酶的活性。因此解救有机磷酸酯类中毒，必须争分夺秒。

有机磷酸酯类能与胆碱酯酶牢固结合，时间稍久，胆碱酯酶难以恢复活性，故称难逆性抗胆碱酯酶药。有机磷酸酯类主要作为农业和环境卫生杀虫剂，常见的有敌百虫、乐果、敌敌畏、马拉硫磷等，沙林、塔崩和梭曼等则用作战争毒气。本类药物毒性很强，掌握其中毒机制、中毒症状及防治措施，对生产安全及国防意义重大。

【急性中毒】

有机磷酸酯类中毒症状表现多样，轻度中毒以 M 样症状为主；中度中毒表现为 M 样和 N 样症状；重度中毒除 M 和 N 样症状外，还出现中枢神经系统症状（表 2-4）。急性中毒死亡可发生在 5 分钟至 24 小时内，取决于摄入体内的毒物种类、剂量、途径及其他因素等。死亡的主要原因为呼吸衰竭及继发性心血管功能障碍。

表 2-4 有机磷酸酯类的急性中毒表现

作用	中毒表现
M 样症状	
睫状肌、虹膜括约肌收缩	瞳孔缩小、视力模糊、眼痛
腺体分泌增加	流涎、流泪、出汗、呼吸道分泌物增加
呼吸道平滑肌收缩	胸闷、气短、呼吸困难
胃肠道平滑肌收缩	恶心、呕吐、腹痛、腹泻
膀胱括约肌松弛	小便失禁
心脏抑制	心动过缓
血管扩张	血压下降
N 样症状	
激动骨骼肌 N_2 受体	肌肉震颤、抽搐、肌无力、麻痹
激动神经节 N_1 受体	心动过速、血压升高
中枢神经系统症状	
中枢神经系统 M 受体先激动、后抑制	不安、头痛、头晕、昏迷、窒息

【慢性中毒】

长期接触农药的工作人员或生产农药的工人，体内胆碱酯酶长期受抑制，可表现出慢性中毒症状：神经衰弱综合征、恶心、多汗，偶有肌束颤动及瞳孔缩小。对因职业接触而致慢性中毒者，一旦确诊，应及时脱离与有机磷酸酯类接触，以免加重病情。

【急性中毒的诊断及防治】

有机磷酸酯类大多剧毒，在生产和使用过程中要严格管理，加强生产人员及使用人员的劳动保护措施及安全知识教育，预防中毒。

【急性中毒的防治】

1. 清除毒物，避免继续吸收

发现中毒时，应立即将患者移出有毒场所。对经皮肤吸收中毒者，应用温水或肥皂水清洗染毒皮肤；对经口中毒者，可用2%碳酸氢钠或生理盐水反复洗胃，直至洗出液不再有农药的特殊气味为止，然后再用硫酸钠导泻。敌百虫口服中毒时，不能用碱性溶液洗胃，因为药在碱性溶液中可变成毒性更强的敌敌畏。对硫磷中毒者忌用高锰酸钾洗胃，否则氧化成毒性更强的对氧磷。

2. 特殊解毒药

（1）M受体阻断药　须及早、足量、反复地注射阿托品以缓解中毒症状。阿托品剂量按病情轻重而定，对轻度中毒者可肌内注射0.5～1.0mg，每日2～3次；对中度中毒者，可肌内注射或静脉注射，每次1～2mg，每半小时至2小时一次；对重度中毒者，一般可静脉注射1～3mg，每15～30分钟一次，直至M样中毒症状缓解出现轻度阿托品化（如散瞳、颜面潮红、心率加快、口干、轻度躁动不安等），达阿托品化后再酌情减量维持。阿托品能迅速解除有机磷酸酯类中毒的M样症状，也能部分解除中枢神经系统中毒症状，使患者苏醒。但不能拮抗N样症状，也不能使磷酰胆碱酯酶复活。故对中度和重度中毒患者，需合用胆碱酯酶复活药。

（2）胆碱酯酶复活药　胆碱酯酶复活药是一类能使已被有机磷酸酯类抑制的胆碱酯酶恢复活性的药物。常用药有碘解磷定、氯解磷定等。

碘解磷定

碘解磷定（pralidoxime iodide）简称派姆（PAM），为最早用于临床的胆碱酯酶复活药，水溶性较低，且不稳定，久置可释放出碘，故以其结晶封存于安瓿中备用。

✒ **知识链接**

碘解磷定的解毒机制

碘解磷定能与体内游离的有机磷酸酯类直接结合，形成无毒的磷酰化碘解磷定经肾排泄，从而阻止游离有机磷酸酯类进一步与胆碱酯酶结合，避免中毒继续发展。碘解磷定可迅速改善中毒所致的N样症状，但对M样症状作用较弱。对中枢神经系统的中毒症状有一定改善作用，可使昏迷患者迅速苏醒，停止抽搐。

【药理作用】

碘解磷定可与磷酰化胆碱酯酶结合，生成磷酰化胆碱酯酶和碘解磷定的复合物，后者进一步裂解成磷酰化碘解磷定由尿排出，同时使胆碱酯酶游离出来，恢复其活性。碘解磷定恢复胆碱酯酶活性的作用强而迅速。

【临床应用】

中度中毒者，缓慢静脉注射1～2g，可根据患者具体情况反复给药。重度中毒者，可缓慢静脉注射2～3g，0.5～1小时后可酌情重复注射1～1.5g药物。由于碘解磷定不能直接对抗体内积聚的 ACh 的作用，故应与阿托品合用。另外，碘解磷定使酶复活的效果也因有机磷酸酯类不同而异，对内吸磷、马拉硫磷和对硫磷中毒的疗效较好，对敌敌畏中毒的疗效稍差，对乐果中毒则无效。故抢救乐果中毒应以阿托品为主。

【不良反应】

治疗量时不良反应较少见，但如剂量超过 2g 或静脉注射速度过快（每分钟超过 500mg）时，可产生轻度乏力、视力模糊、眩晕，有时出现恶心、呕吐和心动过速等症状。此外，由于本药含碘，可引起口苦、咽痛及其他碘反应。

【用药指导】

（1）治疗时应注意观察和随访用药后的不良反应。患者如出现尿少、肌颤、肌无力、呼吸方式和意识改变、心率频率及节律加快或减慢、视物模糊等症状，应立即减慢注射速度或暂停给药。如出现口苦、腮腺肿大等碘过敏症状，应换用氯解磷定。

（2）应用本品后，应对患者进行 48～72 小时临床监护，特别是对中毒伴胃内食物已消化者更应注意，要防止有机磷酸酯类经下消化道吸收而引起中毒反应。

氯解磷定

氯解磷定（pralidoxime chloride，PAM - Cl）的药理作用、临床用途与碘解磷定相似，但复活胆碱酯酶的作用较强，约为碘解磷定的 1.5 倍。本药水溶性高，溶液较稳定，可肌内注射或静脉给药，特别适用于农村基层使用和初步急救。本药不良反应较碘解磷定小而轻，偶见轻度头痛、头晕、恶心、呕吐和视力模糊。由于本药给药方便，价格低廉，因此已成为胆碱酯酶复活药中的首选药。

双复磷

双复磷（obidoxime）的药理作用和用途似碘解磷定，但强而持久，且较易透过血-脑屏障，兼有阿托品样作用，对有机磷酸酯类中毒所致 M 样、N 样和中枢中毒症状均有一定疗效。主要不良反应有口周、四肢及全身发麻，恶心，呕吐，颜面潮红及心率加快等，数小时即可消失，但剂量过大可出现神经肌肉传导阻滞，还可引起室性期前收缩和传导阻滞，甚至心室纤颤。

❖ 常用药物制剂和用法 ❖

硝酸毛果芸香碱 滴眼液或眼膏，1%～2%，按需要决定滴眼次数，晚上或需要时涂眼膏。

水杨酸毒扁豆碱 滴眼液或眼膏，0.25%，每 4 小时一次，或按需要决定滴眼次数。溶液变红色后不可用。注射剂，0.5mg/ml，1mg/ml。

溴化新斯的明 片剂，15mg，口服，每次 15mg，45mg/d；极量每次 30mg，100mg/d。

甲硫酸新斯的明 注射剂，0.5mg/ml、1mg/2ml，皮下或肌内注射，每次 0.25～1.0mg，1～3 次/日；极量每次 1mg，5mg/d。

溴吡斯的明 片剂，60mg，口服，每次 60mg，3 次/日；极量，每次 120mg，360mg/d。注射剂，1mg/ml、5mg/ml。

依酚氯胺 注射剂，10mg/ml、100mg/10ml，对抗肌松剂，肌内注射，每次 10mg；诊断重症肌无力，先静注 2mg，如无反应，再静注 8mg。

安贝氯铵 片剂，5mg、10mg、25mg，口服，每次 5~25mg，3~4 次/日。

氢溴酸加兰他敏 片剂，5mg，口服，每次 10mg，3 次/日。

地美溴铵 滴眼液，0.125%~0.25%，滴眼，1~2 滴/次，2 次/周~2 次/日。

盐酸他克林 片剂，10mg、20mg，口服每次 10mg，3 次/日。注射剂，15mg/ml、30mg/ml。

目标检测

一、选择题（1~4 为单选，5~6 为多选）

1. 毛果芸香碱的作用原理是 （　　　）

　　A. 激动 M 受体　　　　　　　　　B. 阻断 M 受体

　　C. 激动 N 受体　　　　　　　　　D. 阻断 N 受体

　　E. 抑制胆碱酯酶

2. 毛果芸香碱对眼的作用是 （　　　）

　　A. 缩瞳，降低眼内压，调节麻痹　　B. 缩瞳，降低眼内压，调节痉挛

　　C. 缩瞳，升高眼内压，调节痉挛　　D. 散瞳，升高眼内压，调节麻痹

　　E. 散瞳，降低眼内压，调节痉挛

3. 主要用于治疗手术后肠麻痹和膀胱麻痹的药物是 （　　　）

　　A. 毒扁豆碱　　　　　　　　　　　B. 新斯的明

　　C. 山莨菪碱　　　　　　　　　　　D. 乙酰胆碱

　　E. 阿托品

4. 毛果芸香碱滴眼后瞳孔缩小的原因是 （　　　）

　　A. 睫状肌收缩　　　　　　　　　　B. 虹膜开大肌松弛

　　C. 抑制胆碱酯酶　　　　　　　　　D. 虹膜括约肌收缩

　　E. 睫状肌松弛

5. 新斯的明对骨骼肌作用较强是因为 （　　　）

　　A. 激动 M 受体　　　　　　　　　B. 抑制 AChE

　　C. 促进运动神经释放 ACh　　　　　D. 激活 AChE

　　E. 直接激动骨骼肌细胞上的 N_2 受体

6. 新斯的明临床可用于治疗 （　　　）

　　A. 重症肌无力　　　　　　　　　　B. 支气管哮喘

　　C. 腹气胀　　　　　　　　　　　　D. 尿潴留

　　E. 机械性肠梗阻

二、填空题

1. 应用毛果芸香碱滴眼时，应压迫＿＿＿＿＿＿，以免药液＿＿＿＿＿＿而吸收中毒。

2. 新斯的明为＿＿＿＿＿＿抑制药，其对＿＿＿＿＿＿兴奋作用最强，故用于＿＿＿＿＿＿＿＿＿＿。

3. 毛果芸香碱对眼睛的作用有＿＿＿＿＿＿、＿＿＿＿＿＿、＿＿＿＿＿＿。

4. 胆碱酯酶抑制药分为＿＿＿＿＿＿和＿＿＿＿＿＿两类。

三、问答题

1. 毛果芸香碱对眼睛的作用和临床用途有哪些？
2. 新斯的明的药理作用和临床用途有哪些？其作用机制是什么？

学习小结

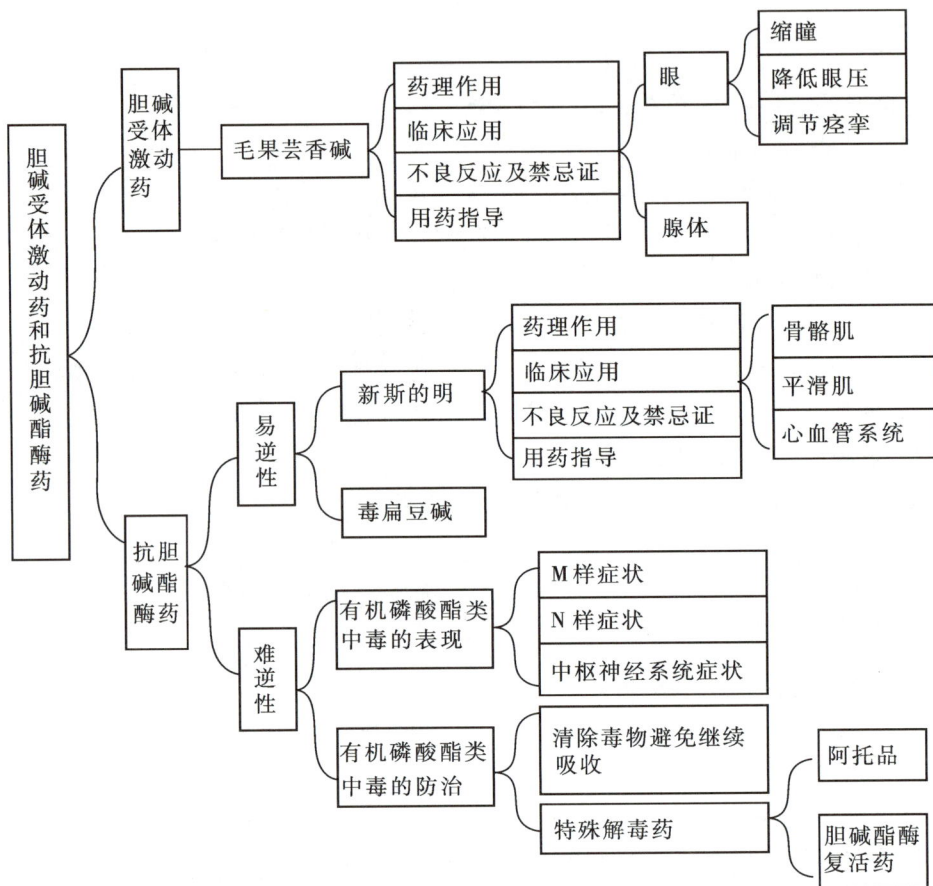

任务三 胆碱受体阻断药

【目的要求】

1. 掌握阿托品的药理作用、临床用途、不良反应和用药指导。
2. 熟悉山莨菪碱和东莨菪碱的作用特点。
3. 了解骨骼肌松弛药的分类，各类的代表药物及作用特点。

胆碱受体阻断药与胆碱受体结合不产生或极少产生拟胆碱作用，却能妨碍乙酰胆碱或胆碱受体激动药与胆碱受体结合，从而拮抗其拟胆碱作用。

第一节 M胆碱受体阻断药

一、阿托品及阿托品类生物碱

本类药物包括阿托品、东莨菪碱和山莨菪碱等。多数从茄科植物颠茄、曼陀罗、洋金花、莨菪及唐古特莨菪等天然植物中提取。阿托品为消旋体，其左旋体为莨菪碱，莨菪碱具有更强的外周作用。

（一）阿托品

阿托品（atropine）属叔胺类化合物。口服易吸收，1小时后作用达峰值，$t_{1/2}$为2~4小时，作用可维持3~4小时，眼科局部给药作用可持续72小时或更久。肌内注射或静脉给药后，起效及达峰时间更快，维持时间较短。本药全身分布，可透过血-脑屏障及胎盘，50%~60%的药物以原形经尿排泄。

【药理作用】

1. 腺体

抑制腺体分泌，唾液腺和汗腺对阿托品最敏感，其次是泪腺和支气管腺体，较大剂量的阿托品也可减少胃酸的分泌。

2. 眼

局部或全身用药均可使阿托品阻断M胆碱受体，使瞳孔括约肌和睫状肌松弛，出现扩瞳、眼内压升高和调节麻痹作用。

（1）扩瞳 瞳孔括约肌松弛，使瞳孔扩大肌张力相对增加而扩瞳。

（2）眼内压升高 瞳孔扩大使前房角间隙变窄，阻碍房水回流入巩膜静脉窦，造成眼压升高。

（3）调节麻痹 阿托品能使睫状肌松弛而退向外缘，使悬韧带拉紧，晶状体扁平，折光度降低，导致近物不能清晰成像于视网膜上，只适合视远物而视近物模糊，即为调节麻痹。

3. 心脏

（1）心率 治疗量阿托品（0.4~0.6mg）可使部分患者心率短暂性轻度减慢。研究表明可能是与其阻断突触前膜上的 M_1 胆碱受体，从而使突触中 ACh 对递质释放的负反馈抑制作用减弱而使 ACh 的释放增加；较大剂量（1~2 mg）的阿托品通过阻断窦房结 M_2 受体，解除了迷走神经对心脏的抑制作用而使心率加快，青壮年心率加快明显，运动状态、婴幼儿、老年人的心率影响较小。

（2）房室传导　阿托品可拮抗迷走神经过度兴奋所致的房室传导阻滞和心律失常。

4. 平滑肌

松弛内脏平滑肌，对过度活动或痉挛的平滑肌作用更显著。其作用强度依次为胃肠平滑肌 > 膀胱逼尿肌 > 胆管、输尿管及支气管平滑肌 > 子宫平滑肌。

5. 血管和血压

治疗量阿托品对血管和血压无显著影响，大剂量阿托品可引起皮肤血管扩张，出现潮红、温热等症状。

6. 中枢神经系统

治疗剂量的阿托品（0.4~0.6mg）对中枢神经系统的影响不明显；较大剂量的阿托品（1~2mg）可轻度兴奋延髓和大脑，5mg 时中枢兴奋明显加强；中毒剂量的阿托品（10mg 以上）可见明显中枢中毒症状；继续增加剂量，可见中枢兴奋转为抑制，发生昏迷与呼吸麻痹，最后死于循环与呼吸衰竭。

◆ **课堂互动** ◆

案例解析：李某，女，40 岁，诊断为胆绞痛，所开处方如下。

RP：盐酸哌替啶注射液　　　　50 mg × 1

　　用法：50 mg　　　　　肌内注射

　　硫酸阿托品　　　　　　0.5 mg × 1

　　用法：0.5 mg　　　　　肌内注射

分析：此处方合理。对胆绞痛患者的治疗，单用哌替啶止痛会因其兴奋胆管括约肌、升高胆内压而影响（减弱）止痛效果；若单用阿托品止痛，其解痉止痛效果较差（对括约肌松弛作用不恒定）。二者合用可取长补短，既解痉又止痛，可产生协同作用。

【临床应用】

1. 解除平滑肌痉挛

适用于各种内脏绞痛，对胃肠绞痛、膀胱刺激症状（如尿频、尿急等）疗效较好，对胆绞痛及肾绞痛疗效较差，常与阿片类镇痛药合用。

2. 抑制腺体分泌

用于全身麻醉前给药，以减少呼吸道腺体及唾液腺分泌，防止分泌物阻塞呼吸道及吸入性肺炎的发生。也可用于严重的盗汗及流涎症。

3. 眼科

（1）虹膜睫状体炎　用 0.5%~1% 的阿托品和扩瞳药交替滴眼，可预防虹膜与晶状体的粘连，并有助于炎症的消退。

（2）验光、检查眼底　眼内滴用阿托品可使睫状肌松弛，具有调节麻痹作用，此时由于晶状体固定，能准确测定晶状体的屈光度，主要用于儿童验光，并可利用其扩瞳作用检查眼底。

4. 治疗缓慢性心律失常

可用于治疗迷走神经过度兴奋所致的窦房阻滞、房室阻滞等缓慢性心律失常，如急性心肌梗死早期，尤其是发生在下壁或后壁的急性心肌梗死，适量的阿托品可有效缓解症状。

5. 抗休克

大剂量的阿托品对暴发性流行性脑脊髓膜炎、中毒性菌痢、中毒性肺炎等所致的感染性休克患者，能解除其血管痉挛，舒张外周血管，改善微循环。但对休克伴有高热或心率加快者，不宜用阿托品。

6. 有机磷中毒的解救

作为有机磷急性中毒时的对症治疗药，可有效控制 M 样症状。

◆ **课堂互动** ◆

案例：患者，男，55 岁，腹部绞痛，腹泻，遂急诊。诊断：急性胃肠炎。治疗：洛美沙星片 0.3g，每天 2 次，阿托品注射剂 1mg，立即肌内注射。给药后腹痛减轻继而消失，但患者皮肤干燥，面部潮红，口干，视物模糊，排尿困难。

问题：1. 阿托品作用机理是什么？

2. 用药后，哪些症状改善属于治疗作用，哪些症状属于不良反应？

【不良反应及用药指导】

（1）阿托品具有多种药理作用，临床应用某一作用时，其他作用则成为副作用。常见的不良反应有口干、视力模糊、心率加快、瞳孔扩大及皮肤潮红等。随着剂量加大，其不良反应逐渐加重，甚至出现明显中枢中毒症状。阿托品的最低致死量成人为 80～130mg，儿童约为 10mg。

（2）阿托品中毒的解救主要为对症治疗。口服中毒者应立即洗胃、导泻，以促进毒物排出，并可用毒扁豆碱 1～4mg（儿童 0.5mg）缓慢静脉注射，可迅速对抗阿托品中毒症状。

（3）青光眼及前列腺肥大者禁用阿托品，因阿托品能加重排尿困难，老年人慎用。

（二）山莨菪碱

山莨菪碱（anisodamine）是从茄科植物唐古特莨菪中天然分离的生物碱，为左旋品，简称 654；人工合成的消旋品，简称 654-2，具有与阿托品类似的药理作用，但其抑制唾液分泌和扩瞳的作用仅为阿托品的 1/20～1/10。因不易透过血-脑屏障，故其中枢兴奋作用很弱。山莨菪碱可对抗 ACh 所致的平滑肌痉挛和抑制心血管作用，此作用与阿托品相似但稍弱。但其对血管痉挛的解痉作用的选择性相对较高。主要用于感染性休克，也可用于内脏平滑肌绞痛。不良反应和禁忌证与阿托品相似，但其毒性较低。

（三）东莨菪碱

东莨菪碱（scopolamine）在治疗剂量时即可引起中枢神经抑制，表现为困倦、遗忘、疲乏、快速动眼睡眠（REM）相缩短。此外，尚有欣快作用，易造成药物滥用。

东莨菪碱主要用于麻醉前给药，不仅能抑制腺体分泌，而且具有中枢抑制作用，因此优于阿托品。东莨菪碱也可用于晕动病，防晕作用可能与其抑制前庭神经内耳功能或大脑皮层功能有关，可与苯海拉明合用以增加疗效。本品以预防给药效果较好，也可用于妊娠呕吐及放射病呕吐。此外，东莨菪碱对帕金森病也有一定疗效，可改善患者的流涎、震颤和肌肉强直等症状。

◆ **课堂互动** ◆

列表比较阿托品、山莨菪碱及东莨菪碱的异同。

二、阿托品的合成及半合成代用品

阿托品副作用较多，因此通过改变其化学结构，扬长避短，合成了很多代用品，其中包括扩瞳药、解痉药和选择性 M 受体阻断药。

（一）扩瞳药

目前临床上用于扩瞳的药物有后马托品（homatropine）、托吡卡胺（tropicamide）、环喷托酯（cyclopentolate）和尤卡托品（eucatropine）等。这些药物与阿托品相比，其扩瞳作用明显减弱，适用于一般的眼科检查。各药滴眼后的作用比较见表 2 - 5。

表 2 - 5　几种扩瞳药滴眼后作用的比较

药物	浓度（%）	扩瞳作用		调节麻痹作用	
		高峰（分钟）	消退（日）	高峰（分钟）	消退（日）
硫酸阿托品	1.0	30 ~ 40	7 ~ 10	1 ~ 3	7 ~ 12
氢溴酸后马托品	1.0 ~ 2.0	40 ~ 60	1 ~ 2	0.5 ~ 1	1 ~ 2
托吡卡胺	0.5 ~ 1.0	20 ~ 40	0.25	0.5	< 0.25
环喷托酯	0.5	30 ~ 50	1	1	0.25 ~ 1
尤卡托品	2.0 ~ 5.0	30	1/12 ~ 1/4	无作用	

（二）解痉药

1. 季胺类解痉药

（1）异丙托溴胺（ipratropium bromide）为非选择性的 M 胆碱受体阻断药，注射给药可扩张支气管平滑肌，也具有类阿托品的加快心率和抑制呼吸道腺体分泌的作用。噻托溴胺（tiotropium bromide）可选择性阻断 M_1 和 M_3 受体，与 M_2 受体结合后解离迅速。两者临床上主要用于治疗慢性阻塞性肺部疾病，异丙托溴胺常以气雾剂吸入给药，吸入后 30 ~ 90 分钟作用达高峰，作用可维持 4 ~ 6 小时；噻托溴胺以干粉注射给药，可持续 24 小时，故可每天服药一次。

（2）溴丙胺太林（propantheline bromide，普鲁本辛）是一种临床常用的合成解痉药，口服吸收不完全，食物可妨碍其吸收，故宜在饭前 0.5 ~ 1 小时服用，作用时间约为 6 小时。本品为非选择性 M 胆碱受体拮抗剂，治疗量可明显抑制胃肠平滑肌，并能不同程度地减少胃液分泌。本品用于胃溃疡、十二指肠溃疡、胃肠痉挛和泌尿道痉挛，也可用于遗尿症及妊娠呕吐。不良反应与阿托品类似，中毒量可因神经肌肉接头传递阻断而引起呼吸麻痹。

2. 叔胺类解痉药

贝那替秦（benactyzine，胃复康）口服易吸收，能缓解平滑肌痉挛，抑制胃液分泌，还有安定作用，适用于治疗患有焦虑症的溃疡患者，亦可用于肠蠕动亢进及膀胱刺激征患者。不良反应有口干、头晕及嗜睡等。

叔胺类解痉药还包括：用于眼科的后马托品、环喷脱酯等；用于解痉的盐酸双环维林、盐酸黄酮哌酯、氯化奥昔布宁等。这些药物尚有非选择性直接松弛平滑肌的作用，在治疗剂量下能减轻胃肠道、胆道、输尿管和子宫平滑肌痉挛。

（三）选择性 M 受体阻断药

选择性 M 受体阻断药对受体的特异性高，副作用明显较少，具有广泛的临床应用前景。

哌仑西平（pirenzepine）和替仑西平（telenzepine）可抑制胃酸及胃蛋白酶的分泌，主要用于消化道溃疡的治疗。

第二节　N 胆碱受体阻断药

N 受体阻断药按其对 N 胆碱受体亚型的选择性差异可分为 N_N（N_1）受体阻断药和 N_M（N_2）受体阻断药。

N_N（N_1）受体阻断药又称神经节阻断药，对交感神经节和副交感神经节均有阻断作用，不良反应多且严重，现已少用。

骨骼肌松弛药（skeletal muscular relaxants）又称 N_M 受体阻断药，能作用于神经肌肉接头后膜的 N_M 胆碱受体，产生神经肌肉阻滞作用，亦称为神经肌肉阻滞药，为全麻用药的重要组成部分。按其作用机制的不同，可将其分为除极化型肌松药和非除极化型肌松药。肌松药只能使骨骼肌麻痹，不产生麻醉作用，不能使患者的神志和感觉消失，也不产生遗忘作用。

一、除极化型肌松药

除极化型肌松药又称为非竞争性肌松药，是指药物与骨骼肌运动终板上的 N_2 受体结合，产生与乙酰胆碱相似、但较持久的除极化作用，使之不能对 ACh 起反应，从而使骨骼肌松弛。其特点有：①用药最初可出现短时肌束颤动；②连续用药可出现快速耐受性；③抗胆碱酯酶药能加强其肌松作用，故过量中毒时不可用新斯的明及类似药解救；④治疗时无神经节阻断作用；⑤目前临床应用的除极化型肌松药只有琥珀胆碱。

知识链接

肌松药

肌松药作为麻醉手术中的必须用药，1942 年由加拿大的麻醉师首次将箭毒应用于临床而问世。肌松药的问世，结束了深麻醉的时代，开启了深肌松和浅麻醉的新纪元，大大提高了临床麻醉的可行性和安全性，可以称之为是麻醉史上的一个里程碑。

作为全身麻醉的辅助用药，肌松药主要用于麻醉诱导时，为气管插管的顺利进行提供良好的肌松条件，以及全麻时减少肌张力，消除手术当中患者自主呼吸与机械通气的对抗，从而获得手术所需的肌肉松弛度。肌松药的合理应用，能有效减少全麻药用量，降低麻醉药的浓度，避免深度麻醉给患者带来的不良影响。

琥珀胆碱

【药理作用】

琥珀胆碱（suxamethonium，succinylcholine）又称司可林（scoline）。其肌松作用快而短暂，静脉注射 10~30mg 琥珀胆碱后，即可见短暂的肌束颤动，尤以胸腹部肌肉明显，起效时间为 1~1.5 分钟，2 分钟时作用达高峰，持续时间为 5~8 分钟。肌松作用从颈部肌肉开始，逐渐波及肩胛、腹部及四肢。肌松部位以颈部和四肢肌肉最明显，面、舌、咽喉和咀嚼肌次之，而对呼吸肌麻痹作用不明显。

【临床应用】

（1）气管内插管、气管镜、食管镜检查等短时操作。

（2）辅助麻醉。

【不良反应及用药指导】

（1）窒息。过量可致呼吸肌麻痹，应用本药时应备有呼吸机。

（2）眼内压升高。本药能升高眼压，青光眼、白内障晶体摘除术者禁用。

（3）肌束颤动。25%～50%患者可因肌束颤动出现肌纤维损伤，导致术后肩胛部及胸腹部肌肉疼痛，一般3～5天自愈。

（4）血钾升高。因骨骼肌持久除极化而使大量钾离子外流，致血钾升高。烧伤、恶性肿瘤、肾功能损害及脑血管意外等血钾升高的患者，应禁用本药。

（5）胆碱酯酶抑制剂、普鲁卡因、环磷酰胺等凡是可降低假性胆碱酯酶活性的药物都可使本药作用增加；氨基糖苷类抗生素和多肽类抗生素有肌松作用，与本药合用易使呼吸肌麻痹，应慎用。

二、非除极化型肌松药

非除极化型肌松药又称竞争性肌松药，这类药能与ACh竞争神经肌肉接头的N_2受体，但不激动受体，能竞争性阻断ACh的除极化作用，使骨骼肌松弛。抗胆碱酯酶药可拮抗其肌松作用，故过量可用适量新斯的明解救。

筒箭毒碱

筒箭毒碱（tubocurarine）是临床应用最早的典型非除极化型肌松药。该药静注后4～6分钟起效，快速运动肌（如眼肌）首先松弛，其次为四肢、颈部和躯干肌肉，继之肋间肌、膈肌松弛麻痹，至呼吸停止。肌肉恢复顺序与松弛顺序相反。临床上可作为麻醉辅助药，用于胸腹手术和气管插管等。但其可阻断神经节并释放组胺，引起心率减慢、血压下降、支气管痉挛和唾液分泌增多等不良反应，并且需要进口，故临床已较少应用该药。

目前临床上常用的非除极化型肌松药有以下几种（表2-6），主要在各类手术、气管插管、破伤风及惊厥时作为肌松药使用。

表2-6　常用竞争性肌松药种类及作用特点

药名	作用特点
泮库溴铵（pancuronium bromide）	长效，4～6分钟起效，维持120～180分钟。无神经节阻断及组胺释放作用
哌库溴铵（pipecuronium bromide）	长效，2～4分钟起效，维持80～100分钟。肌松作用比泮库溴铵强，不良反应较泮库溴铵低
维库溴铵（vecuronium bromide）	中效，2～4分钟起效，维持60～90分钟。无神经节阻断作用，组胺释放作用低
阿曲库铵（atracurium）	中效，2～4分钟起效，维持30～40分钟。因其主要被血液中假性胆碱酯酶水解，适宜肝肾功能不良者选用
米库溴铵（mivacurium bromide）	短效，2～4分钟起效，维持12～18分钟。有组胺释放作用，可出现脸红、血压降低等症状

❖ *常用药物制剂和用法* ❖

硫酸阿托品　片剂，0.3mg，口服，每次0.3～0.6mg，3次/日。注射剂，0.5mg/ml、1mg/2ml、5mg/ml，肌内或静脉注射，每次0.5mg。滴眼液，0.5%、1%。眼膏，1%。极量，口服，每次1mg，3mg/d；皮下注射或静脉注射，每次2mg。

氢溴酸山莨菪碱　片剂，5mg、10mg，口服，每次5～10mg，3次/日。注射剂，

5mg/ml、10mg/ml、20mg/ml，肌内或静脉注射，每次 5～10mg，1～2 次/日。

氢溴酸东莨菪碱 片剂，0.2mg，口服，每次 0.2～0.3mg，3 次/日。注射剂，0.3mg/ml、0.5mg/ml、20mg/ml，肌内或皮下注射，每次 0.2～0.5mg。极量，口服，每次 0.6mg，2mg/d；注射，每次 0.5mg，1.5mg/d。

氢溴酸后马托品 滴眼液，1%～2%，1～2 滴/次。

托吡卡胺 滴眼液，0.5%，1～2 滴/次，如需产生调节麻痹作用，可用1%浓度，1～2 滴，5 分钟后重复一次，20～30 分钟后可再给药一次。

环喷脱酯 滴眼液，0.5%，1～2 滴，4 次/日。

尤卡托品 滴眼液，2%～5%，1～2 滴/次。

溴丙胺太林 片剂，15mg，口服，每次 15mg，3 次/日。

奥芬溴胺 片剂，5mg、10mg，口服，每次 5～10mg，3 次/日。注射剂 2mg/ml，肌内注射，每次 1～2mg，每 6 小时 1 次。

格隆溴胺 片剂，0.5mg、1mg，口服，每次 1～2mg，2～3 次/日。注射剂，0.2mg/ml。

戊沙溴胺 片剂，10mg，口服，每次 10～20mg，3 次/日。注射剂，10mg/ml、20mg/ml，肌内注射，每次 10mg。

地泊溴胺 片剂，15mg，口服，每次 15mg，3 次/日。

喷噻溴胺 口服，每次 2.5～5mg，3～4 次/日。

贝那替秦 片剂，1mg，口服，每次 1～3mg，饭前，3 次/日。

双环维林 片剂，10mg，口服，每次 10～20mg，3～4 次/日。

羟苄利明 口服，每次 5～10mg，2～3 次/日。

哌仑西平 片剂，25mg，口服，每次 20～50mg，2 次/日。

氯化琥珀胆碱 注射液，50mg/ml、100mg/2ml。

氯化筒箭毒碱 注射液，10mg/ml，剂量为 75～150μg/kg。

苯磺阿曲库铵 注射液，25mg/5ml、50mg/10ml。

多库氯胺 注射剂，静脉注射，初始剂量为 50～80μg/kg，维持剂量为 5～10μg/kg。

米库氯胺 注射剂，初始剂量为 70～150μg/kg，每 10 分钟给维持量 100μg/kg。

泮库溴胺 注射剂，4mg/2ml，静脉初始剂量为 40～100μg/kg，可追加 10～20μg/kg。

哌库溴胺 注射剂，每支 4mg，静脉注射剂量为 80～100μg/kg，肾功能不全者用量不超过 40μg/kg。

罗库溴胺 注射剂，50mg/5ml、100mg/10ml，静脉注射初始剂量为 600μg/kg，维持量 150μg/kg，静脉滴注，每小时 300～600μg/kg 给药。

维库溴胺 注射剂，每支 4mg，以所附溶剂溶解，静脉注射常用量为 70～100μg/kg。

目标检测

一、选择题

1. 阿托品导致远视的原因是松弛（　　　）
   - A. 睫状小带
   - B. 睫状肌
   - C. 瞳孔散大肌
   - D. 瞳孔括约肌
   - E. 虹膜平滑肌

2. 阿托品不具有的药理作用是（　　　）
   - A. 改善微循环
   - B. 加速房室传导
   - C. 抑制腺体分泌
   - D. 骨骼肌松弛
   - E. 散瞳，升高眼压，调节麻痹

3. 阿托品用于麻醉前给药的主要目的是（　　　）
   - A. 防止发生休克
   - B. 解除胃肠道痉挛
   - C. 抑制呼吸道腺体分泌
   - D. 抑制排尿、排便
   - E. 协助改善心脏功能

4. 阿托品滴眼引起的作用是（　　　）
   - A. 扩瞳，升高眼压，调节痉挛，视远物模糊
   - B. 扩瞳，升高眼压，调节麻痹，视近物模糊
   - C. 扩瞳，降低眼压，调节麻痹，视近物模糊
   - D. 扩瞳，降低眼压，调节痉挛，视远物模糊
   - E. 缩瞳，降低眼压，调节痉挛，视远物模糊

5. 阿托品治疗胃绞痛时，出现口干、心悸等反应属于（　　　）
   - A. 兴奋反应
   - B. 继发反应
   - C. 后遗作用
   - D. 副作用
   - E. 毒性作用

6. 东莨菪碱不能用于（　　　）
   - A. 麻醉前给药
   - B. 中药麻醉
   - C. 抗晕动病
   - D. 抗震颤麻痹
   - E. 治疗青光眼

7. 与东莨菪碱比较，阿托品作用不包括（　　　）
   - A. 解除胃肠肌痉挛
   - B. 抗震颤麻痹
   - C. 镇静
   - D. 抑制腺体分泌
   - E. 治疗感染性休克

8. 胆绞痛的最佳治疗方案是（　　　）
   - A. 阿托品 + 阿司匹林
   - B. 哌替啶
   - C. 阿托品
   - D. 阿托品 + 哌替啶
   - E. 阿司匹林

9. 肌松药过量致死的主要原因是（　　　）
   - A. 抑制心脏
   - B. 严重损害肝肾功能

  C. 过敏性休克   D. 抑制呼吸中枢

  E. 呼吸肌麻痹

10. 下列可用作麻醉前给药的是（ ）

  A. 阿托品、山莨菪碱   B. 山莨菪碱、后马托品

  C. 山莨菪碱、东莨菪碱   D. 阿托品、东莨菪碱

  E. 后马托品、东莨菪碱

二、填空题

1. 阿托品对平滑肌具有_____作用，能使腺体分泌_____，心率_____。

2. 阿托品对眼睛具有_____、_____、_____、_____作用。

3. 阿托品的禁忌证主要包括_____、_____。

4. 东莨菪碱具有_____、_____及_____的特点，故用于全麻前给药较阿托品为优。

5. 山莨菪碱可使血管_____，而改善_____，故能抗休克。

6. 阿托品兴奋心脏作用可治疗_____和_____。

三、问答题

1. 简述阿托品的药理作用、临床应用和不良反应。

2. 比较阿托品、山莨菪碱、东莨菪碱的药理作用和临床应用。

3. 何谓骨骼肌松弛药？琥珀胆碱和筒箭毒碱在作用和用途上有何异同？

学习小结

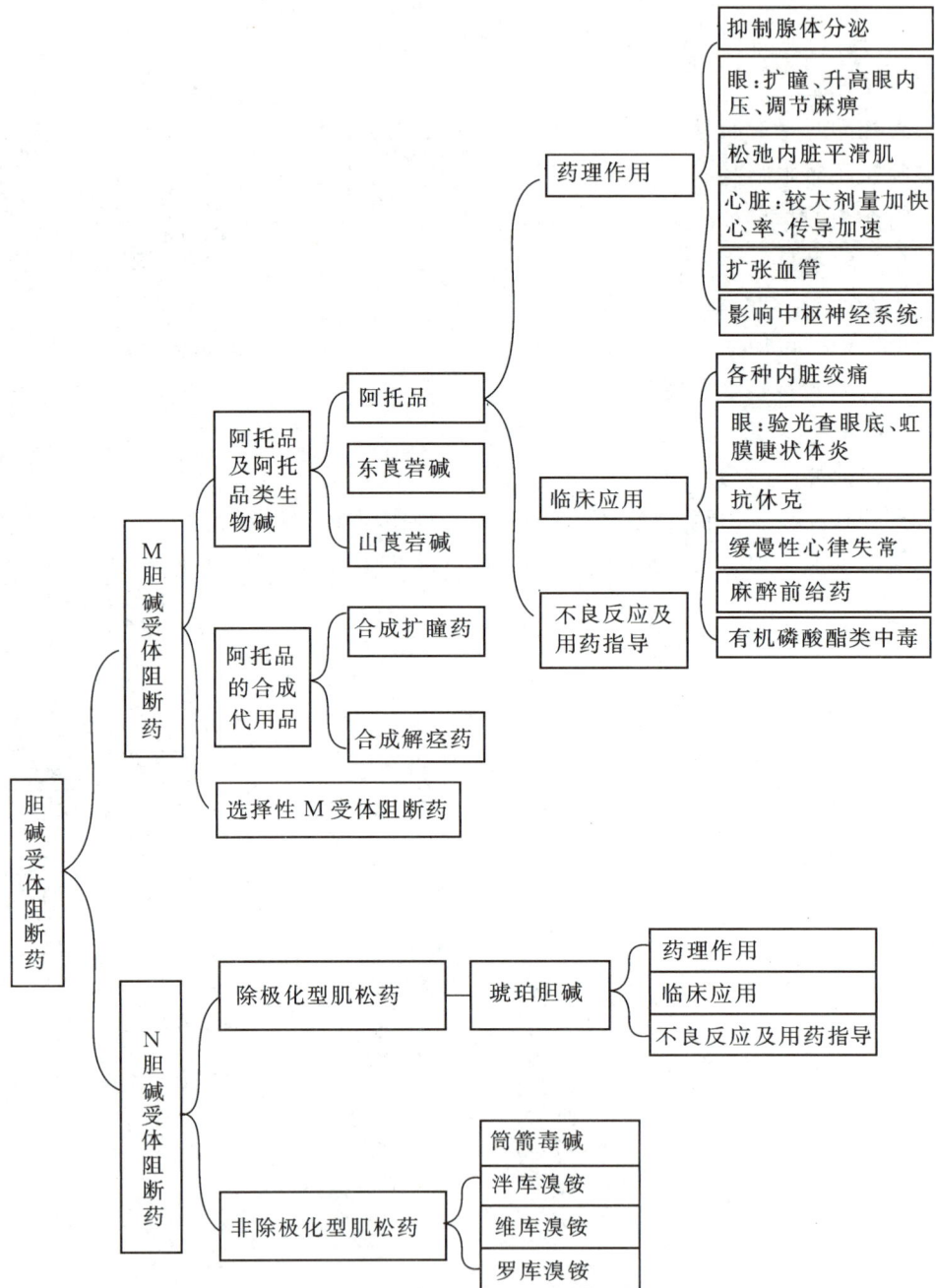

- 胆碱受体阻断药
  - M胆碱受体阻断药
    - 阿托品及阿托品类生物碱
      - 阿托品
        - 药理作用
          - 抑制腺体分泌
          - 眼：扩瞳、升高眼内压、调节麻痹
          - 松弛内脏平滑肌
          - 心脏：较大剂量加快心率、传导加速
          - 扩张血管
          - 影响中枢神经系统
        - 临床应用
          - 各种内脏绞痛
          - 眼：验光查眼底、虹膜睫状体炎
          - 抗休克
          - 缓慢性心律失常
          - 麻醉前给药
          - 有机磷酸酯类中毒
        - 不良反应及用药指导
      - 东莨菪碱
      - 山莨菪碱
    - 阿托品的合成代用品
      - 合成扩瞳药
      - 合成解痉药
    - 选择性M受体阻断药
  - N胆碱受体阻断药
    - 除极化型肌松药
      - 琥珀胆碱
        - 药理作用
        - 临床应用
        - 不良反应及用药指导
    - 非除极化型肌松药
      - 筒箭毒碱
      - 泮库溴铵
      - 维库溴铵
      - 罗库溴铵

笔记

任务四 肾上腺素受体激动药

【目的要求】

1. 掌握拟肾上腺素药的分类及各类的代表药物。
2. 掌握肾上腺素、去甲肾上腺素及异丙肾上腺素的药理作用及临床应用。
3. 熟悉间羟胺、多巴胺、麻黄碱及多巴酚丁胺的药理作用及临床应用。

肾上腺素受体激动药是一类化学结构及药理作用和肾上腺素、去甲肾上腺素相似的药物，与肾上腺素受体结合并激动受体，产生肾上腺素样作用，又称为拟肾上腺素药。它们均属胺类而作用又与交感神经兴奋效应相似，因此也称为拟交感胺类。此外，本类药物结构在苯环第 3、4 位碳原子上均有羟基，形成儿茶酚，故又称其为儿茶酚胺类（图 2-7）。

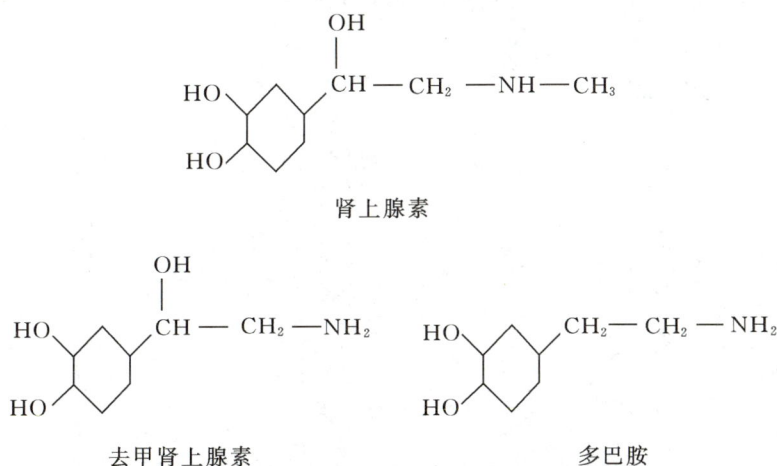

肾上腺素

去甲肾上腺素　　　　　　多巴胺

图 2-7 儿茶酚胺类的化学结构

拟肾上腺素药按其对不同肾上腺素受体亚型的选择性而分为三大类：α、β 肾上腺素受体激动药，α 肾上腺素受体激动药，β 肾上腺素受体激动药。

第一节 α、β肾上腺素受体激动药

肾上腺素

肾上腺素（adrenaline，副肾上腺素）是肾上腺髓质分泌的主要激素。药用肾上腺素是家畜肾上腺提取物或人工合成品。口服后在碱性肠液、肠黏膜及肝内易被破坏，氧化失效，不能达到有效血药浓度。皮下注射因其能收缩血管，故吸收缓慢，作用维持时间在 1 小时左右。肌内注射的吸收速度远比皮下注射快，作用维持 10～30 分钟。

【药理作用】

肾上腺素主要激动 α 受体和 β 受体。

1. 心脏

作用于心肌、传导系统和窦房结的 β_1、β_2 受体，使心肌收缩性加强，心率加快，心肌兴奋性及心输出量增加。肾上腺素舒张冠状血管，改善心肌的血液供应，且作用迅速。但肾上腺素也使心肌耗氧量随之增加，如剂量过大或静脉注射速度过快，可引起心律失常，出现期前收缩甚至心室纤颤。

2. 血管

激动血管的 α_1 受体，使血管收缩；激动 β_2 受体，血管舒张。肾上腺素对血管的作用取决于各种器官 α 受体及 β_2 受体的分布密度及给药剂量的大小。其中以 α 受体为主的皮肤、黏膜血管收缩作用最强，肾、胃肠道、小动脉及毛细血管均收缩明显，对静脉和大动脉收缩作用则较弱；而在骨骼肌和肝脏的血管平滑肌上 β_2 受体占优势，故小剂量的肾上腺素往往使这些血管舒张。此外，肾上腺素也能舒张冠状血管。

3. 血压

治疗量的肾上腺素，因心脏兴奋，心输出量增加，故收缩压升高；同时对骨骼肌血管的舒张作用抵消或超过了皮肤、黏膜血管的收缩作用，故舒张压不变或下降。大剂量静脉注射肾上腺素可使收缩压和舒张压均升高（图 2 - 8）。

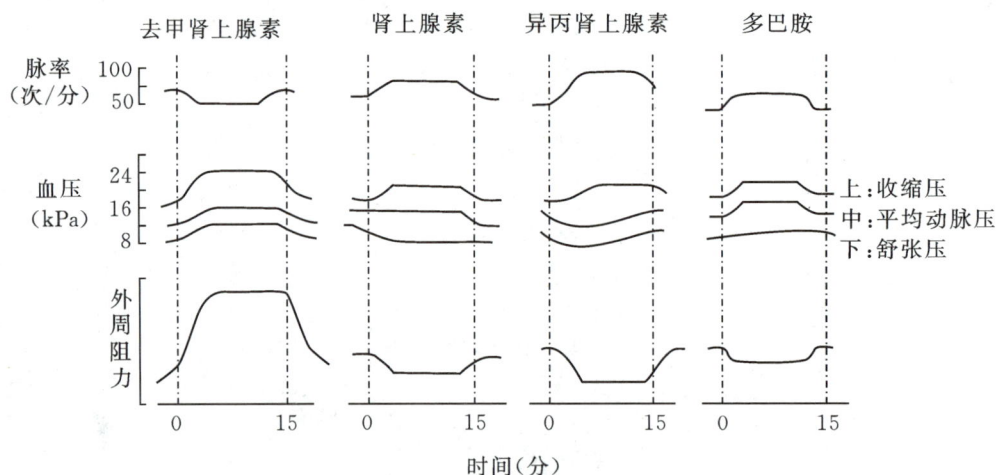

图 2 - 8　去甲肾上腺素、肾上腺素、异丙肾上腺素及多巴胺作用比较

4. 平滑肌

肾上腺素能激动支气管平滑肌的 β_2 受体而使支气管强力舒张，抑制肥大细胞释放组胺等过敏性物质，同时激动支气管黏膜血管的 α 受体使其收缩，并能降低毛细血管的通透性，从而有利于消除支气管黏膜水肿。肾上腺素能使 β_1 受体占优势的胃肠平滑肌张力降低，自发性收缩频率和幅度减少。对子宫平滑肌的作用与性周期、充盈状态和给药剂量有关，妊娠末期能抑制子宫张力和收缩。肾上腺素的 β 受体激动作用可使膀胱逼尿肌舒张，α 受体激动作用使三角肌和括约肌收缩，由此引起排尿困难和尿潴留。

5. 代谢

肾上腺素能提高机体代谢。治疗剂量下，可使耗氧量升高 20% ~ 30%；可升高血糖，加速脂肪分解，使血液中游离脂肪酸升高。

6. 中枢神经系统

肾上腺素不易透过血 – 脑屏障，治疗量时一般无明显中枢兴奋现象，大剂量时出现中枢兴奋症状，如激动、呕吐、肌强直，甚至惊厥等。

【临床应用】

1. 心脏骤停

用于溺水、麻醉和手术过程中的意外、药物中毒、传染病和心脏传导阻滞等所致的心脏骤停，可用肾上腺素进行心室内注射，使心脏重新起搏，同时进行有效的人工呼吸、心脏按压和纠正酸中毒等抢救措施。对电击所致的心脏骤停，可用肾上腺素配合心脏除颤器或利多卡因等除颤。

2. 过敏性疾病

（1）过敏性休克　肾上腺素为治疗过敏性休克的首选药。肾上腺素能激动 α 受体，收缩小动脉和毛细血管前括约肌，降低毛细血管的通透性；激动 β 受体可改善心功能，缓解支气管痉挛；减少过敏介质释放，扩张冠状动脉，可迅速缓解过敏性休克的临床症状，挽救患者的生命。

（2）支气管哮喘　皮下或肌内注射仅用于控制支气管哮喘的急性发作。

（3）血管神经性水肿及血清病　肾上腺素可迅速缓解血管神经性水肿、血清病、荨麻疹、枯草热等变态反应性疾病的症状。

✒ **知识链接**

休　　克

休克是机体遭受强烈刺激引起的以微循环障碍为主的急性循环功能不全。常由大量出血、严重创伤、外科大手术、失水、烧伤、严重感染、过敏反应及某些药物的毒性作用等原因引起。主要症状是血压下降、血流减慢、四肢发冷、脸色苍白、体温下降、神志淡漠等。根据发病原因，休克分为感染性休克、失血和失液性休克、心源性休克、过敏性休克等。

3. 与局麻药配伍及局部止血

肾上腺素可延缓局麻药的吸收，延长局麻药的麻醉时间。一般局麻药中肾上腺素浓度为 1∶250000，一次用量不超过 0.3ml。鼻黏膜及牙龈出血时，可用浸有 1∶（1000 ~ 2000）溶液的棉球或纱布填塞局部止血。

【不良反应及用药指导】

（1）主要不良反应为心悸、烦躁、头痛和血压升高等。剂量过大时，α 受体过度兴奋使血压骤升，有发生脑出血的危险，故老年人慎用。β 受体兴奋过度时，可使心肌耗氧量增加，引起心肌缺血和心律失常，甚至发生心室纤颤，故应严格掌握剂量。

（2）禁用于高血压、脑动脉硬化、器质性心脏病、糖尿病和甲状腺功能亢进者。

多巴胺

多巴胺（dopamine，DA）是去甲肾上腺素生物合成的前体，药用多巴胺是人工合成品。口服后易在肠和肝中被破坏而失效，一般采用静脉滴注给药，多巴胺在体内作用迅速而短暂，不易透过血－脑屏障，故外源性多巴胺对中枢神经系统无作用。

【药理作用】

主要激动 α、β 和外周的多巴胺受体，并促进神经末梢释放 NA。

1. 心血管

多巴胺对心血管的作用与用药浓度有关：低浓度时，主要作用于肾脏、肠系膜和冠脉的多巴胺（D_1）受体，导致血管舒张；高浓度时，可作用于心脏 $β_1$ 受体，使心肌收缩力增强，心输出量增加，收缩压和脉压增加，舒张压变化不明显或略增，由于心输出量增加，肾和肠系膜血管阻力下降，其他血管阻力基本不变，总外周阻力变化不大；更高浓度的多巴胺可激动血管的 α 受体，导致血管收缩，引起总外周阻力增加，使血压升高，这一作用可被 α 受体阻断药所拮抗。

2. 肾脏

低浓度多巴胺作用于 D_1 受体，舒张肾血管，使肾血流量和滤过量增加，具有排钠利尿作用。大剂量时可使肾血管明显收缩。

【临床应用】

用于各种休克，如感染中毒性休克、心源性休克及出血性休克，作用时间短，需静滴。多巴胺与利尿药可联合应用于急性肾衰竭。

【不良反应及用药指导】

（1）不良反应一般较轻，偶见恶心、呕吐。如剂量过大或滴注太快可出现心动过速、心律失常和肾血管收缩导致肾功能下降等，一旦发生，应减慢滴注速度或停药。与单胺氧化酶抑制剂或三环类抗抑郁药合用时，应酌减剂量。

（2）嗜铬细胞瘤患者禁用。室性心律失常、闭塞性血管病、心肌梗死、高血压、动脉硬化患者慎用。

麻黄碱

麻黄碱（ephedrine）是从中药麻黄中提取出的生物碱。《神农本草经》就有麻黄能"止咳逆上气"的记载，药用麻黄碱为人工合成的左旋体或消旋体。

麻黄碱口服易吸收，可通过血－脑屏障，作用较肾上腺素持久，一次给药作用可维持 3～6 小时。

【药理作用】

可直接或间接激动肾上腺素受体，并促进神经末梢释放 NA。与肾上腺素比较，麻黄碱具有下列特点：①化学性质稳定，口服有效；②拟肾上腺作用弱而持久；③中枢兴奋作用较显著；④易产生快速耐受性。

（1）心血管　兴奋心脏，使心肌收缩力加强，心输出量增加。麻黄碱升压作用缓慢，但维持时间较长。

（2）支气管平滑肌　松弛支气管平滑肌作用较肾上腺素弱，起效慢，作用持久。

（3）中枢神经系统　兴奋作用较显著，较大剂量可兴奋大脑和皮层下中枢，引起精神兴奋、不安和失眠等。

知识链接

盐酸麻黄碱为什么运动员慎用？

盐酸麻黄碱能够发挥拟肾上腺素作用，中枢兴奋作用较显著，具有松弛支气管平滑肌、兴奋心脏、收缩血管、升高血压等作用。运动员使用后容易使成绩提升，会被认为是服用禁药，所以运动员慎用。

（4）快速耐受性 麻黄碱短期内反复给药，作用逐渐减弱，称为快速耐受性，也称脱敏（desensitization），停药后可以恢复。每日用药小于 3 次则快速耐受性不明显。

【临床应用】

（1）预防支气管哮喘发作和轻症的治疗，对于重症急性发作疗效较差。

（2）消除鼻黏膜充血所引起的鼻塞，常用 0.5% ~ 1.0% 麻黄碱溶液滴鼻，可明显改善黏膜肿胀。

（3）用于防治硬膜外和蛛网膜下腔麻醉所引起的低血压。

（4）缓解荨麻疹和血管神经性水肿引起的皮肤黏膜症状。

【不良反应及用药指导】

有时出现中枢兴奋所致的不安、失眠等，晚间服用宜加镇静催眠药防止失眠。连续滴鼻治疗过久，可产生反跳性鼻黏膜充血或萎缩。禁忌证同肾上腺素。

◆ 课堂互动 ◆

列表比较肾上腺素、去甲肾上腺素及去氧肾上腺素的异同。

第二节　α肾上腺素受体激动药

去甲肾上腺素

去甲肾上腺素（noradrenaline，NA；norepinephrine，NE；正肾上腺素）是去甲肾上腺素能神经末梢释放的主要递质，肾上腺髓质亦少量分泌。药用去甲肾上腺素为人工合成品，化学性质不稳定，见光、遇热易分解，在中性尤其是碱性溶液中迅速氧化变色而失效，在酸性溶液中较稳定，药用去甲肾上腺素常用重酒石酸盐。

口服因局部作用使胃黏膜血管收缩而影响其吸收，在肠内易被碱性肠液破坏；皮下注射时，因血管剧烈收缩吸收很少，易发生局部组织坏死，故一般采用静脉滴注给药。

【药理作用】

激动 α 受体作用强大，对 α_1 和 α_2 受体无选择性。对心脏 β_1 受体作用较弱，对 β_2 受体几乎无作用。

（1）血管 激动血管的 α_1 受体，使血管收缩，主要使小动脉和小静脉收缩。皮肤黏膜血管收缩最明显，其次是肾脏血管。脑、肝、肠系膜甚至骨骼肌的血管也呈收缩反应。

（2）心脏 较弱激动心脏的 β_1 受体，使心肌收缩性加强，心率加快，传导加速，心输出量增加。

（3）血压　小剂量静脉滴注时，由于血管收缩作用较弱，心脏兴奋使收缩压升高，而舒张压升高不明显，故脉压加大。较大剂量时，血管剧烈收缩使外周阻力明显升高，收缩压和舒张压均升高，脉压变小。

（4）其他　仅在大剂量时才出现血糖升高。对中枢神经系统的作用较弱。对于孕妇，可增加子宫收缩的频率。

【临床应用】

去甲肾上腺素目前仅用于早期神经源性休克、嗜铬细胞瘤切除后或药物中毒时的低血压。本药稀释后口服，可使食管和胃内血管收缩产生局部止血作用。

【不良反应及用药指导】

（1）局部组织缺血坏死。静脉滴注时间过长、浓度过高或药液漏出血管，可引起局部缺血坏死，如发现外漏或注射部位皮肤苍白，应停止注射或更换注射部位，进行热敷，并用普鲁卡因或 α 受体阻断药酚妥拉明做局部浸润注射，以扩张血管。

（2）急性肾衰竭。滴注时间过长或剂量过大，可使肾脏血管剧烈收缩，产生少尿、无尿和肾实质损伤，故用药期间尿量应保持在每小时 25ml 以上。

（3）高血压、动脉硬化症、器质性心脏病及少尿、无尿、严重微循环障碍的患者及孕妇禁用。

间羟胺

间羟胺（metaraminol；阿拉明，aramine）性质稳定，主要是直接激动 α 受体，对 β_1 受体作用较弱，也可被肾上腺素能神经末梢摄取进入囊泡，通过置换作用促使囊泡中的去甲肾上腺素释放，间接发挥作用。本品不易被 MAO 破坏，故作用较持久。短时间连续应用，可产生快速耐受性，适当加用小剂量去甲肾上腺素可恢复或增强其升压作用。

间羟胺可收缩血管，升高血压的作用较去甲肾上腺素弱而持久；略增加心肌收缩力，使休克患者的心输出量增加；对心率的影响不明显，对肾脏血管的收缩作用较弱，但仍能显著减少肾脏血流量。间羟胺可静滴，也可肌内注射，临床作为去甲肾上腺素的代用品，用于各种休克早期、手术后或脊椎麻醉后的休克。

去氧肾上腺素和甲氧明

去氧肾上腺素（phenylephrine）和甲氧明（methoxamine）作用机制与间羟胺相似，可直接和间接激动 α_1 受体，又称 α_1 受体激动药。作用与去甲肾上腺素相似但较弱，一般剂量时对 β 受体的作用不明显，高浓度的甲氧明具有阻断 β 受体的作用。在升高血压的同时，对肾血流量的减少比去甲肾上腺素更明显，作用维持时间较久，可静滴也可肌内注射，用于抗休克及防治脊椎麻醉或全身麻醉的低血压。甲氧明和去氧肾上腺素均能通过收缩血管、升高血压，使迷走神经反射性兴奋而减慢心率，临床可用于阵发性室上性心动过速。去氧肾上腺素还能兴奋瞳孔扩大肌，使瞳孔扩大，作用较阿托品弱，持续时间较短，一般不引起眼内压升高和调节麻痹，可用其 1.0% ~2.5% 溶液滴眼，在眼底检查时可作为快速短效的扩瞳药。

第三节 β肾上腺素受体激动药

异丙肾上腺素

异丙肾上腺素（isoproterenol，ISO）药用其盐酸盐，是经典的 β_1、β_2 受体激动药。口服易失效，气雾剂吸入给药，吸收较快；舌下含药因能舒张局部血管，少量可从黏膜下的舌下静脉丛迅速吸收。作用维持时间较肾上腺素略长。

【药理作用】

主要激动 β 受体，对 β_1 和 β_2 受体选择性很低，对 α 受体几乎无作用。

（1）心脏 对 β_1 受体具有强大的激动作用，表现为正性肌力和正性频率作用，缩短收缩期和舒张期。与肾上腺素相比，其作用更强，心肌耗氧量明显增加，对窦房结有显著兴奋作用，也能引起心律失常。

（2）血管和血压 舒张血管，主要是激动 β_2 受体使骨骼肌血管舒张，对肾血管和肠系膜血管舒张作用较弱，对冠状血管也有舒张作用，同时增加组织血流量。静滴 2～10μg/min，可使收缩压升高而舒张压略下降。

（3）支气管平滑肌 可激动 β_2 受体，舒张支气管平滑肌，作用比肾上腺素略强，并可抑制组胺等过敏性物质释放，但对支气管黏膜的血管无收缩作用，故消除黏膜水肿的作用不如肾上腺素。久用可产生耐受性。

（4）其他 能增加肝糖原、肌糖原分解，增加组织耗氧量。其升高血中游离脂肪酸作用与肾上腺素相似，而升高血糖作用较弱。不易透过血-脑屏障，中枢兴奋作用不明显。

【临床应用】

（1）支气管哮喘 用于控制支气管哮喘急性发作，舌下或喷雾给药，疗效快而强。

（2）房室传导阻滞 舌下含药或静滴给药，治疗Ⅱ、Ⅲ度房室传导阻滞。

（3）心脏骤停 适用于心室自身节律缓慢、高度房室传导阻滞或窦房结功能衰竭而并发的心脏骤停，常与去甲肾上腺素或间羟胺合用做心室内注射。

（4）感染性休克 适用于中心静脉压高、心输出量低的感染性休克，但要注意补液及其心脏毒性。

【不良反应及用药指导】

（1）常见心悸、头晕。用药过程中应注意控制心率。支气管哮喘患者已处于缺氧状态，加之气雾剂剂量不易掌握，如剂量过大，可致心肌耗氧量增加，引起心律失常，甚至产生心动过速及心室颤动。

（2）禁用于冠心病、心肌炎和甲状腺功能亢进等患者。

多巴酚丁胺

多巴酚丁胺（dubotamine）化学结构、体内过程与多巴胺相似，仅供静脉注射给药。其主要激动 β_1 受体。与异丙肾上腺素相比，其正性肌力作用比正性频率作用强，很少增加心肌耗氧量，也很少引起心动过速，静滴速度太快或浓度过高（超过 20μg/kg），则引起心率加快。临床主要用于治疗心肌梗死并发的心力衰竭，可有效改善心功能，促进水、钠排出，增加尿量，消除水肿。用药期间可引起血压升高、心悸、头痛、气短等不良反应，偶可致心律失常。梗阻型肥厚性心肌病患者禁用，心房纤颤、心肌梗死和高血压患者慎用。

β受体激动药还包括选择性激动 β$_2$受体的药物，常用的药物有沙丁胺醇（salbutamol）、特布他林（terbutaline）、克仑特罗（clenbuterol）、奥西那林（orciprenaline）、沙美特罗（salmeterol）等，临床上主要用于治疗哮喘。

❖ 常用药物制剂和用法 ❖

重酒石酸去甲肾上腺素 注射剂，2mg 相当于去甲肾上腺素 1mg，一般以本品 2mg 加于 5% 葡萄糖注射液 500ml 中，静脉滴注，每分钟滴入 0.004 ~ 0.008mg。

重酒石酸间羟胺 注射剂，19mg 相当于间羟胺 10mg，肌内注射，间羟胺每次 10mg；或 10 ~ 20mg 以葡萄糖注射液 100ml 稀释后静脉滴注。极量：静脉滴注每次 100mg（每分钟 0.2 ~ 0.4mg）。

盐酸去氧肾上腺素 注射剂，肌内注射，每次 2 ~ 5 mg；或 10mg 以葡萄糖注射液 100ml 稀释后静脉滴注。极量：肌内注射，每次 10mg，静脉滴注每分钟 0.18mg。

盐酸甲氧明 注射剂，肌内注射，每次 10 ~ 20mg；或缓慢静脉注射，每次 5 ~ 10mg；或每次 20mg，用葡萄糖注射液稀释，缓慢静脉滴注。极量：肌内注射，每次 20mg，60mg/d；静脉注射，每次 10mg。

羟甲唑啉 滴鼻，成人和六岁以上儿童一次 1 ~ 3 滴，早晨和睡前各 1 次。

阿克乐定 滴眼，0.5% 滴眼剂，2 次/日。

盐酸肾上腺素 注射剂，皮下或肌内注射，每次 0.25 ~ 0.5mg。必要时可心室内注射，每次 0.25 ~ 0.5mg，用生理盐水稀释 10 倍。极量：静脉滴注 20μg/kg。

盐酸多巴胺 注射剂，20mg 加入 5% 葡萄糖注射液 200 ~ 500ml 内，静脉滴注，75 ~ 100μg/min。极量：静脉滴注每分钟 20μg/kg。

盐酸麻黄碱 口服，每次 25mg，3 次/日。皮下或肌内注射，每次 15 ~ 30mg。极量：口服、皮下或肌内注射，每次 0.06g，0.15g/d。

伪麻黄碱 口服，成人每次 30 ~ 60mg，3 次/日。

硫酸异丙肾上腺素 气雾剂，0.25% 气雾剂喷雾吸入，每次 0.1 ~ 0.4mg；舌下含，每次 10mg，3 次/日。极量：喷雾吸入，每次 0.4mg，2.4mg/d；舌下含，每次 20mg，60mg/d。

硫酸美芬丁胺注射液 注射剂，肌内注射或静脉注射：一次 15 ~ 20mg，每隔 30 ~ 60 分钟可重复注射。静脉滴注：15 ~ 30mg 加入 5% ~ 10% 葡萄糖注射液 100ml 中，以 30 ~ 50 滴/分的速度滴入，视血压情况调整滴速及用量。

目标检测

一、选择题

1. 肾上腺素对心脏的作用是（　　　）

　　A. 激动 α 受体，使心率加快，传导加快，收缩力加强

　　B. 阻断 α 受体，使心率减慢，传导减慢，收缩力减弱

　　C. 激动 β 受体，使心率加快，传导加快，收缩力加强

  D. 阻断 β 受体，心率加快，传导减慢，收缩力减弱

  E. 激动 α 受体和 β 受体，使心率加快，传导加快，收缩力减弱

2. 多巴胺舒张肾脏和肠系膜血管的机制是（　　　）

  A. 阻断 β 受体　　　　　　　　　　B. 阻断 α 受体

  C. 激动 DA 受体　　　　　　　　　　D. 激动 M 受体

  E. 直接舒张平滑肌

3. 治疗中毒性休克伴尿量减少的患者最好选用（　　　）

  A. 去甲肾上腺素　　　　　　　　　　B. 肾上腺素

  C. 多巴胺　　　　　　　　　　　　　D. 麻黄碱

  E. 间羟胺

4. 防治腰麻、硬膜外麻醉引起的低血压最好选用（　　　）

  A. 多巴胺　　　　　　　　　　　　　B. 去甲肾上腺素

  C. 肾上腺素　　　　　　　　　　　　D. 麻黄碱

  E. 间羟胺

5. 肾上腺素松弛支气管平滑肌机制是（　　　）

  A. 兴奋 $β_2$ 受体　　　　　　　　　　B. 兴奋 $β_1$ 受体

  C. 兴奋 α 受体　　　　　　　　　　　D. 兴奋 M 受体

  E. 兴奋 DA 受体

6. 治疗过敏性休克首选药物是（　　　）

  A. 肾上腺素　　　　　　　　　　　　B. 去甲肾上腺素

  C. 多巴胺　　　　　　　　　　　　　D. 麻黄碱

  E. 异丙肾上腺素

7. 适用于治疗房室传导阻滞的药物是（　　　）

  A. 去氧肾上腺素　　　　　　　　　　B. 肾上腺素

  C. 麻黄碱　　　　　　　　　　　　　D. 异丙肾上腺素

  E. 去甲肾上腺素

8. 能使肾上腺素升压作用翻转的药物是（　　　）

  A. 酚妥拉明　　　　　　　　　　　　B. 阿托品

  C. 麻黄碱　　　　　　　　　　　　　D. 多巴胺

  E. 新斯的明

9. 异丙肾上腺素治疗哮喘最常见的副作用是（　　　）

  A. 心动过缓　　　　　　　　　　　　B. 心动过速

  C. 调节麻痹　　　　　　　　　　　　D. 调节痉挛

  E. 直立性低血压

二、填空题

1. 肾上腺素激动＿＿＿＿＿受体使血管收缩；激动＿＿＿＿＿受体而使心脏兴奋。

2. 肾上腺素临床用途有＿＿＿＿、＿＿＿＿、＿＿＿＿、＿＿＿＿、＿＿＿＿。

3. 去甲肾上腺素主要激动＿＿＿＿＿受体引起局部组织缺血坏死。

4. 多巴胺能激动＿＿＿＿、＿＿＿＿、＿＿＿＿三种受体。

5. 异丙肾上腺素既可激动＿＿＿＿＿受体而使心脏兴奋，又可激动＿＿＿＿＿受

体使支气管扩张。

6. 多巴酚丁胺能选择性兴奋_____受体，增加_____。

7. NA 一般采用_____给药方法。剂量过大，使用时间过长可致_____衰竭。

8. 过敏性休克的首选治疗药物是_____。

三、名词解释

肾上腺素升压作用的翻转

四、问答题

1. 简述肾上腺素的作用及用途。

2. 过敏性休克为何首选肾上腺素进行治疗?

3. 简述多巴胺的药理作用特点及临床应用。

学习小结

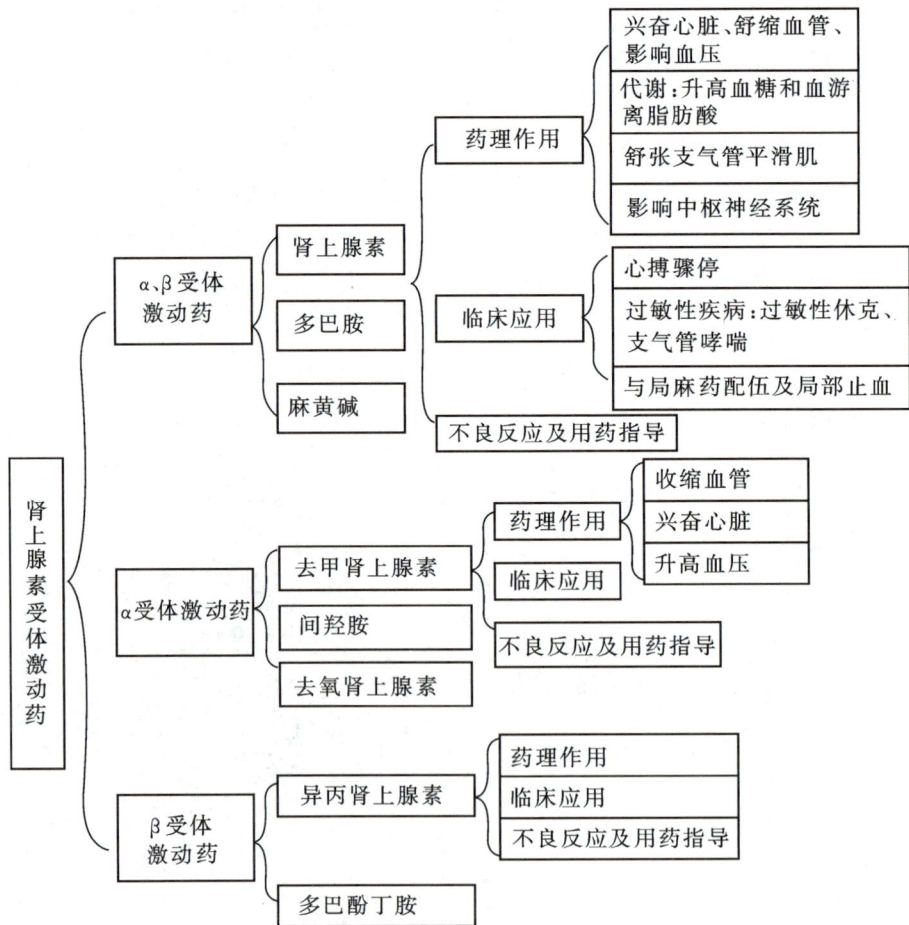

任务五　肾上腺素受体阻断药

【目的要求】

1. 掌握肾上腺素受体阻断药的分类及其代表药。
2. 掌握酚妥拉明、酚苄明、普萘洛尔及拉贝洛尔的药理作用及临床应用。

肾上腺素受体阻断药能阻断肾上腺素受体，从而拮抗去甲肾上腺素能神经递质或肾上腺素受体激动药的作用，又称为肾上腺素受体拮抗药。按其对受体选择性不同可分为三大类：α肾上腺素受体阻断药，β肾上腺素受体阻断药，α、β肾上腺素受体阻断药。

第一节　α肾上腺素受体阻断药

α肾上腺素受体阻断药能选择性地与α肾上腺素受体结合，其本身不激动或较弱激动肾上腺素受体，却能妨碍去甲肾上腺素能神经递质及肾上腺素受体激动药与α受体结合，从而产生抗肾上腺素作用。它们能将肾上腺素的升压作用翻转为降压作用，此现象称为"肾上腺素作用的翻转"（图2-9）。

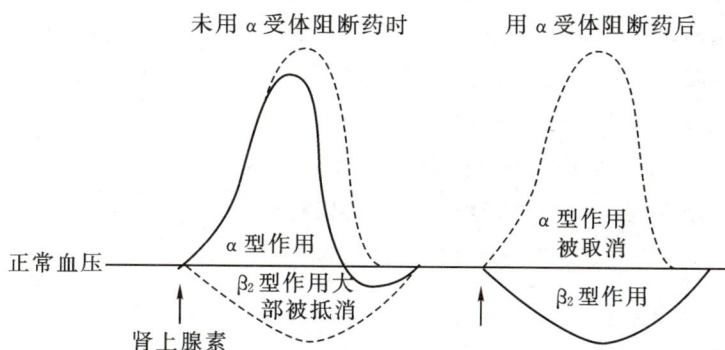

图2-9　肾上腺素对血压的影响

α受体阻断药药理作用广泛，根据其对α_1、α_2受体选择性的不同，可分为三类：①非选择性α受体阻断药。短效类：酚妥拉明、妥拉唑啉；长效类：酚苄明。②选择性α_1受体阻断药：哌唑嗪。③选择性α_2受体阻断药：育亨宾。

一、短效类非选择性α受体阻断药

酚妥拉明

酚妥拉明（phentolamine）生物利用度低，口服效果仅为注射给药的20%。口服后30分钟血药浓度达峰值，作用维持3～6小时；肌内注射作用维持30～45分钟。

【药理作用】

竞争性阻断 α 受体，对 α_1 和 α_2 受体无选择性。

（1）血管　阻断血管平滑肌 α_1 受体，直接扩张血管。静脉注射能使血管舒张，血压下降，静脉和小静脉扩张明显，舒张小动脉能使肺动脉压下降，外周血管阻力降低。

（2）心脏　兴奋心脏，使心肌收缩力加强，心率加快，心输出量增加。此作用部分因血管舒张、血压下降，反射性兴奋交感神经引起；部分因阻断神经末梢突触前膜 α_2 受体，从而促进去甲肾上腺素释放，反射性兴奋交感神经引起。同时具有阻断 K^+ 通道的作用。

（3）其他　有拟胆碱作用，使胃肠平滑肌兴奋；有组胺样作用，使胃酸分泌增加；可引起皮肤潮红。

【临床应用】

（1）治疗外周血管痉挛性疾病　如肢端动脉痉挛的雷诺综合征、血栓闭塞性脉管炎及冻伤后遗症。

（2）去甲肾上腺素滴注外漏　长期过量静脉滴注去甲肾上腺素或静滴去甲肾上腺素外漏时，可致皮肤缺血、苍白和剧烈疼痛，甚至坏死，此时可用酚妥拉明 10mg 溶于 10～20ml 生理盐水中做皮下浸润注射。

（3）肾上腺嗜铬细胞瘤　可降低嗜铬细胞瘤所致的高血压，用于肾上腺嗜铬细胞瘤的鉴别诊断、骤发高血压危象以及手术前的准备。做鉴别诊断试验时，可引起严重低血压，曾有致死的报道，故应特别慎重。

（4）抗休克　适用于感染性、心源性及神经源性休克。但给药前必须补足血容量。

（5）治疗急性心肌梗死和顽固性充血性心力衰竭　心力衰竭时，由于心输出量不足，导致交感神经张力增加，外周阻力增高、肺充血及肺动脉压力升高，易产生肺水肿。应用酚妥拉明可扩张血管、降低外周阻力，使心脏后负荷明显降低，左室舒张末压与肺动脉压下降，心输出量增加，心力衰竭得以减轻。并可将其用于治疗其他药物无效的急性心肌梗死及充血性心脏病所致的心力衰竭。

（6）药物引起的高血压　用于肾上腺素等拟交感胺药物过量所致的高血压，亦可用于突然停用可乐定或应用单胺氧化酶抑制药患者。

（7）其他　口服或直接阴茎海绵体内注射酚妥拉明可用于诊断或治疗阳痿。

知识链接

肾上腺嗜铬细胞瘤

肾上腺嗜铬细胞瘤起源于肾上腺髓质、交感神经节或腹内其他部位的嗜铬组织，释放大量的儿茶酚胺，引起阵发性或持续性高血压以及代谢紊乱症候群。嗜铬细胞瘤宜行手术切除，肿瘤内含大量儿茶酚胺，容易被挤压释放入血，引起患者血压剧升和心搏骤停。20 世纪 70 年代酚苄明、普萘洛尔问世以后，术前患者服用，准备 2～4 周阻滞了肾上腺能受体，减免了术中患者血压、心律的波动，提高了手术安全性。

【不良反应及用药指导】

（1）常见的不良反应有低血压，胃肠平滑肌兴奋所致的腹痛、腹泻、呕吐和诱发溃疡病（可能与激动胆碱受体有关）。静脉给药可能引起严重的心率加快、心律失常和心绞痛，因此需缓慢注射或滴注。

（2）胃炎、胃及十二指肠溃疡、冠心病患者慎用。

二、长效类非选择性 α 受体阻断药

酚苄明

酚苄明（phenoxybenzamine）口服吸收达 20%～30%。因局部刺激性强，不做肌内或皮下注射。静注起效缓慢，但作用强大，1 小时后达到最大效应，脂溶性高，作用持久，一次给药可维持 3～4 天。

【药理作用】

酚苄明能舒张血管，降低外周阻力，降低血压，其作用强度与交感神经兴奋性有关，当患者处于直立位或低血容量时，降压作用更显著。

【临床应用】

（1）用于外周血管痉挛性疾病。

（2）抗休克。适用于治疗感染性休克。

（3）治疗嗜铬细胞瘤。对不宜手术或恶性嗜铬细胞瘤的患者，可持续应用，也可用于嗜铬细胞瘤术前准备。

（4）治疗良性前列腺增生。用于前列腺增生引起的阻塞性排尿困难，可明显改善症状，可能与阻断前列腺和膀胱底部的 α 受体有关，但作用缓慢。

【不良反应及用药指导】

（1）常见直立性低血压、反射性心动过速、心律失常及鼻塞。

（2）口服可致恶心、呕吐、嗜睡及疲乏等。

（3）静脉注射或用于抗休克时必须缓慢给药并且密切监护。

三、选择性 α_1 受体阻断药

临床常用哌唑嗪（prazosin）、特拉唑嗪（terazosin）、坦洛新（tamsulosin）及多沙唑嗪（doxazosin）等。主要用于良性前列腺增生及原发性高血压的治疗。

坦洛新生物利用度高，$t_{1/2}$ 为 9～15 小时，对良性前列腺肥大疗效好，对心率和血压无明显影响。

四、选择性 α_2 受体阻断药

育亨宾（yohimbine）主要用作实验研究中的工具药，并可用于治疗男性性功能障碍及糖尿病患者的神经病变。

选择性高的 α_2 受体阻断药如咪唑克生（idazoxan），适用于抑郁症的治疗。

第二节　β 肾上腺素受体阻断药

β 肾上腺素受体阻断药能与去甲肾上腺素能神经递质或肾上腺素受体激动药竞争 β 受体，从而拮抗其 β 型拟肾上腺素作用。

为什么运动员禁用β受体阻断药？

　　β受体阻断药具有镇静作用，服用后可降低血压，减慢心率，降低心肌耗氧量，提高人体平衡能力和耐受力，还可消除运动员的赛前紧张心理，实现超水平发挥。射击、体操等项目的运动员使用此药物的较多。

　　β肾上腺素受体阻断药根据其选择性可分为非选择性（β_1、β_2受体阻断药）和选择性（β_1受体阻断药）两类。本类药物中有些除具有β受体阻断作用外，还具有一定的内在拟交感活性，因此又可分为内在拟交感活性及无内在拟交感活性两类。

【药理作用】

1. β受体阻断作用

　　（1）心血管系统　在运动或病理情况下，其对心脏的抑制作用明显，主要表现为心率减慢，心肌收缩力减弱，心输出量减少，心肌耗氧量下降，血压略降。

　　（2）支气管平滑肌　阻断β受体，收缩支气管平滑肌而增加呼吸道阻力，对支气管哮喘或慢性阻塞性肺疾病的患者有时可诱发或加重哮喘，但对正常人影响较小。

　　（3）代谢　包括以下几方面。

　　1）脂肪代谢。长期应用非选择性β受体阻断药可以增加血浆中极低密度脂蛋白（VLDL），中度升高血浆甘油三酯，降低高密度脂蛋白（HDL），而低密度脂蛋白（LDL）浓度无变化，减少游离脂肪酸自脂肪组织的释放，增加冠状动脉粥样硬化性心脏病的危险性。

　　2）糖代谢。β受体阻断药常会掩盖低血糖症状（如心悸等），从而延误低血糖的及时诊断。

　　3）肾素。通过阻断肾小球旁细胞的β_1受体而抑制肾素的释放，这可能是其降血压作用原因之一。

　　4）甲状腺功能亢进。甲亢时，儿茶酚胺的过渡作用，导致多种症状与β受体兴奋有关，因此，用β受体阻断药治疗效果明显。而且β受体阻断药能够抑制甲状腺素（T_4）转变为三碘甲状腺原氨酸（T_3）的过程，有效控制甲亢的症状。

2. 内在拟交感活性

　　有些β肾上腺素受体阻断药除可阻断β受体外，对其亦具有部分激动作用，也称为内在拟交感活性（intrinsicsympathomimetic activity，ISA）。

3. 膜稳定作用

　　有些β受体阻断药具有局部麻醉作用和奎尼丁样作用，均因其降低细胞膜对离子的通透性所致，故称为膜稳定作用。

【临床应用】

　　（1）心律失常　对多种原因引起的快速型心律失常有效，尤其对运动或情绪紧张、激动所致的心律失常或因心肌缺血、强心苷中毒引起的心律失常疗效好。

　　（2）心绞痛和心肌梗死　对心绞痛有良好的疗效。对心肌梗死，早期应用普萘洛尔、美托洛尔和噻吗洛尔等均可降低心肌梗死患者的复发率和猝死率。

　　（3）高血压　为治疗高血压的基础药物。

　　（4）充血性心力衰竭　对扩张型心肌病的心衰治疗作用明显。

（5）其他 辅助治疗甲状腺功能亢进及甲状腺危象。普萘洛尔适用于治疗偏头痛、肌震颤、肝硬化的上消化道出血等。噻吗洛尔可降低眼内压，治疗青光眼等。

【不良反应及用药指导】

（1）一般不良反应有恶心、呕吐、轻度腹泻等消化道症状，偶见过敏性皮疹和血小板减少等。

（2）严重的不良反应常与应用不当有关，可导致严重后果，主要包括以下几个方面。

1）心血管反应。抑制心脏功能，特别是心功能不全、窦性心动过缓和房室传导阻滞的患者对此类药物敏感，可加重病情，甚至引起重度心功能不全、肺水肿、房室传导完全阻滞、心脏骤停等严重后果。

2）诱发或加重支气管哮喘。非选择性 β 受体阻断药可使呼吸道阻力增加，诱发或加剧哮喘。

3）反跳现象。长期应用 β 受体阻断药时如突然停药，可引起原来病情加重，如血压上升、严重心律失常或心绞痛发作次数增加，甚至发生急性心肌梗死或猝死，此现象称为停药反跳（rebound），因此，在病情控制后应逐渐减量直至停药。

4）其他。偶见眼 – 皮肤黏膜综合征，个别患者有幻觉、失眠和抑郁症状。少数人可出现低血糖及加强降血糖药的降血糖作用，掩盖低血糖时出汗和心悸的症状而出现严重后果。

（3）禁用于严重左室心功能不全、窦性心动过缓、重度房室传导阻滞和支气管哮喘的患者。心肌梗死患者及肝功能不良者慎用。

常用 β 受体阻断药种类及作用特点见表 2 – 7。

表 2 – 7 常用 β 受体阻断药种类及作用特点

分类	药名	β_1	β_2	内在拟交感活性	膜稳定性	$t_{1/2}$（小时）	主要消除途径
非选择性	普萘洛尔（propranolol）	+	+	–		2～5	肝、肾
	纳多洛尔（nadolol）	+	+	–	–	10～12	肾
	噻吗洛尔（timolol）	+	+	–	–	2～5	肝
	吲哚洛尔（pindolol）	+	+	+ +		2～5	肝、肾
选择性	阿替洛尔（atenolol）	+		–	–	6～9	肾
	美托洛尔（metoprolol）	+		–	+	3～4	肝、肾
	比索洛尔（bisoprolol）	+		–	–	10～12	肝、肾
	倍他洛尔（betaxolol）	+		–	+	16～20	肝、肾

第三节 α、β 肾上腺素受体阻断药

本类药物对 α、β 受体的阻断作用选择性不强，临床主要用于高血压的治疗，以拉贝洛尔为代表，其他药物还有布新洛尔（bucindolol）、阿罗洛尔（arotinolol）和氨磺洛尔（amosulalol）等。

拉贝洛尔

【药理作用】

拉贝洛尔（labetalol，柳胺苄心定）对 β 受体的阻断作用比对 α 受体的阻断作用强 5～10 倍，由于对 $β_2$ 受体的内在拟交感活性及药物的直接作用，可使血管舒张，增加肾血流量。

【临床应用】

多用于中度和重度的高血压、心绞痛，静注可用于高血压危象，它与单纯 β 受体阻断药相比，能降低卧位血压和外周阻力，一般不降低心输出量，可降低立位血压，引起直立性低血压。

📝 知识链接

高血压危象

高血压危象是一种极其危急的症候，常在不良诱因影响下，血压骤然升到 26.6/16 千帕（200/120 毫米汞柱）以上，出现心、脑、肾的急性损害。患者突然感到头痛、头晕、视物不清或失明；恶心、呕吐、心慌、气短、面色苍白或潮红；两手抖动、烦躁不安；严重者可出现暂时性瘫痪、失语、心绞痛、尿混浊；更重的则抽搐、昏迷。

【不良反应及用药指导】

（1）常见不良反应为眩晕、乏力、恶心等。

（2）哮喘及心功能不全者禁用。

（3）儿童、孕妇及脑出血者忌静注本品。注射液不能与葡萄糖盐水混合滴注。

阿罗洛尔

阿罗洛尔（arotinolol）可拮抗 α 和 β 受体，但拮抗 α 受体的作用较弱，拮抗 α 受体和 β 受体的比为 1:8，引起体位性低血压作用弱，可减少心肌耗氧量。主要用于轻度至中度高血压、心绞痛及室上性心动过速的治疗，对高血压合并冠心病者疗效佳，可提高生存率。

卡维地洛

卡维地洛（carvedilol）是一个新型的兼具 $α_1$、$β_1$ 和 $β_2$ 受体阻断活性的药物，还具有抗氧化作用。1995 年卡维地洛被美国 FDA 批准用于治疗原发性高血压，1997 年批准用于治疗充血性心力衰竭，是此类药物中第一个被正式批准用于治疗心力衰竭的 β 受体阻断药，可明显改善症状，提高射血分数，防止和逆转心力衰竭进展过程中出现的心肌重塑，提高生活质量，降低病死率。治疗轻、中度高血压疗效与其他 β 受体阻断药、硝苯地平等类似。

❖ 常用药物制剂和用法 ❖

甲磺酸酚妥拉明　注射剂，肌内或静脉注射，每次 5mg。

　　盐酸妥拉唑啉　口服，每次 25 mg，3 次/日。肌内注射，每次 25mg。

　　盐酸酚苄明　口服，每次 10～20 mg，2 次/日。抗休克，0.5～1mg/kg，加入 5% 葡萄糖注射液 200～500ml 中静脉滴注，最快不得少于 2 小时滴完。

　　盐酸坦洛新　口服，推荐剂量为成人 0.2mg/d，饭后一次服用；可根据年龄和症状酌情增减剂量。

　　盐酸普萘洛尔　抗心绞痛及抗高血压，口服，每次 10mg，3 次/日，每 4～5 天增加 10mg，直至每天 80～100mg 或至症状明显减轻或消失。抗心律失常，口服，每次 10～20mg，3 次/日。静脉滴注每次 2.5～5mg，以 5% 葡萄糖注射液 100ml 稀释静滴，按需要调整滴速。

　　噻吗洛尔　滴眼，0.25% 滴眼剂，2 次/日。

　　阿替洛尔　口服，每次 100mg，1 次/日。

　　美托洛尔　口服，每次 50～100mg，2 次/日。急需时缓慢静脉注射，每次 5mg。

　　拉贝洛尔　口服，每次 100mg，2～3 次日。静脉注射，每次 100～200mg。

　　阿罗洛尔　口服，每次 10mg，2 次/日。

　　卡维地洛　口服，每次 10～20mg，2 次/日。

目标检测

一、选择题

1. 酚妥拉明临床应用不包括（　　）
　　A. 血管痉挛性疾病　　　　　　B. 支气管哮喘
　　C. 抗休克　　　　　　　　　　D. 嗜铬细胞瘤诊断
　　E. 心力衰竭

2. 普萘洛尔临床应用不包括（　　）
　　A. 心力衰竭　　　　　　　　　B. 心律失常
　　C. 心绞痛　　　　　　　　　　D. 高血压
　　E. 甲亢

3. 酚妥拉明扩张血管的机制是（　　）
　　A. 阻断 α 受体　　　　　　　　B. 阻断 β 受体
　　C. 阻断 DA 受体　　　　　　　D. 阻断 M 受体
　　E. 阻断 N 受体

4. 肾上腺素的升压作用可被下列哪类药物所翻转（　　）
　　A. α 受体阻断药　　　　　　　B. β 受体阻断药
　　C. M 受体阻断药　　　　　　　D. NA 受体阻断药
　　E. DA 受体阻断药

5. 兼有 α 和 β 受体阻断作用的药物是（　　）
　　A. 普萘洛尔　　　　　　　　　B. 吲哚洛尔
　　C. 拉贝洛尔　　　　　　　　　D. 阿替洛尔
　　E. 妥拉唑啉

6. 酚妥拉明可使肾上腺素的升压作用（　　）

A. 明显增强   B. 基本不变

C. 减弱   D. 翻转

E. 增强或不变

二、名词解释

1. 停药反跳   2. 内在拟交感活性

三、填空题

1. 酚妥拉明使心脏兴奋的机制，一是阻断突触前膜_____受体，使 NA 释放增加；二是_____血压，反射性兴奋心脏。

2. 普萘洛尔阻断 β_1 受体使心脏_____，阻断 β_2 受体使支气管平滑肌_____。

3. 普萘洛尔在临床上的用途有_____、_____、_____等。

4. 酚妥拉明可使肾上腺素的升压作用_____。

5. 普萘洛尔诱发支气管哮喘的机制是其_____受体。

四、问答题

1. 简述 α 受体阻断药的作用及临床用途。

2. 简述 β 受体阻断药的作用、用途及不良反应。

学习小结

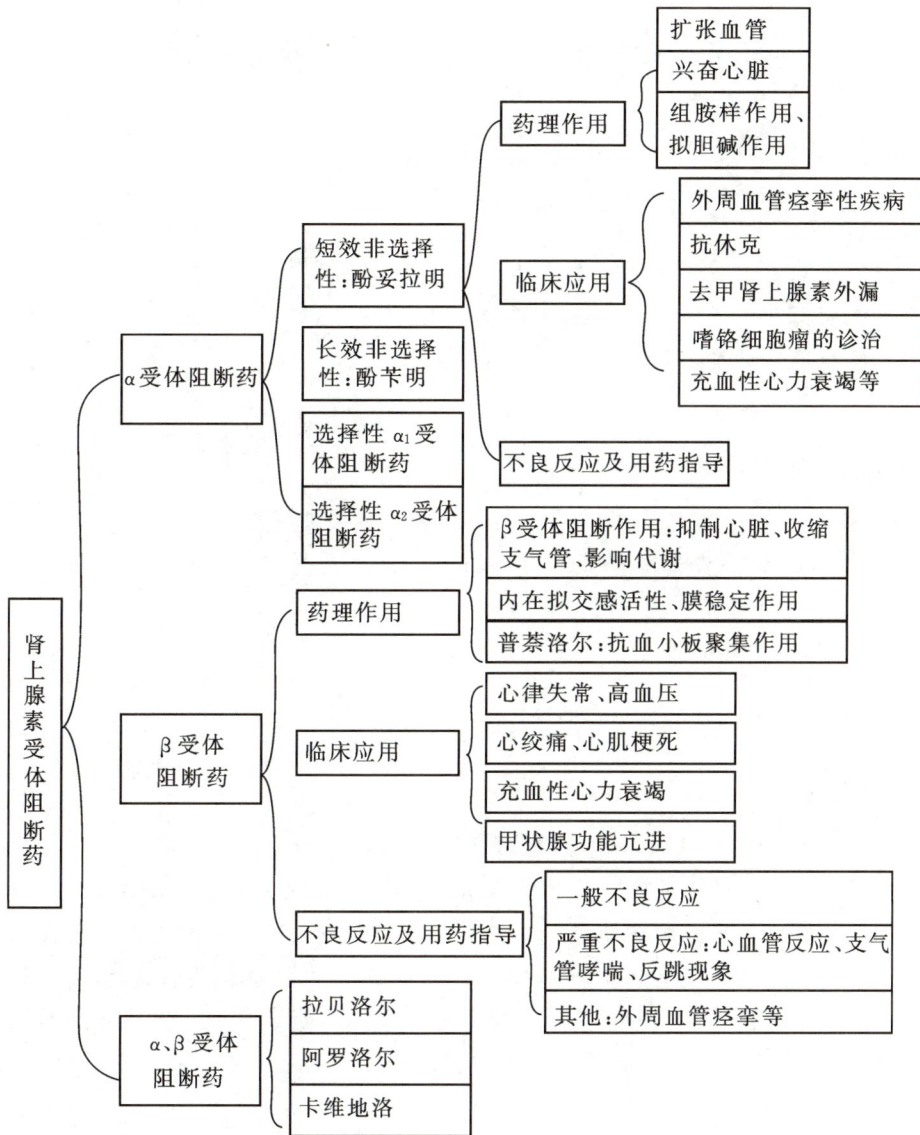

肾上腺素受体阻断药
- α受体阻断药
  - 短效非选择性:酚妥拉明
    - 药理作用
      - 扩张血管
      - 兴奋心脏
      - 组胺样作用、拟胆碱作用
    - 临床应用
      - 外周血管痉挛性疾病
      - 抗休克
      - 去甲肾上腺素外漏
      - 嗜铬细胞瘤的诊治
      - 充血性心力衰竭等
  - 长效非选择性:酚苄明
  - 选择性 α₁ 受体阻断药
  - 选择性 α₂ 受体阻断药
    - 不良反应及用药指导
- β受体阻断药
  - 药理作用
    - β受体阻断作用:抑制心脏、收缩支气管、影响代谢
    - 内在拟交感活性、膜稳定作用
    - 普萘洛尔:抗血小板聚集作用
  - 临床应用
    - 心律失常、高血压
    - 心绞痛、心肌梗死
    - 充血性心力衰竭
    - 甲状腺功能亢进
  - 不良反应及用药指导
    - 一般不良反应
    - 严重不良反应:心血管反应、支气管哮喘、反跳现象
    - 其他:外周血管痉挛等
- α、β受体阻断药
  - 拉贝洛尔
  - 阿罗洛尔
  - 卡维地洛

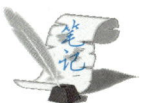

模块三 麻醉药

任务一 局部麻醉药

【目的要求】

1. 掌握普鲁卡因、丁卡因、利多卡因的作用特点、临床应用。
2. 熟悉局麻药的不良反应和注意事项。
3. 了解全麻药分类、用法及常用的全麻药物作用特点。

◇ 案例导入 ◇

　　患者，李某，女，19岁，因患龋齿，需行拔牙术。

　　问题：1. 该患者采用哪种麻醉方法最好？宜选用何种麻醉药？不宜选用何种麻醉药？

　　　　　2. 在麻醉过程中需要注意什么？

知识链接

麻沸散的发明

　　东汉时期，即公元二世纪，我国古代著名医学家华佗发明了"麻沸散"，作为外科手术时的麻醉剂。他曾经成功地做过腹腔瘤切除术，肠、骨部分切除吻合术等。中药麻醉剂——"麻沸散"问世，对外科学发展起了极大的推动作用，对后世的影响是相当大的。华佗发明和使用麻醉剂，比西方医学家使用乙醚、"笑气"等麻醉剂进行手术要早1600年左右。因此说，华佗不仅是中国第一个，也是世界上第一个麻醉剂的研制和使用者，可惜"麻沸散"后来失传了。

　　局部麻醉药（local anaesthetics）简称局麻药，是局部应用于神经末梢或神经干，能可逆地阻断神经冲动的产生和传导，在意识清醒的条件下引起局部感觉暂时消失的药物。

【药理作用】

1. 局麻作用

通过阻断感觉神经冲动的产生和传导，产生局麻作用。首先痛觉消失，继之冷、温、触、压觉消失。

作用机制：动作电位是神经冲动产生和传导的基础。局麻药可抑制 Na^+ 内流，阻止动作电位产生和传导，引起局麻作用。

2. 吸收作用

吸收作用也是局麻药的不良反应。

（1）中枢神经系统　表现为先兴奋后抑制。初期出现躁动不安、肌肉震颤，甚至惊厥，最后转入昏迷、呼吸抑制，可因呼吸衰竭而死亡。

（2）心血管系统　主要是抑制作用。表现为心肌收缩力减弱，不应期延长，传导减慢及血管平滑肌松弛等。中毒时可致心搏骤停，血压下降。在局麻药溶液中加用肾上腺素（手指、足趾、耳郭、阴茎等部位除外），以收缩血管，减慢吸收，从而延长局麻作用维持时间和预防吸收中毒。

【临床应用】

1. 表面麻醉

表面麻醉是将局麻药用于黏膜表面，使黏膜下神经末梢麻醉，适用于眼、鼻、咽喉、气管、尿道等黏膜部位的浅表手术。此麻醉方法要求药物穿透力强，常选用丁卡因。

2. 浸润麻醉

浸润麻醉是将局麻药注入手术部位各层组织，使局部神经末梢麻醉，适用于浅表小手术，应选择毒性较小的药物，如普鲁卡因等。

3. 传导麻醉

传导麻醉是将局麻药注入支配手术部位的神经干旁，阻断其神经冲动的传导，使该神经支配的区域麻醉，适用于四肢及牙科等手术。

4. 硬膜外麻醉

硬膜外麻醉是将药物注入硬膜外腔，麻醉经此腔通过椎间孔的脊神经根，使该处发出的神经所分布的区域麻醉。此法麻醉范围广，适用于颈部至下肢的手术，尤其是腹部手术。

腰麻和硬膜外麻醉时，脊神经中的交感神经也被抑制，可致血管扩张、血压下降及心脏抑制，可用麻黄碱防治。

5. 蛛网膜下腔麻醉

蛛网膜下腔麻醉又称腰麻，是将药物经3、4腰椎间隙注入蛛网膜下腔，麻醉该部位的脊神经根，使该处发出的神经所分布的区域麻醉，适用于下腹及下肢手术。

【常用局麻药】

普鲁卡因

普鲁卡因（procaine）属于酯类麻醉药。穿透力小，不易穿透黏膜，故只作为注射用药，一般不用于表面麻醉，临床上广泛用于浸润麻醉、传导麻醉、腰麻和硬膜外麻醉。注射给药后1～3分钟起效，维持30～60分钟，加用肾上腺素后可延长至1～2小时。

本品毒性低。其代谢产物对氨苯甲酸（PABA）能对抗磺胺类药物的抗菌作用。故应避免与磺胺类药物同时使用。偶见过敏反应，用药前应做皮肤过敏试验，阳性者，可改用利多卡因代替。

利多卡因

利多卡因（lidocaine）为酰胺类局麻药，作用比普鲁卡因快、强而持久，毒性较普鲁卡因强。能穿透黏膜，变态反应罕见，与酯类局麻药无交叉过敏反应，故对普鲁卡因过敏者可用此药。临床上主要用于传导麻醉和硬膜外麻醉。由于扩散能力强，麻醉范围及麻醉平面难以控制，一般不用于腰麻，静滴还可用于抗心律失常。

丁卡因

丁卡因（tetracaine）为酯类局麻药，黏膜穿透力强，麻醉强度及毒性均比普鲁卡因强 10 倍左右，常用于眼、耳、鼻、喉的小手术做表面麻醉，注射给药用于传导麻醉、腰麻和硬膜外麻醉。因毒性大，不用于浸润麻醉。

布比卡因

布比卡因（bupivacaine）是长效、强效麻醉药，其麻醉效应比利多卡因强 4~5 倍，持续时间长，无血管扩张作用。心血管毒性较强且复苏困难，应予警惕。主要用于浸润麻醉、传导麻醉和硬膜外麻醉。

任务二　全身麻醉药

全身麻醉药（general anesthesia）简称全麻药，是指能可逆地抑制中枢神经系统，引起暂时的、不同程度的感觉和意识消失，骨骼肌松弛，以利于手术的药物。根据给药途径，可分为吸入性麻醉药和静脉麻醉药两种。

知识链接

笑气的故事

近代最早发明全身麻醉剂的人是 19 世纪初期的英国化学家戴维。有一天，他牙痛得很厉害，当他走进一间充有"氧化亚氮"气体房间时，牙齿忽然不感觉痛了。好奇心使戴维做了很多次试验，从而证明了氧化亚氮具有麻醉作用。因为戴维闻到这种气体时感到很爽快，于是称它为"笑气"。

一、吸入性麻醉药

氟　烷

氟烷（halothane）为无色透明、无异味的挥发性液体。诱导期短，苏醒快，刺激性小，但镇痛、肌松作用较弱，适用于诱导麻醉、短时小手术的浅麻醉。氟烷能增强心肌对儿茶酚胺的敏感性，诱发心律失常。反复使用可致肝功能损害，且有子宫平滑肌松弛作用，易致产后出血，故禁用于肝功能不全者、产科手术。

恩氟烷和异氟烷

恩氟烷（enflurane）和异氟烷（isoflurane）是同分异构体，诱导期短，苏醒快，镇痛、肌松作用良好。不增加儿茶酚胺的敏感性，反复使用无明显副作用，偶有恶心、呕吐，是目前应用最广泛的麻醉药。

氧化亚氮

氧化亚氮（nitrous oxide，N_2O）又称笑气，是无色、无刺激性的甜味气体，性质稳定，不燃不爆，诱导期短，苏醒快，对呼吸、肝肾功能几乎无影响。但麻醉效力弱，肌松作用差，仅用于诱导麻醉或与其他药物配伍用于复合麻醉。

二、静脉麻醉药

经静脉注射引起麻醉的药物称静脉麻醉药，此类药物易通过血-脑屏障，作用于中枢神经系统，产生全身麻醉效应。药物起效快，无诱导期，但麻醉深度不够，常作为麻醉辅助药物。

硫喷妥钠

硫喷妥钠（thiopental sodium）属短效巴比妥类药物，脂溶性很高，极易通过血 - 脑屏障分布到脑组织，产生全麻效果。但由于此药迅速从脑向脂肪和肌肉等组织转移，使脑内浓度下降，故麻醉维持时间短。其镇痛效果差，肌松作用不完全，现主要用于诱导麻醉和基础麻醉。此药对呼吸中枢抑制作用强，故新生儿、婴幼儿应禁用。麻醉时，此药使迷走神经功能增强，可诱发喉头及支气管痉挛，故支气管哮喘者禁用。

氯胺酮

氯胺酮（ketamine）静注后，一方面阻断痛觉冲动向丘脑和新皮质传导，使机体对环境刺激无反应，意识模糊，痛觉消失，记忆丧失；另一方面，又能够兴奋脑干网状结构和大脑边缘系统，引起睁眼、梦幻、肌张力增高、心率加快、血压升高等。这种兴奋与抑制并存的状态称为"分离麻醉"。此药镇痛作用快而强，对心血管无抑制作用，呼吸抑制作用弱，毒性小，常用于复合麻醉或单用于短时的体表小手术，如烧伤清创、切痂、植皮等。

羟丁酸钠

羟丁酸钠（sodium oxybate）主要作用于皮质和边缘系统，静注后能进入深睡状态，但无明显肌松和镇痛作用。此药安全范围大，对呼吸、循环系统影响较小，且维持时间长，常与其他药物配伍用于基础麻醉、诱导麻醉和椎管内麻醉。

丙泊酚

丙泊酚（propofol，异丙酚）起效快，作用时间短，苏醒迅速，无积蓄性，有轻度镇痛、肌松作用，对呼吸、循环系统有抑制作用。主要用于全麻的诱导和维持，也常与镇痛药、肌松药等合用作为门诊短小手术的辅助用药，如无痛人工流产等。

三、复合麻醉

手术对全身麻醉的基本要求是：意识消失、麻醉平稳、起效和恢复迅速、肌肉松弛、安全范围大、不良反应小。但现有的全麻药单独使用难以达到这些要求，故一般常将两种或两种以上麻醉药与其他辅助药联合使用，以达到满意的麻醉效果，称为复合麻醉。常用以下几种方法。

1. 麻醉前给药

麻醉前用适量的苯二氮䓬类或巴比妥类药物，消除患者紧张、恐惧情绪；应用阿托品或东莨菪碱可减少呼吸道分泌物及支气管或喉痉挛；应用哌替啶等既能消除情绪反应，又可增强麻醉效果，减少麻醉药用量。

2. 基础麻醉

在进入手术室前，注射硫喷妥钠或氯胺酮，使患者达到深睡眠状态，在此基础上实施麻醉。主要用于不合作的患者。

3. 诱导麻醉

使用硫喷妥钠或"笑气"等，使其迅速进入外科麻醉期，避免兴奋期，然后改用易于调节麻醉深度的麻醉药维持麻醉。

4. 合用肌松药

注射肌松药琥珀胆碱等，以达到符合要求的肌松状况，多用于需要肌肉松弛的手术。

5. 控制性降压

加用扩血管药硝普钠或钙拮抗剂，使血压适度下降，并抬高手术部位，以减少出血。

6. 神经安定镇痛术

常用氟哌利多与芬太尼以 50 ∶1 制成合剂静注，使患者意识模糊，自主动作停止，痛觉消失。适用于外科小手术，如加用肌松药或"笑气"，使患者意识消失，肌肉松弛，可达到满意的外科麻醉，称为神经安定麻醉。

❈ 常用药物制剂和用法 ❈

普鲁卡因　注射液：50mg/20ml、100mg/20ml、100mg/10ml、40mg/2ml。使用时按需加入适量肾上腺素。浸润麻醉：0.25% ～0.5%溶液。神经传导麻醉：1% ～2%溶液，一次极量 1g。硬膜外麻醉：2%溶液。蛛网膜下腔麻醉：一次不超过 0.15g。

利多卡因　注射液：0.1g/5ml、0.4g/20ml。表面麻醉：2% ～4%，一次不宜超过 100mg。浸润麻醉：0.25% ～0.5%等渗液。传导麻醉：一次极量 40mg。硬膜外麻醉：1% ～2%。

丁卡因　注射液：50mg/5ml。表面麻醉：1%溶液。神经传导麻醉、硬膜外麻醉：0.15% ～0.3%溶液，一次极量 100mg。蛛网膜下腔阻滞：10 ～15mg 与脑脊液混合后注入。椎管内麻醉不宜超过 16mg。

丁哌卡因　注射液：25mg/5ml、37.5mg/5ml。浸润麻醉：0.25%溶液。神经传导麻醉：0.25% ～0.5%溶液。硬膜外麻醉：0.5% ～0.75%溶液。一次极量 200mg，一日极量 400mg。

硫喷妥钠　粉针剂：0.5g，用时配成 2.5%溶液缓慢静滴，成人每次 4 ～8mg/kg，一次极量 1g，一日极量 2g。

目标检测

一、选择题

1. 下列哪种不属于常用的局麻药（　　　）

    A. 利多卡因　　　　　　　　　　B. 可卡因

    C. 普鲁卡因　　　　　　　　　　D. 丁卡因

    E. 丁哌卡因

2. 局部麻醉药中毒时的中枢症状是（　　　）

    A. 兴奋　　　　　　　　　　　　B. 抑制

    C. 先出现兴奋，后出现抑制　　　D. 先兴奋，后抑制，两者交替重叠

    E. 以上都不对

3. 有关硫喷妥钠作用特点的叙述中，哪一点是错误的（　　　）

    A. 对呼吸、循环影响小　　　　　B. 镇痛效果较差

    C. 无诱导兴奋现象　　　　　　　D. 维持时间短

    E. 肌松作用差

4. 局麻作用最强的是 （　　　）

　　A. 丁卡因 　　　　　　　　　　　　B. 利多卡因

　　C. 丙胺卡因 　　　　　　　　　　　D. 甲哌卡因

　　E. 普鲁卡因

5. 局麻作用最弱的是 （　　　）

　　A. 丁卡因 　　　　　　　　　　　　B. 利多卡因

　　C. 丙胺卡因 　　　　　　　　　　　D. 甲哌卡因

　　E. 普鲁卡因

6. 毒性最大的是 （　　　）

　　A. 丁卡因 　　　　　　　　　　　　B. 利多卡因

　　C. 丙胺卡因 　　　　　　　　　　　D. 甲哌卡因

　　E. 普鲁卡因

二、填空题

1. 普鲁卡因不用作_____麻醉，原因是_____；丁卡因不用作_____麻醉，原因是_____；用前需做皮试的是_____；有抗心律失常作用的局麻药是_____。

2. 局麻药加微量肾上腺素的目的是_____；腰麻和硬膜外麻醉前，肌内注射麻黄碱的目的是_____。

三、问答题

局麻药吸收中毒后，主要作用于哪两个系统？表现有哪些？

学习小结

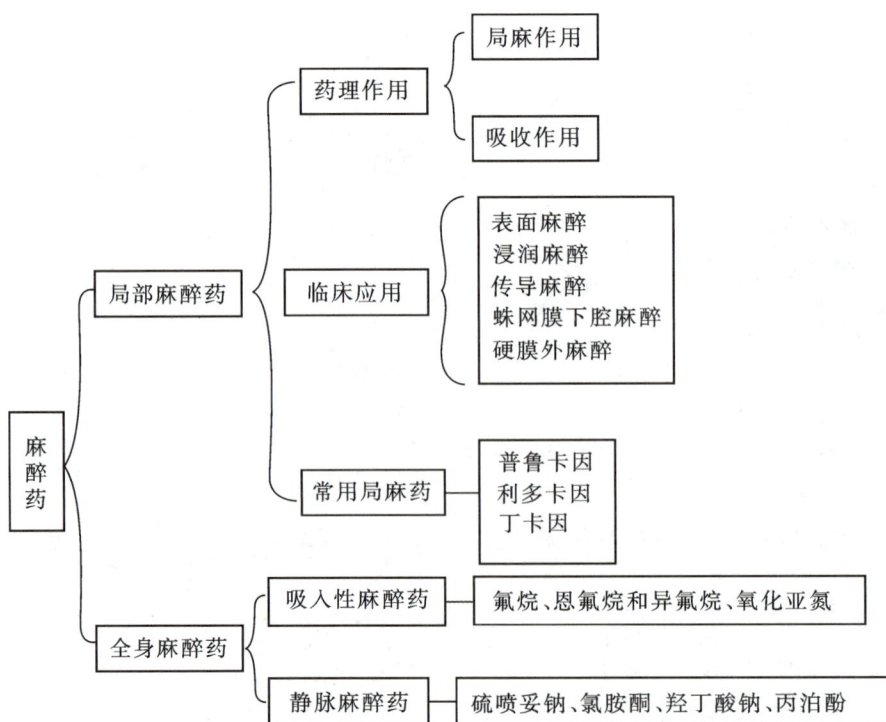

模块四 中枢神经系统药物

任务一 镇静催眠药

【目的要求】

1. 掌握镇静催眠药的分类及作用特点。
2. 掌握地西泮、苯巴比妥、佐匹克隆的适应证及注意事项。
3. 熟悉镇静催眠药的临床应用、典型不良反应及用药指导。
4. 了解镇静催眠药的禁忌证及药物的相互作用。

◇**案例导入**◇

　　患儿，女，4岁，腹泻、高热、四肢抽搐急诊入院。查体：T 39.5℃，R 31次/分，P 112次/分，BP 70/50 mmHg。诊断为高热惊厥。立即给予地西泮静脉注射，抽搐停止，后患儿出现呼吸减慢，脉搏细速。

　　问题：1. 入院后给予地西泮是否正确？为什么？

　　　　　2. 如何解释给药后患儿出现的症状？如何处理？

　　睡眠是人体重要的有周期性节律的生理过程，可受多种因素影响而发生改变。长期失眠造成人体过度消耗，危害极大。镇静催眠药是一类中枢神经系统抑制药。小剂量能消除紧张兴奋，恢复安静情绪，产生镇静作用；大剂量能诱导入睡和延长睡眠时间，产生催眠作用，故称镇静催眠药。因久用可产生依赖性，属精神药品。此类药物按化学结构分为苯二氮䓬类、巴比妥类及其他类。苯二氮䓬类有较好的抗焦虑和镇静催眠作用，且安全范围大，目前临床应用广泛。

知识链接

世界睡眠日

　　为增强人们对睡眠重要性的认识，2001年国际精神卫生和神经科学基金会决定将每年的3月2日定为世界睡眠日，目的是让全世界的人们重视睡眠对工作和健康及生活质量的影响。

第一节 苯二氮䓬类

　　苯二氮䓬类（benzodiazepines，BZ）临床常用的有20余种。它们结构相似，但不同衍生物之间，抗焦虑、镇静催眠、抗惊厥、肌肉松弛和安定作用则各有侧重。常用药物包括地西泮（diazepam，安定）、氟西泮（flurazepam，氟安定）、氯氮䓬（chlordiazepoxide）、奥沙西泮（oxazepam）、三唑仑（triazolam）和艾司唑仑（estazolam）等。

【体内过程】

苯二氮䓬类口服吸收良好，约 1 小时达血药峰浓度。其中三唑仑吸收最快；奥沙西泮和氯氮䓬吸收较慢，肌内给药吸收也缓慢，且不规则。需快速显效时，应静脉注射。此类药物主要在肝药酶作用下进行生物转化，但多数药物的代谢产物具有与母体药物相似的活性，而半衰期比母体药物更长。根据其半衰期长短分为长效类（地西泮、氟西泮）、中效类（氯氮䓬、奥沙西泮）和短效类（三唑仑、艾司唑仑）。连续应用长效类药物时，应注意药物及其活性代谢物在体内蓄积。苯二氮䓬类及其代谢物最终均与葡萄糖醛酸结合而失活，经肾排出。

知识链接

脑白金

脑白金到底是什么？很多人都想知道家喻户晓的脑白金到底是什么，它其实就是人体松果腺分泌的褪黑素，其分泌具有明显的昼夜节律，呈现"昼低夜高"的波动，有调节人体生物钟的作用，使机体功能与昼夜节律同步化。对于广告所宣传的功效现颇有争议。

【药理作用及临床应用】

本类药作用机制为与脑内苯二氮䓬受体结合，增加脑内以 γ-氨基丁酸（GABA）为介质的抑制性神经元的功能。

1. 抗焦虑作用

苯二氮䓬类小于镇静剂量时即有良好的抗焦虑作用，可显著改善焦虑症的紧张、恐惧、激动和失眠等症状，是抗焦虑症的常用药物，对持续性焦虑状态宜选用长效类药物，对间断性严重焦虑患者宜选用中、短效类药物。临床常用地西泮、阿普唑仑和三唑仑。

2. 镇静催眠作用

苯二氮䓬类缩短入睡时间，延长睡眠持续时间，对快波睡眠（fast wave sleep，FWS）影响小，停药后无明显的因 FWS 延长致噩梦增多的反跳现象，安全范围大，后遗作用不明显，故为临床首选的镇静催眠药。对失眠应尽可能消除引起失眠的原因，不可长期应用此类药物。

3. 抗惊厥、抗癫痫作用

所有苯二氮䓬类药物都有抗惊厥作用，其中地西泮和三唑仑的作用尤为明显，临床用于辅助治疗破伤风、子痫、小儿高热惊厥和药物中毒性惊厥。地西泮是目前治疗癫痫持续状态的首选药。对其他的癫痫发作则以硝西泮和氯硝西泮的疗效较好。

4. 中枢性肌肉松弛作用

动物实验证明，该类药物具有较强的中枢性肌肉松弛作用，临床可用于治疗中枢或局部病变所致的肌张力增高和肌肉痉挛。

【不良反应及禁忌证】

治疗量连续用药可出现头昏、嗜睡、乏力等副作用，长效类尤易发生。大剂量可致共济失调。老年人、体弱者、幼儿、肝病和低蛋白血症者，对本类药物的中枢性抑制作用较敏感。过量急性中毒可致昏迷和呼吸抑制，可用苯二氮䓬受体拮抗药氟马西尼拮抗。静脉注射对心血管和呼吸有抑制作用。合用其他中枢抑制药（如吗啡和乙醇等）可显著增强其毒性。本类药物可透过胎盘屏障有致畸性，妊娠早期禁用。长期用药可产生耐受性和依赖性，停药时出现戒断症状（失眠、焦虑、激动、震颤等）。与巴比妥类相比，本类药物的戒断症状发生较迟、较轻。

对苯二氮䓬类药过敏者、妊娠期妇女、新生儿禁用苯二氮䓬类药。呼吸抑制、严重肝损伤者禁用硝西泮、氟西泮。

【用药指导】

1. 根据睡眠状态选择用药

选用催眠药时，需要了解患者睡眠的生理功能、失眠的程度、个体需求及年龄等因素，同时了解催眠药起效时间的快慢、维持时间的长短。

（1）对于入睡困难者应选用起效快、维持时间短的催眠药，首选艾司唑仑、扎来普隆。保持近似生理睡眠，醒后无不适感。

（2）对焦虑型、夜间醒来次数较多或早醒者可选氟西泮、三唑仑。起效快，作用时间长，醒后无不适感。

（3）对睡眠时间短且夜间易醒早醒者，可选用地西泮，其可延长总睡眠时间，减少觉醒次数。

2. 注意用药的安全性

（1）静脉注射易发生静脉血栓或静脉炎。静注速度过快可导致呼吸暂停、低血压、心动过缓或心跳停止。此类药原则上不应做连续静脉滴注，但在癫痫持续状态时例外。

（2）镇静催眠药长期使用易产生耐受性及依赖性，因此，应交替使用，尽量避免长期使用一种药。长期服用，不要骤然停药，防止发生反跳现象。

（3）治疗癫痫时，可能增加癫痫大发作的频度和严重度，需要增加其他抗癫痫药的用量。突然停药可加重癫痫发作。

（4）服用镇静催眠药可降低驾驶员和机械操作者的注意力，服用后避免驾驶、操纵机械或高空作业。

（5）酒精可增强睡眠程度，加重头痛、头晕等不良反应，服药期间避免饮酒。

（6）本品可使重症肌无力病情加重、急性或隐性闭角型青光眼发作，因本品可能有抗胆碱效应。

3. 关注老年人用药

（1）老年人对苯二氮䓬类药物较敏感，服药后，可产生过度镇静、肌肉松弛作用；觉醒后可发生震颤、颤抖、思维迟缓、运动障碍、步履蹒跚、肌无力等"宿醉"现象，极易跌倒和受伤，必须告知患者晨起时宜小心。

（2）静脉注射时更易出现呼吸抑制、低血压、心动过缓甚至心跳停止。

4. 药物相互作用

苯二氮䓬类药物与易成瘾药物合用，增加成瘾危险性。与抗高血压药合用，可增强降压效果。与钙通道阻滞剂合用，可使体位性低血压加重。普萘洛尔与苯二氮䓬类抗惊厥药合用，可致癫痫发作类型或频率改变，应及时调整剂量。

【附】苯二氮䓬受体拮抗剂——氟马西尼

氟马西尼（flumazenil）可用于苯二氮䓬类药物过量的诊断和治疗，也可用于改善酒精性肝硬化患者的记忆缺失症状，主要不良反应为焦虑、失眠、恶心。

第二节　巴比妥类

巴比妥类（barbiturates）为巴比妥酸的衍生物，按作用时间分为长效、中效、短效、超短效四类（表4-1）。

巴比妥类药引起中枢神经系统非特异性抑制作用，可作用于中枢神经的不同部位，随剂量递增，相继出现镇静、催眠、抗惊厥和麻醉作用，大剂量时出现昏迷，甚至死亡。苯巴比妥有抗癫痫作用。

表4-1　巴比妥类作用与用途比较

亚类	药物	显效时间（小时）	维持时间（小时）	主要用途
长效	苯巴比妥（phenobarbital）	0.5~1	6~8	抗惊厥
		0.5~1	6~8	镇静催眠
中效	戊巴比妥（pentobarbital）	0.25~0.5	3~6	抗惊厥
	异戊巴比妥（amobarbital）	0.25~0.5	3~6	镇静催眠
短效	司可巴比妥（secobarbital）	0.25	2~3	抗惊厥，镇静催眠
超短效	硫喷妥（thiopental）	立即	0.25	静脉麻醉

【药理作用及临床应用】

（1）镇静催眠　为临床最早应用的镇静催眠药，但因其安全范围小，能够明显缩短 FWS，停用后 FWS 延长并伴多梦，影响睡眠质量，且易发生耐受性和依赖性，临床已少用。

（2）抗惊厥　常用苯巴比妥钠肌内注射，疗效确切、持久。

（3）抗癫痫　苯巴比妥常用于癫痫大发作。

（4）静脉麻醉　硫喷妥钠常用于静脉麻醉和诱导麻醉。

【不良反应及禁忌证】

（1）急性中毒　一次用5~10倍催眠量可致急性中毒，表现为昏迷、呼吸抑制、血压下降甚至休克，严重者可因呼吸中枢麻痹而死亡。

（2）催眠剂量的巴比妥类可致眩晕、困倦、精细运动不协调、肌无力等"宿醉"现象，偶可致剥脱性皮炎等严重过敏反应。

（3）巴比妥类连续久服，突然停药易发生"反跳"现象。此时，FWS延长，梦魇增多，迫使患者继续用药，可导致耐受性、依赖性，停药后戒断症状明显，表现为激动、失眠、焦虑，甚至惊厥。属精神药品。

（4）中等量巴比妥类药物即可轻度抑制呼吸中枢，严重肺功能不全和颅脑损伤致呼吸抑制者禁用。肝硬化、血卟啉病、贫血、未被控制的糖尿病、过敏者禁用巴比妥类药。

【用药指导】

（1）过敏反应。过敏者易出现皮疹，严重者可能发生剥脱性皮疹和史蒂文斯-约翰综合征而致死。一旦出现皮疹，立即停药。

（2）静脉注射巴比妥类药物，特别是快速给药时，会出现呼吸抑制、呼吸暂停、支气管痉挛、瞳孔缩小、心律失常、体温降低甚至昏迷。严重者可因呼吸中枢麻痹而死亡。解救时除维持呼吸和循环功能外，可洗胃、导泻，同时可静脉滴注碳酸氢钠碱化血液和尿液，促进药物排泄。

（3）药物相互作用。巴比妥类药物为肝药酶诱导剂，可提高肝药酶活性，长期用药不但加速自身代谢，还可加速其他药物代谢。

长期应用巴比妥类药患者，合用乙酰氨基酚类药时，会降低乙酰氨基酚类药物的疗效，增加肝中毒风险。

与抗凝血药合用，抗凝作用减弱，停用巴比妥类药后又可引起出血倾向，故需定期监测凝血酶原时间。

巴比妥类与氯胺酮合用，特别是大剂量静脉给药，有降低血压、抑制呼吸的风险。与中枢神经系统抑制剂合用，可使抑制效应增强，因此两种药物剂量均应降低。

第三节 其他镇静催眠药

鉴于苯二氮䓬类药的不良反应，现研发了特异性更好和安全性更高的非苯二氮䓬结构的杂环类镇静催眠药。

佐匹克隆（zopiclone，依梦返）为环吡咯酮类催眠药，通过增强脑内抑制性介质GABA的作用而产生抗焦虑、镇静催眠、肌肉松弛和抗惊厥作用。重复给药无蓄积作用。临床主要用于催眠。与苯二氮䓬类相比，有高效、低毒、依赖性小的优点。常见副作用有口苦、口干、肌无力及嗜睡等。长期应用突然停药可出现戒断症状。

唑吡坦（zolpiden；思诺思，stilnox）属咪唑并吡啶类，作用类似佐匹克隆，但镇静、催眠作用较强，无抗焦虑、肌松和抗惊厥作用。临床主要用于催眠，入睡快、睡眠深，改善夜间觉醒或觉醒过早，醒后无明显后遗作用。老年患者可见共济失调、精神紊乱。常规剂量不产生耐受性，也无反跳现象。目前是欧美治疗失眠的首选药。

水合氯醛（chloral hydrate）口服易吸收，用于催眠和抗惊厥。约15分钟起效，维持6~8小时。此药不缩短FWS的时间，停药后也无代偿性FWS时间延长。无蓄积、无宿醉反应，适用于治疗老年失眠。对胃有刺激性，须稀释后口服。久服也可引起耐受性、依赖性。

甲丙氨酯（meprobamate，眠尔通）、格鲁米特（glutethimide）和甲喹酮（methaqualone）也都有镇静催眠作用，久服都可产生耐受性、依赖性。

❖ *常用药物制剂和用法* ❖

地西泮（安定） 片剂：2.5mg、5mg。抗焦虑、镇静：每次2.5~5mg，3次/日；催眠：每次5~10mg；注射剂：10mg/2ml；癫痫持续状态：每次10~20mg，缓慢静脉注射，再发作时可反复应用；心脏电复律：每2~3分钟静脉注射5mg，至出现嗜睡、语言含糊或入睡，常用量为10~25mg。

氯氮䓬（利眠宁） 片剂：5mg、10mg。抗焦虑、镇静：每次5~10mg，3次/日。催眠：10~20mg，睡前服。

氟西泮（氟安定） 胶囊剂：15mg、30mg。催眠：每次15~30mg，睡前服。

奥沙西泮（去甲羟安定） 每次15~30mg，3次/日。

艾司唑仑（舒乐安定） 片剂：1mg、2mg。抗焦虑：每次1mg，3次/日；催眠：每次2~4mg，睡前服用。

三唑仑　片剂：0.25mg、0.5mg。催眠：每次 0.25～0.5mg，睡前服。

苯巴比妥（鲁米那）　片剂：10mg、15mg、30mg、100mg。镇静：每次 15～30mg；催眠：每次 60～100mg，睡前服；抗癫痫：大发作从小剂量开始，每次 15～30mg，3 次／日；最大剂量每次 60mg，3 次／日。

苯巴比妥钠　注射剂：每瓶 0.1g。抗惊厥：每次 0.1～0.2g，肌内注射；癫痫持续状态：每次 0.1～0.2g，缓慢静脉注射。

异戊巴比妥　片剂：0.1g。催眠：每次 0.1～0.2g，睡前服。

司可巴比妥　胶囊剂：每粒 0.1g。催眠：每次 0.1～0.2g，睡前服；麻醉前给药：每次 0.2～0.3g。

硫喷妥钠　临用前配成 1.25%～2.5% 溶液，缓慢静脉注射，至患者入睡为止；极量：每次 1g。

水合氯醛　10% 溶液。催眠：每次 5～10ml，睡前服；抗惊厥：每次 10～20ml。

甲丙氨酯（眠尔通、安宁）　片剂：0.2g。镇静、抗焦虑：每次 0.2～0.4g，3 次／日；催眠：每次 0.4～0.8g，睡前服。

甲喹酮　片剂：0.1g、0.2g。注射剂：10mg/2ml。催眠：每次 0.1～0.2g，睡前服。

格鲁米特　片剂：0.25g。催眠：每次 0.25～0.5g，睡前服。

目标检测

一、选择题

1. 地西泮的药理作用不包括（　　　）
   - A. 抗精神分裂症作用
   - B. 抗惊厥作用
   - C. 抗癫痫作用
   - D. 中枢性肌松作用
   - E. 抗焦虑作用

2. 地西泮适应证不包括（　　　）
   - A. 镇静催眠
   - B. 抗癫痫和抗惊厥
   - C. 肌紧张性头痛
   - D. 特发性震颤
   - E. 三叉神经痛

3. 偶发性失眠者可选用的镇静催眠药是（　　　）
   - A. 艾司唑仑
   - B. 唑吡坦
   - C. 谷维素
   - D. 阿普唑仑
   - E. 地西泮

4. 关于地西泮，以下说法错误的是（　　　）
   - A. 有抗焦虑作用
   - B. 毒性较巴比妥类小，不良反应少
   - C. 癫痫持续状态治疗首选静脉注射地西泮
   - D. 长期口服有依赖性，突然停药可出现戒断症状
   - E. 此药不易通过胎盘屏障，不会在胎儿体内蓄积

5. 下列作用中巴比妥类具有而苯二氮草类没有的是（　　　）
   - A. 镇静、催眠
   - B. 抗焦虑

    C. 抗惊厥   D. 静脉麻醉

    E. 抗癫痫

6. 苯二氮䓬类取代巴比妥类的优点不包括（   ）

    A. 无肝药酶诱导作用   B. 用药安全

    C. 耐受性轻   D. 停药后非 REM 睡眠时间增加

    E. 治疗指数高，对呼吸影响小

二、填空题

1. 地西泮有_____、_____、_____、_____作用。

2. 苯巴比妥钠主要用于_____、_____，硫喷妥钠主要用于_____。

3. 镇静催眠药反复应用均可导致_____、_____，出现耐受性的表现是_____，过量中毒致死的主要原因是_____。

4. 苯二氮䓬类中毒可用特效拮抗剂_____解救，巴比妥类药物中毒时静注碳酸氢钠的目的是_____。

三、问答题

    镇静催眠药不宜久服的原因是什么？过量中毒致死的主要原因是什么？属何类特殊药品？

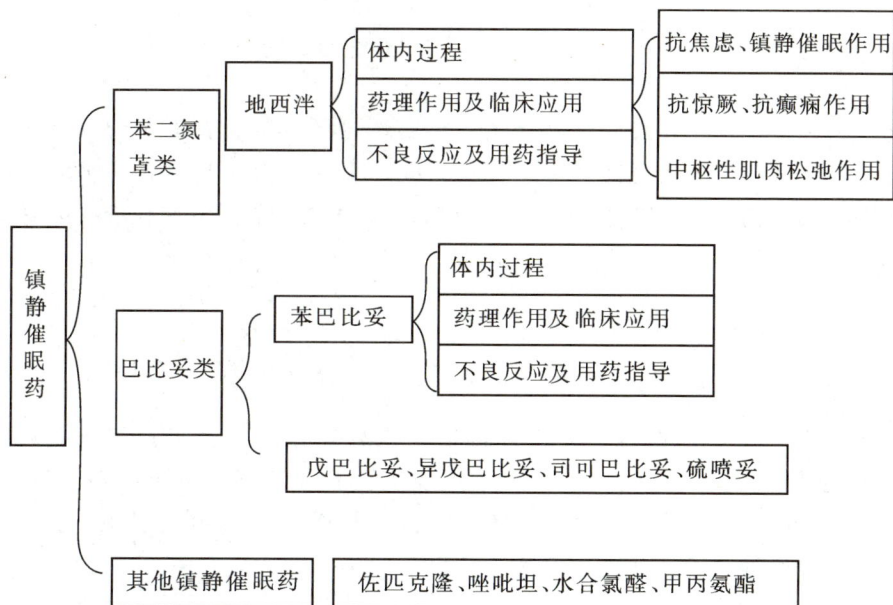

任务二 抗癫痫药和抗惊厥药

【目的要求】

1. 掌握抗癫痫药苯妥英钠、苯巴比妥、卡马西平、丙戊酸钠、乙琥胺的临床应用、典型不良反应及用药指导。

2. 熟悉抗癫痫药的禁忌证及药物的相互作用。

3. 了解抗癫痫药的分类及作用特点。

4. 了解抗癫痫药的用药原则。

◇**案例导入**◇

患者，女，32 岁，全身强直－阵挛性癫痫病史 6 年。长期服用苯妥英钠，无癫痫发作，近期视物双影，检查眼球震颤明显。

问题：1. 该患者给予苯妥英钠治疗是否正确？为什么？

2. 如何解释给药后患者出现的症状？如何处理？

第一节 癫痫的分型

癫痫是一种慢性发作性神经症状，是由于脑部神经元异常高频放电所致的大脑功能失调综合征。其特征为反复性、突发性、间歇性发作。由于异常放电所在的部位和扩散的范围不同，临床表现为不同类型。癫痫发作分型复杂，下面仅介绍临床常见的几种类型。

一、全身性发作

1. 全身强直－阵挛性发作（大发作）

以意识丧失和全身强直性、痉挛性抽搐为主要特征。较常见，约占癫痫发作的70%。患者突然意识丧失，跌倒于地，全身抽搐，喉部痉挛，发出叫声，口吐白沫，可咬破舌头。持续 5～10 分钟后转入昏睡。若一次大发作持续 30 分钟以上或大发作连续出现，患者始终处于昏迷状态称癫痫持续状态。

2. 失神发作（小发作）

其特征为突然、短暂的意识障碍，表现为动作中断，手中物品落地，呼之不应，双目直视。一次发作持续 5～25 秒，发作后仍可继续原来工作。但一日可发作数次或上百次。小儿、青少年多见。

3. 肌阵挛性发作

突然发生短暂、快速肌肉抽搐，持续数秒钟，可局限于面部、躯干或一侧肢体，也可波及全身。

二、部分性发作

1. 单纯部分性发作（局限性发作）

表现为单纯的运动、感觉或自主神经症状。如一侧肢体或口角、拇指抽动，抽动后的肢体可有短暂瘫痪。自主神经症状有心悸、出汗、腹痛、不可控制的大小便等。

2. 复杂部分性发作（精神运动性发作）

主要症状为出现幻觉、错觉及自动症等运动障碍。发作期间有无目的行为和动作，如外出远行、乘坐车船、吞咽、咀嚼、脱衣解扣等，同时有对环境接触不良、对别人言语无反应等。通常发作持续数分钟至半小时，也可长达数小时至数日，事后对其行为不能记忆。

目前，癫痫治疗仍以药物治疗为主，用药目的是控制或减少发作，使患者能正常生活和工作，提高生活质量，并减少因癫痫发作带来的意外伤害。抗癫痫药主要通过抑制脑部神经元异常高频放电或阻止异常放电向周围组织扩散而产生作用。

第二节 抗癫痫药

抗癫痫药按照其化学结构可分为巴比妥类、苯二氮䓬类、脂肪酸类和 γ - 氨基丁酸（GABA）类似物。

苯妥英钠

苯妥英钠（phenytoin sodium）作为最常用的乙内酰脲类抗癫痫药，应用已有半个多世纪的历史。

【体内过程】

口服吸收慢而不规则，由于本品呈强碱性（pH = 10.4），刺激性大，故不宜肌内注射。癫痫持续状态时可做静脉注射。消除速率与血浆浓度有密切关系：低于 $10\mu g/ml$ 时，按一级动力学消除，血浆 $t_{1/2}$ 6 ~ 24 小时；高于此浓度时，则按零级动力学消除，血浆 $t_{1/2}$ 可延长至 20 ~ 60 小时，且血药浓度与剂量不成比例地迅速升高，容易出现毒性反应。由于常用量时血浆浓度有较大个体差异，有条件时，应进行血药浓度监测。

【作用机制】

苯妥英钠对神经元细胞膜和心肌细胞膜有稳定作用，降低细胞膜兴奋性，抑制动作电位产生，与其阻滞 Na^+ 内流有关。对高频异常放电的神经元的 Na^+ 通道阻滞作用明显，可抑制其高频放电，而对正常的放电无明显影响。高浓度苯妥英钠还能抑制神经末梢对抑制性介质 GABA 摄取，诱导 GABA 受体增加，由此增强 GABA 的作用。

【临床应用】

（1）抗癫痫　是治疗癫痫大发作和部分性发作的首选药。对局限性发作和精神运动性发作亦有效，亦可用静脉注射控制癫痫持续状态。但对小发作（失神发作）无效，有时甚至使病情恶化。

（2）治疗中枢疼痛综合征　中枢性疼痛综合征包括三叉神经痛和舌咽神经痛等，其神经元放电与癫痫有相似的发作机制。苯妥英钠对神经细胞膜的稳定作用，可抑制异常放电，使疼痛减轻，发作次数减少。

（3）抗心律失常　适用于洋地黄中毒所致的室性及室上性心律失常。

【不良反应及禁忌证】

1. 不良反应

（1）局部刺激。该药刺激性大，口服有胃肠反应，宜饭后服用。静脉给药可致静脉炎。长期用药可致牙龈增生，虽无痛苦，但影响美观。发生率约20%，多见于青少年，为胶原代谢改变引起结缔组织增生所致。注意口腔卫生，经常按摩牙龈，可防止或减轻牙龈增生。一般停药3~6个月后可消失。

（2）神经系统反应。其不良反应与苯妥英钠的血药浓度大致平行。一般血药浓度10μg/ml时可有效控制大发作，无明显不良反应；而20μg/ml左右则可出现毒性反应，轻症反应包括眩晕、共济失调、头痛和眼球震颤等；血药浓度大于40μg/ml可致精神错乱；50μg/ml以上时出现严重昏睡以至昏迷。静脉注射过快时，可致心律失常、心脏抑制和血压下降。

（3）造血系统。久服可致叶酸缺乏，因抑制二氢叶酸还原酶所致，可发生巨幼红细胞性贫血。补充甲酰四氢叶酸有效。

（4）过敏反应，如皮疹、粒细胞缺乏、血小板减少、再生障碍性贫血。偶见肝脏损害。应定期做血常规和肝功能检查。

（5）妊娠早期用药偶致畸胎，如腭裂等。

2. 禁忌证

对苯妥英钠过敏者及阿斯综合征、房室传导阻滞、窦性心动过缓等心功能受损者禁用。

【用药指导】

（1）苯妥英钠可由乳汁分泌，哺乳期妇女用药期间停止哺乳。

（2）嗜酒、贫血、心血管病、糖尿病、肝肾功能损伤、甲状腺功能异常者慎用，需监测血常规、肝功能、血钙、甲状腺功能等。

（3）儿童及老年患者需监测血浆药物浓度，以决定给药次数与用量。

（4）癫痫患者用药后需观察9~14天，当患者不能耐受或出现过敏反应时，需立即停药。

（5）药物相互作用。①苯妥英钠为肝药酶诱导剂，能加速多种药物的代谢，如加速肾上腺皮质激素和避孕药等的代谢而降低药效。②与香豆素类抗凝药、异烟肼等药合用时，由于它们可降低苯妥英钠的代谢，从而使苯妥英钠血药浓度增高，增强疗效或引起不良反应。苯妥英钠与香豆素类合用时，开始可增加抗凝效应，但持续使用时则降低抗凝效应。③卡马西平能降低苯妥英钠的血浓度，苯妥英钠也能降低卡马西平的血浓度。但苯妥英钠能提高苯巴比妥的血浓度。

卡马西平

卡马西平（carbamazepine）又称酰胺咪嗪，属于二苯并氮䓬类。

【药理作用及临床应用】

卡马西平的作用机制与苯妥英钠相似。治疗浓度时能阻滞 Na^+ 通道，抑制癫痫病灶及其周围神经元放电。对复杂部分发作（如精神运动性发作）有良好疗效，至少2/3病例的发作可得到控制和改善。对大发作和部分性发作也为首选药之一。对癫痫并发的精神症状以及锂盐无效的躁狂抑郁症也有效。

卡马西平对中枢性疼痛综合征（三叉神经痛和舌咽神经痛）有效，其疗效优于苯妥英钠。也可用于神经源性尿崩症。

【不良反应及禁忌证】

用药早期可出现多种不良反应，如头昏、眩晕、复视、眼球震颤、恶心、呕吐和共济失调等，亦可有皮疹和心血管反应。但一般并不严重，不须中断治疗，一周左右逐渐消退。

少见而严重的不良反应包括骨髓抑制（再生障碍性贫血、粒细胞减少和血小板减少）、肝损害和心血管虚脱。偶见严重腹泻、稀释性低钠血症或水中毒。

有房室传导阻滞，血小板、血常规及血清铁异常，骨髓功能抑制等病史者及过敏者禁用。

【用药指导】

（1）肝肾功能不全者、糖尿病、青光眼、曾出现药源性血液系统不良反应者（该药增加骨髓抑制的风险性）慎用。

（2）卡马西平与对乙酰氨基酚合用使肝毒性增加，并使对乙酰氨基酚疗效降低；与香豆素类抗凝药合用，减弱抗凝作用。

（3）与锂盐合用可引起严重的神经毒性。卡马西平与单胺氧化酶抑制剂合用可引起高热、高血压危象、严重惊厥甚至死亡，两药应用至少间隔 14 天。

苯巴比妥和扑米酮

【药理作用】

苯巴比妥通过增强 γ - 氨基丁酸 A 型受体活性，抑制中枢神经系统突触的传递，增加运动皮质的电刺激阈值，抑制异常放电和放电扩散。该药也抑制 Na^+ 内流和 K^+ 外流，但需较高浓度。

扑米酮（primidone，扑痫酮）在体内代谢为苯巴比妥和苯乙基丙二酰胺。曾认为这两种代谢产物是其抗癫痫作用的基础。但有报道认为扑米酮本身的抗癫痫机制更像苯妥英钠，具有独立的抗癫痫作用。

【临床应用】

苯巴比妥可用于小发作以外的各型癫痫，包括癫痫持续状态，都有效。但因其中枢抑制作用明显，都不作为首选药。

扑米酮对部分性发作和大发作的疗效优于苯巴比妥，但对复杂部分发作的疗效不及卡马西平和苯妥英钠。

【不良反应】

常见的不良反应为镇静、嗜睡、眩晕和共济失调等。偶可发生巨幼细胞性贫血、白细胞减少和血小板减少。

新生儿服用本品可发生低凝血酶血症及出血，维生素 K 可预防。

乙琥胺

乙琥胺（ethosuximide）只对小发作有效。其疗效不及氯硝西泮，但副作用较少。至今仍是治疗小发作的常用药。对其他型癫痫无效。

常见副作用有嗜睡、眩晕、呃逆、食欲不振、恶心、呕吐等。偶见嗜酸性粒细胞增多症和粒细胞缺乏症。严重者可发生再生障碍性贫血。

丙戊酸钠

丙戊酸钠（sodium valproate）属于脂肪酸类抗癫痫药，为广谱抗癫痫药。对各种类型的癫痫都有一定疗效。对失神小发作的疗效优于乙琥胺，但因其有肝毒性，临床仍常选用乙琥胺。对大发作有效，但不及苯妥英钠和卡马西平。对复杂部分性发作的疗效近似卡马西平。对其他药物未能控制的顽固性癫痫有时可能奏效。

丙戊酸钠的抗癫痫作用与抑制 GABA 代谢酶，使脑内 GABA 增多有关。

丙戊酸钠常见不良反应表现为腹泻、消化不良、恶心、呕吐、胃肠道痉挛，可引起月经周期改变。长期服用偶见胰腺炎及急性重型肝炎。肝损害表现为谷草转氨酶升高，少数有肝炎发生，个别病例因肝功能衰竭而死亡，3 岁以下儿童危险性大。用药最初半年内宜每 1～2 月复查一次肝功能。对胎儿有致畸作用，常见脊椎裂，孕妇禁用。偶见重症肝炎、急性胰腺炎、月经不规律、多囊卵巢、体重增加等，少数患者出现皮疹、脱发、血小板减少，应定期检查血象。偶有听力下降和可逆性听力损坏。

苯二氮䓬类

苯二氮䓬类用于治疗癫痫的有地西泮、氯硝西泮（clonazepam）、硝西泮（nitraze-pam）和氯巴占（clobazam）。

地西泮是控制癫痫持续状态的首选药之一。静脉注射见效快，安全性较大。但偶可引起呼吸抑制，宜缓慢注射（1mg/min）。

硝西泮对肌阵挛性癫痫、不典型小发作和婴儿痉挛有较好疗效。

氯硝西泮和氯巴占对各型癫痫都有效，尤以对失神小发作、肌阵挛发作和不典型小发作为佳。

苯二氮䓬类的副作用是中枢抑制作用明显，甚至发生共济失调。久用可产生耐受性，骤然停药时发生反跳和戒断症状。

氟桂利嗪

氟桂利嗪（flunarizine）属强效钙拮抗药。近年的研究证实，氟桂利嗪对多型癫痫有不同程度的治疗作用，临床适用于各型癫痫，尤其对局限性发作和大发作疗效好，不良反应少，常见的有困倦、体重增加等，为一安全有效的抗癫痫药。

抗痫灵

抗痫灵（antiepilepsirin）是我国合成的抗癫痫药物，用于临床有近 20 年历史，为广谱抗癫痫药，对各型癫痫有效，对大发作效果较好。不良反应少，长期服用未见肝肾损害和血液系统毒性作用。

托吡酯

托吡酯（topiramate）是 1995 年开始应用的新型广谱抗癫痫药，主要用于局限性发作和大发作，也常作为辅助药物治疗难治性癫痫。常见不良反应是中枢抑制症状，如嗜睡、头晕、乏力、记忆力减退等。动物实验可致畸，孕妇禁用。

常用抗癫痫药总结如下（表 4 - 2）。

表 4 - 2　抗癫痫药总结表

药物		作用	用途	主要不良反应
苯妥英钠		阻滞 Na⁺ 通道，增强 GABA 能神经的抑制效应	除小发作以外的各型癫痫，尤其用于大发作和部分性发作。中枢性疼痛综合征、心律失常	胃肠道反应、牙龈增生、粒细胞缺乏、再障、致畸
卡马西平		与苯妥英钠相似	同上。对中枢性疼痛综合征的疗效优于苯妥英钠	头昏、共济失调、剥脱性皮炎、再障、多动
苯巴比妥		与苯妥英钠相似	除小发作以外的各型癫痫	中枢抑制、眩晕、共济失调、造血障碍
乙琥胺		机制未明	小发作常用药。对其他类型发作无效	眩晕、嗜睡、胃肠道反应、粒细胞缺乏、再障
丙戊酸钠		阻滞 Na⁺ 通道，抑制 GABA 代谢酶	各型癫痫	胃肠道反应、肝脏损害、共济失调、致畸
苯二氮䓬类	地西泮	增强 GABA 能神经抑制作用	癫痫持续状态首选药	静脉注射偶可致呼吸抑制
	硝西泮		肌阵挛性癫痫，不典型小发作，婴儿痉挛	嗜睡、头昏、共济失调
	氯硝西泮氯巴占		各型癫痫，小发作，肌阵挛发作	嗜睡、共济失调、白细胞减少、行为障碍

第三节　抗癫痫药的应用原则

（1）根据发作类型合理选药，一般用一种药物疗效不佳时可联合用药。

（2）坚持长期用药，用药应持续至完全无发作达 3~4 年方可逐渐减量维持。一般减量时间需半年至一年。

（3）不可骤然停用或更换药物，在治疗过程中骤然停药或更换药物时，可导致癫痫发作加剧甚至诱发癫痫持续状态，即发生反跳现象。更换药物时，应在原药基础上合用更换药物，待后者生效后再逐步撤掉原药。

（4）从小剂量开始、剂量个体化，由于此类药物个体差异大，应从小剂量开始，摸索个人的最佳剂量，以能控制发作而无严重不良反应为标准。

（5）注意不良反应的发生，应定期监测血象、肝功能，告之患者自我监测的内容。

第四节　抗惊厥药

惊厥是各种原因引起的中枢神经系统过度兴奋的一种症状，表现为全身骨骼肌不自主的强烈收缩并伴意识障碍。常见于小儿高热、破伤风、癫痫大发作、子痫和中枢兴奋药中毒等。

常用抗惊厥药有巴比妥类、水合氯醛和地西泮等，已于镇静催眠药一章中介绍。

本节只介绍硫酸镁。

硫酸镁

【药理作用及作用机制】

硫酸镁（magnesium sulfate）给药途径不同可产生不同药理作用。口服给药，因难吸收而产生导泻和利胆作用，注射给药时可产生降压和肌松作用。其作用机制可能因 Mg^{2+} 与 Ca^{2+} 化学性质相似，拮抗 Ca^{2+} 作用所致。运动神经末梢 ACh 释放需 Ca^{2+} 参与，Mg^{2+} 拮抗 Ca^{2+} 的作用，影响 ACh 释放，阻滞神经肌肉接头的传递，产生肌肉松弛作用。同时 Mg^{2+} 拮抗 Ca^{2+} 对心肌和血管的作用，可抑制心肌收缩力，扩张血管使血压下降。同时 Mg^{2+} 对中枢神经系统有抑制作用。

【临床应用】

注射硫酸镁可缓解破伤风、子痫等疾病引起的严重惊厥，也可用于高血压危象的治疗。

【不良反应】

过量可致肌无力，甚至肌麻痹而引起呼吸困难，同时可致血压骤降，严重者可致死。静脉注射钙剂可解救镁中毒，使用时应备好氯化钙或葡萄糖酸钙注射液。

◈ 常用药物制剂和用法 ◈

苯妥英钠 片剂：0.05g～0.1g。每次0.3～0.6g，分2～3次，或于晚上一次顿服。极量：每次0.3g，0.6g/d。注射剂：0.25mg/5ml。癫痫持续状态：若患者未用过苯妥英钠，可用0.25～0.5g，加5%葡萄糖20～40ml，在6～10分钟内缓慢静脉注射。

卡马西平 片剂：0.1g、0.2g。开始剂量：100mg，2次/日，以后逐渐增至600～900mg/d或8～10mg/（kg·d），分次服用。用于抗癫痫时，剂量可偏大。用于三叉神经痛等症时，剂量一般宜小，每日1.2g，常不能耐受。

扑米酮 片剂：0.25g。开始0.06g，3次/日；渐增至0.25g，3次/日。每日总量不超过1.5g。

乙琥胺 糖浆剂：含5%乙琥胺。儿童15～35mg/（kg·d）；成人0.5g，2～3次/日。

丙戊酸钠 片剂：0.1g、0.2g。儿童15～60mg/（kg·d）；成人0.6～1.8g/d，分3次服。

氯硝西泮 片剂：0.5mg、1mg。儿童起始0.01～0.03mg/（kg·d）；成人不超过1.5mg/d，分3次服。以后儿童每3天增加0.25～0.5mg/d；成人增加0.5～1mg/d。最大耐受量儿童0.2mg/（kg·d）；成人20mg/d。

硝西泮 片剂：5mg。用于婴儿痉挛和不典型小发作，0.5～1.0mg/（kg·d）。

地西泮 注射剂：10mg/2ml。用于癫痫持续状态，5～10mg静脉注射，间隔10～15分钟一次，最大量可至30mg。注射速度以不超过5mg/min为宜。必要时在2～4小时内重复上述方案。亦可静脉滴入，至发作停止。

硫酸镁 注射剂：1g/10ml、2.5g/10ml。每次1.25～2.5g，肌内注射或静脉滴注。静脉滴注时以5%葡萄糖注射液将硫酸镁稀释成1%浓度进行滴注，直至惊厥停止。使用时宜备有氯化钙或葡萄糖酸钙注射液，以备万一过量时做静脉注射对抗之。

目标检测

一、选择题

1. 癫痫持续状态的首选药物为（　　）
   - A. 乙琥胺
   - B. 肌注苯妥英钠
   - C. 静注地西泮
   - D. 巴比妥钠
   - E. 水合氯醛

2. 下列有关苯妥英钠的叙述，不正确的是（　　）
   - A. 可以抗心律失常
   - B. 可引起齿龈增生
   - C. 可用于治疗三叉神经痛
   - D. 可用于控制癫痫持续状态
   - E. 对失神发作也有效

3. 丙戊酸钠的严重毒性是（　　）
   - A. 肝功能损害
   - B. 再生障碍性贫血
   - C. 抑制呼吸
   - D. 口干、皮肤干燥
   - E. 低血钙

4. 长期应用可致牙龈增生的药物是（　　）
   - A. 丙戊酸钠
   - B. 乙琥胺
   - C. 卡马西平
   - D. 苯巴比妥
   - E. 苯妥英钠

5. 硫酸镁的药理作用不正确的是（　　）
   - A. 导泻
   - B. 利胆
   - C. 降压
   - D. 利尿
   - E. 抗惊厥

二、填空题

1. 癫痫持续状态的首选药是＿＿＿＿＿＿，大发作常选用＿＿＿＿＿＿、＿＿＿＿＿＿＿等，对精神运动性发作疗效较好的是＿＿＿＿＿＿，小发作常选用＿＿＿＿、＿＿＿＿＿＿，对各型癫痫有效的是＿＿＿＿＿、＿＿＿＿＿＿＿。

2. 对三叉神经痛、舌咽神经痛有效的是＿＿＿＿、＿＿＿＿＿＿。其中有抗心律失常作用的是＿＿＿＿＿。

三、问答题

抗癫痫药不可骤然停药和更换药物的原因有哪些？应如何处理？

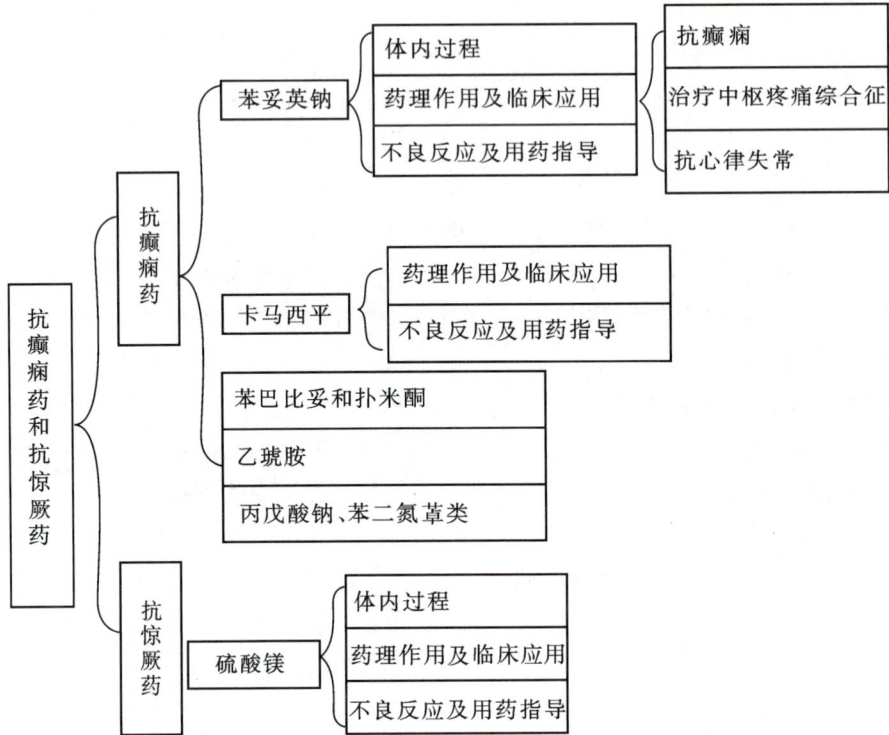

学习小结

抗癫痫药和抗惊厥药
- 抗癫痫药
  - 苯妥英钠
    - 体内过程
    - 药理作用及临床应用
      - 抗癫痫
      - 治疗中枢疼痛综合征
      - 抗心律失常
    - 不良反应及用药指导
  - 卡马西平
    - 药理作用及临床应用
    - 不良反应及用药指导
  - 苯巴比妥和扑米酮
  - 乙琥胺
  - 丙戊酸钠、苯二氮䓬类
- 抗惊厥药
  - 硫酸镁
    - 体内过程
    - 药理作用及临床应用
    - 不良反应及用药指导

任务三　镇痛药

【目的要求】

1. 掌握镇痛药的临床应用、典型不良反应及用药指导。

2. 熟悉镇痛药的禁忌证及药物相互作用。

3. 了解镇痛药的分类及作用特点。

◇案例导入◇

　　患者，女，64 岁，乳腺癌晚期，疼痛难忍。给予布洛芬镇痛，效果不佳，改用吗啡片 10mg 口服，疼痛缓解。

　　问题：1. 给予患者布洛芬镇痛为何效果不佳？改用吗啡后为何效果较好？

　　　　　2. 使用吗啡时有哪些注意事项？

　　镇痛药（analgesics）是一类作用于中枢神经系统，选择性消除或缓解疼痛的一类药物。大多数药物通过激动阿片受体而产生作用，反复应用易产生依赖性，属麻醉药品，应严格控制使用。

　　疼痛是临床许多疾病的症状，剧烈的疼痛不仅给患者带来痛苦，也可引起生理功能紊乱，严重者可诱发休克，故适当地应用镇痛药是十分必要的。但疼痛的性质、部位及伴随的症状是临床诊断疾病的重要依据，因此，在疾病未确诊前应慎用镇痛药，以免掩盖病情，贻误诊断。

　　目前，临床上应用的镇痛药分为阿片生物碱类镇痛药、人工合成镇痛药和其他类镇痛药三类。根据止痛强度，又可分为强、弱两类。弱镇痛药如可待因、双氢可待因，主要用于轻、中度疼痛和癌性疼痛的治疗。强镇痛药如吗啡、哌替啶、芬太尼主要用于全身麻醉的诱导和维持、术后止痛以及中至重度癌性疼痛的治疗。

知识链接

珍爱生命　远离毒品

　　海洛因是吗啡与其他化学物质混合而合成，又名二乙酰吗啡，为白色粉末，俗称白粉。主要产地在东南亚的缅甸、泰国、老挝三国毗邻地带"金三角"。对人的毒性是吗啡的 5 倍以上，极易成瘾，吸食后首先产生"海洛因情绪"，即吸食后产生欣快感，情绪极好；不吸食时，精神萎靡、情绪恶劣的两极情绪。停用后，戒断症状严重，使吸毒者产生强迫觅药行为，以摆脱戒断症状，体验欣快感。海洛因耐受性产生快，吸毒需求量日益增加，最后要通过静脉注射才能摆脱戒断症状，其强迫性觅药行为常导致吸毒者违法犯罪，危害社会和家人。

第一节　阿片生物碱类镇痛药

阿片（opium）为罂粟科植物罂粟（papaver somniferum）未成熟蒴果浆汁的干燥物，含有 20 余种生物碱，从化学结构上可分为菲类和异喹啉类两大类型。前者如吗啡（含量约 10%）和可待因，具有镇痛作用；后者如罂粟碱，具有平滑肌松弛作用。

吗　啡

【体内过程】

吗啡（morphine）口服后易吸收，首过消除明显，生物利用度低，仅为 25%，故常注射给药，30 分钟可吸收 60%。主要在肝内与葡萄糖醛酸结合而失效，其结合物及少量未结合的吗啡于 24 小时内大部分自肾排泄。血浆 $t_{1/2}$ 2.5～3 小时。吗啡有少量经乳腺排泄，也可通过胎盘进入胎儿体内。

【药理作用】

主要作用于中枢神经系统、平滑肌和心血管系统。

1. 中枢神经系统

（1）镇痛、镇静　吗啡有强大的选择性镇痛作用，皮下注射 5～10mg 即能明显减轻或消除疼痛，但意识及其他感觉不受影响。吗啡对各种疼痛都有效，而对持续性慢性钝痛的效力大于间断性锐痛。吗啡还有明显镇静作用，能消除由疼痛所引起的焦虑、紧张、恐惧等情绪反应，从而显著提高对疼痛的耐受力。随着疼痛的缓解以及对情绪的影响，可出现欣快症。一次给药，镇痛作用可持续 4～5 小时。其镇痛作用与激动脑内特定部位的阿片受体有关。

（2）抑制呼吸　治疗量吗啡即可抑制呼吸，降低呼吸中枢对血液 CO_2 的敏感性，同时，对脑干呼吸调整中枢也有抑制作用，使呼吸频率减慢、潮气量降低。急性中毒时呼吸频率可减慢至 3～4 次/分。呼吸麻痹为急性中毒的主要死因。

（3）镇咳　吗啡抑制咳嗽中枢，有镇咳作用。但因其成瘾性强，故不作为镇咳药使用。

（4）其他　①吗啡兴奋动眼神经缩瞳核，可缩瞳，针尖样瞳孔为其中毒特征。②兴奋延脑催吐化学感受区，导致恶心、呕吐。③影响激素释放：促进垂体后叶释放抗利尿激素；抑制促性腺释放激素释放，使血中黄体生成素（LH）、促卵泡激素（FSH）降低；抑制促肾上腺皮质释放激素的释放，使促肾上腺皮质激素（ACTH）水平降低。

2. 平滑肌

吗啡可止泻及引起便秘。其原因主要是吗啡兴奋胃肠道平滑肌，提高其张力，减少肠蠕动，导致肠内容物通过缓慢，水分吸收增加；加之吗啡对中枢的抑制，使便意迟钝，因而引起便秘，对腹泻患者有止泻作用。治疗量吗啡引起胆道奥狄括约肌痉挛性收缩，使胆道排空受阻，胆囊内压力明显提高，可导致上腹不适甚至胆绞痛。阿托品可部分缓解之。此外，吗啡降低子宫张力，可延长产妇分娩时程，提高输尿管平滑肌及膀胱括约肌张力，引起尿潴留。

3. 心血管系统

治疗量吗啡对血管和心率无明显作用，大剂量吗啡扩张阻力血管及容量血管，可引起体位性低血压，同时因抑制呼吸，使体内 CO_2 蓄积，可致脑血管扩张使颅内压增高。

4. 其他

抑制免疫系统，可抑制淋巴细胞增殖，减少细胞因子分泌，减弱自然杀伤细胞（NKC）的细胞毒作用，也可抑制艾滋病病毒诱导的免疫反应。这可能是吸毒者易感染艾滋病病毒的主要原因。

【临床应用】

1. 镇痛

吗啡对各种疼痛都有效，但因易成瘾，所以除癌症剧痛可长期应用外，一般仅短期用于其他镇痛药无效的急性锐痛，如严重创伤、烧伤、术后疼痛等。对于心肌梗死引起的剧痛，如果血压正常，可用吗啡止痛；同时因吗啡有镇静及扩张血管作用，可减轻患者的焦虑情绪及心脏负荷，有利于缓解症状。用于胆绞痛时，应与阿托品类药合用。

2. 心源性哮喘

左心衰竭突然发生急性肺水肿而引起呼吸困难（称心源性哮喘）时，除应用强心苷、氨茶碱及吸入氧气外，静脉注射吗啡常可产生良好效果。其作用机制是由于吗啡扩张外周血管，减轻心脏前后负荷；同时其镇静作用有利于消除患者的焦虑、恐惧情绪。此外，吗啡降低呼吸中枢对 CO_2 的敏感性，可缓解患者的气促和窒息感。但对于休克、昏迷及严重肺功能不全者禁用。

3. 止泻

适用于非感染性顽固性腹泻，以减轻症状。可选用阿片酊或复方樟脑酊。

【不良反应】

1. 副作用

治疗量吗啡可引起恶心、呕吐（兴奋延脑催吐化学感受区）、便秘、排尿困难、胆绞痛、体位性低血压、嗜睡等副作用。

2. 耐受性及依赖性

连续反复多次应用吗啡易产生耐受性及依赖性，一旦停药，即出现戒断症状，表现为兴奋、失眠、流泪、流涕、出汗、震颤、呕吐、腹泻，甚至虚脱、意识丧失等。若给以足量吗啡，则症状立即消失。成瘾者为追求吗啡的欣快症及避免停药所致戒断症状的痛苦，常不择手段获取吗啡（称为"强迫性觅药行为"），危害极大。故对吗啡等成瘾性药物应严格控制使用，并按国家颁布的《麻醉药品和精神药品管理条例》严格管理。

3. 急性中毒

急性中毒表现为昏迷、瞳孔极度缩小（严重缺氧时则瞳孔散大）、呼吸高度抑制、血压降低甚至休克。呼吸麻痹是致死的主要原因，需人工呼吸和给氧，阿片受体拮抗药纳洛酮对吗啡的呼吸抑制有显著效果，亦可用烯丙吗啡作为拮抗剂。

【禁忌证】

吗啡能通过胎盘或乳汁抑制胎儿或新生儿呼吸，同时能对抗催产素对子宫的兴奋作用而延长产程，故禁用于分娩止痛及哺乳妇女止痛。由于抑制呼吸、抑制咳嗽反射以及释放组胺而致支气管收缩，故禁用于支气管哮喘及肺心病患者。颅脑损伤所致颅内压增高患者、肝功能严重减退患者禁用。前列腺肥大、排尿困难及麻痹性肠梗阻患者禁用。

【用药指导】

（1）减少依赖性。尽量口服给药，避免创伤性给药。

（2）监护特殊人群用药。儿童及老年人由于清除速度缓慢，血浆半衰期长，尤易引起呼吸抑制，应减少给药剂量。妊娠期妇女用药可致新生儿出现戒断症状。吗啡可削弱驾驶和操作机械的能力。

（3）监测用药过量和发生的危象。给药过程中如发生危象征兆，应对症处理。①心动过缓：肌内或静脉注射阿托品；②呼吸抑制：给氧，人工呼吸；③血压下降：给予适宜的升压药和补液；④肌肉僵直：严重时应静脉注射适量的肌松药，并进行人工呼吸；⑤纳洛酮静脉注射，必要时重复给药。

（4）药物相互作用。①吗啡与抗胆碱药尤其是阿托品合用，会加重便秘，可增加麻痹性肠梗阻和尿潴留的危险；②硫酸镁与吗啡合用可增强中枢抑制，增加呼吸抑制和低血压风险；③单胺氧化酶抑制剂与吗啡合用可发生严重的、甚至致死的不良反应，包括躁狂、多汗、僵直、呼吸抑制、昏迷、惊厥和高热。

可待因

可待因（codeine）又称甲基吗啡，在阿片中含量约 0.5%。口服后易吸收。大部分在肝内代谢。

可待因的镇痛作用仅为吗啡的 1/12，镇咳作用为其 1/4。持续时间则与吗啡相似。镇静作用不明显。欣快症及依赖性也弱于吗啡，但仍属麻醉药品。在镇咳剂量时，对呼吸中枢抑制轻微，无明显便秘、尿潴留及体位性低血压的副作用。

临床上，可待因用于中等程度疼痛的止痛，与解热镇痛药合用有协同作用；是典型的中枢性镇咳药，用于无痰干咳及剧烈频繁的咳嗽。

第二节　人工合成镇痛药

吗啡需从阿片中提取，且易产生依赖性，是其严重缺点。为了寻找更好的代用品，人工合成了哌替啶等一系列镇痛药，它们的依赖性均较吗啡轻。根据化学结构不同可分为四类：①苯哌啶类，如芬太尼、舒芬太尼和阿芬太尼等；②二苯甲烷类，如美沙酮、右丙氧芬；③吗啡烷类，如左啡诺、布托啡诺；④苯并吗啡烷类，如喷他佐辛、非那佐辛。

哌替啶

哌替啶（pethidine）又名杜冷丁（dolantin），是临床常用的人工合成镇痛药。

【体内过程】

口服生物利用度为 40%～60%，血浆半衰期约 3 小时。皮下或肌内注射后吸收迅速，起效快，故临床常注射给药。主要在肝代谢，再以结合型或游离型自尿排出。其代谢产物去甲哌替啶有中枢兴奋作用，中毒时发生惊厥可能与此有关。

【药理作用】

1. 中枢神经系统

皮下或肌内注射后 10 分钟可产生镇静、镇痛作用，但持续时间比吗啡短，仅 2～4

小时。部分病例出现欣快，成瘾性发生较慢，戒断症状持续时间较短。镇痛效价弱于吗啡，注射 80 ~ 100mg 哌替啶约相当于 10mg 吗啡的镇痛效力。与吗啡在等效镇痛剂量时，抑制呼吸的程度相等。对延脑催吐化学感受器有兴奋作用，并能增加前庭神经的敏感性，易致眩晕、恶心、呕吐。

2. 平滑肌

能轻度提高胃肠道平滑肌及括约肌张力，减少推进性蠕动，作用时间短，故不引起便秘，也无止泻作用。能引起胆道括约肌痉挛，提高胆道内压力，但比吗啡弱。治疗量对支气管平滑肌无影响，大剂量则引起收缩。对妊娠末期子宫，不对抗催产素兴奋子宫的作用，故不延缓产程。

3. 心血管系统

治疗量可致体位性低血压，原因同吗啡。由于抑制呼吸，也能使体内 CO_2 蓄积，引起脑血管扩张而致颅内压力升高。

【临床应用】

（1）镇痛。哌替啶对各种剧痛如创伤性疼痛、手术后疼痛、内脏绞痛、晚期癌痛都有止痛效果，为吗啡的代用品。但因其代谢产物有中枢神经兴奋作用，且需注射给药、应用不便，现不提倡长期用于癌痛治疗。用于胆绞痛时，与阿托品合用。

（2）麻醉前给药及人工冬眠。哌替啶的镇静作用可消除患者手术前紧张、恐惧情绪，减少麻醉药用量；与氯丙嗪、异丙嗪合用组成冬眠合剂用于人工冬眠疗法。

（3）可用于心源性哮喘，机制同吗啡。

【不良反应】

治疗量哌替啶的不良反应与吗啡相似，可致眩晕、恶心、呕吐、心悸及体位性低血压。久用也可致耐受性、依赖性。剂量过大可明显抑制呼吸。偶可致震颤、肌肉痉挛、反射亢进甚至惊厥，中毒解救时可配合抗惊厥药。新生儿对哌替啶的抑制呼吸作用极为敏感，故产妇于临产前 2 ~ 4 小时内不宜使用。禁忌证同吗啡。属麻醉药品。

【用药指导】

（1）静脉注射后可出现外周血管扩张，血压下降，尤其与中枢抑制药合用时明显。

（2）注意勿将药物注射到神经干附近，否则产生局麻或神经阻滞作用。

（3）中毒解救可静脉注射纳洛酮，亦可用烯丙吗啡，但可能加重兴奋惊厥症状，可用地西泮或巴比妥类药物缓解。

（4）本品务必在单胺氧化酶抑制剂停用 14 日以上方可给药，而且应先试用小剂量（1/4 常用量），否则会出现难以预测的、严重的并发症，严重者可致死。

安那度

安那度（anadol）为短效镇痛药。皮下注射 10 ~ 20mg，5 分钟后即起效，维持 2 小时。静脉注射 1 ~ 2 分钟见效，维持 0.5 ~ 1 小时。主要用于短时止痛，如骨科、外科、五官科小手术以及泌尿外科器械检查等。也可与阿托品合用，以解除胃肠道、泌尿道平滑肌痉挛性疼痛。副作用有轻微而短暂的眩晕、多汗、无力等。呼吸抑制与依赖性均较轻，但仍属麻醉药品。

芬太尼

芬太尼（fentanyl）镇痛等效剂量为吗啡的 1/100，显效快，肌内注射后 15 分钟起效，维持 1~2 小时。可用于各种剧痛。芬太尼透皮贴剂是目前用于癌症疼痛的常用药物。注射剂与静脉麻醉药异丙酚合用，可用于无痛人流。芬太尼是目前复合全麻中常用的药物，用于麻醉前给药和麻醉诱导。

不良反应有眩晕、恶心、呕吐及胆道括约肌痉挛致胆心绞痛。大剂量产生明显肌肉僵直。静脉注射过速易抑制呼吸，纳洛酮能对抗之。禁用于支气管哮喘、颅脑肿瘤或颅脑外伤引起昏迷的患者以及两岁以下小儿。久用产生耐受性、依赖性。属麻醉药品。

老年人首次剂量应适当减量。快速注射本品可引起胸壁、腹壁肌肉僵硬，影响通气。本品务必在单胺氧化酶抑制剂停用 14 日以上方可给药。本品有一定刺激性，不得误入气道及涂抹于皮肤上。

美沙酮

美沙酮（methadone）药理作用性质与吗啡相似，但口服吸收率较吗啡高。其镇痛作用强度、持续时间与吗啡相当，但耐受性与依赖性发生较慢，戒断症状略轻，且易于治疗。目前临床除用于镇痛外，还常用于戒毒的替代疗法。用口服美沙酮代替注射吸毒，可阻断因共用注射器传播艾滋病、乙肝等疾病的途径。同时，也有利于戒除对海洛因的毒瘾。其不良反应与吗啡类似，但略轻，仍属麻醉药品。

喷他佐辛

喷他佐辛（pentazocine，镇痛新）为阿片受体部分激动药。

【药理作用及临床应用】

皮下或肌内注射 30mg 喷他佐辛的镇痛效果与吗啡 10mg 相当。用量达 60~90mg，则可产生精神症状，大剂量纳洛酮可对抗之。胆道括约肌的兴奋作用较弱，故胆道内压力上升不明显。对心血管系统的作用不同于吗啡，大剂量反而加快心率，升高血压，与其能提高血浆中去甲肾上腺素水平有关。因依赖性很小，在药政管理上已列入非麻醉品。本品适用于各种急性剧痛。因代谢速度个体差异大，故镇痛效果个体差异也大。

【不良反应】

常见镇静、眩晕、恶心、出汗。剂量增大时能引起呼吸抑制、血压升高、心率增快，有时可引起焦虑、恶梦、幻觉等。纳洛酮能对抗其呼吸抑制作用。

二氢埃托啡

二氢埃托啡（dihydroetorphine）为我国生产的强效镇痛药，口服首过消除明显，常舌下含服，5~15 分钟生效。本品为吗啡受体激动药。镇痛效价强，等效剂量为吗啡的千分之一左右。用量小，镇痛作用短暂，仅 2 小时左右。小剂量间断用药不易产生耐受性，大剂量连续用药易出现耐受性和依赖性，属麻醉药品。本品可用于镇痛、诱导麻醉、复合麻醉及内镜检查术前用药，过量中毒表现症状同吗啡，可用纳洛酮对抗。

第三节　其他镇痛药

曲马朵

曲马朵（tramadol）为阿片受体激动药，其镇痛作用强度与喷他佐辛相似。口服易于吸收，生物利用度约 90%。治疗剂量时不抑制呼吸，不影响心血管功能，也不产生便秘等副作用。适用于中度及重度急慢性疼痛。长期应用也可产生依赖性，属精神药品。

布桂嗪（bucinnazine）又名强痛定（fortanodyn），其镇痛等效剂量约为吗啡的 3 倍。不良反应和其他镇痛药相似，偶有多汗、头晕、恶心、呕吐、口干、疲劳等。临床上多用于偏头痛、三叉神经痛、炎症性和外伤性疼痛、关节痛、痛经及癌痛等。偶有恶心、头晕、困倦等神经系统反应，停药后即消失。宜慎用，属精神药品。

延胡索乙素及罗通定

延胡索（corydalis ambigua）为罂粟科草本植物，药用其块茎，又名玄胡、元胡，能活血散瘀、行气止痛。经研究发现，所含延胡索乙素（dl - tetrahydropalmatine，消旋四氢巴马汀）有镇痛作用，有效部分为左旋体，即罗通定（rotundine）。

口服延胡索乙素及罗通定吸收良好，镇痛作用较解热镇痛药强。研究证明其镇痛作用与脑内阿片受体无关。对慢性持续性钝痛效果较好，对创伤或手术后疼痛、晚期癌症的止痛效果较差。可用于治疗胃肠及肝胆系统等内科疾病所引起的钝痛、一般性头痛以及脑震荡后头痛等。也可用于痛经及分娩止痛，对产程及胎儿均无不良影响。无依赖性。

第四节　阿片受体拮抗剂

纳洛酮

纳洛酮（naloxone）化学结构与吗啡极相似，对阿片受体有阻断作用。纳洛酮本身并无明显药理效应及毒性，注射 12mg 后，不产生任何症状；注射 24mg 只产生轻微困倦。但对吗啡中毒者，小剂量（0.4~0.8mg）肌内或静脉注射能迅速拮抗吗啡的作用，1~2 分钟就可消除呼吸抑制现象，增加呼吸频率。对吗啡成瘾者可迅速诱发戒断症状，表明纳洛酮在体内与吗啡竞争同一受体。临床适用于阿片类镇痛药急性中毒，可拮抗呼吸抑制及其他中枢抑制症状，使昏迷者迅速复苏。临床也常用于急性酒精中毒的解救及新生儿窒息。

现认为，急性酒精中毒时体内释放大量的内啡肽物质，兴奋脑内阿片受体，从而出现中枢抑制症状，严重者因呼吸循环衰竭而死亡。急性酒精中毒嗜睡或昏睡时可将纳洛酮 0.4mg 加入 5% 葡萄糖注射液 200ml 静脉滴注，昏迷者首剂 0.8mg 静脉推注，必要时每 0.5~1 小时给药 0.4~0.8mg 直至清醒，疗效确切，毒副作用小。新生儿窒息可用纳洛酮 0.01mg/kg 静滴。

纳曲酮（naltrexone）的作用与纳洛酮相同，但口服生物利用度较高，作用维持时间较长。

知识链接

癌症患者三级止痛阶梯治疗

癌痛治疗三阶梯方法：根据癌症患者的疼痛程度适当选择相应的镇痛药，即对轻度疼痛的患者应主要选用解热镇痛抗炎类药（如阿司匹林、对乙酰氨基酚、布洛芬、吲哚美辛等）；若为中度疼痛者应选用中效能镇痛药（如可待因、氨酚待因、布桂嗪、曲马朵等）；若为重度疼痛者应选用强效能镇痛药（如吗啡、哌替啶、美沙酮、二氢埃托啡等）。在用药过程中要尽量选择口服给药途径，有规律地按时给药以维持不痛。药物剂量应个体化，需要时可加用辅助药物，如解痉药、精神治疗药（抗抑郁药或抗焦虑药）等。

◈ 常用药物制剂和用法 ◈

盐酸吗啡　片剂：5mg、10mg。每次10mg，皮下注射。极量：口服每次30mg，100mg/d。皮下注射：每次20mg，60mg/d。

磷酸可待因　片剂：15mg、30mg。每次15～30mg，3次/日。极量：每次0.1mg，0.25mg/d，口服。

阿片酊　含吗啡约1%、乙醇3%。每次0.3～1ml，3次/日，口服。极量：每次2ml，6ml/d。

复方樟脑酊　每100ml含阿片酊5ml。常用量每次2～5ml（相当于吗啡1～2.5mg），3次/日。用于腹泻、腹痛及镇咳。

盐酸哌替啶　注射剂：50mg/ml、100mg/2ml。每次100mg，肌内注射。极量：每次150mg，600mg/d。

安那度　注射剂：10mg/ml、20mg/ml。每次10～20mg，皮下注射或肌内注射。极量：每次30mg，60mg/d。

盐酸美沙酮　片剂：2.5mg。口服，每次5～10mg，2～3次/日。注射剂：5mg/ml。每次5～10mg，肌内注射。

枸橼酸芬太尼　注射剂：0.1mg/2ml。每次0.05～0.1mg，皮下或肌内注射。

盐酸喷他佐辛　片剂：25mg、50mg。每次50mg，口服。

乳酸喷他佐辛　注射剂：15mg/ml、30mg/ml。每次30mg，皮下注射或肌内注射。

盐酸二氢埃托啡　片剂：20μg、40μg。注射剂：20μg/ml。每次20～40μg，180μg/d，舌下含用。每次10～20μg，90μg/d，肌内注射。

盐酸曲马朵　胶囊剂：50mg。口服，每次50mg，3次/日。注射剂：50mg、100mg。每次50mg，50～200mg/d，缓慢静滴。

布桂嗪　片剂：30mg、60mg。注射剂：50mg/ml、100mg/2ml。每次60mg，3～4次/日，口服。每次50mg，皮下注射。

纳洛酮　注射剂：0.4mg/ml。每次0.4～0.8mg，肌内注射或静脉注射。

硫酸延胡索乙素　片剂：30mg。注射剂：60mg/2ml。每次100～150mg，3次/日，口服。每次60～100mg，皮下注射。

盐酸罗通定　片剂：30mg、60mg。每次60～100mg。3次/日，口服。

硫酸罗通定　注射剂：60mg/2ml。每次60～90mg，肌内注射。

📝 目标检测

一、选择题

1. 下列对吗啡药理作用的描述哪项是错误的（　　　）

   A. 抑制呼吸　　　　　　　　　　B. 提高膀胱括约肌张力

   C. 兴奋胃肠道平滑肌　　　　　　D. 收缩外周血管平滑肌

   E. 镇痛、镇静

2. 下列关于吗啡抑制呼吸的叙述哪项是错误的（　　　）

   A. 呼吸频率减慢　　　　　　　　B. 潮气量降低

   C. 降低呼吸中枢对 CO_2 敏感性　　D. 呼吸频率增加

   E. 抑制脑桥呼吸调节中枢

3. 下述吗啡对心血管系统作用哪项是错误的（　　　）

   A. 扩张容量及阻力血管

   B. 降压作用是由于中枢交感张力降低，外周小动脉扩张

   C. 降压作用部分与吗啡促进组胺释放有关

   D. 可致脑血管扩张使颅内压升高

   E. 可直接兴奋心脏引起心率加快

4. 下列对阿片类药物的叙述哪项是错误的（　　　）

   A. 镇痛的同时意识丧失　　　　　B. 镇痛作用强大

   C. 反复多次应用易成瘾　　　　　D. 又称麻醉性镇痛药

   E. 镇痛作用与激动阿片受体有关

5. 吗啡禁用于分娩止痛及哺乳妇女止痛的原因是（　　　）

   A. 促进组胺释放　　　　　　　　B. 激动蓝斑核的阿片受体

   C. 呼吸抑制、血管扩张和延长产程　D. 抑制去甲肾上腺素神经元活动

   E. 以上都不是

6. 关于哌替啶的不良反应，下列错误的是（　　　）

   A. 轻微的阿托品样作用　　　　　B. 反复应用易产生成瘾性

   C. 偶可引起肌肉痉挛　　　　　　D. 可致心率加快

   E. 过量不引起呼吸抑制

7. 哌替啶不具有下列哪项作用（　　　）

   A. 镇痛、镇静　　　　　　　　　B. 欣快感

   C. 止咳　　　　　　　　　　　　D. 恶心、呕吐

   E. 抑制呼吸

8. 下列哪个药物可用于人工冬眠（　　　）

   A. 吗啡　　　　　　　　　　　　B. 哌替啶

   C. 喷他佐辛　　　　　　　　　　D. 曲马朵

   E. 纳洛酮

9. 偏头痛、三叉神经痛宜选用下列哪个镇痛药（　　　）

   A. 吗啡　　　　　　　　　　　　B. 哌替啶

    C. 布桂嗪   D. 美沙酮

    E. 曲马朵

二、填空题

1. 镇痛药久用均可导致_____ 、_____ ；过量中毒时可因_____ 而死亡。

2. 吗啡急性中毒的表现症状有_____ 、_____ 、_____等，抢救措施有_____ 、_____ 、_____等。

3. 哌替啶的用途有_____ 、_____ 、_____ 、_____ 。

4. 常用于戒毒替代疗法的是_____ ，原因是_____ 、_____ 。

5. 属精神药品的镇痛药是_____ 、_____ ，无成瘾性的镇痛药是_____ 。

6. 纳洛酮是_____ 受体的拮抗剂，用途有_____ 、_____等。

三、问答题

1. 吗啡治疗心源性哮喘的机制有哪些？

2. 解热镇痛类药与阿片类镇痛药的镇痛作用有何区别？（试从镇痛作用机制、用途、不良反应方面比较）

学习小结

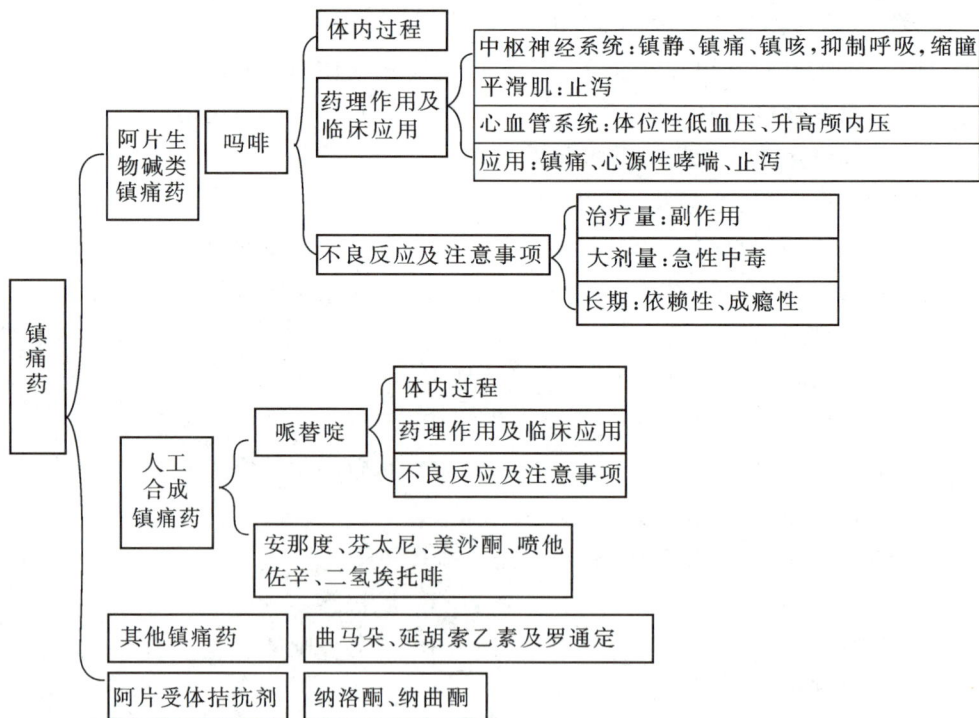

任务四　解热镇痛抗炎药和抗痛风药

【目的要求】

1. 掌握解热镇痛抗炎药的临床应用、典型不良反应及用药指导。

2. 掌握阿司匹林的作用、用途、不良反应。

3. 熟悉对乙酰氨基酚、布洛芬、吡罗昔康的作用特点及应用。

4. 了解保泰松、吲哚美辛等药的作用特点。

5. 了解解热镇痛抗炎药和抗痛风药的分类及作用特点。

6. 了解常用抗痛风药的典型不良反应及用药指导。

◇**案例导入**◇

　　患者，男，68岁，双侧膝关节疼痛肿胀，经诊断，为风湿性关节炎急性发作。口服阿司匹林0.6g，每日三次。3天后关节肿痛症状缓解，2个月后，患者常出现牙龈出血，并有上腹部不适。

　　问题：1. 给予患者阿司匹林治疗是否正确？为什么？

　　　　　2. 患者长期使用阿司匹林后出现的症状如何解释？如何处理？

　　解热镇痛抗炎药又名非甾体类抗炎药（NSAID），是一类具有解热、镇痛，而且大多数还有抗炎、抗风湿作用的药物。它们在化学结构上虽属不同类别，但都可通过抑制细胞的花生四烯酸代谢物——环氧酶（COX），减少体内前列腺素（prostaglandin，PG）的生物合成，目前认为这是它们共同作用的基础。乙酰水杨酸是这类药物的代表，因此有人将这类药物称为乙酰水杨酸类药物。它们有以下三种共同作用。

🖋 **知识链接**

前列腺素

　　前列腺素是广泛存在于人和哺乳动物各组织和体液中的一组局部激素。因最初在人的精液中发现，推测其来自前列腺故名。现已知人体许多组织均可合成前列腺素，在体内由花生四烯酸合成。由于各组织内合成前列腺素的酶不同，合成的前列腺素结构有所差异，按结构差异分为A、B、C、D、E、F、G、H、I等类型。前列腺素广泛参与人体的生理活动和病理反应。

1. 解热作用

　　解热镇痛抗炎药能降低发热者的体温，而对正常体温者几乎无影响。这与氯丙嗪对体温的影响不同，在物理降温配合下，氯丙嗪能使正常人体温降低，并可降至正常体温以下。

下丘脑体温调节中枢通过对产热及散热两个过程的精细调节，使体温维持在相对恒定水平。传染病之所以发热，是由于病原体及其毒素刺激中性粒细胞，产生与释放内热原，后者进入中枢神经系统，作用于体温调节中枢，将调定点提高至 37℃ 以上，这时产热增加，散热减少，因此体温升高。能引起内热原释放的各种因素都可引起发热。内热原并非直接作用于体温调节中枢，而是使中枢合成与释放 PG 增多，PG 再作用于体温调节中枢而引起发热。解热镇痛药对内热原引起的发热有解热作用，但对直接注射 PG 引起的发热则无效，可说明它们是通过抑制中枢 PG 合成而发挥解热作用的。

发热是机体的一种防御反应，热型是诊断疾病的重要依据。故对一般发热可不必急于使用解热药，但热度过高或持续发热，消耗体力，可引起头痛、失眠、谵妄、昏迷等症状。小儿高热易发生惊厥，严重者可危及生命，必须用解热药降低体温，缓解高热引起的并发症。但解热药只是对症治疗，仍应着重病因治疗。

2. 镇痛作用

解热镇痛药仅有中等程度镇痛作用，对各种严重创伤性剧痛及内脏平滑肌绞痛无效；对临床常见的慢性钝痛如头痛、牙痛、神经痛、肌肉或关节痛、痛经等则有良好镇痛效果；不产生欣快感与依赖性，故临床应用广泛。

本类药物镇痛作用部位主要在外周。组织损伤或有炎症时，局部产生与释放某些致痛化学物质（也是致炎物质）如缓激肽等，同时也产生与释放 PG。缓激肽直接作用于痛觉感受器引起疼痛；PG 本身除有致痛作用外还可使痛觉感受器对缓激肽等致痛物质的敏感性提高，因此，在炎症过程中，PG 的释放对炎性疼痛起到了放大作用。解热镇痛药可抑制 PG 的合成，因而有镇痛作用。

3. 抗炎作用

大多数解热镇痛药都有抗炎作用，对控制风湿性及类风湿性关节炎的症状有肯定疗效，但不能根治。PG 是参与炎症反应的活性物质，将极微量 PGE_2 皮内或静脉注射，均能引起炎症反应；而炎症组织（如类风湿性关节炎）中也有大量 PG 存在；PG 与缓激肽等致炎物质有协同作用。解热镇痛药抑制炎症反应时 PG 的合成与释放，从而缓解炎症症状。

常用的解热镇痛抗炎药按化学结构与作用机制可分为水杨酸类、乙酰苯胺类、吡唑酮类、芳基乙酸类、芳基丙酸类、1，2-苯并噻嗪类、选择性 COX-2 抑制剂等。各类药物均具有解热镇痛作用，但在抗炎作用方面则各具特点，如乙酰水杨酸和吲哚美辛的抗炎作用较强，某些有机酸的抗炎作用中等，而苯胺类几乎无抗炎作用。

知识链接

COX 环氧酶

COX-1 存在于胃、血管及肾等正常组织中，参与调节血管舒缩、血小板聚集、胃黏膜血流、胃液分泌及肾脏功能，具有生理性保护作用。COX-2 促使合成 PGs（前列腺素类），参与发热、疼痛、炎症等病理过程。解热镇痛抗炎药可分为非选择性环氧酶抑制药和选择性环氧酶抑制药。选择性 COX-2 抑制剂对 COX-1 的抑制作用弱，表现为解热镇痛抗炎作用增强，而胃肠道不良反应减轻。

第一节　水杨酸类

水杨酸类（salicylates）药物包括乙酰水杨酸（acetylsalicylic acid）和水杨酸钠（sodium salicylate）。水杨酸本身因刺激性大，仅作为外用，有抗真菌及溶解角质的作用。本类药物中最常用的是乙酰水杨酸。

阿司匹林

【体内过程】

阿司匹林（aspirin，乙酰水杨酸）口服后，大部分在小肠吸收。吸收率和溶解度与胃肠道 pH 值有关，食物可降低吸收速率，但不影响吸收量。0.5～2 小时血药浓度达峰值。吸收后，迅速被酯酶水解为水杨酸，以水杨酸盐的形式迅速分布至全身各组织。也可进入关节腔及脑脊液，并可通过胎盘。与血浆蛋白结合率高，可达 80%～90%。经肝药酶代谢，大部分代谢物与甘氨酸结合，自肾排泄。

尿液 pH 的变化对水杨酸盐排泄量的影响很大，在碱性尿时可排出 85%，而在酸性尿时仅排出 5%。这是由于碱性尿中，水杨酸盐解离增多，再吸收减少所致，尿呈酸性时则相反。故同时服用碳酸氢钠可促进其排泄。

【药理作用及临床应用】

1. 解热镇痛及抗风湿

本品有较强的解热、镇痛作用，常与其他解热镇痛药配成复方制剂，用于头痛、牙痛、肌肉痛、神经痛、痛经及感冒发热等；抗炎、抗风湿作用也较强，可使急性风湿热患者于 24～48 小时内退热，关节红、肿及剧痛缓解，血沉下降，患者主观感觉好转。由于控制急性风湿热的疗效迅速而确实，故也可用于鉴别诊断。对类风湿性关节炎也可迅速镇痛，消退关节炎症，减轻关节损伤，目前仍是对症治疗的首选药。用于抗风湿时，最好用至最大耐受剂量，一般成人每日 3～5g，分 4 次于饭后服。长期大量用药治疗风湿性及类风湿性关节炎时，为保证用药的有效性与安全性，应根据患者用药后的反应，调整给药剂量及间隔时间。

2. 影响血栓形成

血栓素 A_2（TXA_2）是强大的血小板释放及聚集的诱导剂，小剂量阿司匹林（50～100mg/d）可使 TXA_2 合成减少，发挥抗血小板聚集及抗血栓形成的作用。本品可用于预防心肌梗死和脑血栓等血栓性疾病。急性心肌梗死时，首次口服 0.3g，以迅速达有效浓度，以后每日口服 0.1g，长期维持。

【不良反应】

小剂量服用不良反应少，长期大量服用则有较多不良反应。

1. 胃肠道反应

胃肠道反应最为常见。口服可直接刺激胃黏膜，引起上腹不适、恶心、呕吐。血浓度高则刺激延脑催吐化学感受区（CTZ），而致恶心、呕吐。较大剂量口服可引起胃溃疡及不易察觉的胃出血（无痛性出血），原有溃疡病者症状加重。饭后服药，或服用肠溶片可减轻或避免以上反应。内源性 PG 对胃黏膜有保护作用，如将 PGE_2 与乙酰水杨酸同服，可减少后者引起的胃出血，其疗效与 PGE_2 的剂量成比例，提示乙酰水杨酸致溃疡与它抑制胃黏膜合成 PG 有关。胃、肠溃疡患者禁用。

2. 凝血障碍

小剂量乙酰水杨酸可抑制血小板聚集，延长出血时间。大剂量（5g/d 以上）或长期服用，可干扰维生素 K 参与凝血酶原合成，延长凝血酶原时间，导致凝血障碍，维生素 K 可以预防。严重肝损害、低凝血酶原血症、维生素 K 缺乏等，均应避免服用乙酰水杨酸。手术前一周应停用乙酰水杨酸。

3. 过敏反应

少数患者可出现荨麻疹、血管神经性水肿，偶见过敏性休克。某些哮喘患者服乙酰水杨酸或其他解热镇痛药后可诱发哮喘，称为"阿司匹林哮喘"，与其抑制 PG 生物合成有关。因 PG 合成受阻，内源性支气管收缩物质居于优势，导致支气管痉挛，诱发哮喘。肾上腺素治疗"阿司匹林哮喘"无效，可用抗组胺药和糖皮质激素治疗。哮喘及慢性荨麻疹患者禁用乙酰水杨酸。

4. 水杨酸反应

乙酰水杨酸剂量过大（5g/d 以上）时，可出现头痛、眩晕、恶心、呕吐、耳鸣、视力减退、听力减退，称为水杨酸反应，是水杨酸类中毒的表现。严重者可出现过度呼吸、酸碱平衡失调，甚至精神错乱。应立即停药并静脉滴入碳酸氢钠溶液以碱化尿液，加速其自尿排泄。

5. 瑞夷（Reye）综合征

据报道病毒性感染伴有发热的儿童或青年服用乙酰水杨酸后有发生瑞夷综合征的危险，表现为严重肝功能不良合并脑病，虽少见，但可致死。病毒感染（如患流感、水痘等）的小儿忌用。

【用药指导】

1. 权衡非甾体类抗炎药的获益与所导致溃疡和出血的风险

非甾体类抗炎药是把双刃剑，一方面具有退热、镇痛、抗炎、抗血小板和抗过氧化作用；另一方面可导致消化道溃疡形成、出血。其风险随年龄和剂量增加而明显增加，服药后 1～12 个月为消化道损伤的高发阶段，合并幽门螺杆菌感染和联合用药（糖皮质激素、抗凝血药）者更为危险。

（1）为减少 NSAID 所致的消化道损伤与出血，应严格控制适应证和应用人群。老年人并有胃肠道疾病者，宜选用选择性 COX－2 抑制剂（如美洛昔康、氯诺昔康、尼美舒利、塞来昔布、帕瑞昔布）。建议用最低有效剂量和最短的疗程。有心肌梗死或脑卒中者禁用选择性 COX－2 抑制剂。

（2）剂量应个体化，在一种 NSAID 药足量使用 1～2 周无效后才更改为另一种。避免两种或两种以上 NSAID 药同时服用。

（3）不宜空腹服用（宜餐后或餐中），如口服胃肠不能耐受者，可选用肠溶剂型，或更换药物剂型和给药途径，如外涂或塞肛。

（4）酒精可致出血和出血时间延长，服用期间应戒酒。

2. 关注非甾体类抗炎药潜在的心血管风险

目前认为 NSAID 药均具有潜在的心血管风险，可能导致血压升高、水肿、心力衰竭加重、心肌缺血事件增加，脑卒中增加，死亡率增加。机制可能与抑制前列环素 2（PGI_2）有关。NSAID 药出现心血管风险的大小排序为：特异性 COX－2 抑制药 > 选择性 COX－2 抑制药 > 非选择性 COX 抑制药。选择性 COX－1 抑制药（如低剂量阿司匹林）具有心血管保护作用，因此服用小剂量阿司匹林没有心血管风险反而有益。而主要抑制 COX - 2 的环氧化酶抑制剂，随着胃肠道不良反应的减少，心血管不良反应却增加。有心肌梗死或脑卒中者禁用选择性 COX - 2 抑制剂。

3. 注意非甾体类抗炎药应用的安全性

长期应用 NSAID 药者应定期监测肝、肾功能及凝血功能。肝、肾功能不全者慎用或禁用。哮喘及慢性荨麻疹患者禁用乙酰水杨酸。阿司匹林和吲哚美辛等易通过胎盘，并由乳汁分泌，诱发胎儿和婴幼儿毒性反应，妊娠期和哺乳期妇女禁用。

4. 药物相互作用

本药与双香豆素合用时，可从血浆蛋白结合部位置换双香豆素，提高游离型双香豆素血浓度，增强其抗凝作用，易致出血。本药也可置换甲磺丁脲，增强其降血糖作用，易致低血糖反应。与肾上腺皮质激素合用，也因蛋白置换作用使其抗炎作用增强，导致其诱发溃疡的作用也增强。本药阻碍甲氨蝶呤从肾小管分泌而增强其毒性。与呋塞米合用，因竞争肾小管分泌系统而使水杨酸排泄减少，可致蓄积中毒。

第二节　苯胺类

对乙酰氨基酚

对乙酰氨基酚（acetaminophen）又名扑热息痛（paracetamol）。

【体内过程】

口服易吸收，大部分在肝内与葡萄糖醛酸和硫酸结合后失效，极少部分经肝药酶代谢为羟化物致肝损害，均经肾排泄。

【药理作用及临床应用】

对乙酰氨基酚是临床最常用的解热镇痛药，复方抗感冒制剂中多含此药，用于缓解感冒所致头痛、发热等症状。WHO 推荐对乙酰氨基酚为儿童高热时首选的解热镇痛药。本品可缓解轻、中度疼痛，如头痛、关节痛、神经痛和肌肉痛，无抗炎抗风湿作用。

【不良反应及用药指导】

治疗量应用短时不良反应较少，胃肠反应较阿司匹林轻，不诱发溃疡和瑞夷综合征。长期大剂量服用可致慢性肾炎、肾乳头坏死，过量中毒可致肝坏死，成人一次口服 7.5g 即可产生肝毒性作用。偶见皮疹、药热等过敏反应。

第三节　吡唑酮类

本类药物包括保泰松（phenylbutazone；布他酮，butazolidin）及其代谢产物羟基保泰松（oxyphenbutazone）。

保泰松

【体内过程】

口服吸收迅速完全，2 小时达峰浓度，吸收后 98% 与血浆蛋白结合，再缓慢释出，故作用持久，血浆 $t_{1/2}$ 为 50 ~ 65 小时。保泰松可穿透滑液膜，在滑液膜间隙内的浓度可达血浓度的 50%，停药后，关节组织中保持较高浓度可达 3 周之久。本药主要由肝药酶代谢为羟化物及其葡萄糖醛酸结合物，经肾排泄。羟基保泰松的血浆蛋白结合率也很高，血浆 $t_{1/2}$ 长达几天，长期服用保泰松、羟基保泰松可在体内蓄积中毒。保泰松可诱导肝药酶，加速自身代谢。

【药理作用及临床应用】

抗炎抗风湿作用强，解热镇痛作用较弱。临床主要用于风湿性及类风湿性关节炎、强直性脊柱炎。本药对以上疾病的急性进展期疗效好；较大剂量可减少肾小管对尿酸的再吸收，促进尿酸排泄，可用于急性痛风。偶也用于恶性肿瘤及寄生虫病（急性丝虫病、急性血吸虫病）引起的发热。不良反应多，现已少用。

【不良反应及用药指导】

10%～45%患者有不良反应，其中10%～15%患者必须停药，故不宜大量长期用药。

（1）胃肠反应　常见为恶心、上腹不适、呕吐、腹泻。饭后服药可减轻。大剂量可引起胃、十二指肠出血、溃疡，与本药抑制PG合成有关。溃疡病者禁用。

（2）水钠潴留　保泰松能直接促进肾小管对氯化钠及水的再吸收，引起水肿。故用本药时应忌盐。高血压、心功能不全患者禁用。

（3）过敏反应　常见为皮疹，偶致剥脱性皮炎、粒细胞缺乏、血小板减少及再生障碍性贫血，应高度警惕。如有粒细胞减少，应立即停药并用抗菌药防治感染。

（4）肝、肾损害　偶致肝炎及肾炎。肝、肾功能不良者禁用。

（5）甲状腺肿大及黏液性水肿　保泰松抑制甲状腺摄取碘所致。羟基保泰松除无排尿酸作用及胃肠反应较轻外，作用、用途及不良反应同保泰松。

（6）药物相互作用　保泰松诱导肝药酶，加速自身代谢，也加速强心苷代谢；还可通过血浆蛋白结合部位的置换，加强口服抗凝药、口服降糖药、苯妥英钠及肾上腺皮质激素的作用及毒性。当保泰松与这些药物合用时，应予注意。

第四节　其他抗炎有机酸类

吲哚美辛

吲哚美辛（indomethacin，消炎痛）为人工合成的吲哚衍生物。口服吸收迅速而完全，3小时血药浓度达峰值。吸收后90%与血浆蛋白结合。主要在肝代谢，代谢物从尿、胆汁、粪便排泄，10%～20%以原形从尿中排出。血浆 $t_{1/2}$ 为2～3小时。长期应用无蓄积作用。

【药理作用及临床应用】

吲哚美辛是最强的PG合成酶抑制药之一，有显著抗炎及解热作用，对炎性疼痛有明显镇痛效果。但不良反应多，故仅用于其他药物疗效不显著的病例。对急性风湿性及类风湿性关节炎的疗效与保泰松相似，约2/3患者可得到明显改善。如果连用2～4周仍不见效者，应改用他药。对强直性脊柱炎、骨关节炎也有效，对癌性发热及其他不易控制的发热常能见效。

【不良反应及用药指导】

30%～50%患者用治疗量吲哚美辛后发生不良反应，约20%患者必须停药。大多数反应与剂量过大有关。

（1）胃肠反应　有食欲减退、恶心、腹痛、上消化道溃疡等。偶可致穿孔、出血、腹泻，还可引起急性胰腺炎。

（2）中枢神经系统　25% ~ 50% 患者有头痛、眩晕，偶有精神失常。

（3）造血系统　可引起粒细胞减少、血小板减少、再生障碍性贫血等。血液病及其他出血性疾病患者慎用。

（4）过敏反应　常见为皮疹，严重者引起哮喘。支气管哮喘者禁用本药。本药抑制 PG 合成酶作用强大。与阿司匹林间存在交叉过敏反应。

（5）心血管风险　本品可导致水钠潴留，心功能不全及高血压患者慎用。

本药禁用于孕妇、儿童、机械操作人员、精神失常、溃疡病、癫痫、支气管哮喘、帕金森病及肾病患者。

舒林酸

舒林酸（sulindac，苏林大）的作用及应用均似吲哚美辛，其特点是作用较持久，不良反应也较少。

甲芬那酸、氯芬那酸和双氯芬酸

甲芬那酸（mefenamic acid，甲灭酸）、氯芬那酸（clofenamic acid，氯灭酸）和双氯芬酸（diclofenac）均为邻氨苯甲酸（芬那酸）的衍生物。它们都能抑制 PG 合成酶而具有抗炎、解热及镇痛作用。与其他解热镇痛药相比，并无优点。主要用于风湿性及类风湿性关节炎。双氯芬酸起效迅速，可用于痛经及拔牙后止痛。甲芬那酸常见不良反应有嗜睡、眩晕、头痛、恶心、腹泻，也可发生胃肠溃疡及出血，偶致溶血性贫血及骨髓抑制、肝功能及肾功能异常。连续用药一般不应超过一周。肝、肾功能损害者及孕妇慎用。氯芬那酸不良反应较少，常见头晕及头痛。双氯芬酸的抗炎作用为芬酸类中最强者，副作用更少，但偶可使肝功能异常、白细胞减少。

布洛芬

布洛芬（ibuprofen，异丁苯丙酸）是苯丙酸的衍生物。口服吸收迅速，1 ~ 2 小时血浆浓度达峰值，血浆 $t_{1/2}$ 约 2 小时，99% 与血浆蛋白结合，可缓慢进入滑膜腔，并在此保持高浓度。口服剂量的布洛芬 90% 以代谢物形式自尿排泄。本药是有效的 PG 合成酶抑制药，具有抗炎、解热及镇痛作用，主要用于治疗风湿性及类风湿性关节炎，解热镇痛疗效与乙酰水杨酸相仿，但胃肠反应较轻，易耐受。不良反应有轻度消化不良、皮疹；胃肠出血不常见，但长期服用者仍应注意；偶见视力模糊及中毒性弱视，出现视力障碍者应立即停药。

本类药物中的萘普生（naproxen）、酮洛芬（ketoprofen）的作用及用途均相似，$t_{1/2}$ 分别为 12 ~ 15 小时和 2 小时。

吡罗昔康和美洛昔康

吡罗昔康（piroxicam，炎痛喜康）属苯噻嗪类。口服吸收完全，2 ~ 4 小时血药浓度达峰值。在体外抑制 PG 合成酶的效力与吲哚美辛相等。对风湿性及类风湿性关节炎的疗效与乙酰水杨酸、吲哚美辛、萘普生相同，而不良反应少，患者耐受良好。其主要优点是血浆 $t_{1/2}$ 长（36 ~ 45 小时），用药剂量小，每日服 1 次 20mg 即可。对胃肠道有刺激作用，剂量过大或长期服用可致消化道出血、溃疡，应予注意。

美洛昔康（meloxicam）口服吸收好，$t_{1/2}$ 约 20 小时，胃肠道反应发生率低于吡罗昔康。65 岁以上老年患者仍需监测肝、肾功能。

塞来昔布

塞来昔布（celecoxib）属选择性 COX-2 抑制药，用于缓解骨关节炎、类风湿性关节炎、强直性脊柱炎的肿痛症状，也用于缓解急性疼痛。其导致胃肠道溃疡及出血的风险较其他传统非甾体类抗炎药低，适用于有消化性溃疡、胃肠道出血病史者。本品可增加心血管栓塞事件风险。与磺胺类药物有交叉过敏反应。

第五节 常用含解热镇痛药的复方制剂

常用含解热镇痛药的复方制剂有以下几种。

（1）复方阿司匹林片（APC） 阿司匹林 0.22g、非那西丁 0.15g、咖啡因 0.035g。

（2）复方氨酚烷胺片 金刚烷胺 0.1g、对乙酰氨基酚 0.25g、人工牛黄 10mg、咖啡因 15mg。

（3）美息伪麻片 对乙酰氨基酚 325mg、盐酸伪麻黄碱 30mg、右美沙芬 15mg。

（4）阿咖片 阿司匹林 300mg、咖啡因 35mg。

（5）白加黑 白片：美息伪麻片的成分；黑片：在白片中加入了苯海拉明。

第六节 抗痛风药

痛风是因血尿酸增高及尿酸盐结晶在关节和组织沉积而引起的一组综合征。引起痛风的原因为体内嘌呤代谢紊乱，导致体内尿酸过高。临床表现为急性或慢性痛风性关节炎、痛风性肾病、尿酸性肾结石和高尿酸血症等。

抗痛风药为一组通过抑制尿酸合成、促进尿酸排泄和分解，降低血尿酸和尿尿酸水平，抑制粒细胞浸润而控制关节炎症、对抗痛风发作的药物。

抗痛风药根据其作用机制分为：①抑制尿酸生成药。②促进尿酸排泄药。③促进尿酸分解药。④抑制粒细胞浸润，选择性抗急性痛风性关节炎药。

一、抑制尿酸生成药

别嘌醇

别嘌醇（allopurinol，别嘌呤醇）为黄嘌呤氧化酶（XOR）抑制剂，是目前常用抑制尿酸合成的药物。别嘌醇及其代谢物均能抑制黄嘌呤氧化酶，阻止尿酸生成；可防止尿酸形成结晶并沉积在关节及其他组织内，有助于组织内尿酸结晶重新溶解；可抗氧化，减少再灌注期氧自由基的产生。

别嘌醇适用于血尿酸和 24 小时尿尿酸过多者；或者有痛风结石、泌尿系统结石，不宜应用促进尿酸排出药者；预防痛风关节炎的复发。服药后一般 24 小时起效，血尿酸水平下降，2~4 周下降最为明显。服药期间多饮水（每日 2000~3000ml），并使尿液呈碱性以利于排酸。痛风关节炎急性发作期禁用抑酸药别嘌醇。别嘌醇本身无抗炎镇痛作用。在急性期应用无直接疗效，且使组织中尿酸结晶减少和血尿酸水平下降速度过快，促使关节痛风石表面溶解而加重炎症，引起痛风性关节炎急性发作。故别嘌醇在用药初期可能诱发痛风，应与小剂量秋水仙碱联合应用。别嘌醇的使用须从小剂量开始，渐增至能有效维持正常血尿酸和尿尿酸后逐渐减量，用最小剂量维持。

别嘌醇不良反应少，偶见皮疹、脱发、胃肠反应及转氨酶升高、白细胞减少等。长期服用可出现黄嘌呤肾病和结石。

呋塞米或噻嗪类利尿药可增加血尿酸含量，别嘌醇与其同用可降低其控制痛风的效力，需注意剂量的调整。别嘌醇与氨苄西林同用，皮疹发生率增多。

二、促进尿酸排泄药

促进尿酸排泄药的代表药为丙磺舒、苯溴马隆。本类药竞争性抑制肾小管对有机酸的转运，抑制肾小管对尿酸的再吸收，增加尿酸排泄，从而降低血尿酸浓度，减少尿酸沉积，亦促进尿酸晶体的重新溶解。不良反应少见，如尿频、肾结石、肾绞痛、风团、皮疹、斑疹、皮肤潮红、瘙痒、脓疱、痛风急性发作，偶见骨髓造血功能抑制。

丙磺舒

丙磺舒（probenecid）又名羧苯磺胺（benemid），口服吸收完全，血浆蛋白结合率为 85% ~ 95%；大部分通过肾近曲小管主动分泌而排泄，因脂溶性大，易被再吸收，故排泄较慢。可用于治疗慢性痛风。因无镇痛及抗炎作用，故不适用于急性痛风。肾功能不全者，伴有肿瘤的高尿酸血症者，使用细胞毒的抗肿瘤药、放射治疗患者及 2 岁以下者禁用丙磺舒。

苯溴马隆

苯溴马隆（benzbromarone）作用似丙磺舒。每日用量为 20 ~ 100mg，宜从 20mg/d 开始，逐渐递增。不良反应有头痛、恶心、腹泻。需在痛风性关节炎急性发作症状控制后方能使用。痛风性关节炎急性发作期，有中、重度肾功能不全或肾结石者禁用苯溴马隆。

三、促进尿酸分解药

人体内没有分解尿酸的酶，外源性拉布立酶和聚乙二醇尿酸酶可以促进尿酸分解，并转化为尿囊素，更易排泄。促进尿酸分解药是对抗痛风的另一治疗途径。

四、选择性抗痛风性关节炎药

秋水仙碱

秋水仙碱（colchicine）对血中尿酸浓度及尿酸的排泄没有影响，其作用是抑制急性发作时的粒细胞浸润，控制关节局部疼痛、肿胀及炎症反应。用于痛风急性期、痛风关节炎急性发作和预防。用药后 12 ~ 18 小时关节红、肿、热、痛开始消退，疗效持续 48 ~ 72 小时，对一般性疼痛及其他类型关节炎无作用。

本药不良反应较多，且与剂量大小有明显相关性，口服较静脉注射安全性高。常见消化道反应，中毒时出现水样腹泻、血便、脱水、休克；对肾及骨髓也有损害作用，出现尿道刺激症状，如尿频、尿急、尿痛；晚期中毒症状表现为血尿、少尿、肾衰竭，严重者可致死。骨髓造血功能抑制如粒细胞和血小板计数减少、再生障碍性贫血。骨髓增生低下及肝、肾功能不全者禁用秋水仙碱。

目前不主张将秋水仙碱作为长期预防痛风性关节炎发作的药物。长期服用可致肌炎和周围神经病变，不易恢复；也可致维生素 B_{12} 吸收不良。应尽量避免静脉注射和长期口服给药，即使在痛风发作期也不要静脉和口服并用。治疗期间，每个疗程应停药3日，避免蓄积中毒。

❖ 常用药物制剂和用法 ❖

乙酰水杨酸　片剂：25mg、50mg、0.3g、0.5g。解热镇痛：每次 0.3~0.6g，3 次/日，饭后服；抗风湿：3~5g/d，分4次服，症状控制后逐渐减量。抗血栓：每次 50~100mg，1~2次/日。

对乙酰氨基酚　片剂：0.5g。每次 0.5g，3 次/日。

保泰松　片剂：0.1g、0.2g。每次 0.1~0.2g，3 次/日，症状改善后改为 1 次/日。

羟基保泰松　片剂：0.05g、0.1g。每次 0.1g，3 次/日，餐中服，一周后递减，0.1~0.2g/d。

吲哚美辛　片剂/胶囊：25mg。每次 25mg，2~3 次/日，餐中服，以后每周可递增 25mg 至每日总量为 100~150mg。

舒林酸　片剂：100mg、200mg。每次 150~200mg，2 次/日，每日最大剂量400mg。

甲芬那酸　胶囊剂：0.05g、0.1g。首次 0.5g，以后每次 0.25g，用药不宜超过一周。

氯芬那酸　片剂：0.2g。每次 0.2~0.1g，每日 3 次。

双氯芬酸　注射剂：25mg/ml。深臀部肌注：每次 25mg，3 次/日；每次 75mg，1 次/日。

布洛芬　片剂：0.2g。每次 0.2~0.4g，3 次/日，餐中服。

布洛芬缓释制剂（芬必得）　胶囊剂：0.3g。每次 0.3g，早晚各一次。

酮布芬　肠溶胶囊剂：20mg、50mg。每次 50mg，3~4 次/日。

萘普生　片剂：0.1g、0.125g、0.25g。口服：每次 0.25g，2 次/日。

吡罗昔康　片剂：10mg、20mg。口服：20mg/d，分 1~2 次服。

美洛昔康　片剂：7.5mg。每次 7.5~15mg，1 次/日，早餐后服用。

秋水仙碱　片剂：0.5mg。口服：每次 0.5mg，1~2 小时 1 次，每日总量不得超过 4mg。

丙磺舒　片剂：0.25g、0.5g。治疗痛风：开始每次 0.25g，2 次/日，一周后增至每次 0.5g。

别嘌醇　片剂：0.1g。第一周 0.1g/d，第二周 0.2g/日，第三周以后为 0.3g/d，分 2~3 次服。

目标检测

一、选择题

1. 对解热镇痛抗炎药的叙述哪项是错误的 (   )

    A. 仅使高热患者体温降低
    B. 中度镇痛作用

    C. 大多数解热镇痛药都有抗炎作用
    D. 对正常人体温无影响

    E. 此类药物均具有抗血栓形成作用

2. 大剂量阿司匹林可用于 (   )

    A. 预防心肌梗死
    B. 预防脑血栓形成

    C. 治疗慢性钝痛
    D. 治疗风湿性关节炎

    E. 治疗肺栓塞

3. 下列哪项不属于阿司匹林的不良反应 (   )

    A. 瑞夷综合征
    B. 水杨酸反应

    C. "阿司匹林哮喘"
    D. 恶心、呕吐、胃出血

    E. 大剂量长期服用可刺激凝血酶原形成

4. 阿司匹林严重中毒时应首选何药处理 (   )

    A. 口服碳酸氢钠
    B. 口服氯化铵

    C. 静脉滴注碳酸氢钠
    D. 口服氢氯噻嗪

    E. 以上都不对

5. 儿童感冒发热，可首选的解热镇痛药是 (   )

    A. 阿司匹林
    B. 美洛昔康

    C. 布洛芬
    D. 萘普生

    E. 对乙酰氨基酚

6. 下列哪个药物几乎没有抗炎作用 (   )

    A. 保泰松
    B. 阿司匹林

    C. 对乙酰氨基酚
    D. 吲哚美辛

    E. 尼美舒利

7. 下列哪项叙述是错误的 (   )

    A. 塞来昔布主要用于骨关节炎、类风湿性关节炎和牙痛的治疗

    B. 秋水仙碱治疗急性痛风性关节炎

    C. 别嘌醇是目前临床唯一能抑制尿酸合成的药物

    D. 美洛昔康对胃肠道和肾脏的不良反应较少

    E. 秋水仙碱可降低血中尿酸，故对慢性痛风疗效佳

二、名词解释

1. 水杨酸反应
    2. 阿司匹林哮喘

三、填空题

1. 此类药物的共同作用机制是＿＿＿＿＿＿＿＿＿＿＿＿，共同不良反应是＿＿
＿＿＿＿＿＿。

    2. 小剂量阿司匹林用于＿＿＿＿＿＿，大剂量阿司匹林用于＿＿＿＿＿＿，阿

司匹林致凝血障碍时可用_____防治。支气管哮喘者禁用阿司匹林的原因是_____
_____，溃疡患者禁用阿司匹林的原因是_____。

　　3. 对乙酰氨基酚主要用于_____、_____，不用于风湿及类风湿关节炎的原因是_____，与阿司匹林比较，布洛芬的主要优点是_____，吡罗昔康的主要优点是_____。

　　四、问答题

　　患者，男，68岁，双侧膝关节疼痛肿胀，经诊断，为风湿性关节炎急性发作。医嘱口服阿司匹林，请问长期使用阿司匹林时，如何给予患者用药指导？

学习小结

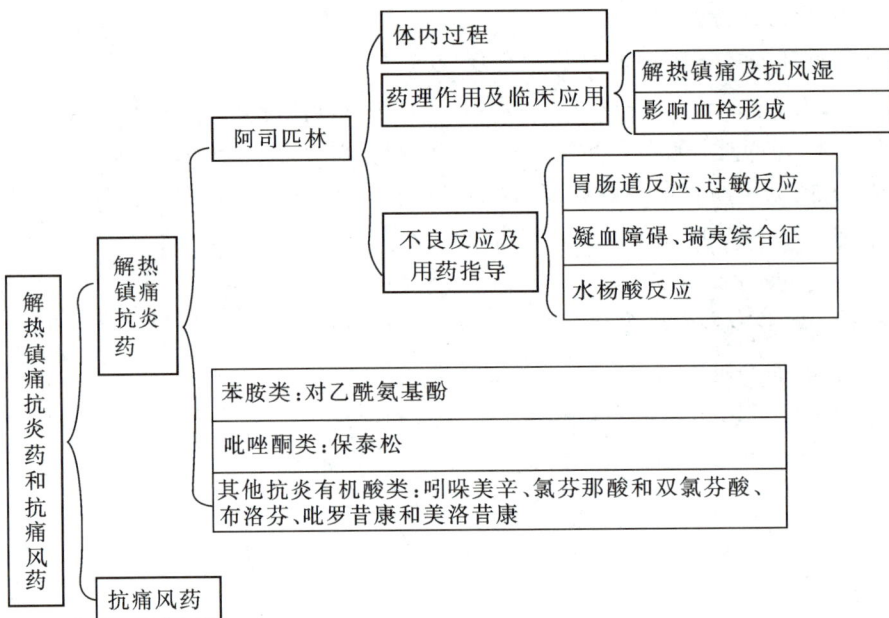

任务五　抗精神失常药

【目的要求】

1. 掌握氯丙嗪的药理作用、临床应用及不良反应。

2. 熟悉氯氮平等其他抗精神病药、碳酸锂、三环类抗抑郁药的作用特点及临床应用。

3. 了解其他抗精神失常药的作用特点和临床应用。

◇**案例导入**◇

患者，李某，男，25 岁，临床诊断为精神分裂症，医生让其服用氯丙嗪。

问题：选择氯丙嗪的理由是什么？如需长期服用氯丙嗪有哪些注意事项？

精神失常是由多种原因导致的精神活动障碍的一类疾病，包括精神分裂症、躁狂症、抑郁症和焦虑症。治疗这些疾病的药物统称为抗精神失常药，根据临床应用分为抗精神病药（antipsychotic drugs）、抗躁狂症药（antimanic drugs）、抗抑郁症药（antidepressants）和抗焦虑症药（anxiolytics）。

第一节　抗精神病药

精神分裂症（schizophrenia）是一组以思维、情感、行为之间不协调，精神活动与现实脱离为主要特征的一类常见精神病。根据临床症状，可分为 I 型和 II 型，前者以阳性症状（幻觉、妄想等）为主，后者则以阴性症状（情感淡漠、主动性缺乏等）为主。

抗精神病药主要用于治疗精神分裂症，可有效改善精神分裂症的症状，对其他精神病的躁狂症状也有效。这类药物大多是强效 DA 受体阻断药，根据化学结构，目前抗精神病药分为四类：吩噻嗪类、硫杂蒽类、丁酰苯类和其他类。

一、吩噻嗪类

氯丙嗪

【体内过程】

氯丙嗪（chlorpromazine，冬眠灵）口服吸收慢而不规则，肌内注射易吸收，吸收后约 90% 与血浆蛋白结合，易透过血-脑屏障，脑内浓度高。主要由肝脏代谢，经肾排出。因脂溶性高，易蓄积于脂肪组织，故排泄缓慢，停药后数周甚至 6 个月尿中仍可检出。

【药理作用】

氯丙嗪药理作用广泛而复杂，主要通过阻断脑内 DA 受体而发挥作用，此外，还能阻断 α 受体和 M 受体等。

1. 中枢神经系统作用

（1）镇静安定作用　①能显著减少动物的自发活动（镇静作用）和攻击行为，使之驯服，易诱导入睡。②正常人口服治疗量的氯丙嗪，出现镇静、安定、活动减少、感情淡漠，在环境安静时易诱导入睡，但易唤醒，醒后神志清楚，加大剂量不引起麻醉。

（2）抗精神病作用　精神病患者用药后，能迅速控制兴奋躁动，大剂量连续服药可使幻觉、妄想等症状逐渐消除，情绪安定，理智恢复，表现合作，生活自理。对抑郁无效，甚至可使之加剧。

知识链接

中枢 DA 能神经通路与精神分裂症

多巴胺是脑内重要的神经递质，在脑内主要有四条通路：①中脑－边缘系统多巴胺通路。②中脑－皮质多巴胺通路（上述两条通路与精神情绪及行为活动等高级活动有关）。③黑质－纹状体多巴胺通路（与锥体外系的运动功能有关）。④结节－漏斗部多巴胺通路（与内分泌活动、体温调节等有关）。氯丙嗪抗精神病作用是通过阻断中脑－边缘系统和中脑－皮质通路中的 DA 受体来实现的。但氯丙嗪等大多数抗精神病药并不是选择性 DA 受体阻断药，它们还不同程度阻断了其他两条通路的 DA 受体，从而产生如锥体外系的副作用。

（3）镇吐作用　氯丙嗪有强大的镇吐作用。小剂量抑制延髓催吐化学感受区 D_2 受体，大剂量直接抑制呕吐中枢，对呃逆调节中枢也有抑制作用。但对前庭刺激引起的呕吐无效。

（4）对体温调节的影响　氯丙嗪抑制下丘脑体温调节中枢，使体温调节失灵，导致体温随周围环境温度变化而改变。

（5）加强中枢抑制药的作用　氯丙嗪可增强麻醉药、镇静催眠药、镇痛药等中枢抑制药的作用，合用时应适当调整剂量。

2. 自主神经系统作用

（1）氯丙嗪可阻断 α 受体，使血管扩张、血压下降，但易产生耐受，且不良反应多，故不宜用于高血压的治疗。

（2）氯丙嗪还可阻断 M 受体，引起口干、视力模糊、便秘等副作用。

3. 内分泌系统作用

氯丙嗪通过阻断结节－漏斗部通路的 DA 受体而影响多种激素的分泌：①减少下丘脑释放催乳素释放抑制因子，使催乳素分泌增加，导致乳房肿大、溢乳。②抑制促性腺激素的释放，使卵泡刺激素和黄体生成素分泌减少，延迟排卵和引起停经。③抑制垂体生长激素的释放，可用于治疗巨人症。④抑制促肾上腺皮质激素（ACTH）的释放，使肾上腺皮质激素分泌减少。

【临床应用】

1. 精神病

氯丙嗪主要用于治疗 I 型精神分裂症，尤其对急性患者效果显著，但无根治作用，需长期甚至终身服药。对慢性精神分裂症患者效果较差。对Ⅱ型精神分裂症患者无效甚至加重病情。氯丙嗪对躁狂症及其他精神病伴有兴奋紧张、妄想及幻觉等症状也有显著疗效。

2. 呕吐和顽固性呃逆

可用于各种原因如尿毒症、恶性肿瘤、放射病和一些药物（吗啡、氮芥）等引起的呕吐，均有很好疗效。也可用于顽固性呃逆，但对晕动病所致的呕吐则无效。

3. 人工冬眠和低温麻醉

氯丙嗪与哌替啶、异丙嗪等中枢抑制药配伍，在物理降温的配合下，可使体温降至正常以下，进入"冬眠"状态，称"人工冬眠"。此时机体基础代谢率、组织耗氧量均降低，对各种病理性刺激的反应降低，可提高患者对缺氧的耐受力。多用于严重感染、中毒性高热、甲亢危象等的辅助治疗。麻醉时用氯丙嗪配合物理降温，使患者体温降至34℃或更低，此称"低温麻醉"，可提高组织对缺氧及阻断血流情况下的耐受力，以利于进行心脏和大血管的直视手术。

【不良反应】

1. 一般不良反应

常见嗜睡、乏力、口干、便秘、视力模糊、鼻塞、心动过速等副作用；快速静脉注射易引起体位性低血压，嘱咐患者卧床1~2小时后方可缓慢起立，血压降低时可用去甲肾上腺素升压而禁用肾上腺素。氯丙嗪局部刺激性较强，宜深部肌内注射；静脉注射可引起血栓性静脉炎，故应稀释后缓慢注射；长期应用可出现乳房胀大、闭经及生长缓慢等。

2. 锥体外系不良反应

锥体外系不良反应是长期大量应用氯丙嗪治疗精神分裂症时最常见的副作用。主要表现为：

（1）帕金森综合征　多在用药后5~30日出现，老年人多见。表现为肌张力增高、面容呆板（面具脸）、动作迟缓、肌肉震颤、流涎等。

（2）静坐不能　中年多见，表现为坐立不安、反复徘徊。

（3）急性肌张力障碍　多出现于用药后1~5日，青少年多见。表现为强迫性张口、伸舌、斜颈、呼吸运动障碍及吞咽困难。

以上三种症状系因氯丙嗪阻断黑质－纹状体通路的DA受体后，使乙酰胆碱功能占优势所致。轻者减量或停药即可，严重者可用中枢抗胆碱药苯海索缓解。

（4）迟发性运动障碍　表现为不自主的刻板运动，出现吸吮、舐舌、咀嚼的口－舌－颊三联征。其原因可能是氯丙嗪长期阻断DA受体，使DA受体上调所致。抗胆碱药无效反而使其加剧，宜尽早停药。目前尚无特效治疗方法，长期用药时采用维持量（小剂量）用药法预防。

3. 过敏反应

常见皮疹、光敏性皮炎，少数患者出现肝细胞内微胆管阻塞性黄疸、急性粒细胞缺乏，应立即停药或换药。

4. 急性中毒

一次大剂量使用氯丙嗪可引起急性中毒，出现昏睡、血压下降甚至休克、心动过速及心电图异常等，应立即停药并采用对症治疗。

5. 其他

氯丙嗪可引起新的精神异常，如意识障碍、淡漠、兴奋、幻觉、妄想等，需与原有疾病加以鉴别，一旦发生应立即减量或停药。少数患者出现局部或全身抽搐，脑电图有癫痫样放电，有惊厥或癫痫史者易发生，应慎用。

【禁忌证】

氯丙嗪能降低惊厥阈，诱发癫痫，有惊厥、癫痫史者禁用。昏迷患者（特别是应用中枢抑制药后）禁用。

其他吩噻嗪类药物

奋乃静（perphenazine）、氟奋乃静（fluphenazine）及三氟拉嗪（trifluoperazine）是吩噻嗪类中的哌嗪衍生物，其共同特点是抗精神病作用和锥体外反应强，而镇静作用弱。其中以氟奋乃静和三氟拉嗪疗效较好，较为常用，而奋乃静疗效较差。硫利达嗪（thioridazine，甲硫达嗪）是吩噻嗪类的哌啶衍生物，作用不及氯丙嗪，但锥体外系反应少见，而镇静作用强，适用于门诊患者及年老体弱者。各药特点见表4-3。

表4-3 吩噻嗪类抗精神病药作用比较

药物	抗精神病剂量（mg/d）	抗精神病疗效	副作用		
			镇静作用	锥体外系反应	降压作用
氯丙嗪	300~800	+	+++	++	+++（肌内注射）/++（口服）
氟奋乃静	1~20	++	+	+++	+
三氟拉嗪	6~20	++	+	+++	+
奋乃静	8~32	++	++	+++	+
硫利达嗪	200~600	+/-	+++	+	+

二、硫杂蒽类

氯普噻吨

氯普噻吨（chlorprothixene，泰尔登）化学结构、药理作用与氯丙嗪相似。其特点是：①抗精神分裂症和抗幻觉、妄想作用比氯丙嗪弱。②镇静作用强，α受体阻断、M受体阻断作用较弱。③化学结构与三环类抗抑郁药相似，故有较弱的抗抑郁和抗焦虑作用。适用于伴有焦虑、抑郁症状的精神分裂症、焦虑性神经官能症、更年期抑郁症等。副作用主要为锥体外系反应，但较氯丙嗪轻。

三、丁酰苯类

氟哌啶醇

氟哌啶醇（haloperidol）药理作用及临床应用与吩噻嗪类相似。其特点是：①抗精神病（躁狂、幻觉、妄想）作用强，主要用于治疗以兴奋躁动、幻觉、妄想为主的精神分裂症及躁狂症。②镇吐作用也较强，可用于多种原因引起的呕吐和顽固性呃逆。③锥体外系反应发生率较高（约80%），常见急性肌张力障碍和静坐不能。

四、其他类

五氟利多

五氟利多（penfluridol）为口服长效抗精神病药，1次用药疗效可维持1周。其抗精神病作用强，适用于急、慢性精神分裂症的治疗，尤其适用于慢性患者的维持与巩固治疗。

氯氮平

氯氮平（clozapine）是一种新型抗精神病药。与其他抗精神病药相比：①抗精神病作用较强，对其他药物无效的病例仍然有效，也可用于慢性精神分裂症患者。②几乎无锥体外系反应，可能与其对黑质 – 纹状体的DA受体几乎无亲和力有关。目前主张用于其他抗精神病药治疗无效或锥体外系反应严重者，可作为首选药。本品可引起粒细胞减少，需定期检查血象。

第二节 抗躁狂药和抗抑郁药

躁狂抑郁症又称情感性精神障碍，其病因不明，目前认为可能与脑内单胺类神经功能失衡有关，在5 – HT缺乏的基础上，去甲肾上腺素（NA）功能亢进表现为躁狂，其特征为情绪高涨、联想敏捷、活动增多等；NA功能不足表现为抑郁，其特征为情绪低落、言语减少、精神运动迟缓，常自责自罪，甚至有自杀倾向。

一、抗躁狂症药

抗躁狂症药（antimanic drugs）主要治疗躁狂症，其典型代表药是锂制剂，此外，氯丙嗪、氟哌啶醇、卡马西平等也有效。

碳酸锂

【体内过程】

碳酸锂（lithium carbonate）口服吸收快而完全，但通过血 – 脑屏障进入脑组织和神经细胞慢，故显效慢。在体内不代谢，经肾排出，增加Na^+摄入可促进其排泄，而缺钠或肾小球滤过减少时，可导致体内锂潴留，引起中毒。

【药理作用及临床应用】

治疗量对正常人精神活动几乎无影响，但对躁狂症者则有显著疗效，用药后可使患者言语、行为恢复正常。其作用机制可能是通过抑制脑内NA及DA的释放，并促进其再摄取，使突触间隙NA浓度降低有关。

碳酸锂是目前临床上治疗躁狂症的首选药，对精神分裂症的兴奋躁狂也有效。

【不良反应及用药指导】

锂盐的不良反应多，安全范围较窄，应定期测定血锂浓度。

（1）常见副作用：恶心、呕吐、腹泻、乏力、肢体震颤等。

（2）抗甲状腺作用：可引起碘代谢异常，导致甲状腺肿大或甲状腺功能低下。

（3）急性中毒：最适血药浓度为0.8~1.5mmol/L，血药浓度大于2mmol/L时可引起中毒。轻度中毒表现为恶心、呕吐、腹痛、腹泻及细微震颤；较严重时主要影响中枢神经系统功能，表现为意识障碍甚至昏迷、肌张力增高、深反射亢进、共济失调、震颤及癫痫发作。此时应立即停药，对症处理并静脉注射生理盐水以加速锂的排泄。

二、抗抑郁症药

抗抑郁症药通过增强脑内 5 – HT 能神经和/或 NA 能神经功能来发挥作用，包括三环类抗抑郁药（丙米嗪、多塞平等）、NA 再摄取抑制药（地昔帕明、马普替林等）、5 – HT再摄取抑制药（氟西汀）及其他抗抑郁药（米安色林、吗氯贝胺等）。

丙米嗪

丙米嗪（imipramine，米帕明）属于三环类抗抑郁药，也是目前治疗抑郁症的首选药。

【体内过程】

口服吸收良好，但个体差异大。口服后血药浓度 2 ~ 8 小时达高峰，血浆 $t_{1/2}$ 为 10 ~ 24小时。在体内分布广，主要在肝代谢，经肾排泄。

【药理作用】

1. 中枢神经系统

（1）正常人用药出现安静、困倦、头晕、口干、视力模糊及血压稍降等。若连续用药数天以上，症状加重，并出现注意力不集中、思维能力下降。

（2）抑郁症患者连续用药后则情绪提高、精神振奋，出现明显抗抑郁作用。

2. 自主神经系统

治疗量丙米嗪能阻断 M 胆碱受体，引起阿托品样作用。

【临床应用】

临床主要用于各型抑郁症的治疗，对内源性、更年期抑郁症疗效好，对反应性抑郁症次之，对惊恐发作、强迫症、儿童多动症也有一定疗效，对精神分裂症的抑郁状态无效。

【不良反应】

常见的副作用为口干、便秘、视力模糊、心悸、尿潴留及眼内压升高等，故前列腺肥大及青光眼患者禁用。某些患者用药后可从抑制状态转为躁狂兴奋状态，剂量大时尤易发生。极少数患者出现皮疹、粒细胞缺乏及黄疸等过敏反应。

丙米嗪与其他常用抗抑郁药的作用比较见表 4 – 4。

表 4 – 4　常用抗抑郁药作用比较

| 分类 | 药物 | 抑制单胺类递质再摄取 | | 镇静 | 不良反应 |
		5 – HT	NA		
非选择性	丙米嗪	+ +	+ +	+ +	+ + +
	多赛平	+	+	+ + +	+ + +
	阿米替林	+ + +	+	+ + +	+ + + +
选择性	地昔帕明		+ + +	+	+ +
	马普替林		+ + +	+ +	+ +
	氟西汀	+ + + +			+

❖ *常用药物制剂和用法* ❖

氯丙嗪　片剂：5mg、12.5mg、25mg、50mg。注射剂：10mg/ml、25mg/ml、50mg/ml。一般口服量每次 12.5～50mg，2 次/日。肌内注射，每次 25～50mg。治疗精神病宜从小剂量开始，轻症 300mg/d，重症 600～800mg/d，好转后逐渐减至维持量（50～100mg/d）。拒服药者每次 50～100mg，加于 25% 葡萄糖溶液 20ml 内，缓慢静脉注射。

奋乃静　片剂：2mg、4mg。注射剂：5mg/ml、10mg/ml。一般每次 2～4mg，3 次/日。每次 5～10mg，肌内注射。治疗精神病：轻症 20～30mg/d，重症 40～60mg/d，分 2 次肌内注射。

三氟拉嗪　片剂：1mg、5mg。每次 5～10mg，分 3 次服。

氟奋乃静　片剂：2mg、5mg。2～20mg/d。

氟普噻吨　片剂：12.5mg、25mg、50mg。轻症 150mg/d，重症 300～600mg/d，口服。

氟哌啶醇　片剂：2mg、4mg。口服每次 2～10mg，3 次/日；注射剂：5mg/ml。肌内注射，每次 5mg。

氟哌利多　注射剂：5mg/2ml。治疗精神分裂症：10～30mg/d，分 1～2 次，肌内注射。神经安定镇痛：每次 5mg，加入芬太尼 0.1mg，在 2～3 分钟内缓慢静脉注入，5～6分钟内如未达一级浅麻状态，可追加半量至一倍量。麻醉前给药：手术前半小时肌内注射 2.5～5mg。

盐酸米帕明　片剂：12.5mg、25mg。每次 25～75mg，3 次/日。年老体弱者每日自 12.5mg 开始，逐渐增量。

阿米替林　片剂：25mg。75～150mg/d，分 3 次口服。

碳酸锂　片剂：0.25g。由小剂量开始，0.5g/d，递增至 0.9～1.8g/d，分 3～4 次口服。

📖 目标检测

一、选择题

1. 吩噻嗪类药的抗精神分裂症作用机制是（　　）
   A. 阻断中枢多巴胺受体　　　　B. 阻断中枢 α 受体
   C. 阻断中枢 M 受体　　　　　D. 激动中枢多巴胺受体
   E. 激动中枢 α 受体

2. 氯丙嗪不用于（　　）
   A. 躁狂抑郁症的躁狂症状　　　B. 晕车呕吐
   C. 低温麻醉　　　　　　　　D. 人工冬眠
   E. 顽固性呃逆

3. 氯丙嗪不具有的不良反应是（　　）
   A. 血压升高　　　　　　　　B. 口干、便秘、视力模糊
   C. 肝损害　　　　　　　　　D. 锥体外系反应
   E. 皮疹、粒细胞减少

4. 碳酸锂主要用于治疗（　　　）

   A. 躁狂症　　　　　　　　　　　　　B. 抑郁症

   C. 焦虑症　　　　　　　　　　　　　D. 精神分裂症

   E. 神经官能症

5. 纠正氯丙嗪引起的血压下降禁用（　　　）

   A. 去甲肾上腺素　　　　　　　　　　B. 肾上腺素

   C. 去氧肾上腺素　　　　　　　　　　D. 间羟胺

   E. 甲氧明

6. 氯丙嗪常引起内分泌紊乱的原因是阻断（　　　）

   A. 黑质－纹状体通路多巴胺受体　　　B. 中脑－皮质通路多巴胺受体

   C. 中脑－边缘系统通路多巴胺受体　　D. 结节－漏斗通路多巴胺受体

   E. 中枢 5－HT 受体

7. 治疗抑郁症的首选药物是（　　　）

   A. 丙米嗪　　　　　　　　　　　　　B. 氯丙嗪

   C. 奋乃静　　　　　　　　　　　　　D. 碳酸锂

   E. 氯氮平

8. 氯丙嗪对下列哪种病因所致的呕吐无效（　　　）

   A. 癌症　　　　　　　　　　　　　　B. 晕动病

   C. 胃肠炎　　　　　　　　　　　　　D. 吗啡

   E. 放射病

二、填空题

1. 氯丙嗪可用于＿＿＿＿＿＿、＿＿＿＿＿＿、＿＿＿＿＿和＿＿＿＿＿＿等。

2. 抗抑郁药包括＿＿＿＿＿、＿＿＿＿＿＿、＿＿＿＿＿和＿＿＿＿＿＿等。

三、问答题

1. 试述氯丙嗪的药理作用与临床应用。

2. 简述长期应用氯丙嗪所致锥体外系反应的表现类型及其机制。

3. 简述碳酸锂的药理作用。

学习小结

```
抗精
神失      抗精神      吩噻       氯丙嗪      体内过程      中枢神经系统：镇静、抗精神病、镇
常药      病药        嗪类                              吐、体温调节、内分泌系统影响
                                            药理作用
                                                        自主神经系统：阻断 α 受体和 M
                                                        受体作用

                                            临床应用      抗精神病
                                                        顽固性呃逆、人工冬眠
                                其他
                                吩噻       不良反应及禁忌证  一般不良反应
                                嗪类                      锥体外系反应
                                                         过敏反应、急性中毒
                     硫杂蒽类
                     丁酰苯类
                     其他类

          抗躁狂药      抗躁狂药：      体内过程
          和抗抑郁      碳酸锂        药理作用
          症药                      临床应用
                                   不良反应及用药
                                   指导

                      抗抑郁症药：     体内过程
                      丙咪嗪        药理作用
                                   临床应用
                                   不良反应及用药
                                   指导
```

任务六　治疗中枢神经系统退行性疾病药

【目的要求】

1. 熟悉左旋多巴的药理作用、临床应用及不良反应。
2. 熟悉卡比多巴、苯海索的作用特点及临床应用。
3. 了解治疗阿尔茨海默病药物的作用特点及临床应用。

中枢神经系统退行性疾病是指一组由慢性进行性的中枢神经组织退行性变性而产生的疾病的总称。主要包括帕金森病（Parkinson's disease，PD）和阿尔茨海默病（Alzheimer's disease，AD）等。两者的病因和发病机制尚不清楚，目前认为神经细胞发生退行性病理学改变是其发病的共同特征，常见于中老年人。

第一节　抗帕金森病药

帕金森病又称震颤麻痹，是一种主要表现为进行性的锥体外系功能紊乱的中枢神经系统退行性疾病。按病因可分为原发性、动脉硬化性、化学药物中毒性（如抗精神病药物、CO 等）和脑炎后遗症四类，主要症状相同，表现为静止震颤、肌肉强直、运动迟缓和共济失调等，临床总称为帕金森病综合征。

帕金森病的发病原因及机制尚不清楚，目前得到大多数学者公认的只有多巴胺学说。该学说认为，帕金森病是因黑质病变，多巴胺合成减少，使纹状体多巴胺含量减少，造成黑质 - 纹状体通路多巴胺能神经功能减弱，胆碱能神经功能相对占优势所致。因此，抗帕金森病药主要包括拟多巴胺类药和抗胆碱药两类。前者补充纹状体中多巴胺或增强多巴胺受体功能，后者降低胆碱能神经功能，最终恢复脑内多巴胺能和胆碱能神经功能的平衡。

一、拟多巴胺类药

左旋多巴

【体内过程】

左旋多巴（L - dopa）口服经小肠主动转运而迅速吸收，0.5 ~ 2 小时血药浓度达峰值，血浆 $t_{1/2}$ 为 1 ~ 3 小时。95% 以上的左旋多巴在外周被多巴脱羧酶脱羧生成多巴胺，易引起不良反应。仅有 1% 左右能进入中枢神经系统发挥治疗作用。代谢产物主要经肾脏排泄。

【药理作用】

左旋多巴是多巴胺的前体，通过血 - 脑屏障后，在脑内多巴脱羧酶的作用下转变为多巴胺，补充纹状体中多巴胺的不足而发挥治疗作用。左旋多巴还能补充肝性脑病患者脑内去甲肾上腺素的不足，恢复中枢神经系统的正常功能，使肝性脑病患者的意识从昏迷转变为清醒。

【临床应用】

1. 治疗帕金森病

左旋多巴可用于治疗各型 PD 患者，但对吩噻嗪类等抗精神病药引起的帕金森综合征无效。其作用特点为：①起效慢，用药 2 ~ 3 周后才出现体征的改善，1 ~ 6 个月后获最大疗效；②对年轻或轻症患者疗效较好，对年老或重症患者疗效较差；③对肌肉僵直和运动困难改善好，对肌肉震颤改善差。

2. 治疗肝性脑病

左旋多巴能使肝性脑病患者从昏迷中苏醒，但不能改善肝功能，故不能根治。

【不良反应】

1. 胃肠道反应

用药初期约 80% 患者出现厌食、恶心、呕吐或上腹部不适，可用多潘立酮对抗，偶见溃疡出血或穿孔。连续服药数周后胃肠道不良反应逐渐消失。故伴有消化道溃疡的患者须慎用。

2. 心血管反应

用药初期约 30% 患者早期出现轻度直立性低血压。个别患者出现心律失常，主要是由于多巴胺激动心脏的 β 受体，可用 β 受体阻断药治疗。

3. 运动过多症

长期服药后可出现手足、躯体和舌的不自主运动，严重者出现全身舞蹈样动作和喘息样呼吸。

4. 症状波动

服药 3 ~ 5 年后，部分患者出现症状快速波动，严重者出现"开－关"现象。"开"时活动正常或几近正常，而"关"时出现严重帕金森病症状。

5. 精神障碍

引起幻觉、妄想、躁狂、失眠、焦虑和情感抑郁等。故有癫痫和精神病史者慎用。

【药物相互作用】

（1）维生素 B_6 是多巴脱羧酶的辅基，能增加左旋多巴在外周组织转化为多巴胺，增强其外周不良反应，降低疗效。

（2）抗精神病药物能引起帕金森综合征，降低左旋多巴疗效，不宜合用。

卡比多巴

卡比多巴（carbidopa）是 α－甲基多巴肼的左旋体，是较强的外周多巴脱羧酶抑制剂，不易通过血－脑屏障，故与左旋多巴合用时，仅能抑制外周多巴脱羧酶的活性，从而减少左旋多巴在外周脱羧转变为多巴胺，提高脑内多巴胺的浓度。这样既能提高左旋多巴的疗效，又能减轻其外周的副作用。卡比多巴单独应用基本无治疗意义，临床主要与左旋多巴合用治疗各种原因引起的帕金森病。

司来吉兰

司来吉兰（selegiline）通过选择性抑制中枢神经系统 MAO－B，减少脑内多巴胺的分解，使脑内多巴胺浓度增加，作用时间延长。和左旋多巴合用后，能增加疗效，减少左旋多巴用量，减少左旋多巴外周不良反应，并能消除长期单独使用左旋多巴出现的"开－关"现象。两药合用更有利于缓解症状和延长患者寿命。本品也可单用于治疗帕金森病。无特殊不良反应，偶见头晕、幻觉、焦虑、失眠等。

溴隐亭

溴隐亭（bromocriptine）为多巴胺受体的选择性激动药，小剂量激动结节漏斗部的多巴胺受体，可减少催乳素和生长激素的释放。用于治疗催乳素分泌过多症和肢端肥大症等。大剂量能激动黑质－纹状体多巴胺通路的多巴胺受体，从而治疗帕金森病。由于不良反应较多，仅用于不能耐受左旋多巴治疗的帕金森患者。疗效优于金刚烷胺。

金刚烷胺

金刚烷胺（amantadine）为抗病毒药，兼有抗帕金森病的作用，其作用机制可能是：①促进纹状体中残存的多巴胺能神经元合成释放多巴胺；②抑制多巴胺的再摄取；③直接激动多巴胺受体及较弱的抗胆碱作用。其抗帕金森病的特点为：①起效快，持续时间短；②疗效不及左旋多巴，但优于中枢抗胆碱药，与左旋多巴合用能增强疗效；③缓解肌肉强直、震颤和运动障碍效果好。不良反应少而轻，长期用药时可见下肢皮肤出现网状青斑。

二、抗胆碱药

本类药物能通过阻断胆碱受体而减弱纹状体内乙酰胆碱的作用，使多巴胺能神经和胆碱能神经的功能恢复平衡而发挥治疗作用。本类药物疗效不及左旋多巴，故仅用于轻症或不能耐受左旋多巴的患者。与左旋多巴合用有协同作用。抗胆碱药对抗精神病药引起的帕金森综合征也有效。

苯海索

苯海索（benzhexol，安坦）为中枢抗胆碱药，抗震颤疗效好，能改善运动障碍和肌肉强直，对动作迟缓无效。临床用于轻症或不能耐受左旋多巴的患者以及抗精神病药所致的帕金森综合征。疗效不如左旋多巴。其外周抗胆碱作用为阿托品的 1/10 ～ 1/3，不良反应与阿托品相似，但较轻。闭角型青光眼、前列腺肥大者慎用。

第二节　治疗阿尔茨海默病药

阿尔茨海默病是一种以进行性认知障碍和记忆损害为主的中枢神经系统退行性疾病，俗称老年性痴呆症。表现为记忆力、判断力、抽象思维等一般智力的丧失，而视力、运动能力等则不受影响。随着人类平均寿命的增加，阿尔茨海默病已经成为威胁人类晚年生活质量的主要疾病之一。其病因和发病机制尚不明确，也缺乏十分有效的治疗方法。目前主要的治疗策略是增加中枢胆碱能神经功能，其中胆碱酯酶抑制药效果相对肯定，M 受体激动药正在临床试验中。

一、胆碱酯酶抑制药

他克林

他克林（tacrine）是第一代易逆性中枢胆碱酯酶抑制药，易通过血-脑屏障，进入中枢后，通过抑制胆碱酯酶而增加中枢乙酰胆碱的含量，发挥治疗作用。常与卵磷脂合用，能提高患者的认知能力和自理能力。但由于其不良反应较多，特别是肝毒性较大，临床已少用。

加兰他敏

加兰他敏（galantamine）是第二代易逆性中枢胆碱酯酶抑制药，其治疗机制和疗效与他克林相似，但无肝毒性。临床主要用于治疗轻、中度阿尔茨海默病。该药目前在许多国家被推荐为治疗阿尔茨海默病的首选药物。主要不良反应表现为恶心、呕吐及腹泻等胃肠道反应，用药一段时间后即消失。

二、M 胆碱受体激动药

占诺美林

占诺美林（xanomeline）是 M_1 受体选择性激动药。脂溶性高，口服易吸收，易通过血-脑屏障，通过激动中枢相应部位 M_1 受体发挥治疗作用。临床试验发现，本药大剂量可明显改善阿尔茨海默病患者的认知功能和行为能力，但易引起胃肠不适及心血管方面的不良反应。为减轻上述不良反应，可选择皮肤给药。

❖ *常用药物制剂和用法* ❖

左旋多巴 片剂：50mg。注射剂：0.2g/5ml。抗帕金森病：开始口服每次 0.1 ～ 0.25g，2 ～ 4 次/日。以后每隔 2 ～ 4 日递增 0.25 ～ 0.75g，通常有效量为 2 ～ 5g/d。最大日用量不超过 8g。如与卡比多巴合用，左旋多巴 600mg/d，最多不超过 2g/d。治疗肝性脑病：先 0.3 ～ 0.4g/d，加入 5% 葡萄糖溶液 500ml 中静滴，清醒后减量至 0.2g/d。

卡比多巴 片剂：25mg。开始口服卡比多巴每次 10mg，左旋多巴每次 100mg，一日 4 次，以后递增至每日量卡比多巴 200mg，左旋多巴达 2g 为限。

溴隐亭 片剂：2.5mg。开始每次 1.25mg，2 次/日，以后每日递增 2.5mg。

金刚烷胺 片剂：100mg。每次 0.1g，早晚各服一次。

盐酸苯海索 片剂：2mg。开始每次 1 ～ 2mg，3 次/日；以后递增，每日不超 20mg。

他克林 片剂：10mg。注射剂：15mg、30mg。肌内注射每次 15 ～ 30mg，口服每次 10mg，3 次/日，最高 160mg/d，宜每周检查肝功能。

加兰他敏 片剂：30mg。口服 30 ～ 60mg/d，分 3 ～ 4 次服，8 ～ 10 周为一疗程。

目标检测

一、选择题

1. 卡比多巴治疗帕金森病的机制是（　　　）
    A. 激动中枢多巴胺受体 　　　　　　　B. 抑制外周多巴脱羧酶活性
    C. 阻断中枢胆碱受体 　　　　　　　　D. 抑制多巴胺的再摄取
    E. 多巴胺受体增敏

2. 溴隐亭治疗帕金森病的机制是（　　　）
    A. 直接激动中枢的多巴胺受体 　　　　B. 阻断中枢胆碱受体
    C. 抑制多巴胺的再摄取 　　　　　　　D. 激动中枢胆碱受体
    E. 补充纹状体多巴胺的不足

3. 卡比多巴与左旋多巴合用的理由是（　　　）
    A. 提高脑内多巴胺的浓度，增强左旋多巴的疗效
    B. 减慢左旋多巴肾脏排泄，增强左旋多巴的疗效
    C. 卡比多巴直接激动多巴胺受体，增强左旋多巴的疗效
    D. 抑制多巴胺的再摄取，增强左旋多巴的疗效
    E. 卡比多巴阻断胆碱受体，增强左旋多巴的疗效

4. 左旋多巴抗帕金森病的机制是（　　　）
    A. 抑制多巴胺的再摄取 　　　　　　　B. 激动中枢胆碱受体
    C. 阻断中枢胆碱受体 　　　　　　　　D. 补充纹状体中多巴胺的不足
    E. 直接激动中枢的多巴胺受体

5. 苯海索治疗帕金森病的机制是（　　　）
    A. 补充纹状体中多巴胺 　　　　　　　B. 激动多巴胺受体
    C. 兴奋中枢胆碱受体 　　　　　　　　D. 阻断中枢胆碱受体
    E. 抑制多巴胺脱羧酶

6. 苯海索抗帕金森病的特点是（　　　）
    A. 震颤疗效好 　　　　　　　　　　　B. 改善僵直疗效好
    C. 动作迟缓疗效好 　　　　　　　　　D. 对过度流涎无作用
    E. 前列腺肥大者可用

7. 关于左旋多巴治疗帕金森病的疗效，下列哪项是错误的（　　　）
    A. 抗精神病药引起的锥体外系反应有效 B. 轻症患者疗效好
    C. 轻症及年轻患者疗效好 　　　　　　D. 重症及年老患者疗效差
    E. 肌肉震颤症状疗效差

二、填空题

1. 左旋多巴通过补充＿＿＿＿＿＿＿内＿＿＿＿＿＿的含量而产生抗帕金森病作用。

2. 卡比多巴选择性地抑制外周＿＿＿＿＿＿，临床上常与＿＿＿＿＿＿合用，治疗帕金森病和帕金森综合征。

3. 抗震颤麻痹药分为＿＿＿＿＿＿和＿＿＿＿＿＿两类。

三、问答题

1. 试述左旋多巴抗帕金森病的作用机理、特点及应用。
2. 试比较左旋多巴与苯海索抗帕金森病作用特点。

学习小结

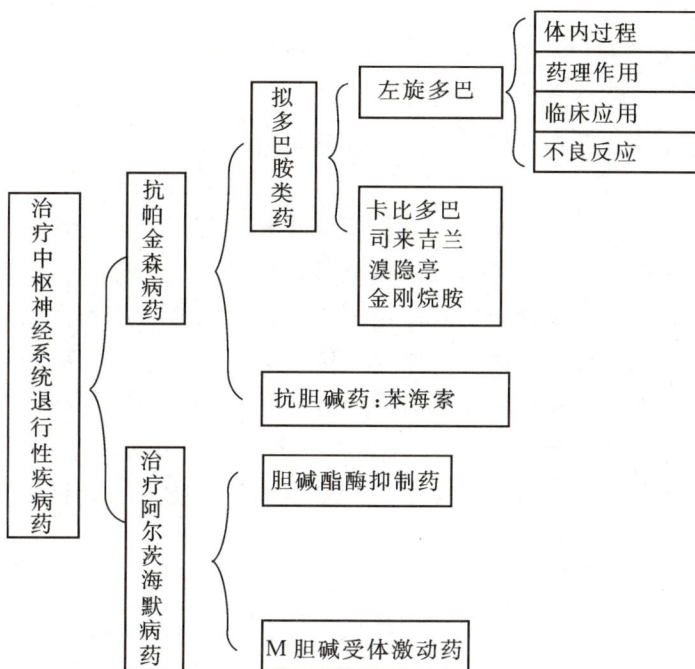

任务七　中枢兴奋药与促大脑功能恢复药

【目的要求】

1. 掌握中枢兴奋药的分类、临床应用及用药指导。

2. 掌握咖啡因、尼可刹米、山梗菜碱的作用特点及不良反应。

3. 了解二甲弗林、哌醋甲酯的作用特点和临床应用。

中枢兴奋药（central stimulants）是能提高中枢神经系统功能活动的一类药物。临床上主要用于中枢性呼吸衰竭的抢救。但此类药物的效应与作用范围均易随剂量的增加而加大，且作用时间短，常需反复使用，剂量过大易致中枢神经系统广泛兴奋，甚至引起惊厥，严重的惊厥可随即转为抑制，甚至死亡，这时不能再用中枢兴奋药解救。故在使用中枢兴奋药时必须严格控制剂量和用药间隔时间。

根据中枢兴奋药的主要作用部位可分为三类：①兴奋大脑皮质药，如咖啡因等。②兴奋延髓呼吸中枢药，如尼可刹米、二甲弗林等。③促大脑功能恢复药，如哌拉西坦等。

第一节　主要兴奋大脑皮质的药物

咖啡因

咖啡因（caffeine）是从咖啡豆、茶叶或可可豆中提取的生物碱，现已能人工合成。

【药理作用】

（1）兴奋中枢神经系统　小剂量（50～200mg）即能选择性兴奋大脑皮质，可致疲乏减轻、消除瞌睡、精神兴奋、思维活跃，并提高对外界的感受性。较大剂量（250～500mg）时，可直接兴奋延髓呼吸中枢和血管运动中枢，使呼吸加深加快，血压升高。此作用在呼吸中枢受抑制时尤为明显。

（2）收缩脑血管　咖啡因对脑血管平滑肌有收缩作用，可缓解因脑血管扩张所致的搏动性头痛症状。

（3）其他作用　具有舒张支气管和胆道平滑肌、利尿及刺激胃酸、胃蛋白酶分泌等作用。

【临床应用】

（1）临床用于对抗中枢抑制状态，如严重传染病及中枢抑制药过量所致的昏睡、呼吸抑制及循环衰竭。

（2）与解热镇痛药配伍治疗一般性头痛，与麦角胺配伍治疗偏头痛。

【不良反应及用药指导】

不良反应较少。剂量较大可致激动、不安、失眠、心悸、头痛、恶心、呕吐，甚至惊厥。婴儿高热时不宜用含咖啡因的解热复方制剂，易引起惊厥。因增加胃酸分泌，消化性溃疡患者不宜久用。

哌甲酯

哌甲酯（methylphenidate，利他林）为人工合成药，具有温和的中枢兴奋作用，能改善精神活动、解除轻度抑制及消除疲乏感。较大剂量也可兴奋呼吸中枢。临床主要用于对抗中枢抑制药中毒引起的昏睡与呼吸抑制，也可用于小儿遗尿症和小儿多动症。治疗量不良反应较少，大剂量可引起血压升高而出现眩晕、头痛，甚至惊厥。高血压患者禁用。

第二节　主要兴奋延髓呼吸中枢药物

尼可刹米

【药理作用】

尼可刹米（nikethamide，可拉明）治疗量能直接兴奋延髓呼吸中枢，也能通过刺激颈动脉体和主动脉体化学感受器反射性兴奋呼吸中枢，增加呼吸中枢对 CO_2 敏感性，呼吸中枢受抑制时其兴奋作用更明显。该药作用温和，安全范围大，但作用短暂，一次给药仅能维持 5～10 分钟，故常需多次间歇给药。

【临床应用】

用于各种原因所致的中枢性呼吸抑制，其中对吗啡中毒所致呼吸抑制效果佳；对气雾吸入全麻药中毒所致呼吸抑制疗效较好；对巴比妥类药物中毒所致呼吸抑制疗效较差。

【不良反应】

治疗剂量下不良反应少而轻，过量可致心悸、血压升高、肌肉震颤，甚至惊厥。故抽搐及惊厥患者禁用。

二甲弗林

二甲弗林（dimefline，回苏灵）对延髓呼吸中枢有较强的直接兴奋作用，起效快，作用比尼可刹米强 100 倍。用药后能显著改善呼吸，增加肺通气量，降低 CO_2 分压，提高血氧饱和度。临床主要用于治疗各种传染病和药物中毒引起的中枢性呼吸抑制，也可用于肺性脑病。安全范围小，易致惊厥，有惊厥史、孕妇禁用。

山梗菜碱

山梗菜碱（lobeline，洛贝林）可通过刺激颈动脉体和主动脉体化学感受器，反射性兴奋延髓呼吸中枢。其安全范围大，不易引起惊厥。主要用于治疗新生儿窒息、小儿感染性疾病引起的呼吸衰竭、一氧化碳中毒。大剂量可兴奋迷走神经中枢，引起心动过缓、房室传导阻滞。

贝美格

贝美格（megimide，美解眠）为人工合成药，直接兴奋呼吸中枢，作用迅速，维持时间短，主要用于催眠药中毒的解救。安全范围小，剂量过大或静脉注射过快易引起惊厥。

第三节　促进大脑功能恢复药

甲氯芬酯

【药理作用】

甲氯芬酯（meclofenoxate，氯酯醒）兴奋大脑皮质，促进脑细胞的氧化还原代谢，增加脑组织对葡萄糖的利用，调节细胞代谢，改善大脑功能，促进受抑制的中枢神经功能的恢复。

【临床应用】

临床用于脑外伤昏迷、脑动脉硬化及中毒所致意识障碍、小儿精神迟钝和遗尿症、老年性痴呆等。

【不良反应】

不良反应少，偶见胃部不适、失眠、血压升高等。

吡拉西坦

吡拉西坦（piracetam，脑复康）能降低脑血管阻力，增加脑血流量，对大脑皮质缺氧有保护作用，能改善脑缺氧及物理化学因素所引起的记忆障碍。临床用于治疗老年性痴呆、脑外伤及脑动脉硬化所引起的记忆、思维障碍，也可用于儿童智力低下。

❖ 常用药物制剂和用法 ❖

安钠咖　注射剂：0.25g/ml、0.5g/2ml。每次0.25～0.5g，皮下或肌内注射。极量：每次0.75g，3g/d，皮下或肌内注射。

盐酸哌甲酯　片剂：10mg。每次10mg，2～3次/日。6岁以上儿童开始每次5mg，5～10mg/d，以后视病情每隔一周增加5～10mg，一日量不超过60mg。注射剂：20mg/ml。每次10～20mg，1～3次/日，皮下、肌内或静脉注射。

尼可刹米　注射剂：0.375g/1.5ml、0.5g/2ml。每次0.25～0.5g，皮下、肌内或静脉注射，必要时每1～2小时重复一次，或与其他中枢兴奋药交替使用。极量：每次1.25g。

二甲弗林　片剂：8mg。每次8～16mg，2～3次/日。注射剂：8mg/2ml。每次8mg，肌注或静注。或每次8～16mg，用生理盐水或5%葡萄糖注射液稀释后静脉滴注，重症者可每次16～32mg静脉滴注。

盐酸洛贝林　注射剂：3mg/ml、10mg/ml。每次3～10mg，小儿每次1～3mg，皮下或肌注。极量：每次20mg，50mg/d。必要时可每次3mg缓慢静注，间隔30分钟可重复一次。抢救新生儿窒息可用3mg自脐静脉注射。

贝美格　注射剂：50mg/10ml。每次50mg，用5%葡萄糖注射液稀释后静脉滴注，或每3～5分钟注射50mg，直到病情改善。

甲酚氯酯　片剂：100mg。口服：成人每次200～300mg，3次/日；小儿每次50～100mg，3次/日。注射剂（粉针剂）：250mg。静脉滴注：成人每次250～500mg；小儿每次 50～100mg，临用前配制，以注射用水或 5% 葡萄糖注射液溶解配成 5% 的浓度。

吡拉西坦 片剂：0.4g。每次 0.8～1.6g，2～3 次/日，6 周为一疗程。

目标检测

选择题

1. 临床上用于治疗轻度抑郁及小儿遗尿症的药物是 （　　）
   A. 咖啡因　　　　　　　　　　　　B. 哌醋甲酯
   C. 尼可刹米　　　　　　　　　　　D. 二甲弗林

2. 用作巴比妥类中毒解救的辅助药物是 （　　）
   A. 尼可刹米　　　　　　　　　　　B. 二甲弗林
   C. 山梗茶碱　　　　　　　　　　　D. 贝美格

3. 不直接兴奋呼吸中枢的药物是 （　　）
   A. 尼可刹米　　　　　　　　　　　B. 二甲弗林
   C. 山梗茶碱　　　　　　　　　　　D. 咖啡因

4. 不引起惊厥的呼吸兴奋药物是 （　　）
   A. 咖啡因　　　　　　　　　　　　B. 尼可刹米
   C. 贝美格　　　　　　　　　　　　D. 二甲弗林
   E. 山梗茶碱

5. 用于治疗儿童多动症的药物是 （　　）
   A. 咖啡因　　　　　　　　　　　　B. 哌醋甲酯
   C. 二甲弗林　　　　　　　　　　　D. 甲氯芬酯

6. 有关咖啡因的描述错误的是 （　　）
   A. 小剂量兴奋大脑皮层　　　　　　B. 中毒可致惊厥
   C. 能扩张脑血管　　　　　　　　　D. 治疗中枢抑制状态

7. 中枢兴奋药主要应用于 （　　）
   A. 惊厥后出现的呼吸抑制　　　　　B. 呼吸衰竭
   C. 中枢性呼吸抑制　　　　　　　　D. 低血压状态

8. 吗啡急性中毒引起的呼吸抑制，最宜选用的中枢兴奋药是 （　　）
   A. 尼可刹米　　　　　　　　　　　B. 二甲弗林
   C. 甲氯苯酯　　　　　　　　　　　D. 洛贝林

学习小结

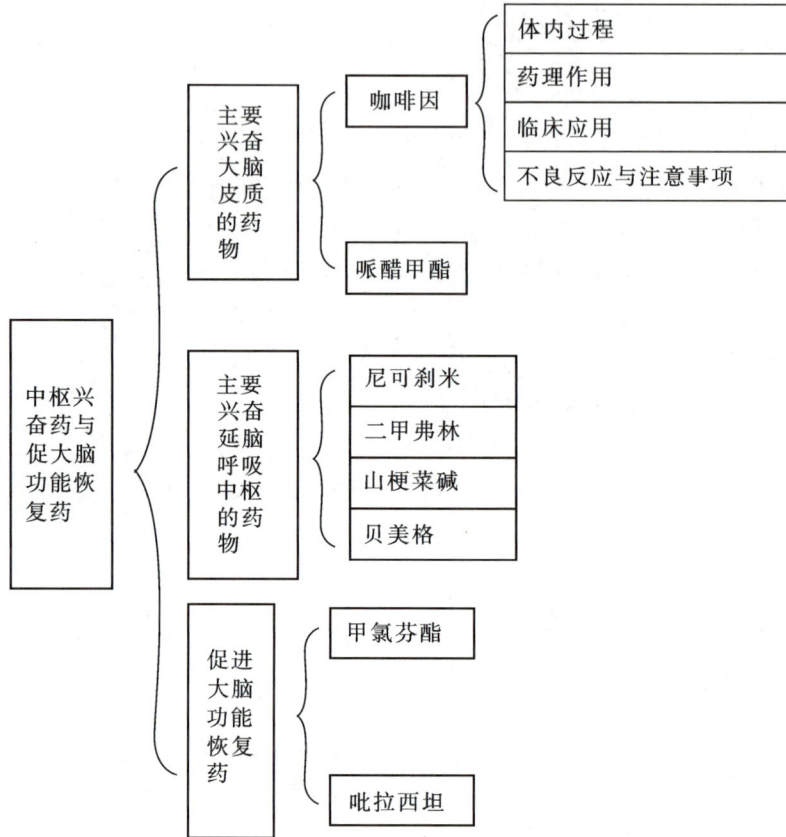

中枢兴奋药与促大脑功能恢复药
- 主要兴奋大脑皮质的药物
  - 咖啡因
    - 体内过程
    - 药理作用
    - 临床应用
    - 不良反应与注意事项
  - 哌醋甲酯
- 主要兴奋延脑呼吸中枢的药物
  - 尼可刹米
  - 二甲弗林
  - 山梗菜碱
  - 贝美格
- 促进大脑功能恢复药
  - 甲氯芬酯
  - 吡拉西坦

模块五 循环系统疾病用药

任务一 利尿药与脱水药

【目的要求】

1. 掌握呋塞米、氢氯噻嗪的药理作用、临床应用、不良反应及用药指导。
2. 熟悉螺内酯、甘露醇的作用特点、临床应用及不良反应。
3. 了解其他利尿药、脱水药的作用特点。

第一节 利尿药

利尿药是一类作用于肾脏，促进电解质和水的排出，使尿量增加的药物。临床主要用于治疗各种原因引起的水肿，如慢性心功能不全、肝硬化腹水、肾病综合征等，也可用于治疗高血压、高钙血症、肾结石等。

一、利尿药作用的生理学基础

尿液的生成是通过肾小球的滤过、肾小管和集合管的重吸收及分泌三个环节而实现的。目前临床应用的利尿药多数是通过影响肾小管和集合管对水和电解质的重吸收或分泌而发挥利尿作用（图 5 –1）。

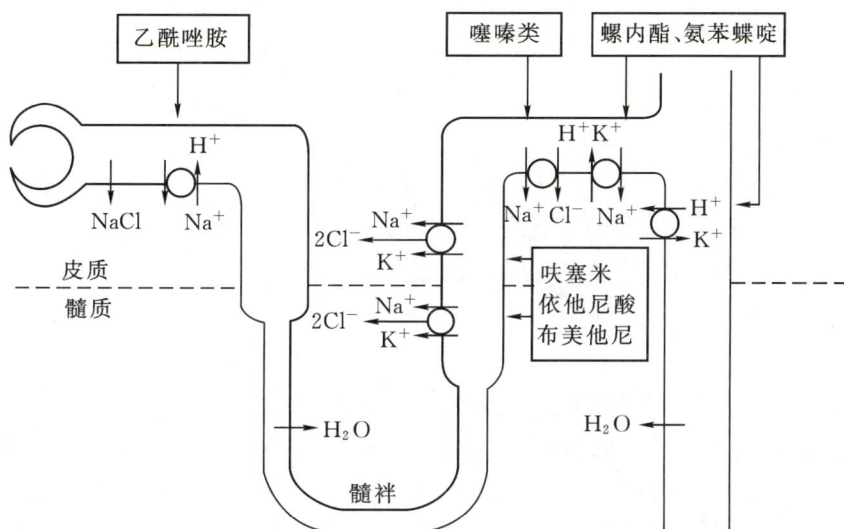

图 5 –1 肾小管各段的功能和利尿作用部位

（一）肾小球的滤过

正常人每昼夜经肾小球滤过的原尿量可达 180L，终尿仅为 1.5～2L。故增加肾小球滤过的药物，其利尿的作用较弱。

（二）肾小管和集合管的重吸收和分泌

1. 近曲小管

原尿中 60%～65% 的 Na^+ 通过钠泵和 Na^+-H^+ 交换的方式在近曲小管被重吸收。在近曲小管上皮细胞中，H^+ 是由 H_2CO_3 在碳酸酐酶的催化下经一系列生化反应而生成的。乙酰唑胺通过抑制碳酸酐酶，减少 H^+ 的生成，抑制 Na^+-H^+ 交换而减少近曲小管对 Na^+ 的重吸收，从而发挥利尿作用。但利尿作用很弱，原因在于近曲小管及以下各段肾小管会代偿性重吸收 Na^+ 和水。故乙酰唑胺现很少作为利尿药使用。

2. 髓袢升支粗段

原尿中 30%～35% 的 Na^+ 在此段被重吸收。Na^+ 的重吸收依赖于 $Na^+-K-2Cl^-$ 共同转运子完成，且不伴水的吸收。呋塞米等高效能利尿药选择性阻断该共同转运子，既降低肾脏的稀释功能，也影响肾脏的浓缩功能，产生强大的利尿作用。

3. 远曲小管和集合管

原尿中有 5%～10% 的 Na^+ 被重吸收。在远曲小管近端主要通过 Na^+-Cl^- 共同转运方式重吸收 Na^+。噻嗪类利尿药通过抑制此段的 Na^+-Cl^- 的共同转运子而产生中等强度的利尿作用。在远曲小管远端和集合管，通 Na^+-K^+ 交换和 Na^+-H^+ 交换的方式重吸收 Na^+。两种交换均受醛固酮的调节。螺内酯、氨苯喋啶等通过拮抗醛固酮的作用，间接抑制 Na^+-K^+ 交换或抑制 Na^+ 通道，从而发挥较弱的排钠留钾的利尿作用。

二、常用利尿药

根据作用部位和作用强弱，利尿药可分为三类：①高效能利尿药（强效利尿药），如呋塞米、依他尼酸、布美他尼等。②中效能利尿药（中效利尿药），如氢氯噻嗪、氯噻酮等。③低效能利尿药（弱效利尿药），如安体舒通、氨苯喋啶、氨氯吡咪等。

（一）高效能利尿药（髓袢利尿药）

呋塞米

【体内过程】

呋塞米（furosemide，速尿，呋喃苯胺酸）口服 20～30 分钟生效，静脉注射 5 分钟生效，维持 2～3 小时。大部分以原形经肾近曲小管有机酸分泌机制排泄。$t_{1/2}$ 一般为 1 小时左右，肾功能不全时可延长至 10 小时。

【药理作用】

1. 利尿作用

呋塞米在髓袢升支粗段特异性抑制 $Na^+-K^+-2Cl^-$ 共同转运子，减少 NaCl 重吸收，降低肾脏的稀释功能；同时抑制髓质区高渗状态的形成，降低肾脏的浓缩功能，从而产生强大的利尿作用。Na^+ 重吸收减少，使到达远曲小管尿液中 Na^+ 的浓度升高，促进 Na^+-K^+ 交换，导致 K^+ 的排泄增加，故称为排钾利尿药。此外尚可促进 Mg^{2+}、Ca^{2+} 的排泄。其利尿作用特点是迅速、强大、短暂。

2. 扩血管作用

静脉注射呋塞米可扩张肾血管，降低肾血管阻力，增加肾血流量，改善肾皮质的血液供应；也可扩张肺部容量血管，减少回心血量，使左心室的负荷减少。

【临床应用】

1. 各型严重水肿

可治疗心、肝、肾性水肿，急性肺水肿以及脑水肿。一般不作为首选，多用于其他利尿药无效的严重水肿患者。静脉注射呋塞米因利尿和扩张血管，除减少血容量外，还可减少回心血量和降低外周阻力，从而减轻左心负担，迅速缓解肺水肿症状，可作为治疗急性肺水肿的首选药；对于脑水肿患者，呋塞米的强大利尿作用，使血液浓缩，血浆渗透压升高，有助于消除脑水肿，降低颅内压，对脑水肿合并左心衰竭的患者较为适用。

2. 急、慢性肾衰竭

对于急性肾衰竭早期，呋塞米通过强大的利尿作用，冲洗肾小管，防止肾小管萎缩、坏死；同时还能扩张肾血管，增加肾血流量和肾小球滤过率，但不延缓肾衰竭的进程。慢性肾衰竭时，大剂量呋塞米因可使尿量增加，水肿减轻，亦可取得一定疗效。

3. 促进毒物排泄

药物中毒时配合静脉输液，可加速毒物随尿液排出。常用于长效巴比妥类、水杨酸类等药物中毒时的抢救。

4. 高钙血症

呋塞米可抑制 Ca^{2+} 重吸收，促进 Ca^{2+} 的排泄，降低血钙。

◆ **课堂互动** ◆

案例：患者，张某，男，64岁，3天前门诊以"肝硬化、腹水"收住入院，医生选用了呋塞米治疗，1天前出现烦躁不安，吸烟时不能自己划火柴，乱扔物品，2小时前开始处于嗜睡状态，呼之可醒，但不能正确回答问题。

问题：该患者出现上述症状的原因是什么？使用呋塞米的过程中有哪些注意事项？

【不良反应及用药指导】

1. 水、电解质紊乱

常因过度利尿引起水、电解质紊乱。表现为低血容量、低血钠、低血钾、低血氯性碱中毒等。其中以低血钾最为多见，患者如出现恶心、呕吐、腹胀、乏力及心律失常，应警惕低血钾。故用药期间应严密监测血 K^+，鼓励患者增加高钾食物的摄入，如香蕉、橘子、苹果等。久用应注意补充钾盐或与留钾利尿药合用。长期应用还可发生低血镁，当低血钾和低血镁同时存在时，还要纠正低血镁，因 Mg^{2+} 有稳定细胞内 K^+ 的作用。

2. 耳毒性

大剂量应用呋塞米，可使内耳淋巴液电解质紊乱，耳蜗毛细胞受损引起耳毒性，表现为眩晕、耳鸣、听力减退或暂时性耳聋。应避免与氨基糖苷类抗生素合用，以免加重听力损害。

3. 高尿酸血症

长期利尿后血容量减少，使尿酸经近曲小管的重吸收增加，同时呋塞米经近曲小管分泌排泄时，可竞争性抑制尿酸的排泄导致高尿酸血症。故痛风患者慎用。

4. 胃肠道反应

胃肠道反应如恶心、呕吐、腹痛、腹泻，甚至胃肠出血等，久服可诱发溃疡，宜餐后服用。

5. 其他

长期应用可引起高血糖，升高低密度脂蛋白胆固醇和甘油三酯。亦可发生过敏反应，表现为皮疹、皮炎、剥脱性皮炎、过敏性间质性肾炎等。少数患者可发生粒细胞减少、血小板减少。故糖尿病、高脂血症、妊娠及哺乳期妇女慎用。因本药有磺胺结构，与其他磺胺药之间存在交叉过敏反应。

布美他尼

布美他尼（bumetanide）与呋塞米均为磺胺类利尿药。本药具有速效、高效、短效、低毒的特点。利尿强度为呋塞米的 40~60 倍。用于各种顽固性水肿及急性肺水肿等；对急、慢性肾衰竭尤为适宜；对用呋塞米无效的病例仍有效。不良反应与呋塞米相似但较少。

依他尼酸

依他尼酸（etacrynic acid，利尿酸）化学结构中无磺酰胺基，但药理作用、临床应用与呋塞米类似。由于毒性较大，临床少用。但对磺胺类利尿药过敏者，可选用本药。

（二）中效能利尿药

中效能利尿药主要作用于远曲小管近端。常用药物主要是噻嗪类，代表药物是氢氯噻嗪（hydrochlorothiazide）。还有环戊噻嗪（cyclopenthiazide）、氢氟噻嗪（hydroflumethiazide）、苄氟噻嗪（bendrofluazide）等。氯噻酮（chlortalidone）、吲达帕胺（indapamide）、美托拉宗（metolazone）等虽无噻嗪环结构，但药理作用及利尿效能与噻嗪类相似。

氢氯噻嗪

【体内过程】

氢氯噻嗪（hydrochlorothiazide，双氢克尿噻）脂溶性高，口服吸收迅速而完全，口服后 1~2 小时起效，4~6 小时血药浓度达到高峰。主要以原形经肾脏排泄，少量经胆汁分泌。

【药理作用】

1. 利尿作用

主要抑制肾远曲小管近端 $Na^+ - Cl^-$ 共同转运体，使该段对 NaCl 的重吸收减少，产生温和而持久的利尿作用。由于转运至远曲小管的 Na^+ 增加，促进 $Na^+ - K^+$ 交换，导致 K^+ 排出增多，长期服用可引起低血钾。此外，可促进 Ca^{2+} 的重吸收，减少 Ca^{2+} 的排泄，引起高钙血症。

2. 降压作用

氢氯噻嗪是常用的降压药。用药早期通过排钠利尿，使血容量减少而降压，长期用药通过扩张血管而发挥温和而持久的降压作用。

3. 抗利尿作用

作用机制尚未完全阐明。可能机制是通过排钠利尿，使血浆渗透压降低，减轻尿崩症患者的口渴感，使患者饮水量减少，从而减少尿量。

【临床应用】

（1）各型水肿　可用于治疗各型水肿，尤其对轻、中度心性水肿疗效较好；对肾性水肿的疗效与肾功能损害程度有关，损害轻者效果较好，反之则差；肝性水肿应用时要防止低血钾诱发肝性脑病。

（2）高血压　氢氯噻嗪是治疗高血压的基础药物之一。轻度高血压可单独应用，多与其他降压药合用以增强降压效果，减少不良反应。

（3）尿崩症　主要用于肾性尿崩症及用加压素无效的中枢性尿崩症。

（4）高尿钙伴有肾结石　通过抑制高尿钙引起的肾结石而形成。

【不良反应及用药指导】

（1）电解质紊乱，如低血钾、低血钠、低血镁、低血氯性碱中毒等，其中以低钾血症最为常见。故用药期间应监测血钾，并注意补充钾盐或与留钾利尿药合用。

（2）高尿酸血症。有痛风史者慎用。

（3）代谢变化。长期用药可导致高血糖、高血脂。糖尿病、高脂血症患者慎用。

（4）其他　促进远曲小管对 Ca^{2+} 的重吸收，久用可致高血钙。可见皮疹、光敏性皮炎等过敏反应。偶见溶血性贫血、血小板减少等。

【药物相互作用】

（1）与强心苷类药物、糖皮质激素类药物合用时应注意补充钾盐。

（2）与β受体阻断药、血管扩张药（如肼苯哒嗪类）等降压药合用时，可增强降压效果。配合用药期间不宜饮酒，以免血压过低。

（3）非甾体类抗炎药可减弱本类药物的利尿、降压作用。

（三）低效能利尿药

低效能利尿药又称为保钾利尿药，代表药为螺内酯、氨苯蝶啶。

螺内酯

【药理作用】

螺内酯（spironolactone，安体舒通）是醛固酮的竞争性拮抗剂。在远曲小管远端和集合管，与醛固酮竞争醛固酮受体，拮抗醛固酮的作用，从而发挥排钠留钾的利尿作用。利尿作用弱，很少单独应用，而且依赖于体内醛固酮的水平，当体内醛固酮水平增高时，利尿作用显著。此外，螺内酯利尿作用缓慢而持久，因口服吸收不完全，服后1日显效，2~3日后达到高峰，停药后仍可持续2~3日。

【临床应用】

常与排钾利尿药合用治疗醛固酮升高的顽固性水肿，如肝硬化性腹水、慢性充血性心力衰竭、肾病综合征等引起的水肿。

【不良反应及注意事项】

不良反应较轻。长期单独使用可致高钾血症，注意监测血钾；偶见头痛、嗜睡、精神紊乱、皮疹及轻度胃肠道反应等；还可出现性激素样作用，如男性乳房发育、女性月经不调等，一般停药可消失。肾功能不全、高钾血症患者禁用，胃溃疡患者慎用。

氨苯喋啶和阿米洛利

【药理作用】

氨苯喋啶（triamterene）和阿米洛利（amiloriole，氨氯吡咪）具有相同的药理作用，均作用于远曲小管远端和集合管，通过抑制 Na^+ - K^+ 交换过程，产生排钠留钾的利尿作用。利尿作用较螺内酯迅速、强大而短暂，且不受体内醛固酮水平的影响。

【临床应用】

常与中效、高效能利尿药合用，治疗各种顽固性水肿及肝硬化腹水。氨苯喋啶因能促进尿酸排泄，故还适用于痛风患者的利尿。

【不良反应及用药指导】

两药的不良反应少。偶有消化道反应，如恶心、呕吐、腹泻等。长期应用可致高钾血症。严重肝、肾功能不全、高钾血症患者禁用。有的肝硬化患者服用后可引起巨幼红细胞性贫血（干扰叶酸代谢），须注意。

第二节 脱水药

脱水药又称为渗透性利尿药，可迅速提高血浆和肾小管腔液的渗透压，促使组织内的水分向血浆转移使组织脱水，并产生渗透性利尿作用。包括甘露醇、山梨醇、高渗葡萄糖、尿素等。

脱水药共有的特点是：①均为高渗溶液；②静脉注射后，不易透过毛细血管进入组织细胞；③易经肾小球滤过，不易被肾小管重吸收；④在体内不被代谢，基本上以原形经肾排泄。

甘露醇

甘露醇（mannitol）口服不吸收，临床主要用 20% 的高渗溶液静脉注射或静脉滴注。

【药理作用】

1. 脱水作用

静脉注射后，能迅速使血浆渗透压升高，组织间液水分向血浆转移，细胞内水分向组织间液转移，从而产生组织脱水作用，可降低颅内压、眼内压等。甘露醇口服不吸收，有导泻作用，可用于清除胃肠道毒物。

2. 利尿作用

静脉注射后，由于经肾小球滤过后，又不被肾小管重吸收，肾小管中的原尿为高渗状态，阻止水的重吸收而利尿；由于脱水作用，血容量增加、肾小球滤过率增加，也可产生弱的利尿作用。

【临床应用】

1. 脑水肿

颅内肿瘤、颅脑损伤、脑组织炎症及缺氧等引起的脑水肿，常导致颅内压升高。甘露醇的脱水作用，使颅内压迅速下降，是脑水肿的首选治疗药。由于本药不能透出血管进入脑细胞内，故一般无反跳现象。

2. 青光眼

由于脱水作用，降低眼内压，可用于青光眼的治疗及青光眼手术前准备。

3. 预防急性肾衰竭

在少尿时，甘露醇通过脱水作用，减轻肾间质水肿；通过渗透性利尿作用，维持足够的尿量，稀释肾小管内有害物质，减少肾小管阻塞，防止肾小管萎缩和坏死；还能改善急性肾衰竭早期的血流动力学变化。如已经发生急性肾衰竭，则应停止使用，否则有导致急性左心衰竭、急性肺水肿的危险。

【不良反应及用药指导】

甘露醇不良反应较少见。

（1）静注过快可致一过性头痛、眩晕、视力模糊、心悸、畏寒等。快速大量静滴，可因增加循环血量而导致心力衰竭，故在用药过程中，应记录出入水量，注意观察患者血压、心率、脉搏等情况，心功能不全者禁用。

（2）静脉注射外漏，可引起局部组织肿胀，严重者可导致组织坏死，应注意防止药液外漏。禁止做皮下注射和肌内注射。

（3）甘露醇在低温时容易析出结晶，可用热水浸泡溶解后方可使用。

（4）活动性颅内出血者，除非进行开颅手术或危及生命时，一般不用。

山梨醇

山梨醇（sorbitol）是甘露醇的同分异构体，药理作用和临床应用均与甘露醇相似。临床常用25%的高渗溶液。因其可在体内部分代谢为果糖，故脱水作用较甘露醇弱而短暂。

葡萄糖

50%的高渗葡萄糖（glucose）也有脱水和渗透性利尿作用。因葡萄糖可从血液进入组织中，且易被代谢，故脱水作用较甘露醇和山梨醇弱，维持时间短。多与甘露醇交替使用治疗脑水肿。且停药后可出现颅内压回升而造成"反跳"现象，故目前已少用。

◈ 常用药物制剂和用法 ◈

呋塞米 片剂：20mg。每次20mg，3次/日。为避免发生电解质紊乱，宜从小剂量开始，间歇给药，即服药1~3日，停药2~4日。注射剂：20mg/2ml。一次20mg，一日1次或隔日1次，肌内注射或稀释后缓慢静注。

布美他尼 片剂：1mg、5mg。1~5mg/d。

依他尼酸 片剂：25mg。每次25mg，1~3次/日。

氢氯噻嗪 片剂：25mg。每次25~50mg，2次/日，针对不同的疾病，用药次数可以有所变动。

氯噻酮 片剂：50mg、100mg。每次100mg，1次/日或隔日1次。

螺内酯 胶囊（微粒）：20mg。每次20mg，3~4次/日。

氨苯喋啶 片剂：50mg。每次50~100mg，2~3次/日，最大剂量不超过一日300mg，小儿不超过一日6mg/kg。

乙酰唑胺 片剂：0.25g。治疗青光眼每次0.25g，2次/日或3次/日；利尿，每次0.25g，1次/日或隔日1次。

甘露醇 注射液：20g/100ml、50g/250ml。每次1~2g/kg，静滴，必要时4~6小

时重复使用一次。

葡萄糖 注射液：50%溶液每支 20ml。每次 40～60ml，静注。

目标检测

一、选择题

1. 关于呋塞米不良反应的论述，错误的是 （　　）
    A. 高尿酸血症
        B. 高血钾
    C. 高血钙
        D. 耳毒性

2. 伴有糖尿病的水肿患者，不宜选用哪种利尿药是 （　　）
    A. 呋塞米
        B. 氢氯噻嗪
    C. 氨苯蝶啶
        D. 螺内酯

3. 可增加卡那霉素耳毒性的利尿药是 （　　）
    A. 氨苯蝶啶
        B. 螺内酯
    C. 呋塞米
        D. 氢氯噻嗪

4. 呋塞米利尿的机理是 （　　）
    A. 抑制远曲小管和集合管对 Na^+ 的重吸收
    B. 抑制远曲小管近端对 Na^+ 和 Cl^- 的重吸收
    C. 竞争性对抗醛固酮的作用
    D. 抑制髓袢升支粗段对 Na^+ 和 Cl^- 的重吸收

5. 脱水药消除组织水肿的给药途径是 （　　）
    A. 口服
        B. 静脉注射
    C. 肌内注射
        D. 皮下注射

6. 治疗脑水肿的首选药是 （　　）
    A. 呋塞米
        B. 氨苯蝶啶
    C. 甘露醇
        D. 高渗葡萄糖

二、填空题

1. 具有保钾作用的利尿药是＿＿＿＿＿＿和＿＿＿＿＿＿。

2. 呋塞米的不良反应有＿＿＿＿、＿＿＿＿、＿＿＿＿和＿＿＿＿。

3. 噻嗪类利尿药主要用于＿＿＿＿、＿＿＿＿和＿＿＿＿。

4. 甘露醇禁用于＿＿＿＿、＿＿＿＿、＿＿＿＿的患者。

三、问答题

1. 患儿，男，4 岁，因高热、头痛、喷射状呕吐、惊厥、神志不清来院急诊。诊断为乙型脑炎，医嘱之一为用 20%甘露醇脱水治疗脑水肿。试问：

（1）应采用何种给药途径？

（2）当室温接近 0℃时，一旦检查出药物有结晶析出，采取的正确处理方法是什么？

（3）甘露醇治疗脑水肿的机制是什么？

2. 医生给患心力衰竭、肾功能不全、尿少合并泌尿道感染的患者开了如下处方。请分析该处方是否合理？为什么？

Rp：

硫酸庆大霉素注射剂	8万U×6		
用法	每次8万U	肌注	2次/日
呋塞米注射液	20mg	静滴	1次/日
5%葡萄糖氯化钠注射液	500ml		

3. 医生给充血性心力衰竭的患者开了如下处方，请分析本处方是否合理，为什么？

Rp：

地高辛片	0.25mg×10	
用法	每次0.25mg	3次/日
泼尼松片	5mg×30	
用法	每次10mg	3次/日
氢氯噻嗪片	25mg×30	
用法	每次25mg	3次/日

学习小结

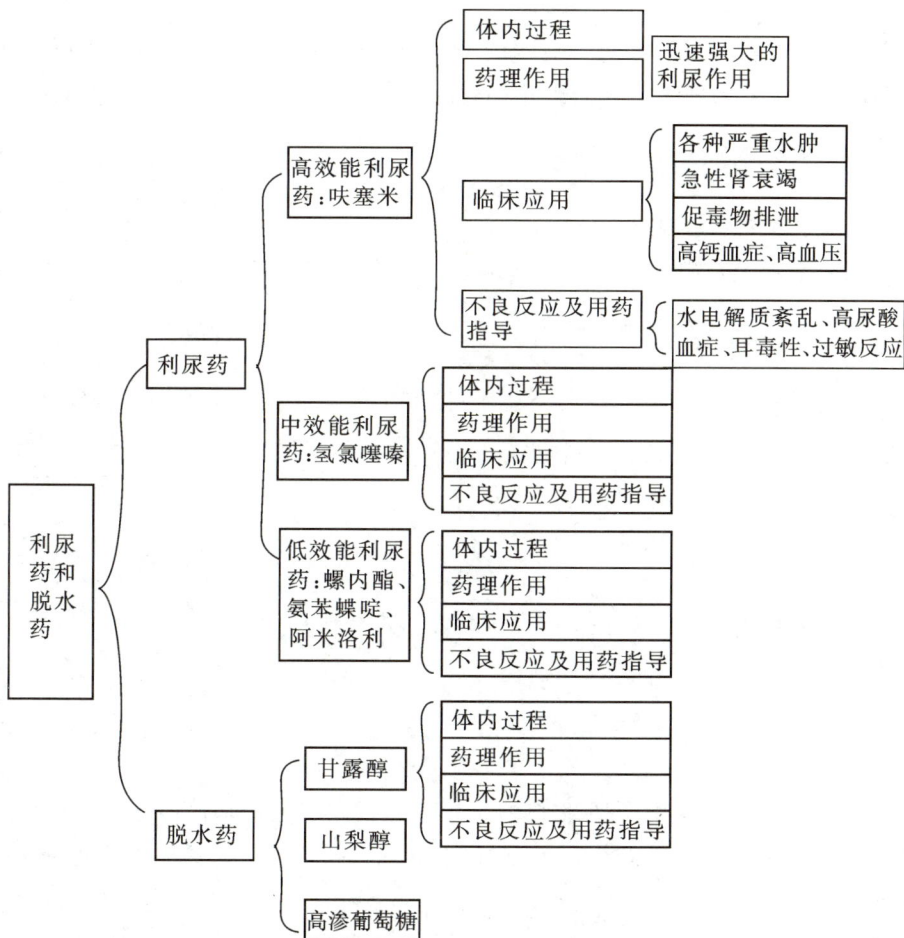

任务二　钙拮抗药

【目的要求】

1. 掌握钙拮抗药的药理作用和临床应用。
2. 熟悉钙拮抗药的不良反应。
3. 了解钙拮抗药的分类。

钙拮抗药（calcium antagonists）是一类阻滞 Ca^{2+} 从细胞外流入细胞内的药物，又称钙通道阻滞药。钙拮抗药是发展迅速的一类药物，包含许多化学结构各异的化合物，已广泛用于心律失常、高血压及心绞痛等病症的治疗。

第一节　钙拮抗药的分类

钙拮抗药品种繁多，为了便于临床选用，1987 年世界卫生组织（WHO）根据药物对钙通道的选择性分为两类，再按药物的化学结构将其分为六类。

一、选择性钙拮抗药

（1）苯烷胺类：维拉帕米、加洛帕米。
（2）二氢吡啶类：硝苯地平、尼莫地平、尼群地平、氨氯地平等。
（3）地尔硫䓬类：地尔硫䓬。

二、非选择性钙拮抗药

（1）氟桂嗪类：氟桂嗪、桂利嗪等。
（2）普尼拉明类：普尼拉明等。
（3）其他类：哌克昔林等。

第二节　钙拮抗药的作用与临床应用

一、钙拮抗药的药理作用

Ca^{2+} 具有多项生理作用，但细胞内 Ca^{2+} 超负荷则可致细胞损伤。钙拮抗剂阻滞 Ca^{2+} 的内流，使细胞内 Ca^{2+} 减少，抑制细胞内 Ca^{2+} 超负荷，可减少组织细胞损伤，改善其功能。

现有的钙拮抗药主要作用于心血管系统。

1. 对心脏的作用

（1）负性肌力作用　钙拮抗药使心肌细胞内 Ca^{2+} 减少，因而呈现负性肌力作用。

钙拮抗药还能舒张血管降低血压，继而使整体动物中交感神经活性反射性增高，抵消部分负性肌力作用。硝苯地平的这一作用明显，可能超过其负性肌力作用而表现为轻微的正性肌力作用。收缩性减弱可使心肌耗氧量相应减少，又由于血管舒张，使心脏后负荷降低，耗氧量也将进一步减少。

（2）负性频率和负性传导作用 窦房结和房室结等慢反应细胞的 0 相除极和 4 相缓慢除极都与 Ca^{2+} 内流有关。钙拮抗药能减慢房室结的传导速度，延长其有效不应期，可用于治疗阵发性室上性心动过速。钙拮抗药能降低窦房结的自律性，从而减慢心率。这种负性频率作用在整体动物中也可被交感神经活性的反射性增高部分抵消，所以钙拮抗药治疗窦性心动过速的疗效欠佳。

（3）对缺血心肌的保护作用 缺血时，心肌细胞内钙超负荷，最终引起细胞坏死。钙拮抗药可减少细胞内 Ca^{2+} 量，避免细胞坏死，对缺血心肌起到保护作用。

2. 舒张血管平滑肌

钙拮抗药阻滞 Ca^{2+} 的内流，能明显舒张血管，主要舒张动脉，对静脉影响较小。硝苯地平扩张外周阻力血管和冠状动脉的作用明显，可用于治疗高血压和冠心病。尼莫地平和氟桂嗪舒张脑血管作用较强，能增加脑血流量。

三种不同类型的钙通道阻滞药对心血管作用的比较见表 5-1。

表 5-1 三种不同类型的钙通道阻滞药对心血管作用的比较

	冠脉扩张	外周血管扩张	负性肌力	负性频率
维拉帕米	+++	++	+	++
硝苯地平	+++	+++	—	—
地尔硫䓬	+++	+	+	+

注：+ 至 +++ 表示作用的强弱；— 表示无作用

3. 抑制心室重构和血管重构作用

长期心肌缺血、高血压、心功能不全时，血管紧张素Ⅱ及其他促生长因子可导致心肌细胞肥厚和非心肌细胞（成纤维细胞、胶原细胞）增殖，称心室重构。血管内皮细胞在血管紧张素Ⅱ及其他生长因子作用下，可导致血管平滑肌肥厚，间质成分重新排列即血管重构。心室重构可导致心舒缩功能降低、心输出量减少；心室重构使血管弹性下降、管腔狭窄、外周阻力增加，导致血压升高及心、脑、肾等重要脏器缺血性损害。心肌和血管细胞内 Ca^{2+} 浓度增加，可诱发血管紧张素Ⅱ等促生长因子产生作用，故钙拮抗药有抑制心室重构和血管重构的作用。

4. 其他作用

（1）抑制血小板聚集。阻止血小板细胞外 Ca^{2+} 内流，有抑制血小板聚集的作用。

（2）增加红细胞变形能力，降低血液黏滞度。正常情况下，红细胞有良好的变形能力，能缩短其直径而顺利通过毛细血管，保持正常血液黏滞度。当红细胞内 Ca^{2+} 增多，其变形能力降低，血液黏滞度增高，易引起组织血流障碍。钙拮抗药减少红细胞内 Ca^{2+} 量，即能降低血液黏滞度。

二、钙拮抗药的临床应用

钙拮抗药的临床应用主要是防治心血管疾病。近年来也适用于其他系统疾病的治疗。

1. 心绞痛

钙拮抗药对各型心绞痛都有不同程度的疗效。变异型心绞痛由冠状动脉痉挛所引起。钙拮抗药是治疗的首选药物，其他型心绞痛也都有效。

2. 心律失常

钙拮抗药是治疗室上性心动过速的首选药，常用维拉帕米和地尔硫䓬。

3. 高血压

高血压时血管平滑肌细胞的 Ca^{2+} 内流有所增加，因此钙拮抗药治疗有效。常用硝苯地平、尼群地平、氨氯地平等。

治疗轻、中度高血压有效，可以单用，也可与其他抗高血压药合用。单用时可使 40%~45% 原发性高血压患者的血压得到控制，对老年人疗效较好。能增加心、脑、肾血流量，改善其功能，也适用于治疗伴发外周动脉阻塞性疾病的高血压。静脉注射可治疗高血压危象。

4. 脑血管疾病

尼莫地平、氟桂嗪等钙拮抗药能较显著舒张脑血管，增加脑血流量。对短暂性脑缺血发作、脑血栓形成及脑栓塞等有效；治疗或预防蛛网膜下腔出血所致的脑血管痉挛有效，可减少后遗症及病死率；还能有效地预防偏头痛，减轻症状，减少发作频率及发作时间。

5. 其他

雷诺病时由寒冷及情绪激动引起的血管痉挛可被钙拮抗药所解除，常用尼莫地平、硝苯地平。另外，支气管哮喘、食管贲门失弛缓症、急性胃肠痉挛性腹痛等用钙拮抗药治疗也有效。

三、不良反应及防治

国内普遍认为这是一类安全有效的药物，但长期大剂量应用时仍应注意其不良反应。

1. 一般不良反应

一般不良反应常见，不严重，多与血管扩张有关。如颜面潮红、头痛，与面部毛细血管和脑动脉扩张有关，以硝苯地平较明显；头晕、恶心，可能与血压降低、脑组织供血不足有关；踝部水肿，严重时整个下肢水肿，与外周血管扩张、毛细血管通透性增加有关。

2. 严重心血管反应

严重心血和反应：①可诱发严重心绞痛或心肌梗死，与强烈扩张血管、血压过度下降及反射性兴奋交感神经有关，以硝苯地平多见，与 β 受体阻断药合用可减少此反应。②可导致或加重心功能不全，与其负性肌力作用有关，以地尔硫䓬、维拉帕米多见。③诱发心律失常，可导致室性心动过速而猝死，与交感神经活性增强有关。④血压骤降，可致冠心病和脑卒中，以硝苯地平类多见，舌下含服或夜间服用更危险。长期用药应以缓释长效制剂为宜，不宜用短效、速效制剂。

第三节　常用钙拮抗药

维拉帕米

【药理作用】

维拉帕米（verapamil，异搏定）在离体实验能降低窦房结起搏细胞自律性，减慢窦性频率，也可抑制房室结的传导。此作用使维拉帕米成为治疗阵发性室上性心动过速的首选药物。本品能舒张冠状血管及外周血管，增加缺血心肌冠脉流量和侧支循环流量，降低外周阻力，降低血压。

【不良反应及防治】

约10%患者出现不良反应，有1%患者需停用药物。口服易致胃肠道症状，静脉注射可致血压下降，偶见房室传导阻滞及心肌收缩力下降，故禁用于严重心力衰竭及中、重度房室传导阻滞患者。

同类药物有加洛帕米（gallopamil），加洛帕米有较强的心脏抑制作用，应用同维拉帕米。

地尔硫䓬

【药理作用】

地尔硫䓬（diltiazem）对心脏的作用与维拉帕米相似。本品能明显抑制窦房结自律性而减慢心率，也可减慢房室传导，适用于治疗阵发性室上性心动过速。它对血管的作用接近硝苯地平，能增加冠脉流量，可防治心绞痛、雷诺病及偏头痛等。

【不良反应】

不良反应较少，2%~5%患者可能出现，注射给药可引起房室传导阻滞及低血压。其他不良反应有皮疹、头痛、面部潮红等。

硝苯地平

【药理作用】

硝苯地平（nifedipine，心痛定）的作用与维拉帕米不同，它对窦房结、房室结及心肌收缩性的抑制作用较弱，对血管的舒张作用明显。给药量略大反能加速房室传导，是交感神经活性反射性增高的原因。与此同理，在整体中硝苯地平也不降低心肌收缩性，因此可与β受体阻断药合用。

硝苯地平能舒张冠脉特别是已痉挛收缩的冠脉，故能增加缺血区流量，可治疗心绞痛。硝苯地平也能舒张外周小动脉，降低血压，可治疗高血压。硝苯地平还降低肺血管阻力及肺动脉压，可治疗肺动脉高压。

【不良反应】

发生率达20%，一般较轻，主要是低血压。长期用药约有5%患者出现头痛。少数患者偶见心肌缺血症状加重，可能是严重冠脉阻塞、心率加快、血压过低所致。

硝苯地平在化学结构上属二氢吡啶类，这类钙拮抗药发展较快，在作用和药代动力学方面都有所改进，主要有以下几种。

尼卡地平（nicardipine）　舒张血管较硝苯地平强，对脑血管有一定选择作用。

尼索地平（nisoldipine） 舒张血管作用更强，对冠状血管选择性较强，治疗心绞痛及高血压有良效。

尼莫地平（nimodipine） 对脑血管有选择作用而降压作用较弱，用于治疗脑血管痉挛收缩、脑供血不足等疾病，也可防治偏头痛。

尼群地平（nitrendipine） 血管舒张作用强大，用于治疗高血压。

非洛地平（felodipine） 对冠状血管及外周血管作用明显，疗效持久，用于治疗心绞痛及高血压。

氨氯地平（amlodipine，**络活喜**） 舒张冠脉及外周血管，用于治疗轻、中度高血压，作用缓慢持久，无反射性心动过速。治疗稳定型心绞痛效果明显。$t_{1/2}$ 达 35～45 小时，日服一次即可。拉西地平（lacidipine）也为长效药物。

除上述三类药物外，还有其他钙拮抗药。

氟桂嗪（flunarizine） 对脑血管有选择性舒张作用，解除其痉挛，能防止缺血缺氧后神经细胞内 Ca^{2+} 蓄积所致的细胞损害。还能促进红细胞的变形能力，改善微循环，保护大脑功能。氟桂嗪主要用于治疗脑血管功能障碍，如脑血管性痴呆及脑供血障碍，能增加智力，改善记忆。也用于治疗偏头痛或各种眩晕。不良反应较少，偶见嗜睡、皮疹。

❖ **常用药物制剂和用法** ❖

维拉帕米 片剂：40mg。口服每次 40～80mg，3 次/日。维持量为每次 40mg，3 次/日。注射剂：5mg。静脉注射每次 5～10mg，隔 15 分钟可重复 1～2 次，若无效即停用。

硝苯地平 片剂：10mg。口服或舌下含化每次 10～20mg，3 次/日。

地尔硫䓬 片剂：30mg。口服每次 30～60mg，3 次/日。

尼卡地平 片剂：10mg、20mg。口服每次 10～20mg，3 次/日。

尼莫地平 注射剂：10mg/50ml。静滴治疗脑血管痉挛，开始 1mg/h，2 小时后 2mg/h。

尼群地平 片剂：10mg。口服开始 10mg/d，可递增至 30mg/d。

尼索地平 片剂：10mg。每次 5～20mg，2 次/日。

氨氯地平 片剂：5mg。每次 5～10mg，1 次/日。

拉西地平 片剂：4mg。每次 4mg，1 次/日，需要时可增加至每次 6mg。

氟桂嗪 胶囊剂：5mg。口服 10mg/d，晚上顿服。开始时早、晚各一次。

🖊 目标检测

一、名词解释

1. 心室重构　　　　　　　　　　2. 血管重构

二、填空题

1. 钙拮抗药对心肌的作用是_____、_____、_____，对血管的作用是_____，对血小板有_____作用。

2. 钙拮抗药的用途有_____、_____、_____、_____等。

三、问答题

钙通道阻滞药有哪些临床用途？如何选择药物？

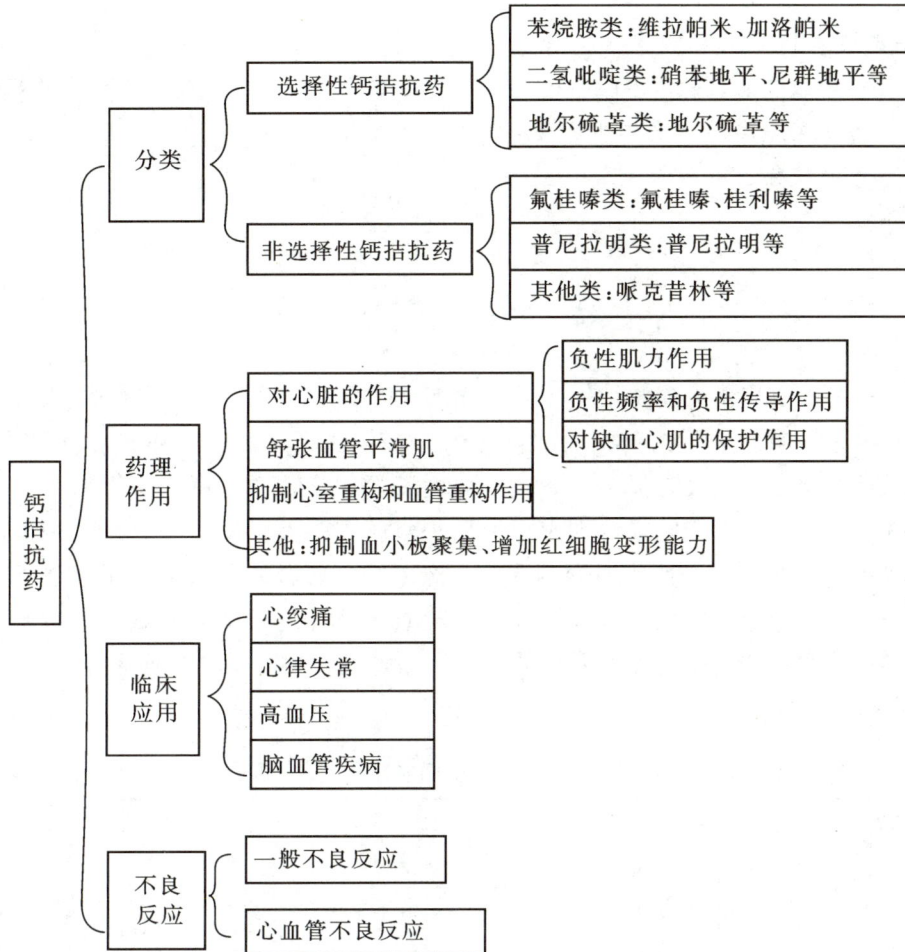

学习小结

钙拮抗药

- 分类
  - 选择性钙拮抗药
    - 苯烷胺类：维拉帕米、加洛帕米
    - 二氢吡啶类：硝苯地平、尼群地平等
    - 地尔硫䓬类：地尔硫䓬等
  - 非选择性钙拮抗药
    - 氟桂嗪类：氟桂嗪、桂利嗪等
    - 普尼拉明类：普尼拉明等
    - 其他类：哌克昔林等
- 药理作用
  - 对心脏的作用
    - 负性肌力作用
    - 负性频率和负性传导作用
    - 对缺血心肌的保护作用
  - 舒张血管平滑肌
  - 抑制心室重构和血管重构作用
  - 其他：抑制血小板聚集、增加红细胞变形能力
- 临床应用
  - 心绞痛
  - 心律失常
  - 高血压
  - 脑血管疾病
- 不良反应
  - 一般不良反应
  - 心血管不良反应

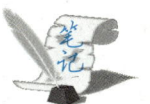

任务三 抗心绞痛药

【目的要求】

1. 掌握硝酸甘油、β受体阻断药、钙通道阻滞药的抗心绞痛作用机制和临床用途。
2. 掌握硝酸酯类和β受体阻断药联合应用的优缺点。
3. 熟悉硝酸异山梨酯的作用和应用特点。

第一节 概 述

心绞痛是冠心病常见症状之一。主要由氧的供需失调所致，心肌供氧取决于冠状动脉的血流量，其影响因素包括冠状动脉阻力、灌注压、侧支循环和心室舒张时间，其中冠状动脉阻力影响最为显著。影响心肌耗氧的因素主要包括心室壁张力、心率和心肌收缩力，其中心率影响最为明显。心肌缺氧时，酸性代谢物（乳酸、丙酮酸、磷酸等）及血钾聚积。在酸性代谢物刺激下，组织胺、缓激肽等致痛因子释放增多，产生疼痛。其他引起冠脉供血不足或增加心肌耗氧的情况也可引起心绞痛。参照世界卫生组织的《缺血性心脏病的命名及诊断标准》的意见，临床上将心绞痛分为三种类型，见表5-2。

表5-2 心绞痛分型

类型	诱因	心肌生理	代谢变化
劳累型	情绪、精神、劳动	耗氧增加	
自发型	无明显诱因	供氧与耗氧不平衡	产生大量的乳酸、组胺和缓激肽，刺激心内膜神经末梢
混合型	冠脉痉挛	供氧减少	

缓解心绞痛症状的主要目标在于尽快恢复心肌需氧与供氧之间的平衡，目前药物治疗是控制心绞痛发作的主要手段，通过增加心肌供氧和（或）减少耗氧，恢复心肌血氧供需平衡而达到治疗目的。临床常用的抗心绞痛药物有三类：硝酸酯类、β受体阻断药和钙通道阻滞药。

◆ 课堂互动 ◆

案例：患者，男，68岁，于6年前劳累时出现胸闷、胸痛，为阵发性压榨样疼痛向左肩部及后背部放射，持续约5分钟，经休息可缓解。此后上述症状多以劳累及情绪激动为诱因反复发作，每次持续3~5分钟，经休息或含服"消心痛"症状可缓解。1日前于劳累时上述症状再发，经含服"消心痛"10mg，持续约10分钟症状缓解，今为系统诊治入院。入院查体：T36.6℃，P76次/分，R16次/分，BP 130/80mmHg，心率76次/分。辅助检查：心电图$V_1 \sim V_6$ ST段压低0.1mV，肌钙蛋白正常，心肌酶正常。诊断：冠心病，不稳定型心绞痛。

问题：1. 消心痛的有效成分是什么，为什么能缓解症状？

2. 不稳定型心绞痛应该如何选择用药？

第二节　常用抗心绞痛药物

一、硝酸酯类

本类药可分为短效（亚硝酸异戊酯、硝酸甘油）、长效（硝酸异山梨醇酯、硝酸戊四醇酯）两类，其中短效类的硝酸甘油最为常用。该类药物均为硝酸多元酯结构，具有高脂溶性。

硝酸甘油

【体内过程】

硝酸甘油（nitroglycerin）口服首过消除明显，舌下含服易经口腔黏膜吸收，生物利用度高达80%，5分钟内见效，3～10分钟作用达到峰值，维持20～30分钟，也可经皮肤吸收或少量静脉注射而达到治疗效果。在肝代谢，代谢物经肾排泄。

【药理作用】

硝酸甘油的基本作用是松弛血管平滑肌，降低外周阻力，对小静脉作用强于小动脉，具体叙述如下。

1. 减少心肌耗氧量

迅速扩张全身小静脉和小动脉，降低外周阻力，扩张小静脉，减少回心血量，降低心脏前负荷，使心室壁张力下降，心室舒张末期压力降低，耗氧量减少；同时扩张小动脉，使血压下降，减轻心脏后负荷，降低心脏射血阻力，也可减少心肌耗氧量。

2. 增加缺血区血流灌注

选择性的扩张冠状动脉输送血管和侧支血管，尤其在冠状动脉痉挛时更为明显，促使血液流向阻力较小、已经明显扩张的缺血区血管，增加缺血区心肌供血，缓解缺血症状（图5-2）。

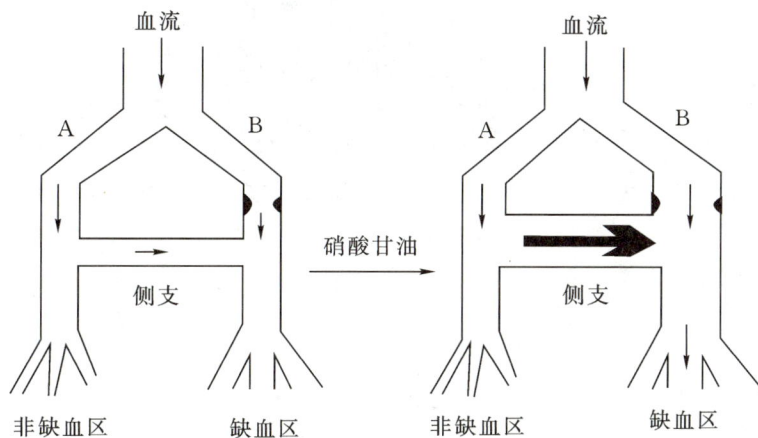

图5-2　硝酸甘油改善侧支循环，增加缺血区血流量示意图

3. 改善心内膜供血

硝酸甘油扩张容量血管，减少回心血量，有利于冠状动脉由心外膜向心内膜下灌注血液，减轻心内膜下缺血缺氧症状（图5-3）。

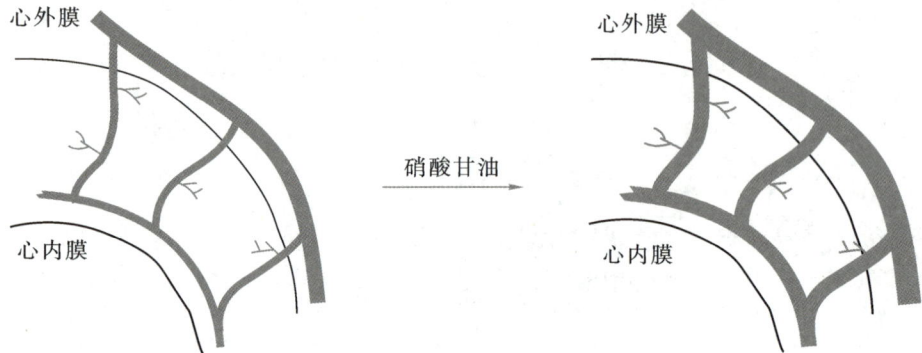

图5-3 硝酸甘油增加心内膜血流量示意图

4. 保护缺血心肌，减少细胞损伤

硝酸甘油进入体内后，可迅速释放 NO，并促进内源性 PGI_2 和降钙素等物质的生成和释放，这些物质可以保护缺血的心肌细胞，减轻心肌缺血性损伤；并抑制血小板聚集、黏附，预防血栓形成；还能对心肌细胞产生膜稳定作用，消除折返。

【临床应用】

1. 防治心绞痛

硝酸甘油是缓解各种类型心绞痛急性发作的首选药。在有发作先兆时舌下含服也可预防心绞痛发作，连续含服3次症状无缓解应及时就医，连续应用2周左右可出现耐药性，停药1~2周可恢复疗效，硝酸甘油缓释透膜片可显著延长作用时间。

2. 治疗急性心肌梗死

硝酸甘油不仅能减少心肌耗氧量，还可抗血小板聚集和黏附，预防血栓形成，从而保护心肌细胞，减少梗死面积，可作为急性心肌梗死发作的常用抢救用品，但应控制剂量，以免产生体位性低血压。

3. 治疗心力衰竭

扩张小静脉和小动脉，降低外周前后负荷，缓解心衰症状，改善心功能。

知识链接

心肌梗死

心肌梗死又称心肌缺血性坏死，主要病因是冠状动脉粥样硬化斑块的形成导致一支或多支血管管腔狭窄和心肌供血减少，在侧支血管尚未充分建立之前，一旦冠状动脉供血急剧减少或完全中断，部分心肌细胞严重且持久性急性缺血达1小时以上时，即可发生心肌梗死。

4. 治疗高血压危象

强大的扩血管作用，使血压迅速下降，改善高血压危象症状。

【不良反应及注意事项】

（1）舒张血管反应。过度扩张血管可导致颜面潮红、搏动性头痛、眼内压增高和体位性低血压等，血压降低又可反射性使心率加快而增加心肌耗氧，可能加重心绞痛，甚至诱发急性心肌梗死。为避免以上反应，应该采取坐位或半卧位给药，宜从小剂量开始，青光眼、颅内压增高者禁用。

（2）高铁血红蛋白血症。频繁或大剂量给药后易发生高铁血红蛋白血症，主要症状有恶心、呕吐、缺氧、发绀等，一旦出现上述症状应立即停药，严重者静脉注射亚甲蓝缓解。

（3）快速耐受性。宜采用间歇式给药法，从小剂量开始，减少耐药性。

（4）过敏反应。用药前应询问过敏史，过敏者禁用。

（5）性质不稳定。易燃易爆，见光或遇热易分解，应用棕色玻璃瓶于干燥阴凉处保存，若舌下含服时无烧灼感，则表明药物失效。

其他硝酸酯类药物多用于预防心绞痛发作，与硝酸甘油比较如下（表5-3）。

表5-3　不同硝酸酯类药物比较

药物	给药途径	起效时间	维持时间
硝酸甘油	舌下	1~2分钟	20~40分钟
硝酸异山梨酯	舌下	2~3分钟	1~3小时
	口服	15~30分钟	3~6小时
单硝酸异山梨酯	口服	15分钟	8~12小时

二、β肾上腺素受体阻断药

β受体阻断药是临床上最常用来治疗高血压、心律失常和心绞痛的药物之一，无论是非选择性β受体阻断药（如普萘洛尔、吲哚洛尔、噻吗洛尔）还是选择性β_1受体阻断药（如阿替洛尔、醋丁洛尔、美托洛尔）都可以用于心绞痛，能有效控制大多数患者的心绞痛发作，减少硝酸甘油的用量，增加运动耐量。以普萘洛尔为例介绍如下。

普萘洛尔

【药理作用】

普萘洛尔（propranolol，心得安）的药理作用包括以下几方面。

1. 减慢心率，降低耗氧

普萘洛尔阻断窦房结β受体，降低其自律性，当交感神经兴奋时效果更佳，对正常心率影响较小，对运动、情绪激动或窦房结功能异常而引起的心率加快作用明显，能够显著降低心肌耗氧。

2. 改善缺血区供氧

普萘洛尔阻断冠脉血管β_2受体后，缺血区和非缺血区的张力差导致血液从非缺血区流向缺血区，加之用药后心率减慢，心室舒张期相对延长，垂直于心室壁内外的血管压力减轻后，更有利于血液流向相对容易缺血的心室壁内侧，还可以改善侧支循环，增加缺血区血液灌注量。

3. 其他作用

促进氧合血红蛋白的解离，促进氧的释放，增加组织供氧，抑制血小板聚集、黏附，预防血栓形成；还可以通过改善心肌缺血区对葡萄糖的摄取与利用，抑制脂肪分解酶活性，减少游离脂肪酸的生成，进而改善糖、脂肪代谢，减少机体耗氧量。

◆ **课堂互动** ◆

处方分析：患者，女，62岁。近年劳累后常感胸前区闷痛，前天与邻居争吵，情绪激动，突感胸骨后绞痛，面色苍白，出冷汗，入院救治。诊断为稳定型心绞痛，医生开具以下处方，请问是否合理，理由是什么？

Rp：硝酸甘油   0.5mg×20片
用法   每次0.5 mg，舌下含服
普萘洛尔   10mg×20片
用法   每次10mg，3次/日

【临床应用】

普萘洛尔尤其适用于对硝酸酯类不敏感或者疗效较差的稳定型心绞痛患者，用药后可显著减少心绞痛发作次数，对伴有高血压、快速型心律失常患者效果最佳；对近期有冠心病和心肌梗死症状的患者，服用普萘洛尔可以降低发病率、缩小梗死范围、减少死亡率。普萘洛尔对冠状动脉有收缩作用，因此不宜用于冠状动脉痉挛诱发的变异型心绞痛。

β受体阻断药与硝酸酯类药物合用可以增强降低心肌耗氧量的作用，相互取长补短，但宜选用作用时间相近的药物如与硝酸异山梨醇酯合用，β受体阻断药可以对抗硝酸酯类药物所导致的反射性心率加快和心肌收缩力增强，而硝酸酯类则可以抵消β受体阻断药所引起的心室前负荷增大和心室射血时间延长，合用时注意剂量应减少，副作用也相应减少。两类药物都具有降压作用，容易导致体位性低血压，严重时还可使冠脉血流量减少，不利于心绞痛的治疗。

【不良反应及用药指导】

一般宜口服给药，个体差异大，应慢增剂量慢停药，避免体位性低血压和突然停药可能导致的心绞痛加重甚至诱发心肌梗死。对心功能不全、支气管哮喘及心动过缓者禁用，长期应用可引起血脂异常，故本类药物禁用于血脂异常的患者。

三、钙通道阻滞药

本类药物主要包括硝苯地平、维拉帕米、地尔硫䓬、哌克昔林及普尼拉明等，是临床预防和治疗心绞痛的常用药，对变异型心绞痛作用尤为明显。也可用于心律失常、心肌缺血伴有高血压等患者的治疗。

【药理作用】

钙通道阻滞药通过阻滞平滑肌细胞和心肌细胞的L型钙离子通道，抑制Ca^{2+}内流，发挥如下作用。

（1）降低心肌耗氧量　使心肌收缩力减弱、心率减慢，减少心脏做功；扩张外周阻力血管，降低心脏后负荷，从而降低心肌耗氧量。

（2）扩张冠状动脉　解除冠状动脉痉挛，改善心内膜下心肌的血液供应，增加侧支循环，改善缺血区的血液灌注。

（3）抑制血小板聚集　冠心病、不稳定型心绞痛和急性心肌梗死等疾病大都与血栓的突然形成有关，阻滞钙离子通道，可以降低血小板内的Ca^{2+}浓度，抑制血小板黏附和聚集，改善心肌微循环。

（4）保护缺血心肌细胞　缺血心肌细胞 Ca^{2+} 外流受阻，导致细胞内 Ca^{2+} 超载，过多的 Ca^{2+} 积聚于线粒体内，使之失去氧化磷酸化的能力，从而导致细胞凋亡。钙离子通道阻滞药限制 Ca^{2+} 内流，从而降低心肌细胞内 Ca^{2+} 水平，减轻细胞内 Ca^{2+} 超载而保护心肌细胞。

【临床应用】

钙通道阻滞药治疗变异型心绞痛效果最好，也可用于稳定型心绞痛和心肌梗死。二氢吡啶类钙通道阻滞药有反射性兴奋交感神经、加快心率等不良反应，与 β 受体阻断药合用可提高疗效，降低不良反应（表 5-4）。维拉帕米抗心律失常作用明显，对伴有心律失常的心绞痛尤为适用。地尔硫䓬选择性扩张冠状血管，对心脏抑制作用强，对变异型、稳定型及不稳定型心绞痛均可应用。如需停用钙通道阻滞药，应逐渐减量，而后停服，如突然停药易诱发冠状动脉痉挛。

表 5-4　硝酸酯类、β 受体阻断药及钙通道阻滞药对心肌耗氧量的影响

心肌耗氧因素	硝酸酯类	β 受体阻断药	钙通道阻滞药	
			硝苯地平	维拉帕米
心室前负荷	降低	增加	降低	不变
心室后负荷	降低	不变	降低	降低
心率	反射性加快	降低	反射性加快	降低
收缩力	反射性加快	降低	反射性加快	降低

【不良反应及注意事项】

钙通道阻滞药作用广泛，但相对比较安全。一般不良反应有颜面潮红、头痛、晕眩、恶心、便秘、踝部水肿等。硝苯地平等二氢吡啶类可反射性使心率加快，维拉帕米和地尔硫䓬可使血压下降或心脏功能抑制。

◈ *常用药物制剂和用法* ◈

硝酸甘油（nitroglycerin）　片剂：每片 0.3mg、0.5mg、0.6mg。每次 0.3 ~ 0.6mg，舌下含服。贴剂：5 ~ 10mg/d，宜夜间使用，1 次/日，每次贴皮不超过 8 小时。

硝酸异山梨酯（isosorbide dinitrate，**消心痛**）　片剂：每片 2.5mg、5mg、10mg，每次 5 ~ 10mg，舌下含服。

单硝酸异山梨酯（isosorbide mononitrate）　片剂：每片 20mg，每次 20mg，2 ~ 3 次/日，口服。

盐酸普萘洛尔（propranolole hydrochloride）　片剂：每片 10mg，抗心绞痛每次 10mg，3 次/日，口服，可根据病情增减剂量。

硝苯地平（nifedipine，**心痛定**）　片剂：每片 10mg，每次 10 ~ 20mg，3 次/日，口服，缓释片：20mg/d，1 ~ 2 次/日。

目标检测

一、选择题

1. 硝酸甘油舒张血管平滑肌的机制是 （　　　）

    A. 直接作用于血管平滑肌　　　　　B. 阻断 α 受体

    C. 促进前列环素生成　　　　　　　D. 释放一氧化氮

    E. 阻滞 Ca^{2+} 通道

2. 硝酸酯类和钙通道阻滞药治疗心绞痛均能 （　　　）

    A. 减慢心率　　　　　　　　　　　B. 扩张冠状动脉

    C. 缩小心室容积　　　　　　　　　D. 降低心肌耗氧量

    E. 抑制心肌收缩力

3. 普萘洛尔、维拉帕米的共同禁忌证是 （　　　）

    A. 轻、中度高血压　　　　　　　　B. 变异型心绞痛

    C. 强心苷中毒时心律失常　　　　　D. 甲亢伴有窦性心动过速

    E. 严重心功能不全

4. 普萘洛尔、硝酸甘油、硝苯地平治疗心绞痛的共同作用是 （　　　）

    A. 减慢心率　　　　　　　　　　　B. 缩小心室容积

    C. 扩张冠脉　　　　　　　　　　　D. 降低心肌耗氧量

    E. 抑制心肌收缩力

5. 普萘洛尔治疗可产生下列哪一项不利作用 （　　　）

    A. 心肌收缩力增加，心率减慢

    B. 心室容积增大，射血时间延长，增加氧耗

    C. 心室容积缩小，射血时间缩短，降低氧耗

    D. 扩张冠脉，增加心肌血供

    E. 扩张动脉，降低后负荷

6. 与硝酸甘油扩张血管作用无关的不良反应是 （　　　）

    A. 心率加快　　　　　　　　　　　B. 搏动性头痛

    C. 体位性低血压　　　　　　　　　D. 诱发或加重心绞痛

    E. 高铁血红蛋白血症

7. 患者，女，49 岁。胸闷、气短反复发作 3 个月余，休息时突发胸骨后压榨性疼痛。心电图检查示 ST 段抬高，诊断为变异型心绞痛。应首选的药物是 （　　　）

    A. 硝酸甘油　　　　　　　　　　　B. 硝苯地平

    C. 硝普钠　　　　　　　　　　　　D. 维拉帕米

    E. 普萘洛尔

8. 下列哪项是减弱硝苯地平治疗心绞痛的因素 （　　　）

    A. 心室张力降低　　　　　　　　　B. 心率加快

    C. 心室压力减少　　　　　　　　　D. 改善缺血区的供血

    E. 增加侧支血流

笔记

二、填空题

1. 常用的抗心绞痛药通过＿＿＿＿＿＿＿＿、＿＿＿＿＿＿＿＿＿、＿＿＿＿＿＿而发挥抗心绞痛作用的。

2. 常用抗心绞痛的钙拮抗药有＿＿＿＿＿＿、＿＿＿＿＿＿、＿＿＿＿＿。

3. 硝酸甘油的主要临床应用有＿＿＿＿＿＿、＿＿＿＿＿＿＿。

三、问答题

1. 硝酸甘油与普萘洛尔联合应用治疗心绞痛的优缺点有哪些？

2. 简述抗心绞痛药的分类、主要机制及代表药。

3. 简述硝酸甘油耐药性的防治措施。

四、病例分析

患者，男，66岁，医院确诊为一不稳定型心绞痛患者，医生推荐用药为：

硝酸甘油片   0.5mg×20

用法：每次 0.5mg，舌下含服

美托洛尔片   25mg×40

用法：每次 25mg，2 次/日，口服

阿司匹林肠溶片   100mg×20

用法：每次 100mg，1 次/日，口服

1. 抗心绞痛药主要有哪几类？

2. 介绍处方中 3 种药物的用法用量、分类及主要药理作用。

3. 介绍市售硝酸甘油的其他剂型（不少于 3 种）及长效硝酸酯类代表药物（不少于 2 种）。

4. 介绍硝酸甘油片常见的不良反应及用药注意事项。

5. 告知硝酸甘油片的保管方法。

6. 请为该患者提供心绞痛缓解期的生活指导。

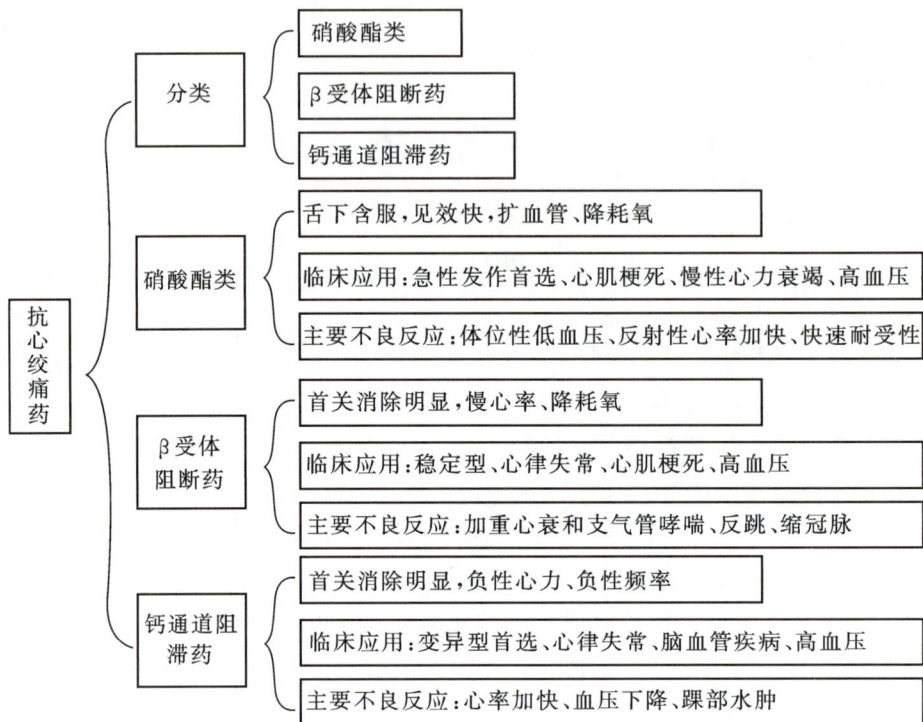

学习小结

- 抗心绞痛药
  - 分类
    - 硝酸酯类
    - β受体阻断药
    - 钙通道阻滞药
  - 硝酸酯类
    - 舌下含服,见效快,扩血管、降耗氧
    - 临床应用:急性发作首选、心肌梗死、慢性心力衰竭、高血压
    - 主要不良反应:体位性低血压、反射性心率加快、快速耐受性
  - β受体阻断药
    - 首关消除明显,慢心率、降耗氧
    - 临床应用:稳定型、心律失常、心肌梗死、高血压
    - 主要不良反应:加重心衰和支气管哮喘、反跳、缩冠脉
  - 钙通道阻滞药
    - 首关消除明显,负性心力、负性频率
    - 临床应用:变异型首选、心律失常、脑血管疾病、高血压
    - 主要不良反应:心率加快、血压下降、踝部水肿

任务四 抗高血压药

【目的要求】

1. 掌握抗高血压药的分类、常用一线降压药的种类及特点。

2. 掌握一线抗高血压药利尿药、肾上腺素受体阻断药、ACEID、AT_1受体阻断药和钙通道阻滞药的特点、作用、用途、不良反应及注意事项。

3. 熟悉其他降压药如交感神经抑制药、直接扩血管药等的作用特点、临床应用及主要不良反应。

4. 熟悉抗高血压药物的应用原则。

5. 了解高血压的发病机理和特点。

第一节 高血压及抗高血压药

一、高血压

高血压（hypertension）是一种以体循环动脉血压增高为主要表现的临床综合征，在未服抗高血压药的情况下，成人收缩压≥140mmHg 和（或）舒张压≥90mmHg 时，即诊断为高血压（表5-5）。

表 5-5 高血压定义和分类

（1999 年世界卫生组织/国际高血压学会，WHO/ISH）

类别	收缩压（mmHg）	舒张压（mmHg）
理想血压	<120	<80
正常血压	<130	<85
正常高值	130～139	85～89
1 级高血压（轻度）	140～159	90～99
亚组：临界高血压	140～149	90～94
2 级高血压（中度）	160～179	100～109
3 级高血压（重度）	≥180	≥110
单纯收缩期高血压	≥140	<90
亚组：临界收缩期高血压	140～149	<90

抗高血压分为非药物治疗和药物治疗。非药物治疗主要是指生活方式的改变和消除引起血压升高的诱因，如吸烟、过度精神紧张、糖尿病、高血脂和左心室肥厚等。限盐、限酒、控制体重和适当运动是治疗轻度高血压的重要措施。对于非药物治疗无效的高血压，则应积极采用药物治疗。药物治疗可以控制轻、中度高血压的病情，减

少并发症的发生，降低死亡率；可以延缓重度高血压的发展，延长患者寿命。

知识链接

高血压

高血压是最常见的心血管疾病，特别是在中老年人群中。我国高血压患者已经超过 1 亿，并且有继续增加的趋势。高血压可以分为原发性高血压及继发性高血压两大类：90% ~95% 的患者找不到特异性的病因，是在遗传、环境等各类因素影响下，血压调节功能失调，称为原发性高血压，又称高血压病；另外不足 10% 的患者有因可查，是某些疾病的一种表现，如继发于原发性醛固酮增多症、嗜铬细胞瘤、肾动脉狭窄或妊娠等，称为继发性高血压或症状性高血压。持续的高血压状态可增加心脏后负荷，引起心肌肥厚与心力衰竭，同时引发小动脉内皮损伤、内膜增厚及管腔变窄，使血压水平进一步升高，最终导致心、脑、肾的损害，是诱发脑卒中和冠心病的主要危险因素。

二、抗高血压药

凡是能降低血压而用于高血压治疗的药物称为抗高血压药。抗高血压药（antihypertensive drugs）又称降压药（hypotensive drugs），临床上主要用于治疗高血压及防止并发症的发生，如脑卒中、慢性心功能不全、肾衰竭等。近几十年来，高血压的药物治疗显著进展。合理应用抗高血压药物，不仅能有效控制血压，延缓动脉粥样硬化的形成和发展，还能减少或防止因血压异常升高引起的心、脑、肾等合并症的发生，降低死亡率和延长寿命。若同时配合低盐饮食、限制饮酒、控制体重等生活方式的改变，则可取得更加理想的效果。

原发性高血压的发病机制尚不明确，其发病过程可能涉及体内与血压调节有关的不同部位、不同环节及多种递质、激素、受体等，其中最主要的为交感神经 - 肾上腺素系统及肾素 - 血管紧张素系统（renin - angiotensin system，RAS）。此外，血管舒缓肽 - 激肽 - 前列腺素系统、血管内皮松弛因子 - 收缩因子系统等都参与了血压的调节。调整上述病理生理因素，既是抗高血压药物的作用基础，也是研制新型抗高血压药物的作用靶点。

第二节 抗高血压药物的分类及常用抗高血压药物

一、抗高血压药物的分类

血压的调节过程极为复杂，在众多的神经体液调节机制中，交感神经系统、肾素 - 血管紧张素 - 醛固酮系统、血管内皮 L 精氨酸 - NO 途径及血管平滑肌细胞内离子浓度等均参与其调节过程。抗高血压药物往往通过影响这些环节，发挥降压效应。目前抗高血压药物种类繁多，特点各异，它们通过直接或间接的方式影响着血压的调节，使血压维持在一定的范围内。根据各类药物在血压调节中的主要作用部位和作用机制的不同，将抗高血压药物分为以下几类。

（1）利尿药：如氢氯噻嗪等。

（2）肾素－血管紧张素系统抑制药：①血管紧张素转化酶抑制药，如卡托普利、依那普利、赖诺普利等。②血管紧张素Ⅱ受体阻断药，如氯沙坦、缬沙坦等。

（3）肾上腺素受体阻断药：①β受体阻断药，如普萘洛尔。②α受体阻断药，如哌唑嗪、特拉唑嗪。③α受体和β受体阻断药，如拉贝洛尔、卡维地洛。

（4）钙通道阻滞剂（钙拮抗剂）：如硝苯地平、氨氯地平、非洛地平等。

（5）交感神经抑制药：①中枢性降压药，如可乐定、甲基多巴、莫索尼定等。②神经节阻断药，如樟磺咪芬等。③交感神经末梢抑制药，如利舍平、胍乙啶等。

（6）扩血管药：①直接舒张血管药，如肼屈嗪、硝普钠等。②钾通道开放药，如米诺地尔、吡那地尔等。③其他扩血管药，如酮舍林等。

◆ **课堂互动** ◆

案例：患者，男，60岁。于5年前出现头晕、头痛，但无视物旋转，于当地诊所测量血压为160/100mmHg，此后上述症状反复发作，测量血压均增高，最高达180/110mmHg，1日前上述症状再发入院。入院查体：T 36.3℃，P 95次/分，R 18次/分，BP 200/120 mmHg，心率95次/分，$A_2 > P_2$。辅助检查：血、尿常规未见异常，肝、肾功能未见异常。临床诊断：高血压病3级，极高危组。

问题：1. 该患者被诊断为高血压的依据是什么？

2. 该患者应该选用何药治疗？

二、常用抗高血压药物

（一）利尿药

利尿药（diuretics）是常用的基础降压药，可以单独使用，也可与其他降压药联用，以增强疗效，减轻其他药物引起的水、钠潴留。临床上治疗高血压，以噻嗪类利尿药为主，其中氢氯噻嗪是最为常用的一类。

氢氯噻嗪

【体内过程】

氢氯噻嗪（hydrochlorothiazide，双氢氯噻嗪，双氢克尿噻）口服生物利用度为60%～90%，服药后1小时起效，1～3小时达血药浓度峰值。$t_{1/2}$为13小时，降压作用持续12小时。血浆结合率为99%。可透过胎盘。以原形经尿排泄。

【药理作用及作用机制】

氢氯噻嗪降压的作用机制尚不完全明确。一般认为氢氯噻嗪的降压机制主要在于排Na^+，使细胞内Na^+减少：①排Na^+，降低血管壁细胞内Na^+的含量，经$Na^+ - Ca^{2+}$交换系统，使细胞内Ca^{2+}含量减少，血管平滑肌舒张；②细胞内Ca^{2+}的减少使血管平滑肌对收缩血管物质的反射性降低；③诱导动脉壁产生扩血管物质，如激肽、前列腺素（如PGE_2）等。氢氯噻嗪的降压效应与饮食中摄入钠量有关，食盐摄入过多能使其减效；限制食盐摄入则能增强降压效果，这一事实印证了排Na^+是利尿药降压的主要机制。

【临床应用】

本药可单独应用治疗轻度高血压，作为基础降压药，尤为适合伴有心力衰竭的高血压患者。也常与其他降压药合用以治疗中、重度高血压。氢氯噻嗪可降低脑卒中、心力衰竭等高血压并发症的发病率和死亡率。

【不良反应】

长期应用该药可产生一系列代谢性不良反应，如血钾、钠、镁降低，血钙增高；血清总胆固醇、甘油三酯、低密度脂蛋白胆固醇含量增加及高密度脂蛋白降低；尿酸及血浆肾素活性增加；糖耐量急剧降低。长期应用本药应合用保钾利尿药，高肾素血症可以合用β受体阻断药。

用于抗高血压的利尿药还有非噻嗪类的吲达帕胺和阿米洛利等。

（二）肾素－血管紧张素系统抑制药

肾素－血管紧张素－醛固酮系统（RAAS）在调节血压和水、电解质平衡中起着重要作用。肾小球旁细胞在血容量降低或β受体激动时分泌肾素，肾素能使肝产生的血管紧张素原转化为血管紧张素 I（Ang I），Ang I 在血管紧张素 I 转化酶（ACE）的作用下转化为血管紧张素 II（Ang II），最后转化为血管紧张素 III（Ang III）。在血压调节过程中，Ang II 与相应受体结合，能引起血管平滑肌收缩和醛固酮分泌增加，最终导致血压升高。血管紧张素 I 转化酶抑制药（ACEI）可干扰肾素－血管紧张素－醛固酮系统（RAAS），抑制 Ang II 的生成。现已确定，血管紧张素 II 受体（AT）有两种亚型，分别为 AT_1 和 AT_2，其中 AT_1 的主要作用是调节心血管功能。作用于 RAAS 的抗高血压药物主要有 ACEI 和 AT_1 阻断药。

1. 血管紧张素 I 转化酶抑制药

ACEI 的应用，是抗高血压药物治疗学上的一大进步，具有里程碑意义。该类药物能抑制 ACE 活性，使 Ang II 生成减少及缓激肽的降解减少，扩张血管，降低血压。该类药物的发展迅速，能防止和逆转心肌肥大及血管增生，具有重要的临床意义，可作为伴有糖尿病、左心室肥厚、左心功能障碍及急性心肌梗死的高血压患者的首选药物。

卡托普利

卡托普利（captopri；l巯甲丙脯酸，甲巯丙脯酸，开搏通）是第一个口服有效、用于临床的 ACEI。

【体内过程】

口服易吸收，15 分钟起效，1～2 小时作用达到高峰，持续 6～8 小时，$t_{1/2}$ 约为 4 小时。

【药理作用及机制】

卡托普利具有轻、中强度的降压作用，可舒张血管，增加肾血流量，对心功能不全及缺血性心脏病也有良好效果。卡托普利的降压机制：①ACEI 干扰 RAAS，抑制 Ang II 的形成，发挥直接扩血管作用；同时影响交感神经系统并减少醛固酮分泌，减轻水、钠潴留，发挥间接作用。②ACEI 抑制激肽酶 II 水解，使缓激肽增多，血管平滑肌松弛，发挥血管扩张效应，血压下降；促进前列腺素的合成，增强其扩血管效应。

【临床应用】

本药物适用于各型高血压，为抗高血压治疗一线药物，特别是对肾素型/高肾素型高血压疗效更佳。60%～70% 的患者单用本药物就可使血压控制在理想水平，若合用利尿药则 95% 的患者有效。本药物有改善心功能和肾脏病变的作用，尤其适用于伴有糖尿病及胰岛素抵抗、左心室肥厚、充血性心力衰竭和急性心肌梗死的高血压患者，能明显改善生活质量且无耐受性，连续用药一年以上仍有疗效，而且停药后不反跳。

【不良反应】

不良反应主要有低血压、刺激性咳嗽、高血钾、影响胎儿发育、血管神经性水肿、肾功能受损、脱发、味觉嗅觉异常、低血锌引起的皮疹等。

依那普利

【体内过程】

依那普利（enalapril；恩纳普利，苯酯丙脯酸，苯丁酯脯酸，悦宁定，怡那林）口服吸收约60%，且不受食物的影响。口服后约1小时起效，4～6小时血药浓度达峰值。$t_{1/2}$为11小时，降压作用可维持24小时。经肾排泄，本品不易通过血－脑屏障。

【药理作用及机制】

本药物为不含—SH的长效、高效 ACEI，其降压效果强而持久。依那普利是前体药，在体内被肝酯酶水解为活性代谢产物苯丁羟脯酸（依那普利拉），苯丁羟脯酸能与 ACE 持久结合而发挥抑制作用。依那普利的降压机制与卡托普利相似，但抑制 ACE 的作用效价是卡托普利的 10 倍。

【临床应用】

本药物临床上适用于各期原发性高血压、肾血管性高血压、肾性高血压、恶性高血压及充血性心力衰竭。有报道本药对心功能的有益效应优于卡托普利。

【不良反应】

本药物不良反应与卡托普利相似。因作用强而持久，咳嗽、头晕、头痛等不良反应较明显。其他不良反应有低血压、恶心、肌肉痉挛和血管性水肿等。应用本药物时应适当控制剂量。

其他的 ACEI 还有赖诺普利（lisinopril）、雷米普利（ramipril）、奎那普利（quinapril）、福辛普利（fosinopril）、贝那普利（benazepril）、培哚普利（perindopril）和西拉普利（cilazapril）等。它们的共同特点是长效，每天仅需服用 1 次。除了赖诺普利外，其余药物均为前体药，作用及临床应用与依那普利相似。

2. 血管紧张素Ⅱ受体阻断药——AT₁受体阻断药

血管紧张素Ⅱ受体分为 AT_1 受体和 AT_2 受体两类，其中 AT_1 受体主要分布于血管平滑肌、心肌组织、脑、肾及肾上腺皮质球状带细胞，能阻断 AngⅡ介导的已知的所有作用，对心血管功能的稳定有调节作用；而 AT_2 受体，目前认为与心血管功能的稳定无关。AT_1 受体阻断药具有良好的降压作用。目前应用于临床的 AT_1 受体阻断药物有氯沙坦（losartan）、厄贝沙坦（irbesartan）、坎地沙坦（candesartan）、缬沙坦（valsartan）和替米沙坦（telmisartan）等。

氯沙坦

【体内过程】

氯沙坦（losartan，洛沙坦）口服易吸收，首过消除明显，生物利用度为33%，服药 1 小时后血药浓度达峰值，$t_{1/2}$ 约为 2 小时，血浆蛋白结合率为 98.7%。大部分在肝被细胞色素 P450 酶系统转化为活性代谢产物，其作用为原药的 10～40 倍，少量以原形药随尿排出。

【药理作用及机制】

氯沙坦竞争性阻断 AT_1 受体，是第一个用于临床的口服有效的非肽类 AT_1 受体阻断药。在体内转化成 5 - 羧酸代谢产物 EXP - 3174，两者均能与 AT_1 受体选择性结合，竞争性阻断 AT_1 受体作用，对抗由 Ang Ⅱ介导的收缩血管、促醛固酮分泌、促细胞生长等作用，从而达到降低血压的目的。

【临床应用】

本药物可用于各型高血压及慢性心功能不全，也可用于使用 ACEI 引起剧烈干咳而不能耐受的高血压患者。不适用于左心室收缩功能不全和进行性肾损害的患者。对于大多数高血压患者，口服氯沙坦 50mg/d，一次服用，就可有效地控制血压，服用 3 ~ 6 周达到最大降压效果。若 3 ~ 6 周后降压效果仍不理想，可加用利尿药。

【不良反应】

本药物不良反应轻微而短暂。常见的不良反应有头痛、头晕、血管神经性水肿、皮疹、转氨酶升高、干咳、低血压、高钾血症和与剂量相关的直立性低血压，亦可影响胎儿，妊娠及哺乳期妇女禁用。

(三) 肾上腺素受体阻断药

1. β 受体阻断药

不同的 β 受体阻断药在降压机制、临床应用及不良反应方面均比较相似。差别主要在于脂溶性、对 β 受体的选择性、内在拟交感活性、生物利用度、体内消除速率和膜稳定性等方面。本类药物广泛用于各种程度的高血压，亦可用于治疗心律失常、心绞痛等心血管疾病。长期应用一般不会引起水、钠潴留，并无明显的耐受性。不具内在拟交感活性的 β 受体阻断药可增加血浆甘油三酯浓度，降低高密度脂蛋白胆固醇，而有内在拟交感活性的 β 受体阻断药对血脂几乎无影响。此类抗高血压药价廉、安全有效，并能降低脑卒中、心肌梗死等心血管并发症的发生率和死亡率。

普萘洛尔

普萘洛尔（propranolol；心得安，萘心安）是 β 受体阻断药的代表药，为非选择性 β 受体阻断药，无内在拟交感活性作用。

【体内过程】

普萘洛尔是高度亲脂性化合物，口服完全吸收，但首过消除效应显著，生物利用度仅为 25%。本药物起效慢，口服用药 2 ~ 3 周后才开始出现降压作用。$t_{1/2}$ 约为 4 小时，降压持续作用时间较长，每日给药 1 ~ 2 次即可有效控制高血压。

【药理作用及机制】

口服普萘洛尔数天后，收缩压和舒张压均下降，若合用利尿药，降压效果更显著。该药降压作用缓慢、温和且持续时间较长，不易产生耐受性。长期用药可升高血浆甘油三酯和降低高密度脂蛋白。静脉注射普萘洛尔，可使心率减慢、心输出量降低，但血压略降或不变，这是因为压力感受器反射使外周阻力增高，故伴有外周血管病变的患者禁用此药。

普萘洛尔的降压机制尚未完全阐明，但无须质疑的是，其降压效应与阻断 β 受体密切相关，其机制主要包括：①阻断心脏 $β_1$ 受体，抑制心肌收缩性并减慢心率，使心输出量减少，血压下降；②普萘洛尔能抑制肾小球旁细胞分泌肾素，阻断 RAS，使血管扩张，从而降低血压；③普萘洛尔能阻断交感神经末梢突触前膜的 $β_2$ 受体，抑制其正反馈作用而减少去甲肾上腺素的释放；④中枢给予微量普萘洛尔即可阻断中枢兴奋性神经元上的β受体，减弱其支配外周交感神经的功能，使血管扩张，血压下降；⑤改变压力感受器的敏感性；⑥增加前列环素的合成。

【临床应用】

用于各类原发性高血压。可作为单独抗高血压的首选药，也可与其他抗高血压药物合用，如利尿药、ACEI、钙通道阻滞剂及α_1受体阻断药。对心输出量及肾素活性偏高的患者或伴有心绞痛、心律失常的高血压患者疗效较好。亦可用于伴有偏头痛、焦虑症等的高血压患者。

本药物临床用药个体差异大，必须个体化用药，一般从小剂量开始，然后逐渐增量。长期用药者不可骤然停药，以免发生停药综合征。

【不良反应】

常见的不良反应有眩晕、恶心、嗜睡、疲倦、腹泻、皮疹等。少数患者还会出现四肢冰冷和雷诺现象。高血压合并糖尿病患者不宜选用本药物，因普萘洛尔能抑制儿茶酚胺的糖原分解作用，延缓胰岛素恢复血糖水平的效应。高血压伴有肾病的患者用药期间应注意定期监测肌酐和尿素水平，因为本药物能降低肾血流量及肾小球滤过率。心功能不全、窦性心动过缓、重度房室传导阻滞和支气管哮喘的患者禁用此药物，因其能引起严重心动过缓、房室传导阻滞，诱发急性心衰或支气管哮喘。

其他的β受体阻断药还有美托洛尔（metoprolol）、比索洛尔（bisoprolol）、阿替洛尔（atenolol）、纳多洛尔（nadolol）、倍他洛尔（betaxolol）、吲哚洛尔（pindolol）、噻吗洛尔（timolol）等。

2. α受体阻断药

α受体阻断药能选择性阻断血管平滑肌突触后膜的α_1受体，扩张血管，使血压下降，但并不影响突触前膜α_2受体。本类药物有哌唑嗪（prazosin）、特拉唑嗪（terazosin）、多沙唑嗪（doxazosin）、乌拉地尔（urapidil）。

哌唑嗪

哌唑嗪（prazosin；脉宁平，哌唑静）是人工合成的喹啉类衍生物。

【体内过程】

口服易吸收，首过效应显著，生物利用度约为60%。服药后30分钟起效，2小时血药浓度达峰值，与血浆蛋白结合率为97%。$t_{1/2}$为2.5~4小时。主要经肝脏代谢，少部分以原形药经肾排出。

【药理作用及机制】

哌唑嗪能选择性阻断血管平滑肌突触后膜的α_1受体，扩张血管，产生中等偏强的降压作用，但它并不影响突触前膜的α_2受体，在降压时，不增加递质释放和血浆肾素活性，对心率、肾血流量、心输出量和肾小球滤过率均无明显影响。长期使用哌唑嗪可降低血清总胆固醇、甘油三酯、低密度脂蛋白和极低密度脂蛋白，升高高密度脂蛋白，故有利于伴有动脉粥样硬化的高血压患者的治疗。本药物具有阻断α_1受体的作用，可松弛膀胱及尿道平滑肌，减轻前列腺增生患者的排尿困难等症状。

【临床应用】

本药物可用于治疗各型高血压，尤适用于中度高血压及并发肾功能不全的患者。若与利尿药或β受体阻断药合用可增强其作用。亦可用于治疗慢性心功能不全。

【不良反应】

常见不良反应有鼻塞、口干、嗜睡、头痛、腹泻等。主要不良反应为部分患者首次用药时出现严重的直立性低血压、心悸、晕厥等现象，称为"首剂现象"。一般服用数天后这种首剂现象即可消失。若将首次剂量减半为 0.5mg 并于睡前服用，则可避免首剂现象。严重心脏病、精神病患者慎用本药物。

3. α 受体和 β 受体阻断药

拉贝洛尔

拉贝洛尔（labetalol，柳胺苄心定）对 α_1 和 β 受体均有竞争性阻断作用，其中对 α_1 受体作用较弱，对 α_2 受体无作用，对 β_1 受体和 β_2 受体无选择性并且作用较强，是对 α_1 受体的 5 ~ 10 倍。本药物竞争性阻断 α_1 和 β 受体，降低外周血管阻力，从而产生降压作用。本药物降压作用温和，适用于各型高血压。合用利尿药可增强其降压效果。静脉注射可用于高血压危象，如妊娠期高血压。大剂量用药可导致直立性低血压。本药物无严重不良反应。常见的不良反应有乏力、眩晕、幻觉、上腹部不适等。儿童、孕妇、哮喘及脑出血患者忌用静注。

卡维地洛

卡维地洛（carvedilol；卡维地尔，络德）阻断 α_1 和 β 受体且无内在拟交感活性。口服首过消除明显，生物利用度仅为 22%，药效维持可达 24 小时。卡维地洛通过降低外周血管阻力达到降压效应，但对心输出量及心率影响较小。可用于治疗轻、中度高血压或合并肾功能不全、糖尿病的高血压患者。其不良反应与普萘洛尔相似，但不影响血脂代谢。

（四）钙通道阻滞剂（钙拮抗剂）

钙通道阻滞剂又称钙拮抗剂，是治疗高血压的一类重要药物。其能选择性地阻滞 Ca^{2+} 通道，抑制细胞外 Ca^{2+} 内流，使细胞内的钙总量减少，松弛血管平滑肌，降低外周血管阻力，达到降压效果。钙通道阻滞剂种类繁杂，结构各异。从化学结构上可将其分为二氢吡啶类和非二氢吡啶类。二氢吡啶类对血管平滑肌具有选择性，对心脏影响较少，而非二氢吡啶类对心脏和血管均有作用。用于治疗高血压的钙通道阻滞剂有硝苯地平、氨氯地平、厄群地平、维拉帕来、地尔硫䓬及中药粉防己碱等。

硝苯地平

硝苯地平（nifedipine；硝苯吡啶，心痛定）属二氢吡啶类钙通道阻滞剂。

【体内过程】

本药物口服 30 ~ 60 分钟见效，作用持续 3 小时，$t_{1/2}$ 为 3 ~ 4 小时。舌下含服后 5 ~ 15 分钟起效。血浆蛋白结合率为 98%。主要经肾排泄。

【药理作用及机制】

硝苯地平选择性地作用于细胞膜 L 型钙通道，抑制 Ca^{2+} 从细胞外进入细胞内，使细胞内 Ca^{2+} 总量降低，导致血管平滑肌松弛，小动脉扩张，总外周血管阻力下降，进而达到降压效果。同时由于扩张周围血管，引起交感神经活性反射性增强，心率加快。

【临床应用】

硝苯地平用于治疗轻、中、重度高血压，可单独用于伴有心绞痛或肾脏疾病、哮喘、糖尿病、高脂血症等的高血压患者，也可与 β 受体阻断药或利尿药合用以增强降压效果及减少不良反应。

【不良反应】

常见的不良反应有眩晕、心悸、头痛、低血压、皮疹、咳嗽、踝部水肿等。踝部水肿是毛细血管前血管扩张所致，而非水、钠潴留。本药物的短效制剂可能加重心肌缺血，长期大量应用可提高心性猝死率，因此，伴有心肌缺血的高血压患者应避免使用此药物，更应避免大剂量使用。

氨氯地平

氨氯地平（amlodipine；阿莫洛地平，安洛地平）属二氢吡啶类长效钙通道阻滞剂。口服易吸收，生物利用度达 64%，并且不受食物影响。起效温和缓慢，一般服药后 1~2 周才出现明显的降压作用，6~8 周降压效果达到峰值。$t_{1/2}$ 长达 35~50 小时，每日仅需服用 1 次，降压维持时间可达一昼夜。本药物的抗高血压作用机制与全身小动脉扩张而引起外周血管阻力降低有关，适用于高血压和缺血性心脏病的治疗，并能减轻或逆转左室壁肥厚。不良反应较轻，常见的不良反应有眩晕、头痛、心悸、水肿、恶心和腹泻等。

尼群地平

尼群地平（nitrendipine）作用与硝苯地平相似，但对血管松弛的作用比硝苯地平强，降压作用温和持久，口服易吸收，服药后 15~30 分钟起效，2~3 小时后降压效果达到峰值，$t_{1/2}$ 为 2~4 小时。每日口服 1~2 次，降压作用即能平稳维持 24 小时，适用于各种高血压，尤其是老年性高血压。与利尿药、β 受体阻断药或卡托普利合用可增强其降压效应。不良反应较轻，常见有眩晕、心悸、头痛、多尿、皮疹等，停药后即可消失。肝功能不全患者应慎用或减量。

（五）交感神经抑制药

1. 中枢性降压药

中枢神经系统有兴奋性和抑制性两类神经元，调控着外周交感神经的活动。兴奋性神经元具有 β 受体，能被异丙肾上腺素激活，引起外周交感神经兴奋，使血管收缩、血压升高、心率加快。抑制性神经元具有 α_2 受体，可引起相反的作用。

可乐定

可乐定（clonidine；氯压定，可乐宁，110 降压片）化学名为二氯苯胺咪唑啉，是第一代中枢性抗高血压药。

【体内过程】

本药物口服吸收良好，服药后 0.5 小时见效，1.5~3 小时血药浓度达高峰，降压作用维持 6~8 小时，$t_{1/2}$ 为 7~13 小时，生物利用度为 71%~82%。血浆蛋白结合率为 20%，能透过血-脑屏障，30%~50% 经肝代谢，其余以原形药经肾排出。

【药理作用及机制】

可乐定降压作用中等偏强。口服给药可使外周血管阻力降低，心输出量减少，从而达到降压效应。静脉给药可先出现短暂的血压升高，继而出现持久的血压下降。可乐定可扩张肾血管，并有抑制胃肠分泌及蠕动的作用。其降压机制主要为选择性兴奋延髓孤束核突触后膜 α_2 受体和延髓腹外侧区嘴部（rostral ventrolateral medulla，RVLM）的 I_1 - 咪唑啉受体，抑制交感神经中枢的传出冲动及降低交感神经张力，扩张外周血管，使血压下降；亦可兴奋外周交感神经突触前膜的 α_2 受体，抑制去甲肾上腺素的释放，使血压下降。

【临床应用】

可乐定降压作用中等偏强，适用于治疗中度高血压，尤其适合伴有溃疡病的高血压和肾性高血压。常用于其他药无效时，与利尿药合用能增加其效应，可用于重度高血压。静脉滴注给药可应用于高血压危象。口服也可用于预防偏头痛或治疗吗啡类药物成瘾者的戒断症状。

【不良反应】

常见的不良反应有口干、便秘、嗜睡、眩晕、抑郁、腮腺肿痛、恶心、血管性水肿、心动过缓、食欲不振、勃起障碍等。骤然停药会出现交感神经功能亢进现象，恢复给药或应用 α 受体阻断药酚妥拉明可自行消失。可乐定不宜用于高空作业或驾驶机动车辆的人员，以免因精力不集中、嗜睡而导致事故发生。

甲基多巴

甲基多巴（methyldopa；甲多巴，α - 甲基多巴，爱道美）是第二代中枢性降压药，降压作用中等偏强。口服吸收量个体差异大，口服后 2 ~ 3 小时见效，6 ~ 8 小时药效达到峰值，$t_{1/2}$ 为 7 ~ 16 小时，每日给药一次，药效作用持续 24 小时。甲基多巴的降压作用温和持久，易通过血 - 脑屏障，在脑内转化为 α - 甲基去甲肾上腺素，后者是 α_2 受体激动药，能阻断中枢发出的肾上腺素能神经冲动，从而达到降压效果。本药物用于治疗中度高血压，尤其适用于肾性高血压或肾功能不全的高血压。常见的不良反应有眩晕、口干、嗜睡等。长期或大量使用可出现抗蛋白阳性反应，水、钠潴留，肝损害，直立性低血压等不良反应。因不良反应较多，现已很少应用。

莫索尼定

莫索尼定（moxonidine）是第二代中枢性降压药，作用与可乐定相似，降压效能略低于可乐定，但对中枢 I - 咪唑啉受体的选择性较高。本药口服易吸收且不受食物影响，生物利用度为 88%，$t_{1/2}$ 为 2 ~ 3 小时，每日给药一次，药效维持 24 小时。临床上应用于轻、中度高血压的治疗，亦可用于高血压长期用药，并可逆转高血压患者的心肌肥厚。由于莫索尼定选择性较高，不良反应较少，嗜睡、口干及停药反跳等不良反应较少见。少数患者服药后出现眩晕、胃肠不适的症状。

2. 神经节阻断药

神经节阻断药可以阻断神经冲动在神经节中的传递，对交感神经节和副交感神经节均有阻断作用，具体效应则看哪类神经占优势，交感神经节被阻断时产生强大的降压作用，副交感神经节被阻断时则引起广泛而严重的不良反应。神经节阻断药过去广泛用于治疗高血压，但由于副作用多，降压作用过强、过快且易产生耐受性，故现仅限用于其他药物无效的重度高血压、高血压危象等一些特殊情况。本类药物有美卡拉明（mecamylamine，美加明）、六甲溴铵（hexamethonium bromide）、樟磺咪芬（trimethaphan camsylate）等。

3. 交感神经末梢抑制药

利舍平与胍乙啶是交感神经末梢抑制药的代表药，主要通过影响儿茶酚胺的贮存及释放，导致肾上腺素能神经末梢无法正常分泌递质，阻断 NA 的缩血管作用，从而产生降压作用。其降压作用缓慢、温和、持久。但因降压效应有限，加之可引起抑郁、诱发溃疡等不良反应，现已很少单用，只是在有些复方降压药中还含有该成分。

（六）扩血管药

本类药物直接作用于小动脉，使血管平滑肌松弛，外周血管阻力降低，从而产生降压作用，常用于重度高血压的治疗。但此类药物可反射性兴奋交感神经，增加心输出量和加快心率，升高血浆肾素水平，激活 RAS，促进醛固酮分泌，导致水、钠潴留，血容量增加，对抗其降压效应，并伴有心绞痛等不良反应。故此类药物一般不单独用于治疗高血压，仅加用于利尿药或 β 受体阻断药无效时。

1. 直接舒张血管药

本类药物通过直接松弛血管平滑肌，降低外周阻力而产生降压作用。

肼屈嗪

【体内过程】

肼屈嗪（hydralazine；肼苯哒嗪，肼酞嗪）口服易吸收，快而完全。$t_{1/2}$ 为 1～2 小时，给药 1～2 小时后血药浓度达峰值，维持 6～12 小时。该药主要经肝代谢为乙酰化产物及少量腙类代谢物。

【药理作用及机制】

肼屈嗪主要扩张小动脉血管，作用强且快，但对静脉的影响较小。血压的快速下降引起交感神经反射性兴奋，导致心率加快、心输出量增加、心肌缺血、血浆肾素活性增高及水、钠潴留，对抗肼屈嗪的降压作用，并诱发心绞痛和心力衰竭。

【临床应用】

本药物适用于治疗中度高血压，很少单独使用，常与利尿药或 β 受体阻断药合用，以减少不良反应的发生。合并冠心病的高血压患者或老年人慎用，以免诱发或加重心绞痛和心力衰竭。

【不良反应】

不良反应较多，常见的有头痛、头晕、乏力、鼻充血、恶心、呕吐、心悸、腹泻、外周神经炎及水、钠潴留等。长期大剂量使用还会出现类风湿性关节炎或全身性红斑狼疮样综合征等不良反应。

◆ **课堂互动** ◆

处方分析：王某，女，55 岁，长期单独应用一种抗高血压药进行治疗，疗效欠佳。经测量血压为 170/110mmHg，下肢轻度凹性水肿。考虑采用联合用药，以提高降压效果，请问下列处方是否合理，并说明理由。

Rp：氢氯噻嗪　　25mg×20 片
　　　　　　　　25mg，2 次/日
　　美托洛尔　　25mg×20 片
　　　　　　　　50mg，2 次/日
　　肼屈嗪　　　10mg×20 片
　　　　　　　　10mg，4 次/日

硝普钠

【体内过程】

硝普钠（sodium nitroprusside，亚硝基铁氰化钠）口服不吸收，需静脉滴注给药，快速、强效而短效，滴注 1~2 分钟即能明显降压，调整滴注速度可将血压维持在所需水平，停药 5 分钟后血压又可回升至给药前水平。本药药液不稳定，对光、热敏感，易被破坏分解而产生有毒的氰化物。滴注时需用黑纸包裹滴液瓶，且药液应现用现配，使用时间不超过 4 小时。

【药理作用及机制】

本药物可同时直接松弛小动脉和静脉血管平滑肌，其降压作用在于血管内皮细胞和红细胞释放 NO，激活血管平滑肌细胞及血小板的鸟苷酸环化酶，促进血管平滑肌细胞内 cGMP 形成而舒张血管平滑肌。同时减少心脏前后负荷，有益于改善心脏功能。

【临床应用】

本药物主要用于治疗高血压危象、恶性高血压、高血压脑病及急、慢性心功能不全，亦可用于伴有心力衰竭的高血压。

【不良反应】

本药物滴注时由于强烈的降压作用，患者常产生头痛、恶心、呕吐、出汗、发热、精神不安、肌肉痉挛等不良反应。减慢滴注速度或停药，这些不良反应将减轻或消失。长期或大量用药时须严密监测血浆氧化物浓度，以免血中氰化物蓄积而中毒。肝、肾功能不全或甲状腺功能低下者及孕妇禁用此药物。

2. 钾通道开放药（钾外流促进药）

钾通道开放药是一类新型血管扩张药。本类药物可使血管平滑肌细胞膜上钾通道开放，促进钾离子外流，使细胞膜超极化，膜兴奋性降低，导致电压依赖性 Ca^{2+} 通道难以激活而开放，抑制细胞外 Ca^{2+} 内流。细胞内 Ca^{2+} 含量降低，可使血管平滑肌松弛，外周阻力下降，从而降低血压。钾通道开放药选择性扩张冠状动脉、胃肠道血管和脑血管，不扩张肾和皮肤血管。该类药有米诺地尔（minoxidil）、尼可地尔（nicorandil）、吡那地尔（pinacidil）、二氮嗪（diazoxide）等。

米诺地尔

米诺地尔（minoxidil；长压定，敏乐定）口服吸收完全，服药后 1 小时血浆浓度达峰值，降压作用 2~3 小时最强。$t_{1/2}$ 为 3~4 小时，每日服药一次，降压作用可维持 24 小时。米诺地尔本身无活性，必须经肝脏转化生成活性代谢产物才能发挥作用。本药物降压作用较强并持久，可使血管平滑肌细胞膜上钾通道开放，舒张血管平滑肌，从而降低血压。本药临床上主要用于治疗原发性或肾性重度高血压，亦可用于其他降压药无效时的高血压。其不良反应主要有水、钠潴留，心悸。长期应用引起多毛症，故可用于治疗脱发（男性）。

二氮嗪

二氮嗪（diazoxide；氯苯甲噻二嗪，降压嗪）属噻嗪类药物，但只有降压作用，无排钠利尿作用。该药可使血管平滑肌细胞膜上钾通道开放，舒张血管平滑肌，从而达到降压效果。其降压作用强效、快速，临床上静脉注射用于高血压危象和高血压脑病的治疗。该药不良反应较多，常见的有心动过速、头痛、眩晕、恶心、面部发红、肾素分泌增加、水钠潴留、高尿酸血症和高血糖等，常被硝普钠代替。

3. 其他扩血管药

酮舍林

【体内过程】

酮舍林（ketanserin；酮色林，凯坦色林）口服吸收迅速完全，且不受食物影响。给药后 0.5~2 小时达血药浓度峰值。$t_{1/2}$ 为 13~18 小时，生物利用度约为 50%，血浆蛋白结合率约为 95%。本药物在体内主要代谢方式为尿排泄（68%）和粪排泄（24%），代谢物均无活性。

【药理作用及机制】

本药物选择性地阻断 5-羟色胺（5-HT$_2$）受体，对 α_1 和 H$_1$ 受体也有轻度阻断作用，抑制 5-HT 引起的血管收缩而使外周阻力降低。本药物亦能拮抗 5-HT 诱发的血小板聚集作用。本药物对血脂可产生良好的影响，降低血清总胆固醇、甘油三酯、低密度脂蛋白和升高高密度脂蛋白，不影响糖代谢。

【临床应用】

本药适用于治疗轻、中及重度高血压，老年患者疗效优于青年患者，亦用于手术前后及产妇子痫前期高血压的控制。本药物可单用，也可与其他降压药合用，长期用药不产生耐受性。

【不良反应】

正常用药血药浓度达峰值时，部分患者出现嗜睡、头晕等现象，服药数天后逐渐消失。用药过量可产生瞌睡、晕厥和视觉障碍的不良现象，停药后可消失。其他的不良反应有头痛、口干、水肿、疲乏及胃肠不适等。本药物不宜与排钾利尿药合用，低血镁、低血钾、明显心动过缓及 Q-T≥500 毫秒的患者禁用本药。

第三节 抗高血压药物的应用原则

一、终身治疗

高血压可以分为原发性高血压及继发性高血压两大类，其中 90%~95% 的患者找不到特异性的病因，受年龄、吸烟、血脂异常、肥胖、缺少运动、糖尿病等多种危险因素影响，称为原发性高血压，又称高血压病。确实有效控制血压可以大幅度地减少并发症的发生率。当血压≥140/90mmHg，就需要治疗。高血压无法根治，一经确诊，需要终身治疗。需要强调的是，所有非药物治疗只能作为药物治疗的辅助手段。

二、保护靶器官

高血压的靶器官损伤包括心肌肥厚、肾小球硬化及小动脉重构等。在治疗高血压过程中必须考虑逆转或阻止靶器官损伤。一般来说，降低血压即可减轻靶器官损伤，但并非所有药物均如此。如肼屈嗪虽能降压，但对靶器官损伤并无保护作用。根据以往数十年抗高血压的治疗经验，认为对靶器官的保护作用比较好的药物是 ACEI、AT$_1$ 受体阻断药和长效钙通道阻滞剂。其他抗高血压药对靶器官损伤也有一定的保护作用，但作用较弱。

三、个体化治疗

不同患者对药物的耐受性不同，同一患者在不同的病程阶段对药物的剂量要求也不同。在治疗高血压过程中，应充分考虑患者的性别、年龄、病情程度、合并其他疾病、并发症等综合情况以及"最好疗效，最小不良反应"的原则，为每个患者选用最适宜的药物和用药剂型、剂量。

◆ **课堂互动** ◆

案例：患者，男，42 岁，高血压病史 10 余年，最高达 220/120mmHg，无明显症状，未规律用药，近期感觉不适。查体血压 180/112mmHg。心电图：左心室高电压，提示心肌肥厚。心脏超声：左心室舒张功能减退。尿常规（-），血脂、血糖均正常。患者自述曾患癫痫，后治愈。

请针对此患者给出合理治疗方案。

四、联合用药

在抗高血压治疗中，一种药物单独长期使用常引起耐受性，加大剂量又易导致不良反应，改用其他抗高血压药单独应用，若效果不佳或无效，易导致患者的顺应性降低或失去信心。因此，常采用联合用药。不同作用机制的两种或两种以上的药物联合应用大多能起到协同作用，这样不仅可使药物各自的用量均减少而减轻副作用，而且部分药物之间可以相互抵消某些副作用。《中国高血压防治指南》推荐以下 5 种有效的联合降压治疗方案：①利尿药和 β 受体阻断药；②利尿药和 ACEI 或 AT_1 受体阻断药；③二氢吡啶类钙通道阻滞剂和 β 受体阻断药；④钙通道阻滞剂和 ACEI；⑤α_1 受体阻断药和 β 受体阻断药。

❖ 常用药物制剂和用法 ❖

氢氯噻嗪（hydrochlorothiazide）　片剂：每片 25mg。口服，每次 12.5 ~ 25mg，1 ~ 2 次/日。

硝苯地平（nifedipine，**心痛定片**）　片剂：每片 10mg。每次 5 ~ 10mg，3 次/日，口服。遮光密闭保存。

尼群地平（nitrendipine）　片剂：每片 10mg、20mg。口服，每次 10 ~ 20mg，1 ~ 2 次/日，维持量 10 ~ 20mg/d。

拉西地平（lacidipine）　片剂：每片 2mg、4mg。口服，每次 4mg，1 次/日。

氨氯地平（amlodipine，**络活喜**）　片剂：每片 5mg。口服，每次 5 ~ 10mg，1 次/日。

盐酸普萘洛尔（propranolol hydrochloride）　片剂：每片 10mg。口服，每次 10 ~ 20mg，3 ~ 4 次/日，以后每周增加剂量 10 ~ 20mg，直至达到满意疗效，一般每日用量以不超过 300mg 为宜。遮光密闭保存。

阿替洛尔（atenolol）　片剂：每片 25mg、50mg、100mg。口服，每次 50 ~ 100mg，1 次/日。

美托洛尔（metoprolol）　片剂：每片 50mg、100mg。口服，50 ~ 100mg/d，2 ~ 3 次服，可逐渐加量。必要时可增至 200mg/d。维持量为 50 ~ 200mg/d。缓释剂美托洛尔可每日给药一次，每次 50 ~ 100mg。

拉贝洛尔（labetalol）　片剂：每片 0.1g、0.2g。口服，开始时，每次 0.1g，

2~3次/日,如疗效不佳,可增至每次0.2g,3~4次/日;一般对轻、中、重度高血压的剂量分别为0.3~0.8g/d、0.6~1.2g/d、1.2~2.4g/d。

卡托普利（captopril）　片剂:每片25mg、50mg、100mg。口服。开始每次25mg,3次/日,饭前服,逐增至每次50mg,3次/日;最大剂量:450mg/d。

马来酸依拉普利（enalapril）　片剂:每片5mg、10mg。口服,开始时,2.5~5mg/d,治疗量为2.5~40mg/d,可1次或分两次服用。

氯沙坦（losartan）　片剂:每片25mg、50mg。口服,每次25mg,2次/日。

盐酸可乐定（clonidine hydrochloride）　片剂:每片0.075mg。口服,每次0.075~0.15mg,1~3次/日,根据病情可逐渐增加剂量。极量:每次0.4~0.6mg。注射剂:0.15mg/ml,肌注或静注,每次0.15~0.3mg,必要时每6小时重复一次。避光密闭保存。滴眼:用0.25%溶液,1~2滴,2~3次/日。

盐酸哌唑嗪（prazosin hydrochloride）　胶囊剂:每胶囊1mg、2mg、5mg;片剂:每片0.5mg、1mg、2mg。口服,首次0.5mg,然后每次1mg,3次/日。一般每隔2~3天增加1mg。

盐酸肼屈嗪（hydralazine hydrochloride）　片剂:每片10mg、25mg、50mg。口服,最初剂量:每次10~25mg,3次/日,以后按需要增至每次50mg,3次/日。最大剂量不能超过200mg/d。应避光、密闭、干燥处保存。

硝普钠（sodium nitroprusside）　粉针剂:每支50mg。静滴:50mg以5%葡萄糖溶液2~3ml溶解,然后根据所需浓度再稀释于250ml、500ml或1000ml的5%葡萄糖溶液中,缓慢静滴（容器避光）,根据临床症状与血压调整药量,滴速不超过3μg/（kg·min）。配制时间超过4小时的溶液不宜使用。本品为鲜红色透明结晶性粉末,避光（加黑纸包裹）、密闭保存。

硫酸胍乙啶（guanethidine sulfate）　片剂:每片10mg、25mg。口服,开始每次5~10mg,1~2次/日,以后每周递增10mg/d,血压控制后改为维持量,一般每日用量20~80mg。

米诺地尔（minoxiclil）　片剂:每片2.5mg。口服,开始每次2.5mg,2次/日,以后逐渐增至每次5~10mg,2次/日。遮光密闭保存。

目标检测

一、选择题

1. 治疗高血压危象时首选（　　）

    A. 利血平　　　　　　　　　　B. 胍乙啶

    C. 二氮嗪　　　　　　　　　　D. 甲基多巴

    E. 双氢克尿噻

2. 肾性高血压宜选用（　　）

    A. 可乐定　　　　　　　　　　B. 硝苯地平

    C. 美托洛尔　　　　　　　　　D. 哌唑嗪

    E. 卡托普利

3. 高血压伴心绞痛患者宜选用 （　　）

    A. 硝苯地平　　　　　　　　　　　　B. 普萘洛尔

    C. 肼屈嗪　　　　　　　　　　　　　D. 氢氯噻嗪

    E. 卡托普利

4. 抗高血压药物不包括 （　　）

    A. 肾素抑制药　　　　　　　　　　　B. 血管收缩药

    C. 血管紧张素转化酶抑制药　　　　　D. α、β 受体阻断药

    E. 利尿药

5. 静脉注射较大剂量可引起血压短暂升高的降压药是 （　　）

    A. 哌唑嗪　　　　　　　　　　　　　B. 甲基多巴

    C. 二氮嗪　　　　　　　　　　　　　D. 肼屈嗪

    E. 可乐定

6. 下列哪种药物可加重糖尿病患者由胰岛素引起的低血糖 （　　）

    A. 肼屈嗪　　　　　　　　　　　　　B. 哌唑嗪

    C. 普萘洛尔　　　　　　　　　　　　D. 硝苯地平

    E. 米诺地尔

7. 氢氯噻嗪降血压的作用机制主要是 （　　）

    A. 抑制醛固酮分泌

    B. 排钠，使细胞内 Na^+ 减少

    C. 降低血浆肾素活性

    D. 排钠利尿，造成体内 Na^+ 和水的负平衡，使细胞外液和血容量减少

    E. 拮抗醛固酮受体

8. 卡托普利等 ACEI 药理作用是 （　　）

    A. 抑制循环中血管紧张素 I 转化酶

    B. 抑制局部组织中血管紧张素 I 转化酶

    C. 减少缓激肽的释放

    D. 引起 NO 的释放

    E. 以上都是

9. 下列抗高血压药中，哪一种药物易引起踝部水肿 （　　）

    A. 维拉帕米　　　　　　　　　　　　B. 地尔硫䓬

    C. 粉防己碱　　　　　　　　　　　　D. 硝苯地平

    E. 以上都不是

10. 降压不引起重要器官血流量减少，不影响脂类和糖代谢的药物是 （　　）

    A. 拉贝洛尔　　　　　　　　　　　　B. 可乐定

    C. 依那普利　　　　　　　　　　　　D. 普萘洛尔

    E. 米诺地尔

二、填空题

1. 拉贝洛尔通过阻断_____受体、_____受体及_____受体而发挥降压效果。

2. 直接扩张血管平滑肌的抗高血压药物有_____、_____、_____、_____。

3. 高血压危象可选用_____、_____、_____、_____等。

三、问答题

1. 简述硝普钠的作用机制和临床应用。

2. 简述可乐定的抗高血压作用机制。

3. 试述治疗高血压联合应用氢氯噻嗪、肼苯哒嗪和普萘洛尔的优点。

四、病例分析

患者，男，45 岁，机关干部，在前年的一次体检中，发现患了高血压病。他考虑自己平素体健，虽有高血压，工作不忙时也无症状，想尽量不用药而通过非药物疗法降低血压，但今年再次体检发现血压没有降低，反而出现左心室肥厚。医生建议服用卡托普利。

1. 介绍高血压的评定标准。

2. 常用一线抗高血压药主要有哪五大类？

3. 告知患者推荐的卡托普利属于哪一类抗高血压药。

4. 介绍推荐药物的商品名、药理作用、适应证、不良反应及用药注意事项。

5. 通过非药物治疗高血压的方法有哪些？

学习小结

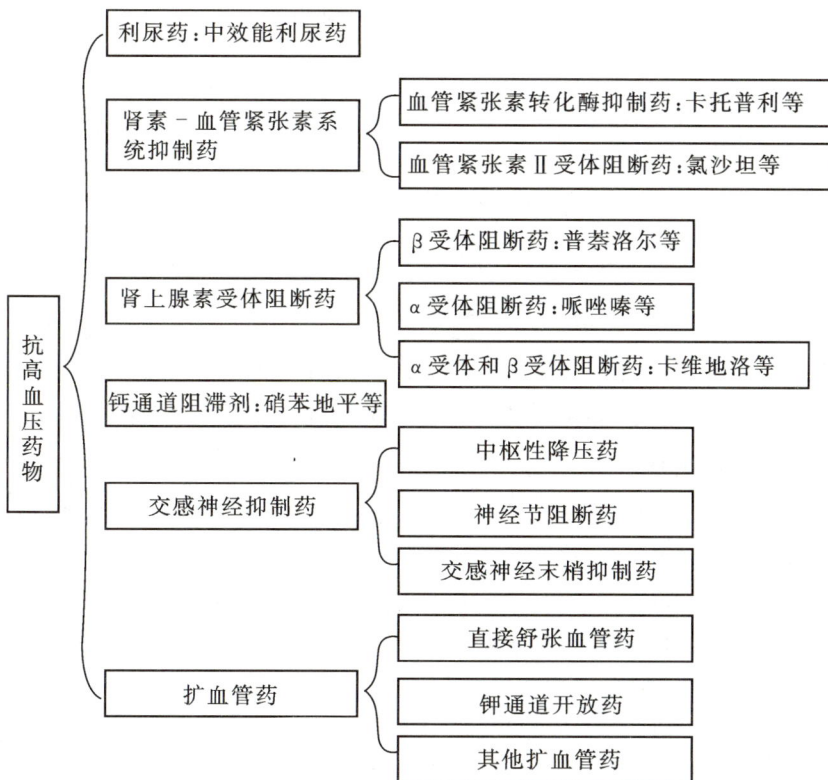

任务五　抗心律失常药

心律失常（cardiac arrhythmia）是指心脏搏动的起源、节律、传导速度和顺序等发生异常。心律失常时心脏泵血功能发生障碍，严重者还可危及生命，必须及时纠正。心律失常按发生原理可分为冲动起源异常和传导异常，按频率快慢可分为过速型心律失常和过缓型心律失常。目前心律失常的临床治疗手段主要包括药物治疗和非药物治疗（手术、起搏器、电复律等）两种方式，其中药物治疗是最主要也是最重要的手段，过缓型心律失常可用阿托品或异丙肾上腺素等治疗，本任务重点介绍过速性心律失常的常用药物。但是大多数抗过速型心律失常药同时也存在引发心律失常的毒副作用，因此，必须做到掌握心肌电生理特征、心律失常发生机制和药物作用机制及应用特点等基础知识，以达到安全、合理应用抗心律失常药的目的。

第一节　心律失常的电生理基础

一、正常心脏的电生理特点

心肌细胞电生理特性与细胞膜上离子通道的开放以及 Na^+、K^+、Ca^{2+} 三种离子的转运有关。静息状态下，由于膜内外离子浓度存在差异，使心肌细胞形成内负外正的极化状态，心肌工作细胞膜内较膜外约负 90mV，称静息电位（图 5 - 4）。心肌细胞受到刺激去极化，钠离子快通道迅速开放，Na^+ 迅速大量内流诱发动作电位同时引起心肌兴奋。心肌动作电位分为 0 ~ 4 相。

0 相为快速去极化期，由大量 Na^+ 快速内流所致；心肌动作电位传导速度取决于 0 相去极化的快慢与幅度的大小，当膜电位高（负值大）时，0 相上升速率及幅度增大，传导加快；反之则传导减慢。

1 相为快速复极初期，Na^+ 停止内流，K^+ 快速外流。

2 相为缓慢复极期，又称平台期，Ca^{2+} 缓慢内流与 K^+ 外流相平衡。

3 相为快速复极化期，K^+ 快速外流，从 0 ~ 3 相称为动作电位时程（APD）。

4 相为舒张期，通过 $Na^+ - K^+ - ATP$ 酶，将胞内 Na^+ 和胞外 K^+ 交换，恢复兴奋前的离子平衡状态。自律细胞（慢反应细胞）的 4 相不稳定，具有自动缓慢的少量 Ca^{2+} 和 Na^+ 内流，能自发除极产生动作电位并将其传递给心肌工作细胞（快反应细胞），其膜电位称为最大舒张期电位；其他心肌细胞 4 相稳定，故无自律性，其膜电位称为静息电位（图5-5）。由于不同细胞的膜电位有显著差别，除极速度快慢也不相同而分为慢反应细胞和快反应细胞两类。

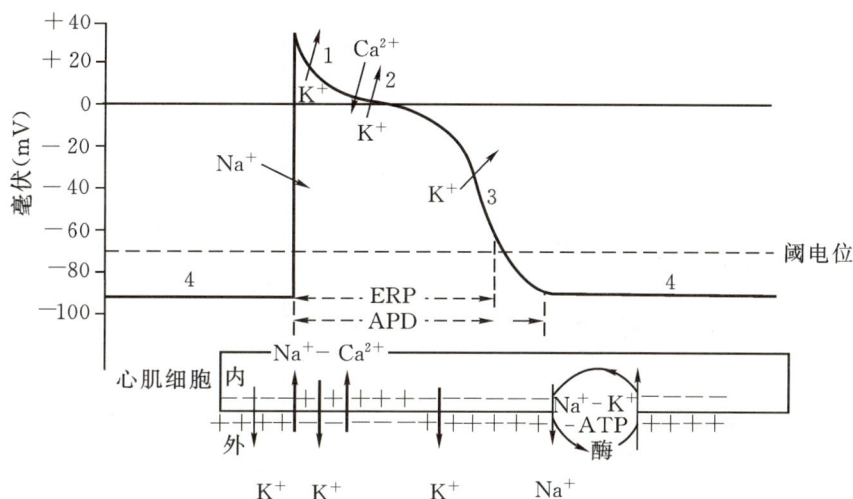

图5-4 心肌细胞膜电位与离子转运示意图
（ERP：有效不应期；APD：动作电位时程）

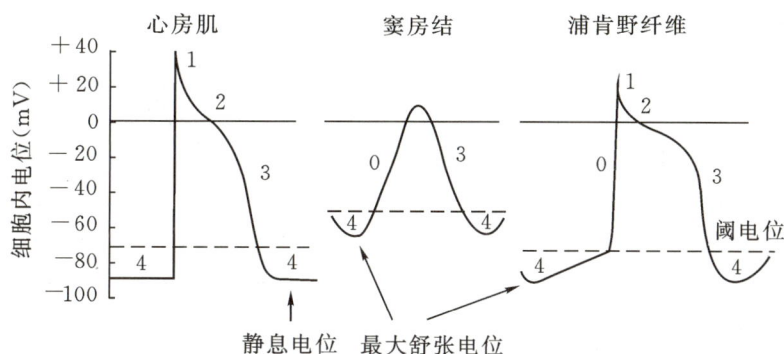

图5-5 不同心肌细胞动作电位比较

自律性：是指窦房结、房室结等节律细胞（慢反应细胞）在无外来刺激的条件下，自动而有节律地自发除极产生动作电位并发出冲动，从而保持心脏的节律性搏动。自律性的高低由自律细胞4相自动除极的快慢、舒张期最大电位水平以及阈电位水平共同决定。正常心脏窦房结自律性最高，称为正位节律点；而自律性较低的房室结、浦氏纤维，称为异位节律点。

不应期：包括绝对不应期和有效不应期。绝对不应期：从去极化（0相）开始到复极化（3相）膜电位至-55mV之前，对任何刺激均不能发生反应。有效不应期（effective refractory period，ERP）（包括绝对不应期）：从0相至3相-60mV之前，对刺激只产生局部兴奋（局部去极化），但不能产生扩布兴奋（全部去极化），此期缩短易产生折返激动，引起心律失常，延长可防止期前收缩（图5-6）。

传导性：是兴奋扩布的特性，以神经组织最为发达，心肌的传导系统、心房肌、心室肌也有这种特性。心脏节律点自窦房结开始，自动有节律地发出兴奋冲动，依次扩布到心房肌→房室结→房室束→左右心室束支→浦肯野纤维→心室肌，引起整个心脏兴奋和收缩。

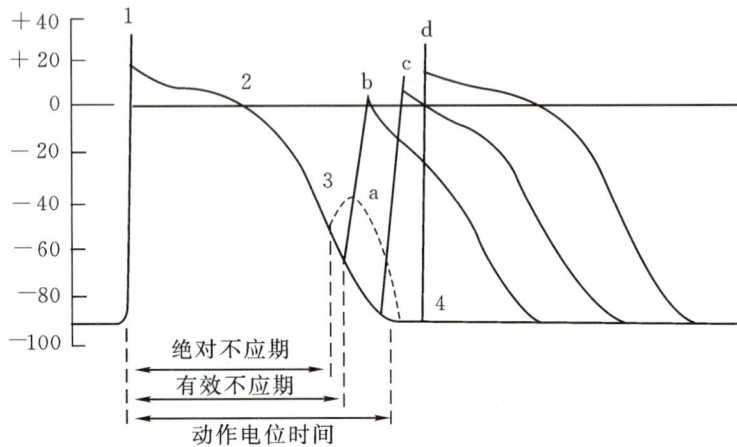

图 5-6　不应期与动作电位时程

（a：局部去极化；b，c，d：全部去极化）

二、过速型心律失常的发病机制

心律失常发生的原因主要包括冲动起源异常和冲动传导异常，或两者兼而有之。

（一）冲动起源异常

1. 自律性增高

发生原因：①自律细胞 4 相自发除极速率加快或最大舒张电位减小均可使冲动形成增多——快速型心律失常。②自律和非自律性细胞膜电位减少到 -60mV 或更小，可引起 4 相自发除极——异常自律性。

2. 后除极与触发活动

后除极是指在一个动作电位过程中继 0 相除极后又发生的一次除极，可分为早后除极和迟后除极两种。其中早后除极常发生在 2 至 3 相中，由 Ca^{2+} 内流增多所致；迟后除极发生在 4 相中，由于细胞内 Ca^{2+} 过多诱发 Na^+ 内流所致。把除极频率较快、振幅较小、呈振荡性波动、膜电位不稳定、容易引起异常冲动发放的后除极称为触发活动（图 5-7）。

（二）冲动传导障碍

1. 单纯性传导障碍

单纯性传导障碍包括传导减慢、传导阻滞、单向传导阻滞等，后者的发生可能与邻近细胞不应期长短不一，或病变引起的传导递减有关，临床表现为过缓型心律失常。

2. 折返激动

折返激动指一个冲动经传导通路折回原处而反复运行的现象。单次折返在心电图上表现为室性早搏（期前收缩），多次折返所导致的则是室性心动过速或阵发性室上性心动过速、心室心房扑动或纤颤（图 5-8）。

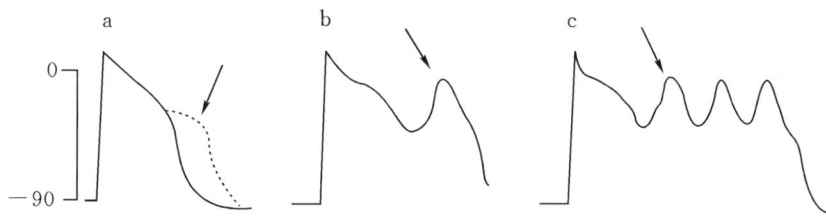

A. 早后除极与触发活动
a.早后除极的膜电位变化；b.早后除极引起第二个动作电位；
c.早后除极引起一连串触发动作电位

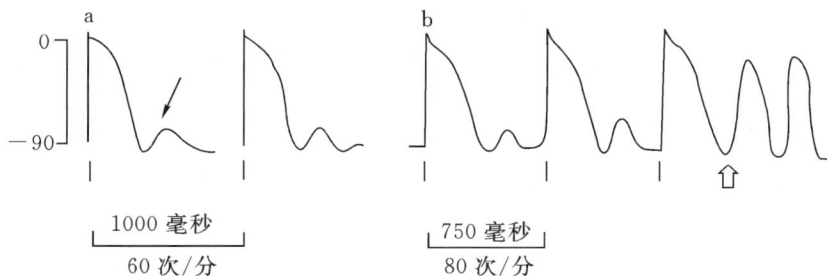

B.迟后除极与触发活动
a.迟后除极的膜电位变化（｜指示）；b.迟后除极引起的触发活动（⇧指示）

图 5-7 后除极与触发活动

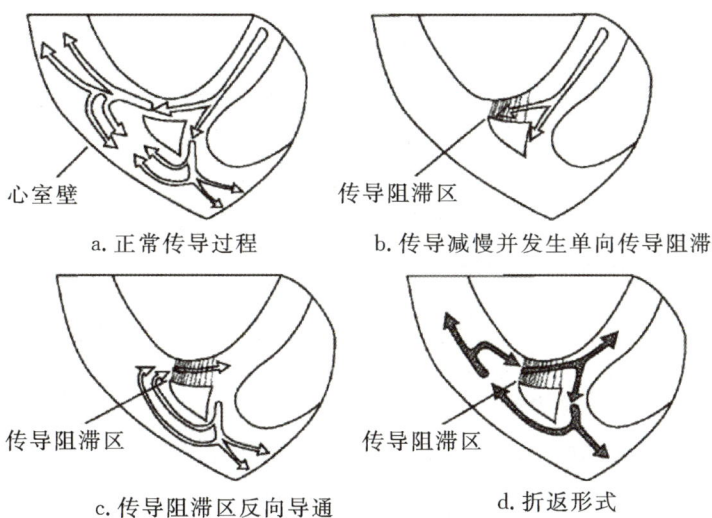

心室壁 　　　　　 传导阻滞区
a.正常传导过程 　　b.传导减慢并发生单向传导阻滞

传导阻滞区 　　　 传导阻滞区
c.传导阻滞区反向导通 　　d.折返形式

图 5-8 折返形成机制

正常情况下，心脏相对方向的电兴奋在传导过程中相遇，可消失在对方的不应期中（a）；病理情况下，心脏某部位出现单向传导阻滞，而另一通路的电兴奋性可以继续传导（b），并在单向传导阻滞区反向导通（c），继续传导，形成折返环路（d）

第二节 抗心律失常药的基本作用及分类

一、抗心律失常药的基本作用

目前临床治疗心律失常的主要策略是通过阻滞离子通道和拮抗交感神经兴奋性以

纠正心肌自律性、减少后除极和消除折返，以达到改善心肌电生理的目的。正因为如此，抗心律失常药都具有潜在致心律失常的风险。抗心律失常药的具体作用机制如下。

（一）降低自律性

抗心律失常药主要通过降低4相斜率（普萘洛尔）、提高阈电位（维拉帕米、奎尼丁）、增加最大舒张电位（利多卡因）和延长APD（胺碘酮）四种方式达到纠正心率的目的（图5-9，表5-6）。

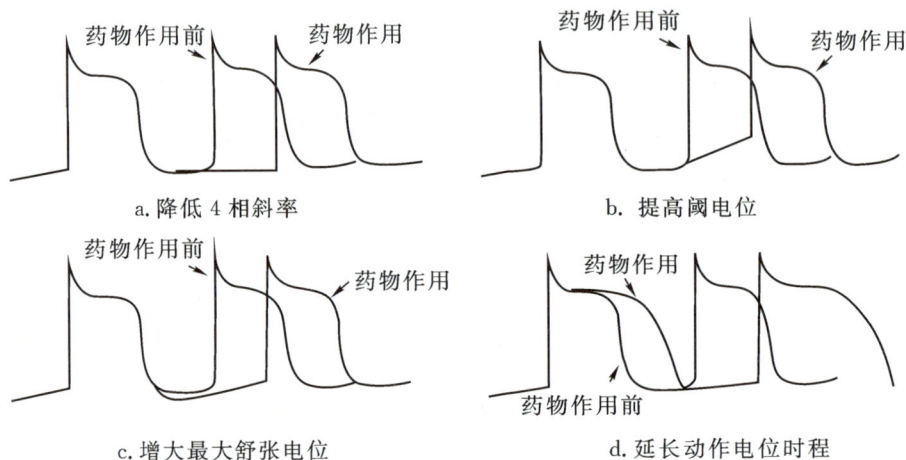

a.降低4相斜率　　　　　　　　b. 提高阈电位

c.增大最大舒张电位　　　　　　d. 延长动作电位时程

图5-9　降低自律性的四种方式

表5-6　降低自律性药物作用比较

药物	机制	作用
Ⅰa类——钠通道阻滞药	通过抑制快反应细胞4相Na^+内流	提高动作电位阈值
Ⅰb类——钠通道阻滞药	促进K^+外流	增加静息膜电位
Ⅱ类——β受体阻断药	降低细胞内cAMP水平	降低4相斜率
Ⅲ类——延长动作电位时程药	抑制K^+外流	延长APD
Ⅳ类——钙拮抗药	抑制Ca^{2+}内流	提高动作电位阈值

（二）减少后除极与触发活动

细胞内Ca^{2+}内流增多和APD过度延长都可以引发早后除极，钙通道阻滞药与缩短APD的药物可以减少早后除极；迟后除极的发生则与细胞内Ca^{2+}过度超载和Na^+短暂内流有关，因此钙通道阻滞药和钠通道阻滞药都可用于治疗迟后除极。

（三）消除折返

1. 增强膜反应性

促进K^+外流（利多卡因等），升高最大舒张电位，从而改善传导，通过取消单向阻滞而消除折返。

2. 降低膜反应性

抑制Na^+内流（奎尼丁等），减慢0相除极，从而减弱膜的反应性，通过减慢传导使单向阻滞变双向阻滞而消除折返。

3. 改变ERP和APD

（1）延长APD和ERP　奎尼丁等药物抑制Na^+内流和K^+外流，同时延长APD和

ERP，但延长 ERP 更为明显，导致 ERP/APD 比值变大，可以理解为 ERP 绝对延长，冲动将有更多机会落入 ERP 中，折返易被消除。

（2）缩短 APD 和 ERP　利多卡因等药物抑制 Na^+ 内流的同时促进 K^+ 外流，最终缩短 APD 和 ERP，但缩短 APD 更为明显，也可使 ERP/APD 比值变大，可以理解为相对延长 ERP，同样也能取消折返。

（3）促使邻近细胞 ERP 的不均匀趋向均一　理想的抗心律失常药应该能够通过双向调节作用使心肌细胞的 ERP 趋向均一化而发挥作用，一般延长 ERP 的药物，可以使 ERP 长的细胞延长得少些，而 ERP 短的则延长得多些；同样的缩短 ERP 的药物可使 ERP 长的心肌细胞缩短多些，而 ERP 短的缩短少些，最终实现所有心肌细胞 ERP 均一化。

二、抗心律失常药的分类

根据药物的临床作用和电生理特点，常将抗心律失常药分为四大类：Ⅰ类——钠通道阻滞药、Ⅱ类——β 受体阻滞药、Ⅲ类——选择性延长 APD 药（钾通道阻滞药）、Ⅳ类——钙拮抗药。其中钠通道阻滞药根据作用强度又可以分为：Ⅰa 类——适度阻滞钠通道（奎尼丁、普鲁卡因胺）、Ⅰb 类——轻度阻滞钠通道（苯妥英钠、利多卡因）、Ⅰc 类——明显阻滞钠通道（普罗帕酮、氟卡尼）（表 5 – 7）。

表 5 – 7　抗心律失常药的分类

类别	代表药物	基本作用				用途
		机制	自律性	传导	ERP	
Ⅰ类	Ⅰa：奎尼丁、普鲁卡因胺	适度抑制 Na^+ 内流，抑制 K^+ 外流和 Ca^{2+} 内流	↓	↓	↑	房性及室性心律失常
	Ⅰb：苯妥英钠、利多卡因	轻度抑制 Na^+ 内流，促进 K^+ 外流	↓	0 或 * ↓	1↑	室性心律失常
	Ⅰc：普罗帕酮、氟卡尼	明显阻滞钠通道，抑制 Na^+ 内流	↓	↓	↑	同 Ⅰa 类
Ⅱ类	普萘洛尔、美托洛尔	阻断心脏 β 受体	↓	↓	↑	窦性心动过速
Ⅲ类	胺碘酮、溴苄胺	阻滞 Na^+、Ca^{2+} 内流，抑制 K^+ 外流	↓	↓	↑	同 Ⅰa 类
Ⅳ类	维拉帕米	抑制 Ca^{2+} 内流	↓	↓	↑	阵发性室上性

注：↓降低、减慢，0 无影响，1 相对，↑延长，* 对缺血心肌

第三节　常用抗心律失常药

一、Ⅰ类——钠通道阻滞药

（一）Ⅰa 类：适度钠通道阻滞药

奎尼丁

奎尼丁（quinidine）为茜草科植物金鸡纳树皮提取的一种天然生物碱，是抗疟疾

药奎宁（有兴奋子宫作用，为左旋体）的右旋体，对心脏的作用比奎宁强 5 ~ 10 倍。早在 19 世纪初期，奎尼就已经用于治疗疟疾，直到 1918 年一位患有心房颤动的疟疾患者在使用奎尼治疗时发现心率也恢复了正常，后经研究证明金鸡纳提取物确有治疗心律失常的作用，其中以奎尼丁最强。

知识链接

我国科研人员在对抗疟疾有效成分常山乙素进行化学结构分析和修饰的过程中，意外的发现了一种新型结构药物"常咯啉"，研究发现它对各种原因引起的心脏期前收缩有很好的疗效。其作用类似于奎尼丁，但副作用少。对阵发性室上性心动过速和频繁室性期前收缩疗效显著，对房性期前收缩也有疗效，效果明显优于一般常用于治疗期前收缩的药物（如异搏定、心律宁和安他心等）。

【体内过程】

口服吸收良好，1 ~ 2 小时血药浓度达到高峰，有效血药浓度为 3 ~ 6μg/ml，半衰期约为 6 小时，肝代谢，约 20% 以原形经肾排泄，有效血药浓度与中毒浓度非常接近，肝功能不全时更容易中毒。

【药理作用】

通过与心肌细胞膜上钠通道结合，抑制 $Na^+ - K^+$ 交换，但抑制 Na^+ 内流作用强于抑制 K^+ 外流作用。

1. 降低自律性

通过抑制 Na^+ 内流使 4 相自动除极减慢，治疗量降低浦肯野纤维 4 相斜率，对正常窦率影响弱。抑制 K^+ 外流。

2. 减慢传导

抑制 Na^+ 内流能降低心房、浦肯野纤维、心室等的 0 相上升最大速率和膜反应性，导致传导速度减慢，使病理情况下的单向阻滞变为双向阻滞，从而取消折返。

3. 延长不应期

抑制 Na^+ 内流致膜反应性下降，使有效不应期（ERP）延长，抑制 K^+ 外流导致 3 相复极变慢，ERP 和 APD 延长，ERP/APD 比值增大。

4. 对自主神经的影响

本品有明显的抗胆碱（M 受体阻断）作用，可引起窦性心动过速，静脉注射时可导致血压降低。

【临床应用】

本品为广谱抗心律失常药，可用于房性、室性及房室结性心律失常，但因不良反应大，现已很少使用，仅用于心房纤颤及心房扑动转律后的窦性心率维持和用于中止预激综合征伴发的室性心动过速或反复发作的室性心动过速。

【不良反应及注意事项】

本品治疗指数低，不良反应较多，约 1/3 患者在应用过程中出现各种不良反应，使其应用受限。

（1）胃肠道反应　有刺激性，可致恶心、呕吐、腹痛、腹泻等。

（2）金鸡纳反应　剂量过大时常引起头痛、头昏、恶心、呕吐、耳鸣、视力模糊和呼吸抑制等，一旦发生应立即停药。

（3）心血管反应　高浓度时导致体位性低血压、室性心律失常、房室传导阻滞乃至心力衰竭等，严重时发生奎尼丁晕厥，表现为心室颤动，为最严重的不良反应。

（4）过敏反应　部分患者表现为荨麻疹、药热、发绀、血管神经性水肿和血小板减少性紫癜等。

（5）注意事项　本品不良反应多，不宜作为门诊和长期用药，有严重房室传导阻滞、心动过缓、低血压和强心苷中毒等患者禁用，肝肾功能不全者禁用。

【药物相互作用】

与肝药酶诱导剂如苯巴比妥、苯妥英钠等合用时可使代谢加快，使血药浓度降低；与肝药酶抑制剂如西咪替丁、钙通道阻滞药等合用时可使血药浓度增加；与地高辛合用可使其肾清除率降低而升高血药浓度，应减少剂量；与香豆素类药物合用可降低其血浆蛋白结合率，增强其抗凝作用；与硝酸甘油合用可诱发严重的体位性低血压。

知识链接

金鸡纳树皮

治疗疟疾的特效药金鸡纳树皮原产于南美洲的厄瓜多尔，据说有一个逃难的印第安人身患严重疟疾，口渴得要命，当他爬到一个小池塘边喝了很多非常苦的水后，不久病情便得到好转，原来他喝水的池塘里浸泡着很多金鸡纳树，使水变得很苦。他将此事告诉了其他的印第安人，从此印第安人开始使用这种树的树皮来治疗疟疾。

1826 年，法国药师佩雷蒂尔和卡文顿从金鸡纳树皮中提取出奎尼和辛可宁，于是奎尼便被世界各国普遍用于治疗疟疾。金鸡纳树皮中的另一生物碱奎尼丁，后来被发现可用于抗心律失常而用于治疗心房颤动等。

普鲁卡因胺

【体内过程】

普鲁卡因胺（procainamide）口服生物利用度为 80%，有效血药浓度为 $4 \sim 10 \mu g/ml$，通过肝脏乙酰化代谢。代谢能力受遗传因素影响，个体差异较大。

【药理作用及应用】

为广谱抗心律失常药，与奎尼丁类似，具有降低心肌细胞自律性、减慢传导、延长 ERP 与 APD 的作用，但作用较弱，M 受体阻断作用几乎没有。临床主要用于室性早搏、室性心动过速等心律失常；静脉注射可用于危重患者的抢救。

【不良反应及注意事项】

不良反应亦与奎尼丁类似，最常见的为胃肠道反应；最严重的是心脏毒性；静脉注射同样可以扩张血管、降低血压，甚至引发房室传导阻滞，导致心动过缓；少数患者可出现皮疹、发热、粒细胞减少等过敏反应；久用可能导致红斑狼疮综合征，停药后消失，严重者可使用糖皮质激素治疗，肝肾功能不全、传导阻滞和心力衰竭的患者禁用。

（二）Ib 类：轻度钠通道阻滞药

利多卡因

【体内过程】

利多卡因（lidocaine）首过消除非常明显，故不能口服，注射给药起效快，1～2 分钟见效，效果维持时间约为 20 分钟，临床常进行静脉点滴，以维持疗效。

【药理作用】

促进 K^+ 外流，使最大舒张电位增高，可降低浦肯野纤维自律性；缩短 ERP 和 APD，但缩短 APD 更加明显，使 ERP/APD 比值增大，相对延长 ERP，消除折返；K^+ 外流增多导致心肌细胞超极化，可变单向传导阻滞为双向传导阻滞，有利于消除折返。轻度抑制 Na^+ 内流使 4 相自发除极变慢，降低心肌细胞自律性。

【临床应用】

利多卡因具有局麻作用，是临床常用的局麻药。作为抗心律失常药主要用于室性心律失常，是防治急性心肌梗死或心肌缺血并发的室性心律失常的首选药，临床常用于急性心肌梗死、心脏手术、心导管术和强心苷中毒所致的室性期前收缩和室性心动过速，也可用于电击复律后心室颤动的预防。

【不良反应及注意事项】

本品较安全，随着血药浓度的增高可出现嗜睡、眩晕、头痛等不良反应，严重者可导致定向障碍、肌肉震颤、视力模糊、眼球震颤和语言障碍等，其中眼球震颤是利多卡因中毒的先兆；利多卡因中毒后主要表现为心脏抑制、血压下降及呼吸抑制，甚至引发心脏停搏。有严重房室传导阻滞和对本品过敏的患者禁用，有低血钾的患者应该先补钾，否则疗效会有所下降。

苯妥英钠

苯妥英钠（phenytoin sodium）作用与利多卡因类似，轻度抑制钠离子通道，可使部分浦肯野纤维 4 相自发除极速率减慢，降低其自律性；同时促进钾离子外流，相对延长 ERP 并减慢传导；与强心苷竞争 $Na^+ - K^+ - ATP$ 酶，消除强心苷中毒所致的迟后除极，解救其心脏毒性。苯妥英钠具有抗癫痫作用，也是临床常用的抗心律失常药，主要用于治疗室性心动过速，首选用于消除强心苷中毒所致室性心动过速，也可用于心脏手术、心导管术和心肌梗死等引起的室性心律失常。不良反应较多，高浓度时有心脏毒性，静注过快可致血压下降，有致畸作用，孕妇禁用。

美西律

美西律（mexiletine）作用与利多卡因相似，生物利用度高，口服吸收迅速且完全，作用维持时间久，临床适用于各种类型室性心律失常，特别是强心苷中毒、心肌梗死所致的室性心律失常效果显著，亦可用于对利多卡因不敏感的患者。不良反应与剂量呈正相关，早期以胃肠道反应为主，长期使用可引起震颤、复视、共济失调和精神失常等精神症状。禁用于严重肝肾功能不全、有癫痫史、房室传导阻滞、过缓型心功能不全的患者。

（三）Ic类：明显钠通道阻滞药

普罗帕酮

【体内过程】

普罗帕酮（propafenone，心律平）口服虽易吸收，但首过消除明显，故生物利用度较低，长期应用后生物利用度可明显提高，口服30~60分钟起效，2~3小时血药浓度达到峰值，可维持6~8小时。

【药理作用】

本品可明显抑制钠离子通道开放，因其结构与普萘洛尔相似，故具有较弱的β受体阻断作用。普罗帕酮可明显降低自律细胞的自律性，减慢心率，减慢传导，延长ERP和APD，同时具有一定的负性肌力作用。

【临床应用】

本品属于广谱抗心律失常药，可用于室性和室上性心律失常的治疗，如室性（室上性）心动过速、阵发性心房颤动、心房扑动等，长期口服亦可用于维持室上性心动过速患者的窦性心率。

【不良反应及注意事项】

以胃肠道不良反应最为常见，表现为恶心、呕吐、味觉改变等，因其具有较弱的肾上腺素受体阻断作用，可引起窦性心动过缓、支气管痉挛和直立性低血压等；最严重的不良反应仍为心脏毒性，可致心动过缓和房室传导阻滞。有严重心力衰竭、心动过缓、房室传导阻滞的患者禁用。

氟卡尼

氟卡尼（flecainide）口服易吸收，主要在肝代谢。对浦肯野纤维作用最为明显，能显著降低心房和心室的自律性，但临床报道称本品可增加心肌梗死后心律失常患者的病死率，故临床现已少用。

二、Ⅱ类——β受体阻滞药

本类药物常用的有普萘洛尔、阿替洛尔、美托洛尔、噻吗洛尔和阿普洛尔等，拮抗β肾上腺素受体是其共同的作用机制，可通过减慢心率、减慢传导和减少后除极等作用发挥纠正心律失常的功能。

普萘洛尔

普萘洛尔（propranolol，心得安）阻断心脏β_1受体，降低窦房结、房室结和浦肯野纤维细胞的自律性，在一定程度上减少或消除儿茶酚胺类所致的迟后除极；阻滞钠离子通道并促进钾离子通道开放，减慢传导，延长ERP和APD。本品不仅有负性频率、负性传导作用，也可产生负性肌力作用。临床可用于交感神经兴奋所致的各种心律失常，对室上性心动过速效果显著，可作为窦性心动过速的首选药，对甲状腺功能亢进、嗜铬细胞瘤和情绪激动、精神紧张等原因诱发的心房颤动和扑动及阵发性室上性心动过速疗效较好。普萘洛尔兼有降血压和抗心绞痛的作用，故对伴高血压或心绞痛的心律失常患者更为适用。

本品为非选择性β受体阻断药，具有降血压、负性肌力和舒张支气管的作用，故低血压、心力衰竭和支气管哮喘患者禁用；长期应用本品还可引起代谢异常，表现为血脂和血糖升高，故高血脂、动脉硬化和糖尿病患者慎用；长期阻断 β 受体可导致受体敏感性增高，突然停药可产生反跳现象。

美托洛尔

美托洛尔（metoprolol）属于选择性 β_1 受体阻断药，作用与普萘洛尔相似，但作用较弱，且不良反应更少。主要作用有降低心肌自律性和减慢传导，可用于室上性心律失常的治疗。肝肾功能不全者慎用，心力衰竭、严重房室传导阻滞和低血压患者禁用。

三、Ⅲ类——延长 APD 的药物

胺碘酮

【体内过程】

胺碘酮（amiodarone）脂溶性较高，口服吸收不完全，生物利用度尚可（35% ~ 65%），起效慢（平均 4 ~ 7 天），半衰期长达数周，停药后仍可持续发挥作用 4 ~ 6 周。主要在肝脏代谢，代谢物为去乙胺碘酮，去乙胺碘酮在体内仍可发挥抗心律失常作用。静脉注射起效快，维持时间短。

【药理作用】

胺碘酮能够同时干扰 Na^+、K^+、Ca^{2+} 三种离子的转运，阻止 Na^+、Ca^{2+} 内流，降低心肌细胞自律性，减慢传导；抑制 K^+ 外流作用明显强于其他抗心律失常药，显著延长 ERP，有利于消除折返；非竞争性阻断 α 受体，可引起血管舒张，血压下降，同时增加冠脉供血和供氧，有利于保护心肌细胞；非竞争性阻断 β 受体，使心率减慢，降低窦房结和浦肯野纤维的自律性。

【临床应用】

胺碘酮可用于各种室性和室上性心律失常，为广谱抗心律失常药，对心房颤动、扑动疗效较好，尤其适用于预激综合征合并心房颤动或室性心动过速者。

【不良反应及注意事项】

胺碘酮的不良反应较多，且与用药时间和剂量呈正相关，故不可长期或大剂量使用。口服可引起食欲减退、恶心、呕吐、便秘等；胺碘酮因含碘可影响甲状腺激素的功能，约9%的患者可引起甲亢或甲低；少量经泪液排出，久用可导致角膜黄色微粒沉着，一般停药后可自行恢复，不影响视力；个别患者在使用的过程中出现肺间质纤维化，一旦发生应该立即停药，并注射肾上腺皮质激素解救；静脉注射过快可致心动过缓和低血压。

【药物相互作用】

与西咪替丁合用可抑制胺碘酮的代谢，增加其血药浓度；与利福平合用可以降低其血药浓度；与地高辛、华法林、苯妥英钠等合用可抑制它们的代谢，增加其血药浓度；与 β 受体阻断药或钙通道阻滞药合用效果增强，易加重心动过缓和房室传导阻滞，故不宜合用。

索他洛尔

索他洛尔（sotalol）是具有延长 APD 和 ERP 作用的非选择性 β 受体阻断药，能降低自律性，减慢房室传导，明显延长 ERP，使折返冲动停止。口服吸收快，生物利用度高，几乎全部以原形从肾排出，用于各种严重的室性心律失常。不良反应较少。

四、Ⅳ类——钙通道拮抗药

维拉帕米

【体内过程】

维拉帕米（verapamil，异搏定）口服吸收迅速且完全，但首过消除明显，生物利用度低至 10%～20%，口服约 3 小时达到最大血药浓度，作用持续时间约为 6 小时，半衰期为 3～7 小时，主要在肝脏代谢，其代谢物仍具有活性。

【药理作用】

维拉帕米选择性阻滞心肌细胞膜上的钙离子通道，对处于激活和失活状态的钙通道都有作用，通过抑制 Ca^{2+} 内流降低窦房结和房室结的自律性，减慢传导速度；延长慢反应细胞的 ERP，高浓度时对浦肯野纤维细胞的 ERP 和 APD 也有延长作用。

【临床应用】

维拉帕米是临床治疗阵发性室上性心动过速的首选药，也可用于室上性心律失常和房性期前收缩的治疗，对室性心律失常无效。

【不良反应及注意事项】

不良反应一般较轻，常见的有恶心、呕吐、头痛、晕眩和颜面潮红等，静脉给药可引起血压下降和窦性停搏。房室传导阻滞、心功能不全和肝肾功能不全者禁用。

【药物相互作用】

与其他降压药合用时应注意减少剂量，避免引起体位性低血压；禁止与 β 受体阻断药联合使用，否则可能会引起血压过低、心动过缓及诱发心力衰竭等；与地高辛合用可升高血药浓度，并引发房室传导阻滞。

地尔硫䓬

地尔硫䓬（diltiazem）作用与维拉帕米相似，可替代其用于临床，同样具有降低自律性、减慢传导和延长 ERP 的作用，适用于阵发性室上性心动过速的治疗，不良反应与注意事项同维拉帕米。

第四节　抗心律失常药物的选用原则

心律失常药物治疗的理想效果应该是恢复并维持正常的窦性节律，减少甚至消除异位节律，同时控制心室搏动频率，最终恢复心脏的正常功能。临床选择抗心律失常药应该同时考虑机体方面和药物方面的诸多因素，实行个体化用药，抗心律失常药物选用的基本原则如下。

（1）窦性心动过速　弄清病因，对因治疗，可选 β 受体阻断药或钙通道阻滞药，其中 β 受体阻断药为首选。

（2）心房颤动、扑动　多先用强心苷或电复律术转复，然后用奎尼丁或普罗帕酮维持心率，亦可与普萘洛尔合用或单用胺碘酮。

（3）强心苷中毒所致过速型心律失常　宜先补钾，补钾后视情况选择苯妥英钠或利多卡因。

（4）房性期前收缩　宜选择维拉帕米、胺碘酮和普萘洛尔等。

（5）室性期前收缩　最好选用普鲁卡因胺、美西律和胺碘酮，伴有急性心肌梗死时最好选用利多卡因，如果是强心苷中毒所致则应选择苯妥英钠。

（6）心室颤动　先用电除颤术恢复正常心室率，然后选择利卡因或普鲁卡因胺。

（7）阵发性室上性心动过速　宜先兴奋迷走神经，然后维拉帕米作为首选，次选普萘洛尔、胺碘酮和普罗帕酮。

（8）阵发性室性心动过速　最好选择利多卡因、普鲁卡因胺和美西律等。

❖ 常用药物制剂和用法 ❖

硫酸奎尼丁（quinidine sulfate）　片剂：每片 0.2g。用于心房扑动或心房颤动时，先试服硫酸奎尼丁 0.1g，如无不良反应，次日每 2～4 小时一次，每次 0.2g，连续 5 次。如第一日未转为窦律，无毒性反应，第二日每次用 0.3g，每 2 小时一次，共 5 次，仍未转为窦律可再服一日，然后改为每次 0.4g，每日量不超过 2g。转为窦律后，用维持量，每次 0.2g，每 6 小时一次，2～3 次／日。用于室性期前收缩，每次 0.2g，3～4 次／日。极量：口服每次 0.6g，3 次／日。用本药复律时患者须住院，每次服药前要检查血压、心率和心电图，如收缩压 90mmHg、心率减慢（60 次／分）、QRS 延长 25%～50% 或发生其他不良反应时，均应停药观察。

盐酸普鲁卡因胺（procainamide hydrochloride）　片剂：每片 0.125g、0.25g。口服每次 0.25～0.5g，4～6 小时一次。缓释剂每 12 小时一次。注射剂：0.1g／ml、0.2g／2ml、0.5g／5ml。紧急复律时，每分钟静脉注入 100mg 或 20 分钟内注入 200mg，直至有效或剂量达 1～2g。有效后用静脉滴注维持，速度为 1～4mg／min。

盐酸利多卡因（lidocaine hydrochloride）　注射剂：0.1g／5ml、0.4g／20ml。转复室性心律失常，可一次静脉注射 50～100mg（1～1.5mg／kg），如 10 分钟内无效，可再静脉注射 1 次，但累积量不超过 300mg，有效后，以 1～4mg／min 的速度静脉滴注，以补充消除量，但每小时药量不宜超过 3mg。

苯妥英钠（phenytoin sodium）　片剂：每片 50mg、100mg。口服，第 1 日 0.5～1g，第 2、3 日 500mg／d，分 3～4 次服，之后 300～400mg／d 维持。静脉注射 0.125～0.25g，用注射用水溶解后缓慢注射，不超过 0.5g／d。注射剂呈强碱性，对组织刺激性大，不宜静脉滴注或肌内注射。

美西律（mexiletine）　片剂：每片 50mg、100mg。口服一次 50～200mg，每 6～8 小时一次，维持量每次 100mg，3 次／日。注射剂：100mg／2ml，紧急复律时，静脉注射 100～250mg（溶于 25% 葡萄糖溶液 20ml 中），10～15 分钟内注完。

普罗帕酮（propafenone）　片剂：每片 100mg、150mg。口服 150mg，3 次／日，3～4 天后剂量可增至每次 300mg，2 次／日。注射剂：35mg／10ml，静脉注射每次 70mg，稀释后在 3～5 分钟内注完；无效，20 分钟后可再注射 1 次，1 日总量不超过 350mg。

盐酸普萘洛尔（propranolol hydrochloride）　片剂：每片 10mg。口服每次从 10～20mg 开始，4 次／日，根据疗效增加至最佳剂量。注射剂：5mg／5ml，静脉注射每次 1～3mg，一般 2～3 分钟给 1mg，注射时应密切注意心率、血压及心功能情况。

胺碘酮（amiodarone）　片剂：每片 100mg、200mg。口服，一般每次 200mg，3 次／日（最大剂量可达 1000～1500mg／d），有效后用维持量 100～400mg／d。注射剂：150mg／3ml，对

快速心律失常并需要立即复律者，可静脉注射，也可 600～1000mg 溶于葡萄糖溶液中静脉滴注。

维拉帕米（verapamil） 片剂：每片 40mg。口服每次 40～80mg，3 次/日，根据需要可增至 240～320mg/d。缓释剂 240mg，1～2 次/日；静脉注射每次 5～10mg，缓慢注射。

地尔硫䓬（diltiazem） 片剂：每片 30mg。口服每次 30mg，3 次/日。注射剂：每支 10mg，每次 5～10mg，稀释后缓慢注射。

腺苷（adenosine） 治疗阵发性室上性心动过速（包括 WPW 综合征），静注后，可使患者恢复窦性心律。静脉注射，开始 3mg，迅速注射，如在 1～2 分钟内无效，可给予 6mg，必要时再给予 12mg。

目标检测

一、选择题

1. 属于适度钠通道阻滞药（Ⅰa 类）的是（　　　）
   A. 利多卡因　　　　　　　　　　B. 维拉帕米
   C. 胺碘酮　　　　　　　　　　　D. 氟卡尼
   E. 普鲁卡因胺

2. 治疗窦性心动过缓的首选药是（　　　）
   A. 肾上腺素　　　　　　　　　　B. 异丙肾上腺素
   C. 去甲肾上腺素　　　　　　　　D. 多巴胺
   E. 阿托品

3. 防治急性心肌梗死时室性心动过速的首选药是（　　　）
   A. 普萘洛尔　　　　　　　　　　B. 利多卡因
   C. 奎尼丁　　　　　　　　　　　D. 维拉帕米
   E. 普鲁卡因胺

4. 治疗强心苷中毒引起的窦性心动过缓和轻度房室传导阻滞最好选用（　　　）
   A. 阿托品　　　　　　　　　　　B. 异丙肾上腺素
   C. 苯妥英钠　　　　　　　　　　D. 肾上腺素
   E. 麻黄碱

5. 利多卡因对下列哪种心律失常无效（　　　）
   A. 室性纤颤　　　　　　　　　　B. 室性早搏
   C. 室上性心动过速　　　　　　　D. 心肌梗死所致室性早搏

6. 有关胺碘酮的不良反应叙述错误的是（　　　）
   A. 可发生尖端扭转型室性心律失常　　B. 可发生肺纤维化
   C. 可发生角膜沉着　　　　　　　D. 可致甲状腺功能亢进
   E. 可致甲状腺功能减退

7. 能阻滞 Na^+、K^+、Ca^{2+} 通道的药物是（　　　）
   A. 利多卡因　　　　　　　　　　B. 维拉帕米
   C. 苯妥英钠　　　　　　　　　　D. 奎尼丁

E. 普萘洛尔

8. 首过消除明显的药物是（　　）

  A. 苯妥英钠　　　　　　　　　　B. 氟卡尼

  C. 普鲁卡因胺　　　　　　　　　D. 利多卡因

  E. 奎尼丁

9. 应用奎尼丁治疗心房纤颤时常合用强心苷，因为后者能（　　）

  A. 对抗奎尼丁引起的心脏抑制　　B. 对抗奎尼丁引起的血管扩张作用

  C. 减慢心室频率　　　　　　　　D. 增加奎尼丁抗房颤作用

  E. 提高奎尼丁的血药浓度

10. 下列抗心律失常药的不良反应的叙述，哪一项是错误的（　　）

  A. 奎尼丁可引起金鸡纳反应　　　B. 普鲁卡因胺静注可致低血压

  C. 丙吡胺可致口干、便秘及尿潴留　D. 利多卡因可引起红斑狼疮样综合征

  E. 氟卡尼可致心律失常

二、名词解释

1. 有效不应期　　　　　　2. 动作电位时程

3. 膜反应性　　　　　　　4. 早后除极

5. 迟后除极　　　　　　　6. 触发活动

三、问答题

1. 简述抗心律失常药的基本作用。

2. 详述抗心律失常药物的分类，并各举一代表药。

3. 比较奎尼丁与利多卡因对有效不应期的影响。

4. 简述胺碘酮的临床应用与不良反应。

四、病例分析

  患者，女，25 岁。于 3 年前无明显诱因出现心悸，持续约半小时，自行缓解。此后上述症状无明显诱因反复发作，突发突止，偶伴头晕，无黑矇、晕厥，无胸闷、胸痛，无易饥、多汗。2 小时前以上述症状再发入院。入院查体：T 36.8℃，P 170 次/分，R 28 次/分，BP 120/80 mmHg，神清自主体位，颈软，甲状腺未触及肿大，双肺呼吸音清，未闻及啰音，心率 170 次/分，律齐，腹软，肝脾未触及，双下肢不肿。辅助检查：心电图提示室上性心动过速。甲状腺功能五项无异常，心脏彩超无异常，心肌酶无异常。诊断：心律失常，室上性心动过速。

  问题：1. 临床上常用的抗心律失常药有哪些？

     2. 该患者被诊断为室上性心动过速，应该使用何药治疗？

学习小结

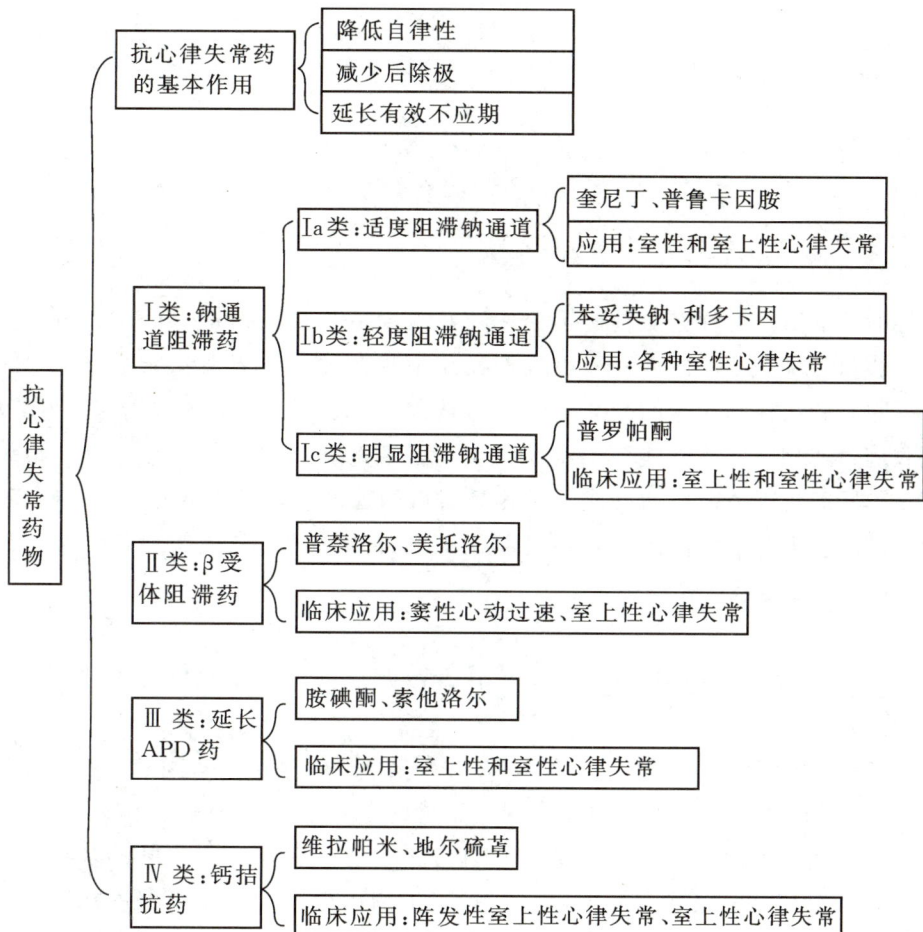

任务六　治疗慢性心功能不全药

【目的要求】

1. 掌握强心苷的作用机制、药理作用、临床应用、不良反应及注意事项。
2. 熟悉其他抗慢性心功能不全药的作用特点和临床应用。

慢性心功能不全又称充血性心力衰竭（congestive heart failure，CHF），简称心衰，是在各种心血管疾病或其他多种病因长期作用下导致的一种复杂临床综合征。初始心肌损伤引起心脏结构和功能的变化，致使心输出量不能满足组织代谢需要，或仅在提高心肌收缩力或充盈压后方能泵出组织代谢所需要的相应血量，导致器官、组织血液灌流不足，同时出现体循环和（或）肺循环淤血的现象。心衰的主要特点是呼吸困难、乏力、运动耐量下降及体液潴留造成的肺淤血和外周水肿，其临床症状复杂，预后严峻，5 年的生存率与恶性肿瘤相仿。

第一节　慢性心功能不全的病理生理学基础

与正常的心脏相比，功能不全的心脏主要表现为：左心、右心或全心功能障碍（图 5 - 10）。大多数患者以心肌收缩力减弱、早期心率加快、心输出量减少、射血明显不足为主，称为收缩性心力衰竭，对正性肌力药物反应良好；少数患者以心室舒张功能障碍、异常充盈、舒张受限和不协调、舒张末期压力增高、心输出量减少为主，对正性肌力药物疗效差；以上两种心衰患者往往同时伴有静脉淤血和动脉缺血。极少数心衰患者由贫血、甲状腺功能亢进、动静脉瘘等导致，心输出量不但不减少反而有所

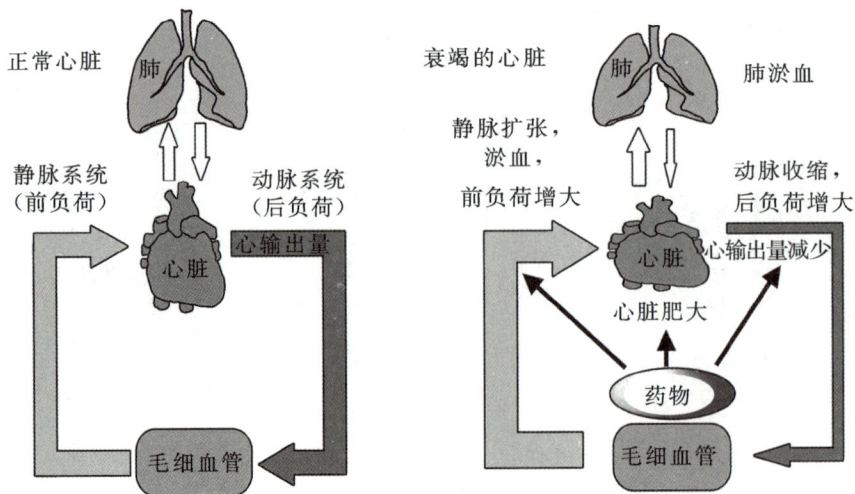

图 5 - 10　心力衰竭时心脏和循环系统的变化

增加，现所讨论的药物对该类患者无效。

心衰患者在发病过程中，由于心脏长期处于超负荷状态，心肌过度牵张、Ca^{2+}超载使之压力倍增，加之心输出量减少，心肌缺血缺氧，使之能量代谢异常，双重作用下导致心肌细胞死亡、细胞外基质堆积、心肌纤维化等，表现为心腔室扩大、心肌肥厚和心室重构等。其中心室重构是心力衰竭发展的一个重要环节，是心力衰竭不断加重的病理生理基础，而导致心室重构的原因主要与神经内分泌被长期激活有关（图5-11）。神经内分泌的激活，在早期主要是为了适应生理功能的变化，发挥代偿作用，可以在短期内满足重要器官的血流灌注。后期由于交感神经系统、肾素-血管紧张素-醛固酮系统（renin - angiotensin - aldosterone system，RAAS）、精氨酸加压素（arginine vasopressin，AVP）和脑利钠肽（BNP）等的过度激活加速了心衰的进展，使病情进一步恶化。近年来，慢性心力衰竭的治疗观念发生了根本性的转变，治疗药物也从传统的"强心、利尿、扩血管"并举转变为"RAAS抑制药、β受体阻断药和利尿药"联和应用。

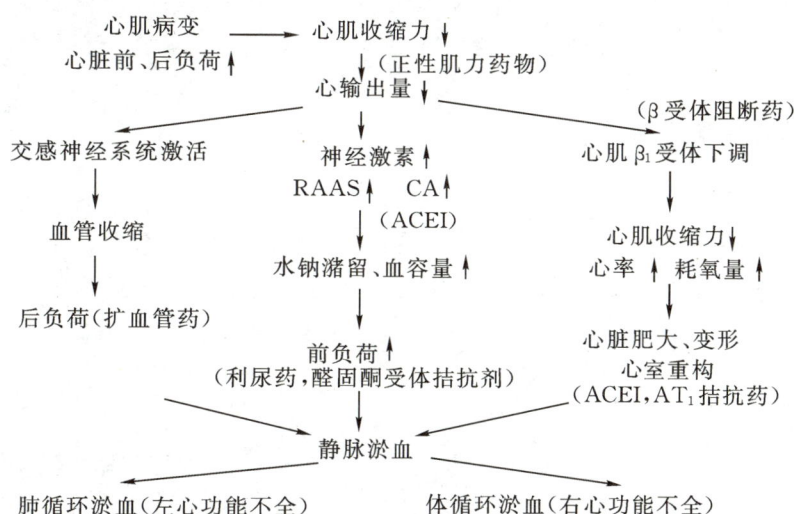

图 5-11　心力衰竭的神经内分泌及药物作用环节

第二节　治疗慢性心功能不全常用药物

根据药物的理化性质和作用机制，治疗慢性心功能不全的药物主要分为以下几类。

1. 正性肌力药
（1）强心苷类药：地高辛、洋地黄毒苷等。
（2）非苷类药：米力农、维司力农等。

2. 心脏减负荷药
（1）利尿药：氢氯噻嗪、呋塞米等。
（2）扩血管药：硝普钠、硝酸异山梨酯、哌唑嗪等。

3. 肾素-血管紧张素系统抑制药
（1）血管紧张素I转化酶抑制药：卡托普利等。
（2）血管紧张素酶II受体（AT_1）阻断药：氯沙坦等。
（3）醛固酮受体拮抗药：螺内酯等。

4. β受体阻断药

普萘洛尔、美托洛尔、卡维地洛等。

5. 钙增敏药及钙通道阻滞药

噻唑嗪酮、氨氯地平等。

◆ 课堂互动 ◆

案例：患者，男，38岁，心悸、气短伴不能平卧半年余，乳房以下水肿，二维心脏超声发现大量胸腔积液、腹腔积液和心包积液，左心室舒张末内径（LVEDD）77mm，左心室收缩末内径（LVESD）67mm，左心室射血分数30%，其余心腔均明显扩大，诊断为扩张型心肌病、心力衰竭。患者血压130/80mmHg，心率110次/分，端坐呼吸，不能平卧，偶发室性早搏二联律。给予患者地高辛0.125mg、1次/日。双氢克尿噻50mg、1次/日，呋塞米片20mg、1次/日，螺内酯20～40mg、3次/日，ACEI抑制剂依那普利5mg、2次/日，10余天后，患者能平卧，两肺无啰音，胸腔、腹腔积液消失，下肢水肿消失。

问题：1. 地高辛的作用是什么，为什么能用于治疗心衰？
2. 依那普利治疗心衰的优点是什么？

一、正性肌力药

（一）强心苷

强心苷（cardiac glycosides）是一类具有正性肌力作用和负性频率作用的苷类化合物的总称，多从洋地黄类植物中提取，故又称洋地黄类药物。目前临床可供使用的主要有地高辛（digoxin）、洋地黄毒苷（digitoxin）、毛花苷丙（cedilanid）和毒毛花苷K（strophanthin K）。临床常用地高辛。

【体内过程】

本类药物生物利用度、血浆蛋白结合率、消除方式及消除速率等存在较大差异，不同药物的起效快慢和维持时间也不尽相同（表5-8）。

表5-8 几种强心苷类药物的药动学特点

分类	药物	生物利用度（%）	给药途径	$t_{1/2}$（小时）	蛋白结合率（%）	转化率（%）	肾排出率（%）
慢效	洋地黄毒苷	90～100	口服	140	90～97	70	10
中效	地高辛	60～85	口服	36	25	20	60～90
速效	毛花苷丙	20～30	静注	23	<20	少	90～100
	毒毛花苷K	低	静注	19	5	0	100

【药理作用】

1. 正性肌力作用

对心脏具有高度选择性，治疗量能增强心肌收缩力，对心功能不全的心肌作用尤其明显。作用特点如下。

（1）加快心肌收缩速度 使心肌收缩力增强，收缩更敏捷，缩短心动周期，相对延长舒张期，让心脏本身获得较长时间的休息和更为充分的冠脉血液灌注，同时促进静脉血液回流和增加每搏输出量，改善心脏功能。

（2）降低耗氧　决定心肌耗氧的因素有很多，比如心室容积、心率和心肌收缩力等，心衰患者服用强心苷后虽然心肌收缩力增强，耗氧有所增加，但是由于明显增强的心肌收缩力使心脏射血更充分，心室残余血量大大减少，使得心室容积明显减少，耗氧减少，另外强心苷还具有负性频率的作用，也可以使心肌耗氧减少，综合作用后心脏的耗氧并不增加，甚至有所减少。

（3）增加心输出量　心衰发生后，心输出量不足，交感神经系统和 RAAS 活性增强，血管收缩，外周阻力增大，心输出量进一步减少。强心苷对正常人和心衰患者的心肌均有正性肌力作用，但只能增强后者的心输出量，这是因为强心苷对正常人而言不仅能增强心肌收缩力，还可以收缩血管平滑肌，使外周阻力增加，从而阻碍了心输出量的增加，但对于心衰患者，血管是呈扩张状态而非收缩状态，因此心脏负荷下降，心输出量进一步增加。

2. 负性频率作用

心衰患者由于心输出量减少而使交感神经活性反射性增强，导致心率加快。治疗量的强心苷通过增加心输出量而使上述反射减弱甚至消失，最终使心率减慢，并降低耗氧。

3. 负性传导作用

强心苷治疗量能够增强心肌收缩力，反射性兴奋迷走神经，从而阻滞房室结细胞 Ca^{2+} 内流，使房室传导减慢；剂量过大时，可直接抑制 $Na^+ - K^+ - ATP$ 酶，导致细胞内失钾，最大舒张电位降低，传导减慢。

4. 其他作用

强心苷过量中毒时可兴奋延髓极后区催吐化学感受区而引起呕吐，增强交感神经的兴奋性而引起快速型心律失常。降低心衰患者血浆肾素活性，进而减少血管紧张素 Ⅱ 及醛固酮含量，对心功能障碍时过度激活的 RAAS 产生拮抗作用。心功能改善后增加肾血流量和肾小球的滤过功能，并抑制肾小管 $Na^+ - K^+ - ATP$ 酶，减少肾小管对 Na^+ 的重吸收，促进钠和水排出，发挥利尿作用。强心苷对正常人有促进血管平滑肌收缩的作用，但对心衰患者则能够发挥扩血管的作用。

知识链接

强心苷作用机制

强心苷的作用机制主要是通过与心肌细胞膜上的 $Na^+ - K^+ - ATP$ 酶特异性结合，并抑制该酶的活性，部分阻断心肌细胞内 Na^+ 和细胞外 K^+ 的交换，致使细胞内 Na^+ 水平增高，K^+ 水平降低。最终激活 $Na^+ - Ca^{2+}$ 机制，使心肌细胞内 Ca^{2+} 水平增高，从而增强心肌细胞收缩力。

【临床应用】

1. 慢性心功能不全

在过去几十年里，强心苷与利尿剂联合应用一直是治疗慢性心功能不全的主流方案，但是随着人们对心衰病理生理认识的不断加深，临床应用过程中对 RAAS 抑制药和 β 受体阻断药疗效的肯定，目前临床多用于伴收缩功能障碍或对 RAAS 抑制药、β 受体阻断药、利尿药疗效欠佳的心衰患者。

心功能不全的病因不同,临床治疗手段也应不尽相同,强心苷对于高血压、瓣膜病、先天性心脏病、风湿病和冠状动脉硬化所导致的心功能不全疗效较好,对伴有心房纤颤或心率加快的心力衰竭患者疗效最佳,对于肺源性心脏病、活动性心肌炎或严重心肌损伤所致的心力衰竭疗效较差,对贫血、甲亢等原因所致的心力衰竭几乎没有作用。

2. 某些心律失常

(1)心房纤颤 心房纤颤一般表现为 350~600 次/分的不规则颤动,主要危害是过多的心房冲动下传到心室,引起心室搏动频率过快,阻碍心室泵血功能。强心苷兴奋迷走神经或对房室结产生直接作用,减慢房室传导和心室率,同时增加心输出量,从而改善循环障碍,但对多数患者并不能终止心房纤颤。

(2)心房扑动 一般表现为 250~300 次/分较强的、快速且规则的心室异位节律,心房扑动更易于传入心室,导致心室率加快更加难于控制。强心苷治疗心房扑动疗效显著,可有效缩短心房的有效不应期,使扑动转为颤动,然后再发挥治疗心房颤动的作用,部分患者在转为心房纤颤后停用强心苷可恢复窦性节律。

(3)阵发性室上性心动过速 通过反射性增强迷走神经的活性终止阵发性室上性心动过速的发作。

> ◆ **课堂互动** ◆
>
> 案例:患者,李某,男,75 岁,因慢性心功能不全入院,服用地高辛每次 0.25mg,每天 3 次,连续服用 2 周,氢氯噻嗪片每次 25mg,每日 3 次,连续服用 1 周,出现恶心、呕吐、头痛、乏力并伴有室性期前收缩而入院。查体:颈静脉充盈,肝静脉回流征阳性,双侧下肢轻度水肿,肝大伴压痛。心电图显示室性期前收缩,二联律。诊断:强心苷中毒。
>
> 问题:1. 中毒原因?
> 　　　2. 如何应对?

【不良反应及防治】

本类药物安全范围狭窄,临床实际治疗量已经接近中毒量的 60%,且个体差异较大,早期中毒症状容易与心衰本身的症状混淆,当患者存在低血钾、高血钙、低血镁和心肌缺氧或肾功能不全时更容易诱发中毒。故用药过程中应严格监控血药浓度,做到剂量个体化用药。

1. 不良反应

(1)胃肠道反应 为早期最常见的中毒反应,一般表现为厌食、恶心、呕吐、腹痛和腹泻等,恶心和呕吐是强心苷兴奋延髓化学感受区所引起的,应注意与慢性心功能不全的症状相区分。

(2)神经系统反应 常表现为头痛、头晕、疲倦、失眠和谵妄等,也可发生黄视、绿视和视力模糊等视觉异常,常作为强心苷中毒的先兆,是停药的重要指征之一。

(3)心脏反应 是强心苷最严重也是最危险的不良反应,发生率超过 50%,包括心动过速、房室传导阻滞和心动过缓三种心律失常,其中最为多见的是室性期前收缩(过速型心律失常),约占心脏反应的 33%,也可发生室性早搏、二联律或三联律,此三种症状一般出现较早，常作为强心苷中毒的停药指征之一。此外，也可因迷走神经兴奋或 Na^+-K^+-ATP 酶重度抑制而诱发房室传导阻滞，因窦房结抑制、自律性降低而诱发窦性心动过缓，若心率低于 60 次/分，应考虑停药。

2. 中毒防治

用药前，应逐一排除可能诱发或加重中毒的因素，用药后应严格监控血药浓度并密切关注患者的表现，警惕中毒先兆，一旦发现应该立即停药。

（1）过速型心律失常　用药前切记检查患者血钾、血钙、血镁等离子水平，尤其杜绝低血钾，以预防过速型心律失常的发生。一旦出现过速型心律失常则立即补钾，以竞争性释放 Na^+-K^+-ATP 酶，阻止中毒症状的进一步加重，严重者还应使用苯妥英钠，利多卡因对强心苷中毒引起的重症室性心动过速和心室纤颤疗效较好。

（2）过缓型心律失常　心动过缓和房室传导阻滞等过缓型心律失常不能补钾，可用阿托品阻断 M 受体，通过抑制迷走神经进行治疗。

目前，严重的强心苷中毒危及生命时，国外还应用地高辛抗体片段进行特异性治疗，常用的地高辛抗体 Fab 片段能特异性地将强心苷从 Na^+-K^+-ATP 酶上解离下来，使其恢复活性，对严重中毒效果明显。

【药物相互作用】

与能够导致低钾血症的药物如糖皮质激素和排钾利尿药合用，容易诱发强心苷发生过速型心律失常，如果一定要联用应注意补钾；奎尼丁可以使地高辛的血药浓度增加 1 倍以上，二者合用时应减少地高辛的用量；胺碘酮、维拉帕米、普罗帕酮和红霉素等肝药酶抑制剂也可升高地高辛的血药浓度，合用时应注意减少剂量；钙剂与强心苷有协同作用，合用时作用会增强，毒性作用也增强。

知识链接

强心苷使用方法

1. 速给法　适用于病情紧急，且 2 周内未使用过类似药物的患者，一般要求在 24 小时内达到全效量。

2. 缓给法　适用于病情较轻的患者，一般在未来 3~4 天内给足全效量。

3. 逐日恒定剂量法　适用于病情不是很急且容易中毒的患者，该方法既能达到治疗目的，又能减少不良反应的发生，具体方法是每日给予患者恒定剂量的药物（地高辛 0.25mg），约经 5 个半衰期（地高辛 6~7 天）达到稳定的血药浓度而获得疗效，是目前常用的方法。

（二）非强心苷类正性肌力药

该类药物主要包括拟交感神经药和磷酸二酯酶抑制药等，因其导致慢性心功能不全患者的病死率显著提高，故临床已不再将其作为心力衰竭患者治疗的常规用药。

1. 拟交感神经药

多巴酚丁胺（dobutamine）为选择性 β_1 受体激动药，具有明显增强心肌细胞收缩力、降低前后负荷和增加心输出量的作用，临床适用于急性心肌梗死后的慢性心功能不全患者，剂量过大时易引起血压升高、心率加快甚至增加心肌耗氧量而诱发心绞痛或心律失常，导致患者死亡率升高，故仅用于强心苷或其他药物疗效不佳的心衰患者。

2. 磷酸二酯酶抑制药

胺力农（amrinone）和米力农（milrinone）均为双吡啶类衍生物，能选择性抑制磷酸二酯酶（PDE）Ⅲ活性，抑制 cAMP 降解，从而升高心肌细胞内 cAMP 水平，增强心肌收缩力，产生正性肌力作用，血管平滑肌细胞内 cAMP 含量增加可使血管扩张，降低外周阻力，从而明显改善心肌收缩功能和舒张功能，缓解心衰症状，提高运动耐力。长期应用可明显提高患者病死率，故临床目前仅限于静脉给药治疗急性心力衰竭。

二、心脏减负荷药

（一）利尿药

利尿药因其独特且重要的作用，目前仍是临床治疗各种慢性心功能不全的一线药物。利尿药能够促进体内潴留的水、钠排泄，减少血容量，减轻心脏负荷，改善心功能并缓解乃至消除因静脉淤血所致的肺水肿和外周水肿，对伴有水肿或明显淤血的心功能不全患者尤为适用。

轻、中度心衰患者单独使用噻嗪类利尿药一般疗效较好，如单用疗效不佳者可与保钾利尿药合用；严重的心衰、慢性心衰急性发作、急性肺水肿或全身水肿患者，噻嗪类利尿药一般疗效欠佳，可改用静脉注射高效能利尿药呋塞米。弱效能利尿药螺内酯多与其他利尿剂合用，不仅防止机体失钾，还能有效拮抗 RAAS 激活所致的醛固酮水平升高，抑制心肌细胞胶原增生并防止纤维化。

（二）扩张血管药

扩张血管药虽然作用机制不尽相同，但是都可以舒张小静脉和（或）小动脉，减少回心血量、降低前负荷、缓解淤血症状，以及降低外周阻力、减轻后负荷、增加心输出量、缓解组织缺血症状，达到改善心衰的目的。

1. 扩张小静脉药

扩张小静脉药主要是硝酸酯类，包括硝酸甘油、硝酸异山梨酯等，在体内通过释放 NO 发挥扩张小静脉作用，可以减少回心血量，降低心脏前负荷，明显减轻肺淤血和呼吸困难等症状。还可以增加冠状动脉供血，改善心肌供氧，尤其适用于冠心病、心绞痛、伴肺淤血和呼吸困难的慢性心功能不全的患者。

2. 扩张小动脉药

扩张小动脉药主要是肼屈嗪，也包括硝苯地平、氨氯地平等钙通道阻滞药，通过扩张小动脉、降低后负荷、增加心输出量进而改善组织供血和心功能，单独使用能够反射性激活 RAAS，难以长期维持正常疗效，故临床主要用于外周阻力增高、伴明显心输出量减少的心衰患者短期使用或与其他药物联合使用。

3. 扩张小静脉和小动脉药

扩张小静脉和小动脉药包括硝普钠和哌唑嗪等，扩张小静脉缓解肺淤血和外周淤血的同时扩张小动脉改善组织供血。其中硝普钠降低前后负荷见效快，可迅速控制高血压危象，对急性心肌梗死及高血压所致的心衰效果较好；哌唑嗪适用于心输出量下降且肺静脉压高、存在明显肺淤血的患者，长期应用疗效并不理想，一般少用。

三、肾素－血管紧张素－醛固酮系统抑制药

最新研究表明，RAAS 抑制药如血管紧张素 I 转化酶抑制药（ACEI）、血管紧张素

Ⅱ受体阻断药和醛固酮受体拮抗药都具有逆转或延缓心室肥厚和心肌重构的作用，是目前临床治疗慢性心功能不全的首选药物。

（一）血管紧张素Ⅰ转化酶抑制药

ACEI 不仅能够有效缓解心力衰竭的症状，提高患者的生活质量，而且能够逆转心肌重构，改善预后，显著降低心衰患者的病死率。目前临床上常用于治疗慢性心功能不全的主要有卡托普利（captopril）、依那普利（enalapril）、西拉普利（cilazapril）、贝那普利（benazepril）、培哚普利（perindopril）、雷米普利（ramipril）以及福辛普利（fosinopril）等。这些药作用机制相同，疗效基本相似。

【治疗慢性心功能不全的机制】

1. 扩张血管，降低外周阻力

ACEI 抑制血管紧张素Ⅰ（Ang Ⅰ）转化成血管紧张素Ⅱ（Ang Ⅱ），降低血液中 Ang Ⅱ 的水平，发挥扩血管作用，与此同时，ACEI 还能抑制缓激肽的降解，增加血液中缓激肽的含量，促进血管扩张，降低外周阻力，减轻心脏负荷。

2. 降低醛固酮水平

抑制 Ang Ⅱ 的转化能够降低醛固酮水平，减轻水、钠潴留，减轻心脏负荷。

3. 改善心肌及血管重构

Ang Ⅱ 和醛固酮能够诱导心肌细胞分裂增生，导致心肌胶原含量增加和心间质纤维化，在不影响血压的前提下使用小剂量的 ACEI 即可明显减少 Ang Ⅱ 和醛固酮的生成，防止甚至逆转心肌重构和血管重构，改善心脏功能。

4. 改善组织供血

下调 Ang Ⅱ 和醛固酮水平，扩张血管，降低全身血管阻力，增加心输出量，改善组织供血，尤其能够增加肾血流量，改善肾功能。

5. 抑制交感神经活性

Ang Ⅱ 受体（AT_1 受体）还可以促进 NA 的释放，增强外周和中枢交感神经的冲动传导功能，进一步加重心脏负荷和心肌损伤，ACEI 抑制 Ang Ⅱ 的合成则可以发挥抗交感神经作用，从而改善心功能。

【临床应用】

ACEI 不仅可以延缓甚至解除早期心功能不全患者的病情进展，防止心力衰竭的发生，还可以缓解或消除各阶段心力衰竭患者的症状，提高运动耐力，改善生活质量，防止并逆转心肌肥厚、心肌重构或血管重构，更重要的是能够降低心衰患者的病死率，故现已作为心力衰竭患者临床治疗的一线药物而广泛应用，尤其对舒张性心力衰竭患者疗效显著优于传统药物地高辛。

（二）血管紧张素Ⅱ受体阻断药

本类药物常用的有氯沙坦（losartan）、缬沙坦（valsartan）以及厄贝沙坦（irbesartan）等，作用机制是阻断 AT_1 受体，拮抗 Ang Ⅱ 的促生长作用，因此也能发挥预防及逆转心血管重构的作用。此外，AT_1 受体阻断后虽然能干扰肾素 - 血管紧张素系统，但不影响缓激肽的降解，因此没有刺激性干咳和神经性水肿等不良反应，是 ACEI 的良好替代品。但孕妇以及哺乳期妇女禁用。

（三）醛固酮受体拮抗药

研究表明，心衰发生时血液中醛固酮的水平较正常人升高20倍以上，迅速增加的醛固酮在保钠排钾抗利尿的同时还有明显的促进心肌纤维细胞增殖的作用，并能促进蛋白质和胶原蛋白的合成，使心血管发生重构，加速心衰的恶化。临床研究证实，在保证常规治疗的前提下，与螺内酯合用可以防止心室肥厚和血管重构并达到显著降低病死率的目的，虽然螺内酯单用疗效并不理想，但是与 ACEI 联用则可同时降低醛固酮和 Ang II 的水平，抑制室性心律失常的发生，改善患者的生活质量并延长患者的生命，效果更为显著。

四、β 受体阻断药

传统治疗慢性心功能不全的观念认为，有负性肌力作用的 β 受体阻断药只会加重心衰，故应该禁用于心力衰竭的治疗。研究表明，慢性心力衰竭发病过程中存在明显的交感神经活性增高的现象，并且此现象被证实是加快心衰恶化的罪魁祸首之一，大量数据显示，β 受体阻断药拮抗交感神经是治疗心衰的重要靶点，若无其他禁忌证，该类药物可与强心苷、ACEI 等联合使用，能显著改善心衰症状，降低患者死亡率。目前 β 受体阻断药主要用于心肌状况严重恶化之前的早期治疗，可作为慢性心功能不全的常规治疗药物。常用的有比索洛尔（bisoprolol）、美托洛尔（metoprolol）和卡维地洛（carvedilol）等。

【机制与作用】

β 受体阻断药治疗慢性心功能不全的机制目前尚未定论，猜测可能与阻断 β 受体、抑制 NA 分泌和降低 RAAS 活性有关。阻断 β 受体可减弱体内儿茶酚胺对心脏的毒性作用，减慢心率，降低心肌耗氧，从而保护心肌细胞；抑制 NA 分泌可以减少 Ca^{2+} 内流，抑制氧自由基的生成，降低心肌细胞损伤和死亡；降低 RAAS 活性可以预防甚至逆转心室重构和血管重构，进一步改善心脏功能。

【临床应用】

β 受体阻断药尤其适用于伴有扩张型心肌病或心肌缺血的心力衰竭，长期应用可阻止心衰临床症状的恶化，改善心脏功能，减少心律失常和猝死率的发生。应用早期可导致血压下降、心肌收缩力减弱、心输出量减少，使心功能恶化，故应注意与正性肌力药（如地高辛）联合使用，并从小剂量开始。

【注意事项】

（1）正确选择适应证。扩张型心肌病和缺血性心力衰竭患者疗效最为显著。

（2）长期应用。心功能改善情况与治疗时间呈正相关，一般心功能改善的平均起效时间需要 3 个月以上。

（3）小剂量开始。如最初就使用较大剂量进行治疗可能导致患者病情加重，故应该从小剂量开始逐渐增加药量，使患者既能耐受又不至于加重病情。

（4）联合应用。与强心苷、利尿药或 ACEI 联合使用既能增强作用，又能减轻 β 受体阻断药对心衰患者的不利影响。

五、钙通道阻滞药

钙通道阻滞药具有较强的扩张外周血管、降低外周阻力、减轻心脏负荷的作用，可扩张冠状动脉增加心肌供血，抑制 Ca^{2+} 内流，降低过多的 Ca^{2+} 对心肌细胞造成的损伤。因短效钙通道阻滞药（如硝苯地平、地尔硫䓬和维拉帕米等）可使心衰恶化并降低患者的存活率，故临床一般使用长效钙通道阻滞药（如氨氯地平和非洛地平等新一代二氢吡啶类），其起效慢、维持时间长，舒张血管作用强而负性肌力作用弱，反射性激活交感神经系统作用弱，故可用于心衰的治疗。

❖ 常用药物制剂和用法 ❖

卡托普利 口服从 12.5mg、2~3 次/日开始，最大剂量为 150 mg/d。

依那普利 2.5~10mg，2 次/日，最大剂量为 40 mg/d。

地高辛片剂 每片 0.25mg，一般首剂 0.25~0.75mg，以后每 6 小时 0.25~0.5 mg 直到洋地黄化，再改用维持量 0.25~0.5mg/d。轻型慢性病例：0.5mg/d。

毒毛花苷 K 注射液 0.25mg/ml。每次 0.25mg，0.5~1mg/d。极量：每次 1mg/d，静脉注射。

奈西立肽（nesiritide）注射液 推荐剂量：弹丸注射 2μg/kg 后维持静滴 0.01μg/kg，维持至少 72 小时。

波生坦（bosentan）片剂 肺动脉高压时 62.5mg 口服，2 次/日，连服 4 周，然后增加到 125 mg，2 次/日。

多巴酚丁胺（dobutamine）注射液 20mg/2ml、250mg/5ml。250mg 加入 250ml 或 500ml 5% 葡萄糖注射液，静脉注射，每分钟 2.5~10μg/kg。

米力农（milrinone）片剂 每片 2.5mg、10mg。每次 5~10mg，每日 4 次。注射液：10mg/10ml，25~50μg/kg，静脉注射，每分钟 0.25~1μg/kg。

目标检测

一、选择题

1. 地高辛对心脏的作用不包括（　　）

　　A. 加强心肌收缩力 　　　　　　　B. 减慢心率

　　C. 减慢传导 　　　　　　　　　　D. 抑制左心室肥厚

　　E. 降低自律性

2. 属于非强心苷类的正性肌力作用药的是（　　）

　　A. 肼屈嗪 　　　　　　　　　　　B. 胺碘酮

　　C. 依那普利 　　　　　　　　　　D. 氨力农

　　E. 毒毛花苷 K

3. 强心苷对心肌耗氧量的描述，正确的是（　　）

　　A. 对正常和衰竭心脏的心肌耗氧量均无明显影响

　　B. 可增加正常和衰竭心脏的心肌耗氧量

　　C. 可减少正常和衰竭心脏的心肌耗氧量

　　D. 仅减少衰竭心脏的心肌耗氧量

　　E. 仅减少正常人的心肌耗氧量

4. 强心苷中毒时出现室性早搏和房室传导阻滞时可选用（　　）

　　A. 苯妥英钠 　　　　　　　　　　B. 氯化钾

C. 异丙肾上腺素　　　　　　　　D. 阿托品

E. 奎尼丁

5. 强心苷中毒与下列哪项离子变化有关（　　　）

A. 心肌细胞内 K^+ 浓度过高，Na^+ 浓度过低

B. 心肌细胞内 K^+ 浓度过低，Na^+ 浓度过高

C. 心肌细胞内 Mg^{2+} 浓度过高，Ca^{2+} 浓度过低

D. 心肌细胞内 Ca^{2+} 浓度过高，K^+ 浓度过低

E. 心肌细胞内 K^+ 浓度过高，Ca^{2+} 浓度过低

6. 米力农只作为短期静脉给药，不能久用的主要原因是（　　　）

A. 血小板减少　　　　　　　　　　B. 耐药

C. 心律失常病死率增加　　　　　　D. 肾功能减退

E. β 受体下调

7. 能逆转心肌肥厚，降低病死率的抗慢性心功能不全药是（　　　）

A. 地高辛　　　　　　　　　　　　B. 卡托普利

C. 扎莫特罗　　　　　　　　　　　D. 硝普钠

E. 肼屈嗪

8. 关于强心苷的描述，正确的是（　　　）

A. 其极性越大，口服吸收率越高

B. 强心苷的作用与交感神经递质及其受体有关

C. 具有正性频率作用

D. 安全范围小，易中毒

E. 可用于室性心动过速

9. 对强心苷的叙述错误的是（　　　）

A. 能改善心肌舒张功能　　　　　　B. 能增强心肌收缩力

C. 对房室结有直接抑制作用　　　　D. 有负性频率作用

E. 能增敏压力感受器

10. 强心苷治疗心衰时，最好与哪一种利尿药联合应用（　　　）

A. 氢氯噻嗪　　　　　　　　　　　B. 螺内酯（安体舒通）

C. 呋塞米　　　　　　　　　　　　D. 苄氟噻嗪

E. 乙酰唑胺

二、名词解释

1. 正性肌力药物

2. 负性频率作用

3. 负性传导作用

三、问答题

1. 心衰时有哪些调节机制发生变化？

2. 强心苷的临床应用有哪些？

3. 强心苷的不良反应有哪些及如何处理？

4. 能增强强心苷毒性的因素有哪些？

四、病例分析

患者，男，79 岁，因"反复咳嗽、咳痰 1 月余，胸闷气喘 10 天，加重半小时"入院，患者于 1 月前无明显诱因出现咳嗽、咳痰，为白色黏痰，服用抗生素后咳嗽、咳痰不缓解，10 天前患者因牙痛在当地卫生所行输液治疗（每日 350ml 盐水），患者逐渐出现胸闷、气喘、心悸，咳嗽、咳痰加重，为白色黏痰，并伴有双下肢水肿加重，开始出现夜间阵发性呼吸困难，今晨 6 点患者睡眠中突发胸闷气喘，不能平卧，咳嗽、咳粉红色泡沫痰，为进一步诊断治疗，到我院就诊。

异常辅助检查结果：BP 170/110mg，R 34 次/分。

心电图示：房颤节律，平均心室率 146 次/分；左房增大，左心室肥厚伴劳损。

血常规：白细胞 $14.5 \times 10^9/L$，中性粒细胞 86%。脑钠尿肽（BNP）：4210pg/L（正常 5~100pg/L）。

全胸片示：两肺纹理增多、模糊，右侧少量胸水，心影增大。

临床诊断：①急性左心衰；②心房颤动；③肺部感染。

医生建议服用呋塞米、强心苷、硝酸甘油和头孢。

1. 患者应采取哪种体位？为什么？

2. 强心苷对心脏的作用有哪些？

3. 呋塞米与强心苷同时服用时应该注意什么？

4. 简述给该患者提供的健康指导。

学习小结

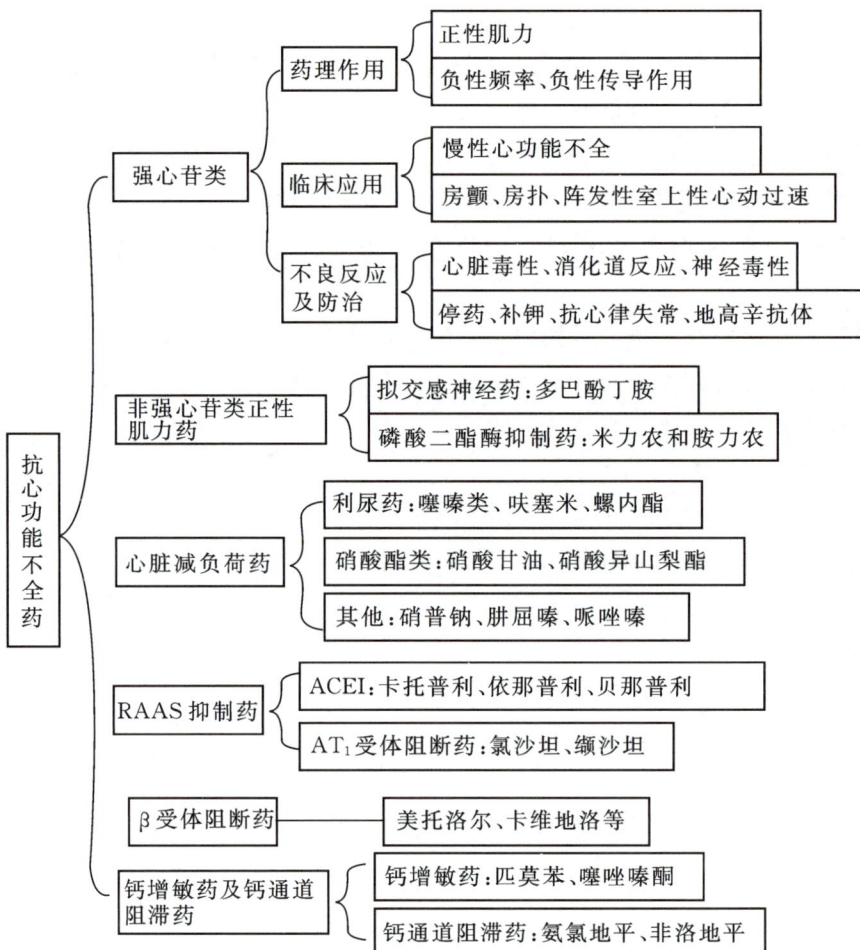

强心苷类
- 药理作用
  - 正性肌力
  - 负性频率、负性传导作用
- 临床应用
  - 慢性心功能不全
  - 房颤、房扑、阵发性室上性心动过速
- 不良反应及防治
  - 心脏毒性、消化道反应、神经毒性
  - 停药、补钾、抗心律失常、地高辛抗体

抗心功能不全药

非强心苷类正性肌力药
- 拟交感神经药：多巴酚丁胺
- 磷酸二酯酶抑制药：米力农和胺力农

心脏减负荷药
- 利尿药：噻嗪类、呋塞米、螺内酯
- 硝酸酯类：硝酸甘油、硝酸异山梨酯
- 其他：硝普钠、肼屈嗪、哌唑嗪

RAAS 抑制药
- ACEI：卡托普利、依那普利、贝那普利
- AT₁ 受体阻断药：氯沙坦、缬沙坦

β 受体阻断药
- 美托洛尔、卡维地洛等

钙增敏药及钙通道阻滞药
- 钙增敏药：匹莫苯、噻唑嗪酮
- 钙通道阻滞药：氨氯地平、非洛地平

任务七 调血脂药与抗动脉粥样硬化药

【目的要求】

1. 掌握他汀类药物的药理作用、临床用途及不良反应。

2. 熟悉调血脂药其他药物以及抗动脉粥样硬化药的分类。

3. 了解抗氧化药、多烯脂肪酸与血管内皮保护药的药理作用、临床用途。

动脉粥样硬化（atherosclerosis，AS）是常见的心血管系统疾病，表现为大、中动脉内膜脂质沉积、灶状纤维化、粥样斑块形成，导致管壁硬化、管腔狭窄、血栓形成。本病与高脂血症有直接关系，发病机制尚未完全阐明，本任务重点介绍调血脂药。

第一节 调血脂药

血脂是血浆中脂类的总称，包括游离胆固醇（free cholesterol，FC）、胆固醇酯（cholestero lester，CE）、甘油三酯（triglyceride，TG）及磷脂（phospholipid，PL）等，它们在血浆中分别与载脂蛋白（apoprotein，apo）结合形成血浆脂蛋白（lipoprotein，LP）后易溶于血浆，并进行转运和代谢。

高脂血症指血脂或脂蛋白高出正常范围，与 AS 的形成有着密切关系。血浆总胆固醇（total cholesterol，TC）、低密度脂蛋白胆固醇（LDL－C）增高，高密度脂蛋白胆固醇（HDL－C）降低均为动脉粥样硬化的危险因素。调血脂药主要纠正血脂比例失常。

高脂蛋白血症可分为 6 型（表 5－9）。

表 5－9 高脂蛋白血症的分型

分型	脂蛋白变化		血脂变化	
I	CM	↑	TG↑↑↑	TC↑
IIa	LDL	↑		TC↑↑
IIb	VLDL 及 LDL	↑	TG↑↑	TC↑↑
III	IDL	↑	TG↑↑	TC↑↑
IV	VLDL	↑	TG↑↑	
V	CM 及 VLDL	↑	TG↑↑	TC↑

注：CM，乳糜微粒；LDL，低密度脂蛋白；VLDL，极低密度脂蛋白；IDL，中密度脂蛋白；TG，甘油三酯；TC，总胆固醇

一、降低 TC 与 LDL 的药物

（一）他汀类

羟甲戊二酰单酰辅酶 A（HMG－CoA）还原酶是肝细胞合成胆固醇过程中的限速

酶，催化 HMG－CoA 生成甲羟戊酸（MVA），是内源性胆固醇合成的关键步骤。他汀类通过抑制 HMG－CoA 还原酶以减少内源性胆固醇的生成，临床常用药物有洛伐他汀（lovastatin）、辛伐他汀（simvastatin）、普伐他汀（pravastin）等。

【药理作用】

他汀类与 HMG－CoA 的化学结构相似，且与 HMG－CoA 还原酶亲和力高出 HMG－CoA 数千倍，因此对该酶产生较强的竞争抑制作用，减少内源性胆固醇合成。胆固醇合成减少可导致血浆 TC、LDL－C、极低密度脂蛋白胆固醇（VLDL－C）降低，并可增加 HDL 浓度。

各种他汀类与 HMG－CoA 还原酶亲和力不同，调血脂作用各异。

【临床应用】

他汀类适用于治疗以胆固醇升高为主的高脂蛋白血症，尤其对伴有 LDL 升高的患者，包括 2 型糖尿病及肾病综合征引起的高胆固醇血症，均为首选药。他汀类还能降低经皮腔内冠脉成形术（PTCA）后冠脉再狭窄发生率。对病情严重者可与胆汁酸结合树脂合用。

【不良反应】

他汀类不良反应少而轻，大剂量应用时患者偶可出现轻微、短暂的胃肠道症状，可见过敏反应；也可有无症状血清转氨酶、肌酸磷酸激酶（CPK）增高，停药后即恢复正常，故用药期间应定期检查肝功能。活动性肝病、严重肝功能异常或对本药过敏者禁用，孕妇和哺乳期妇女不宜用。

（二）胆汁酸结合树脂类

胆固醇在体内代谢的主要去路是在肝脏转化为胆汁酸，其中约 95% 被重吸收形成肝－肠循环，以满足机体消化脂类的需要。胆汁酸结合树脂类药物经口服进入肠道后不被吸收，与胆汁酸牢固结合阻滞胆汁酸的肝－肠循环和反复利用，从而大量消耗胆固醇，使血浆 TC 和 LDL－C 水平降低。常用药物有考来烯胺（cholestyramine，消胆胺）与考来替泊（colestipol，降胆宁），均为碱性阴离子交换树脂。

临床用于治疗以 TC 和 LDL－C 升高为主的高胆固醇血症，对纯合子家族性高脂血症无效。

本类药物用量较大，不良反应较多，常见胃肠道不适、便秘等，一般在 2 周后可消失，若便秘过久应该停药。长期应用可能干扰脂肪、脂溶性维生素（如维生素 A、D、E、K）以及叶酸的吸收，还可出现脂肪痢等。

二、降低 TG 与 VLDL 的药物

（一）贝特类

目前临床应用的新型贝特类有非诺贝特（fenofibrate）、吉非贝齐（gemfibrozil）、苯扎贝特（benzafibrate）等，调血脂作用增强而不良反应少。

【药理作用】

贝特类调脂作用机制是减少脂肪酸从脂肪组织进入肝合成 TG 和 VLDL；增强激素敏感性脂肪酶（LPL）活化，加速 CM 与 VLDL 的分解代谢；增加 HDL 的合成，促进胆固醇的逆向转运；促进 LDL 的清除。非调脂作用有抗凝血、抗血栓和抗炎作用等。两类作用共同发挥抗 AS 的效应。

【临床应用】

临床用于治疗 TG 或 VLDL 升高为主的高脂血症，对家族性高乳糜微粒血症、LDL 升高的患者无效。

【不良反应】

主要为消化道反应，如食欲不振、恶心、腹胀等。其次为乏力、头痛、失眠、皮疹等。肝胆疾病患者、孕妇、儿童及肾功能不全者禁用。贝特类药物能增强口服抗凝药的抗凝活性。因其可升高血糖，故对糖尿病患者应适当调整胰岛素或口服降糖药的剂量。

（二）烟酸

烟酸是 B 族维生素之一，是第一个应用于降低血浆胆固醇水平的药物，但大剂量烟酸具有的调血脂作用与其维生素作用无关。

【药理作用】

（1）减少肝脏合成 VLDL 和 LDL　在脂肪组织中降低 cAMP 水平而抑制 LPL，直接抑制脂肪的分解代谢，导致血浆中游离脂肪酸浓度降低，故肝脏合成 TG 的原料缺乏，VLDL 合成减少，继发性地引起 LDL 产生减少。

（2）升高 HDL　因 TG 水平降低，导致 HDL 分解代谢减少，HDL 的增加有利于阻止动脉粥样硬化的进展。

（3）抑制 TXA_2 生成，增加 PGI_2 合成　此二者共同作用可对抗血小板聚集和产生扩张血管作用。

【临床应用】

烟酸是广谱调血脂药，适用于混合型高脂血症、高 TG 血症、低 HDL 血症。

【不良反应】

由于用量较大，开始常有皮肤潮红及瘙痒等，多数患者治疗开始时即可出现，可能是前列腺素引起的皮肤血管扩张所致，若与阿司匹林合用，可使反应减轻。胃肠刺激症状如恶心、呕吐、腹泻也较常见，还可使血液中尿酸增高，糖耐量降低。故应在餐中或餐后服用，痛风、消化性溃疡、肝功能异常和 2 型糖尿病患者禁用。

常用调血脂药对血脂水平的影响见表 5-10。

表 5-10　常用调血脂药对血脂水平的影响

药　　物	剂量（日）	效应			
		TC	LDL-C	TG	HDL-C
胆汁酸结合树脂	24~30g	↓20%	↓20%~25%	无或↑	↑3%~5%
烟酸	4g	↓25%	↓25%	↓20%~50%	↑15%~30%
吉非贝齐	1200mg	↓15%	↓10%~15%	↓20%~50%	↑20%
HMC-CoA 还原酶抑制剂	10~40mg	↓15%~30%	↓20%~40%	↓10%~25%	↑2%~12%

第二节　抗氧化药

氧自由基在 AS 发生与发展过程中发挥重要作用，防止氧自由基脂蛋白的氧化修饰，已成为阻止动脉粥样硬化进展的重要措施。

普罗布考

【药理作用】

普罗布考（probucol，丙丁酚）的抗动脉粥样硬化作用可能是抗氧化作用与调血脂作用的综合结果。此药抗氧化作用强，在体内分布于各脂蛋白，被氧化为普罗布考自由基，阻断脂质过氧化，减少脂质过氧化物（LPO）的产生，延缓 AS 进展。普罗布考还能抑制 HMG-CoA 还原酶，使胆固醇合成减少，血浆 TC 与 LDL-C 降低。

【临床应用】

用于治疗各型高胆固醇血症，有报道普罗布考可预防 PTCA 后再狭窄。

【不良反应】

不良反应少而轻，以胃肠道反应为主，还可有肝功能异常、高血糖、高尿酸、血小板减少等。本药还能延长 Q-T 间期，故用药期间应注意心电图变化，Q-T 间期延长者慎用。

维生素 E

维生素 E（vitamine E）有很强的抗氧化作用，减少氧自由基的生成。此外，维生素 E 具有抗血小板聚集作用，大剂量能促进毛细血管和小血管再生。临床用于动脉粥样硬化性疾病的辅助用药。几乎无不良反应，剂量过大尚有可能影响生殖功能，导致出血倾向和改变内分泌、代谢等。

第三节　多烯脂肪酸类

多烯脂肪酸类又称为不饱和脂肪酸类，根据其不饱和键在脂肪酸链开始出现位置的不同，可分为 n-3 和 n-6 两类。

一、n-3 型多烯脂肪酸

n-3 型多烯脂肪酸包括二十碳五烯酸（EPA）、二十二碳六烯酸（DHA）和 α-亚麻酸，主要来源于海生动物的油脂。

此类药物能直接或间接产生抗 AS 作用，机制是抑制肝合成 TG 与载脂蛋白 B（apoB），提高 LPL 活性，促进 VLDL 分解，故能降低 TG 与极低密度脂蛋白甘油三酯（VLDL-TG），并能升高 HDL-C。因此类药物能取代花生四烯酸，故其代谢产物能发挥抗血小板聚集、抗血栓形成和扩张血管作用。

n-3 型多烯脂肪酸适用于高甘油三酯血症，对心肌梗死患者的预后有明显改善，也可用于糖尿病并发的高脂血症。一般无不良反应，长期应用可使出血时间延长，免疫功能下降。

二、n-6 型多烯脂肪酸

n-6 型多烯脂肪酸主要来源于植物油，包括亚油酸和 γ-亚麻酸等。亚油酸具有调血脂作用与抗 AS 作用，常制成胶丸或与其他调血脂药和抗氧化药制成复方制剂。γ-亚麻酸经体内代谢产生 PGE_1，发挥调血脂及抗血小板聚集效应，用于防治冠心病及心肌梗死。

第四节 血管内皮保护药

此类药物以肝素为代表，能降低 TC、LDL、TG、VLDL，升高 HDL；对动脉内皮细胞具有高度亲和力，中和多种血管活性物质，保护动脉内皮；阻滞中膜平滑肌细胞增殖与迁移；减轻炎症反应；抗血栓形成。因此本类药可从多方面发挥抗 AS 效应，但因口服无效，应用不便。

近年来开发的冠心舒（脑心舒）是从猪肠黏膜提取的包括硫酸乙酰肝素、硫酸皮肤素、硫酸软骨素等的复合物。口服有效，具有调血脂、降低心肌耗氧量、抗血小板、保护血管内皮和阻滞粥样斑块的形成等作用，而抗凝作用仅为肝素的 1/47，主要用于治疗缺血性心、脑血管疾病。

❖ **常用药物制剂和用法** ❖

洛伐他汀 片剂：口服，开始根据病情用 10mg/d 或 20mg/d，晚餐时一次顿服，4周后根据血脂变化调整剂量，最大量为 40mg/d。

辛伐他汀 片剂：口服每次 10mg，1 次/日。

普伐他汀 片剂：口服 5～10mg/d，2 次/日。

考来烯胺 粉剂：口服，一般每次 4～5g，3 次/日，饭前或饭时加于饮料中混合服用。

考来替泊 粉剂：口服，每次 4～5g，3 次/日，服法同考来烯胺。

吉非贝齐 片剂：每次 600mg，2 次/日。

非诺贝特 片剂：每次 100mg，3 次/日。

苯扎贝特 片剂：口服，每次 200mg，3 次/日。缓释片：每次 400mg。

烟酸 片剂：由小剂量开始（每次 0.1g，3 次/日），逐渐增至 1～2g/d，3 次/日，饭后服用。

普罗布考 片剂：口服，每次 250～500mg，2 次/日，连用 12 周为一疗程。

维生素 E 胶囊剂：口服，每次 10～100mg，1～2 次/日。

🖋 目标检测

一、选择题

1. 治疗高胆固醇血症的首选药是（　　）
   A. 洛伐他汀　　　　　　　　　B. 烟酸
   C. 普罗布考　　　　　　　　　D. 考来烯胺

2. 下列哪种药物可阻断肠道胆固醇的吸收（　　）
   A. 烟酸　　　　　　　　　　　B. 考来烯胺
   C. 洛伐他汀　　　　　　　　　D. 吉非贝齐

3. 能产生抗氧化调血脂的药物是（　　）
   A. 考来替泊　　　　　　　　　B. 烟酸
   C. 吉非贝齐　　　　　　　　　D. 普罗布考

4. 关于洛伐他汀的叙述，错误的是 （　　　）

    A. 是 HMG – CoA 还原酶抑制剂

    B. 用于治疗杂合子家族性高胆固醇血症疗效好

    C. 用于治疗纯合子家族性高胆固醇血症疗效好

    D. 可用于治疗 2 型糖尿病引起的高胆固醇血症

5. 下列药物中具有抗 LDL 氧化修饰作用的是 （　　　）

    A. 普罗布考   B. 烟酸

    C. 洛伐他汀   D. 美伐他汀

6. 下列哪种药物与 HMG – CoA 还原酶抑制剂合用可增强降脂作用 （　　　）

    A. 考来烯胺   B. 非诺贝特

    C. 烟酸   D. 氯贝丁酯

7. 治疗原发性高胆固醇血症应首选 （　　　）

    A. 洛伐他汀   B. 烟酸

    C. 普罗布考   D. 吉非贝齐

8. 能抑制 HMG – CoA 还原酶而减少胆固醇合成的药物是 （　　　）

    A. 烟酸   B. 辛伐他汀

    C. 考来烯胺   D. 氯贝丁酯

9. 能增强肝 HMG – CoA 还原酶活性的药物 （　　　）

    A. 考来烯胺   B. 烟酸

    C. 氯贝丁酯   D. 洛伐他汀

10. 能产生骨骼肌溶解的药物是 （　　　）

    A. 辛伐他汀   B. 考来替泊

    C. 吉非贝齐   D. 普罗布考

11. 关于抗动脉粥样硬化药，下列哪一项叙述是错误的 （　　　）

    A. 普罗布考是抗氧化剂

    B. 多不饱和脂肪酸可抑制动脉粥样硬化斑块的形成并使之消退

    C. 保护动脉内皮药不能预防动脉粥样硬化

    D. HMG – CoA 还原酶是合成胆固醇的限速酶

12. 下列哪种药物具有抗 LDL 氧化修饰作用 （　　　）

    A. 普罗布考   B. 美伐他汀

    C. 乐伐他汀   D. 氯贝丁酯

13. 能明显提高 HDL 的药物是 （　　　）

    A. 氯贝丁酯   B. 烟酸

    C. 考来烯胺   D. 不饱和脂肪酸

14. 氯贝特的不良反应中哪一项是错误的 （　　　）

    A. 皮肤潮红   B. 皮疹、脱发

    C. 视力模糊   D. 血象异常

15. 能明显降低血浆胆固醇的药是 （　　　）

    A. 烟酸   B. 苯氧酸类

    C. 多烯脂肪酸   D. HMG – CoA 还原酶抑制剂

二、填空题

1. 抗动脉粥样硬化药物包括 ＿＿＿＿＿ 、＿＿＿＿＿ 、＿＿＿＿＿ 和 ＿＿＿＿ 。

2. 调血脂药包括 ＿＿＿＿＿＿＿ 和 ＿＿＿＿＿＿＿ 。

三、病例分析

刘某，男，49 岁，近期常感心悸、头晕、胸闷、失眠，前往医院检查。查体：BP 160/90mmHg，P 92 次／分；血脂：LDL－C 4.1mmol/L，TG 2.0mmol/L，TC 6.03mmol/L，HDL－C 1.16mmol/L。临床诊断为混合型高脂血症，医师为其开以下处方，请分析是否合理，为什么？

```
Rp：洛伐他汀片    20mg×40
     用法          每次 40mg        1 次／日
     阿昔莫司       250mg×60
     用法          每次 250mg       3 次／日
```

学习小结

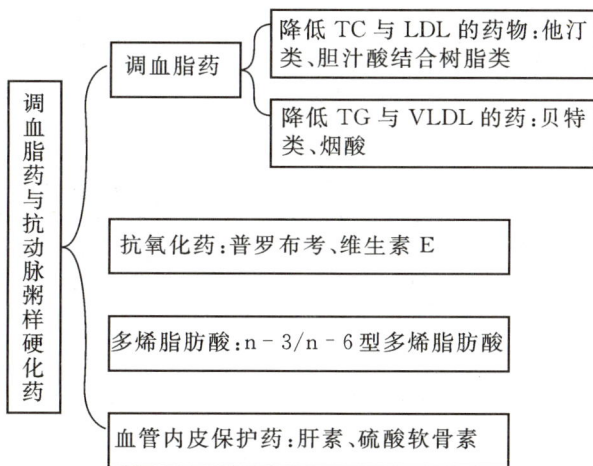

模块六　血液系统疾病用药

【目的要求】

1. 掌握铁剂、抗凝血药和促凝血药的作用特点、临床应用和不良反应。

2. 熟悉维生素 B_{12}、叶酸、垂体后叶素、链激酶、尿激酶、阿司匹林等药物的作用、临床应用和不良反应。

3. 了解抗凝血药、溶血栓药、抗血小板药、促白细胞增生药、血容量扩充药的作用和临床应用。

任务一　抗贫血药

循环血液中的红细胞数或血红蛋白长期低于正常值称为贫血，主要类型有缺铁性贫血（又称小细胞低色素性贫血）、巨幼红细胞性贫血和再生障碍性贫血。再生障碍性贫血是骨髓造血功能抑制所致，治疗比较困难。缺铁性贫血可用铁剂治疗。巨幼红细胞性贫血可用叶酸和维生素 B_{12} 治疗。

知识链接

食用菠菜能治疗贫血吗？

人们一直认为菠菜含铁丰富，对贫血有益。但研究人员却发现其含铁量在绿叶蔬菜中只不过属于中等，甚至有研究表明大量喂食菠菜还可加重大鼠贫血。菠菜有利于贫血患者的谬传源于其含铁量被错误报告，直到 20 世纪末期，才有科学家以准确的检测数据纠正了该谬传。事实上，菠菜不仅含铁量低，而且其本身所含的鞣酸还能络合食物中的铁，使铁的吸收减少，不利于贫血的纠正。

对贫血有益的食物包括含铁量及吸收率都较高的动物性食品（如动物肝脏、瘦肉、蛋黄等），含铁量较高的植物性食品（如黄豆、木耳、油菜、荠菜、苋菜等）。植物性食品中铁的吸收率较低，远不如动物性食品好。

铁制剂

常用的铁制剂有硫酸亚铁（ferrous sulfate）、乳酸亚铁（ferrous lactate）、枸橼酸铁铵（ferric ammonium citrate）、富马酸亚铁（ferrous fumarate）、右旋糖酐铁（iron dextran）等。

【药理作用及临床应用】

铁是构成血红蛋白、肌红蛋白和某些组织酶的重要原料。铁分布到骨髓后，进入骨髓幼红细胞，在线粒体内与原卟啉结合形成血红素，再与珠蛋白结合成为血红蛋白，进而促进红细胞的成熟。正常人体内总铁量 3～3.5g，成人平均每天只需要摄入 1～1.5mg 的铁即可满足生理需要。缺铁性贫血多见于慢性失血、铁需要量增加而摄入不足及胃肠道吸收不良等患者。

铁制剂主要用于治疗长期慢性失血（如月经量过多、痔疮出血、钩虫病、鼻出血等）、机体需要量增加而补充不足（如妊娠期、儿童生长发育期）、胃肠吸收减少（如萎缩性胃炎、胃癌等）、红细胞大量破坏（如疟疾、溶血）或大量快速失血引起的缺铁性贫血。

【不良反应】

常见胃肠道反应，可出现恶心、呕吐、上腹部疼痛及腹泻等，餐后服或少量多次服用可减轻。也可发生便秘和黑便，这是因铁与肠道内硫化氢生成黑色硫化铁并减少了硫化氢对肠壁刺激所致，黑便须与胃肠出血相鉴别。小儿误服 1g 以上可引起急性中毒，表现为坏死性胃肠炎、呕吐、腹痛、血性腹泻、休克、呼吸困难，甚至死亡。误服后应迅速将特殊解毒剂去铁胺（deferoxamine）注入胃内，使其与 Fe^{3+} 结合成无毒物质排出，也可采取催吐、洗胃和导泻等措施。

【用药指导】

（1）口服型铁剂有轻度胃肠道反应，宜在餐后或餐时服用，以减轻胃部刺激。

（2）应用铁剂治疗期间，大便颜色呈黑色，大便潜血试验阳性，应注意与上消化道出血相区别。

（3）治疗剂量不得长期使用，应在医师确诊为缺铁性贫血后使用，且治疗期间应定期检查血象和血清铁水平。

（4）铁剂不应与浓茶同服，浓茶含有鞣酸，可与铁形成沉淀，使铁的吸收减少。

（5）酒精中毒、肝炎、急性感染、胰腺炎、消化性溃疡、肠道炎（如肠炎、结肠炎及溃疡性结肠炎）患者慎用。

（6）因老年患者胃液分泌减少，铁剂自肠黏膜吸收减少，口服铁剂时，可适当增加剂量。

（7）铁剂缓释片应整片吞服。

（8）颗粒剂不宜用热开水冲服，以免影响吸收，服用时应用吸管，服后漱口，以防牙齿变黑。包装开封后，应在 2 日内服完。

（9）药物相互作用：口服铁剂或食物中的铁都是以 Fe^{2+} 形式在十二指肠及空肠上段吸收，胃酸、维生素 C、果糖、半胱氨酸等还原性物质有助于 Fe^{3+} 还原成 Fe^{2+}，能促进铁的吸收。茶水、鞣酸、磷酸盐、抗酸药（包括抗酸药、H_2 受体阻断药、胃酸分泌抑制药等）可妨碍铁吸收。四环素类能与铁形成络合物，影响吸收。

叶 酸

叶酸（folic acid）广泛存在于动、植物中，肝、酵母和绿叶蔬菜中含量较高。人体不能合成叶酸，需从食物中摄取，每日的最低需要量约 50μg。

【药理作用及临床应用】

叶酸在体内被叶酸还原酶还原为二氢叶酸，进而被二氢叶酸还原酶还原为四氢叶酸。四氢叶酸作为一碳基团转移酶的辅酶，传递一碳基团，参与体内核酸和氨基酸的合成，并与维生素 B_{12} 共同促进红细胞的生长和成熟。当叶酸缺乏时，细胞 DNA 合成与核分裂受阻，红细胞分裂增殖速度下降，细胞的发育和成熟迟滞，停留在幼稚阶段，出现巨幼红细胞性贫血。

本品可用于各种原因叶酸缺乏所引起的巨幼红细胞性贫血，尤对营养不良、妊娠期和婴儿期对叶酸的需要量增加所致的营养性巨幼红细胞性贫血疗效好，辅以维生素 B_{12}、维生素 B_6、维生素 C 可提高疗效。对叶酸拮抗药如甲氨蝶呤、乙胺嘧啶和甲氧苄啶等所致的巨幼红细胞性贫血，因二氢叶酸还原酶被抑制使四氢叶酸生成障碍，直接应用叶酸无效，须用甲酰四氢叶酸钙（calcium leucovorin）治疗。对于缺乏维生素 B_{12} 所致的恶性贫血，大剂量叶酸虽可以纠正，但不能改善甚至可加重神经损害，故应以维生素 B_{12} 为主药。

【不良反应】

不良反应较少，偶见过敏反应，长期服用可出现厌食、恶心、腹胀等。大量服用时可出现黄色尿。

维生素 B_{12}

维生素 B_{12}（vitamin B_{12}）是一族含钴复合物，有氰钴胺、羟钴胺和甲钴胺等多种形式。动物肝脏、牛奶、蛋黄中含量较多。正常成人每日需要量 $1 \sim 2 \mu g$，主要由食物提供，并与胃壁细胞分泌的糖蛋白（内因子）形成复合物而被吸收入血。维生素 B_{12} 为细胞合成核苷酸的重要辅酶，参与体内甲基转换及叶酸代谢；维生素 B_{12} 还参与三羧酸循环，与合成神经髓鞘脂质及维持有鞘神经纤维功能完整有关。维生素 B_{12} 缺乏时，可致叶酸利用障碍，导致 DNA 合成障碍，红细胞的发育和成熟受阻，引起恶性贫血及神经损害。

临床主要用于恶性贫血，也可辅助叶酸治疗其他巨幼红细胞性贫血，对神经系统疾病（如神经炎、神经萎缩、三叉神经痛、坐骨神经痛等）也有较好的辅助治疗效果。本身无毒，极少数患者可出现过敏反应，甚至过敏性休克，故不宜滥用。

促红细胞生成素

促红细胞生成素（erythropoietin，EPO）是由肾近曲小管管壁细胞分泌的糖蛋白。临床用药为基因重组技术生产的人促红细胞生成素（recombinant human erythropoietin，rhEPO），其作用同 EPO。EPO 能刺激红细胞系干细胞生成和成熟，并促使网织红细胞释放入血，增加红细胞数量，提高血红蛋白水平以及红细胞膜的抗氧化功能。

临床用于 EPO 缺乏所致的贫血，其最佳适应证为慢性肾功能不全所致的贫血，对尿毒症血液透析所致的贫血疗效显著，也可用于肿瘤化疗、免疫性疾病、艾滋病等所致的贫血。

不良反应少，可有流感样症状，慢性肾功能不全者可能由于血黏度增高而引起血压升高，偶可诱发脑血管意外或癫痫发作。

任务二 止血药

正常人具有完善的凝血系统和抗凝血系统（包括纤维蛋白溶解系统），只有两个系统保持动态平衡，血管内的血液才能保持正常流动，不会发生出血或血栓（图6-1）。一旦这种平衡受到某些病理因素的影响而被破坏，则可导致出血性疾病或血栓形成，此时应选用止血药（coagulants）或抗凝血药（anticoagulants）等进行纠正。

止血药又称促凝血药，这是一类通过增强体内凝血机制，抑制抗凝血机制，促进血液凝固或收缩血管而达到止血目的的药物。可分为三类：促进凝血因子形成的止血药、抗纤维蛋白溶解的止血药、作用于血管的止血药。

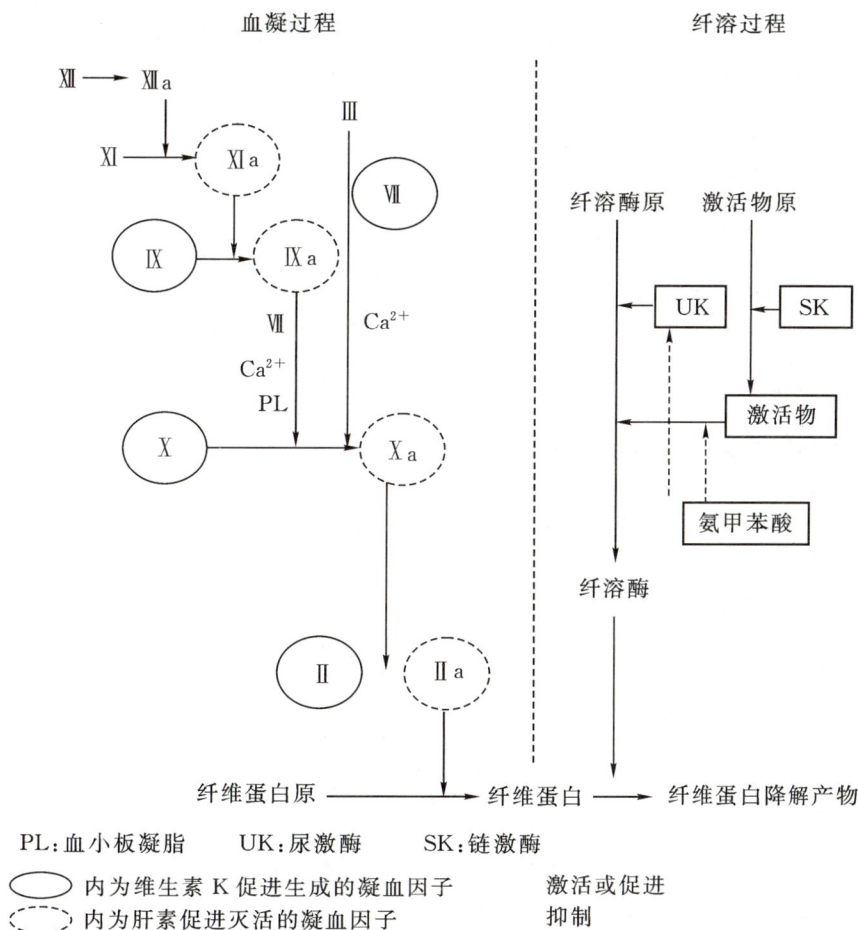

PL：血小板凝脂　　UK：尿激酶　　SK：链激酶

⬭ 内为维生素K促进生成的凝血因子　　激活或促进
⬭ 内为肝素促进灭活的凝血因子　　抑制

图6-1　凝血和纤维蛋白溶解过程

一、促进凝血因子形成的止血药

维生素K

维生素K（vitamin K）的基本结构为甲萘醌，主要有脂溶性的 K_1、K_2 和水溶性的

K_3、K_4。植物性食物如菠菜、番茄、苜蓿中含有 K_1，由肠道细菌合成或腐败鱼粉所得者为 K_2，K_1 和 K_2 需要胆汁协助吸收；K_3 和 K_4 由人工合成，不需胆汁协助即可吸收。维生素 K_1 作用快，持续时间长，常采用肌内注射给药，严重出血者可静脉注射。一般口服维生素 K_3、K_4，吸收不良者可肌内注射维生素 K_3。

【药理作用及临床应用】

维生素 K 作为羧化酶的辅酶，参与肝脏合成凝血因子 Ⅱ、Ⅶ、Ⅸ、Ⅹ。羧化的凝血因子可与 Ca^{2+} 结合，使凝血酶在血小板表面生成，产生凝血功能。当维生素 K 缺乏时，上述凝血因子合成停留在无活性的前体蛋白状态，导致凝血障碍，凝血酶原时间延长，引起皮下、牙龈及胃肠道出血等。

临床上主要用于维生素 K 缺乏引起的出血，包括阻塞性黄疸、胆瘘、肝病、慢性溃疡性结肠炎、慢性腹泻和广泛肠切除后因吸收不良所致的低凝血酶血症，早产儿、新生儿以及长期使用广谱抗生素后因维生素 K 产生不足所致的出血，香豆素类和水杨酸类因对抗维生素 K 引起的低凝血酶原血症。另外，也可用于胆石症、胆道蛔虫引起的胆绞痛，维生素 K_1 或 K_3 肌内注射尚有解痉作用。

【不良反应】

本药毒性低，静脉注射过快或用量过大可引起皮肤潮红、呼吸困难、胸痛、血压下降、虚脱等，故静脉注射要缓慢。过量可用香豆素类药解救。较大剂量维生素 K_3 可致新生儿、早产儿溶血性贫血，高胆红素血症及黄疸。对葡萄糖－6－磷酸脱氢酶缺乏的患者，也可诱发急性溶血性贫血。

【用药指导】

（1）患者在服用维生素 K 时，多食用番茄、菠菜、苜蓿等富含维生素 K 的植物性食物，避免应用四环素等肠道抗菌药物。

（2）用药期间应定期检查出血时间、凝血时间和凝血酶原时间。

（3）有冠心病或心绞痛者应严格控制用药剂量，以免加重病情。

二、抗纤维蛋白溶解的止血药

氨甲苯酸和氨甲环酸

【药理作用及临床应用】

氨甲苯酸（aminomethylbenzoic acid，PAMBA，止血芳酸）和氨甲环酸（tranexamic acid，止血环酸）能竞争性抑制纤溶酶原激活因子，使纤溶酶原不能转变为纤溶酶，减少纤维蛋白的溶解，促进血液凝固而止血。大剂量也可直接抑制纤溶酶的活性。氨甲环酸的抗纤溶作用比氨甲苯酸强，止血效果更好。

主要用于纤溶亢进所致的出血，如产后出血，链激酶或尿激酶过量引起的出血，前列腺、甲状腺、肝、胰、肺等组织的外伤或手术后的出血。

【不良反应】

氨甲苯酸无明显不良反应，偶致头痛、头晕、恶心、呕吐、食欲不振、嗜睡、胸闷等，静脉注射过快可引起低血压。有显著血栓形成倾向或活动性血管内凝血患者禁用，肾功能不全和手术后血尿者慎用。氨甲环酸不良反应多，较少使用。

抑肽酶

抑肽酶（aprotinin）为广谱蛋白酶抑制药，能拮抗纤溶酶的作用，并抑制纤溶酶原的活化，使凝血时间延长，作用迅速而强大。可用于各种原因所致纤溶亢进引起的出血和弥散性血管内凝血（DIC）。不良反应以过敏反应多见，偶有血栓性静脉炎、荨麻疹、休克甚至死亡。

三、作用于血管的止血药

垂体后叶素

垂体后叶素（pituitrin）从猪、牛垂体后叶提取，其有效成分为缩宫素和加压素。加压素又称抗利尿激素，是垂体后叶素发挥止血作用的成分，能直接作用于血管平滑肌，收缩小动脉、小静脉及毛细血管，使血流减少，静脉压力降低，血小板易于在破裂血管处聚集而形成血栓，达到止血效果。临床主要用于肺咯血、肝硬化门静脉高压引起的上消化道出血、产后大出血。加压素还促进肾脏远曲小管和集合管对水的重吸收，可用于治疗尿崩症。

偶见过敏反应，表现为面色苍白、心悸、出汗、胸闷、胸痛等。动脉硬化、高血压、冠心病、心力衰竭、癫痫及肺源性心脏病患者禁用。

酚磺乙胺

酚磺乙胺（etamsylate，止血敏）能促进血小板的生成，增强血小板的黏附性或聚集功能，增强毛细血管的抵抗力并降低其通透性，促进血管破损处的血液凝固，但止血作用较弱。主要用于防治手术后出血和消化道、肺、脑、眼底、鼻出血，以及血小板减少性紫癜或过敏性紫癜。本药毒性低，偶有恶心、头痛、过敏反应。

任务三 抗凝血药及溶血栓药

一、抗凝血药

抗凝血药（anticoagulants）可干扰凝血因子功能，阻止血液凝固，主要用于防治血栓形成和血栓栓塞性疾病。

肝 素

药用肝素（heparin）是从猪、牛肠黏膜或肺中提取的一种黏多糖硫酸脂，带有大量阴电荷的硫酸基与抗凝作用有密切关系。肝素分子量大，口服不吸收，需要静脉给药。

【药理作用】

肝素主要是通过增强血浆中抗凝血酶Ⅲ（antithrombin Ⅲ，AT Ⅲ）的活性而实现其抗凝作用。AT Ⅲ为作用缓慢的生理性抗凝物质，能与含丝氨酸的凝血酶及凝血因子Ⅸa、Ⅹa、Ⅺa、Ⅻa结合，形成稳定的复合物使其失去活性，从而抑制凝血酶原复合物的形成和血小板的聚集、黏附。肝素在体内、体外均有强大而迅速的抗凝血作用，静脉注射10分钟后，凝血时间和凝血酶原时间均明显延长，但对已形成的血栓无溶解作用，口服无效。

【临床应用】

（1）防治血栓栓塞性疾病，如急性心肌梗死、脑栓塞、肺栓塞、血栓性静脉炎等，可防止血栓的形成和扩大，但不能溶解血栓。

（2）弥散性血管内凝血（DIC）。DIC高凝期应用可防止因纤维蛋白原及其他凝血因子耗竭而发生继发性出血。但DIC低凝期禁用。

（3）其他。用于心血管手术、体外循环、血液透析和心导管检查等的体内、体外抗凝。

【不良反应】

最常见的是用药过量引起的自发性出血，表现为各种黏膜出血、关节腔积血和伤口出血等，多见于静脉给药、60岁以上以及女性患者。应严格控制剂量，严密监测凝血时间，一旦出现出血症状应立即停药，并用硫酸鱼精蛋白（protamine sulfate）对抗。长期应用（3~6个月）肝素可致骨质疏松及脱发。偶见过敏反应，如发热、哮喘、荨麻疹、结膜炎等。少数患者可见血小板减少症。有血液凝固功能障碍、严重高血压、溃疡病、血友病、脑出血者禁用，孕妇及产妇禁用。

【用药指导】

（1）肝素口服无效。不宜肌内注射，因肌内注射可致注射部位血肿。可采用静脉注射、静脉滴注和深部皮下注射。皮下注射应深入脂肪层，注射时不要移动针头，注射处不宜搓揉。

（2）用药期间避免肌内注射其他药品，以防止注射部位出血。

（3）妊娠晚期最后 3 个月或产后，有增加母体出血危险，分娩时尤其慎重。

（4）硬膜外麻醉时尽可能暂停用药。

（5）对蛇咬伤所致 DIC 无效。

（6）本品易致眶内及颅内出血，故眼科、神经科手术及有出血性疾病者，不宜作为预防用药。

（7）早期过量表现为黏膜和伤口出血、齿龈出血、皮肤淤血或紫癜、鼻出血、月经量过多等。

（8）肝素代谢迅速，若轻微超量停用即可。严重超量时，使用鱼精蛋白缓慢静脉注射予以拮抗。通常 1mg 鱼精蛋白能拮抗 100U 肝素。如肝素注射后已超 30 分钟，鱼精蛋白用量需减半。

（9）对于肝素过敏者应提高警惕，可先给予本品 6~8mg 作为测试量，如 0.5 小时后无特殊反应，才可给予全量。

（10）临床上通常以小剂量肝素用作预防血栓形成，而大剂量则用作治疗血栓。

（11）药物相互作用。肝素与阿司匹林及其他非甾体抗炎药合用，能抑制血小板功能，并诱发胃肠道溃疡出血。肝素与双嘧达莫、右旋糖酐等合用，可能抑制血小板功能，增加出血危险性肝素与糖皮质激素、促肾上腺皮质激素合用，易诱发胃肠道溃疡出血。肝素与阿替普酶、尿激酶、链激酶合用，也增加出血风险。

低分子量肝素

低分子量肝素（low molecular weight heparin，LMWH）常用药有依诺肝素（enoxaparin lovenox）、替地肝素（tedelparin fragmin）等，其分子量比肝素小一半甚至更多，是肝素分子经化学或酶降解的片段。作用与肝素相似，能选择性抑制凝血因子Ⅹa，抗血栓作用强，维持时间长，不易引起出血。临床主要用于治疗静脉血栓形成和预防高危患者手术后的血栓形成、不稳定型心绞痛、急性心肌梗死、血液透析和体外循环等。

水蛭素

水蛭素（hirudin）是强效凝血酶抑制药，能与凝血酶结合并使其活性降低，抑制纤维蛋白的形成和血小板的聚集。静脉注射用于血液透析、预防术后血栓形成、血管成形术后再狭窄、体外循环和 DIC。

华法林

华法林（warfarin）又称苄丙酮香豆素。口服吸收完全，与血浆蛋白的结合率为 90%~99%。约 12 小时起效，24~48 小时达高峰，$t_{1/2}$ 为 10~60 小时，停药后其作用仍可持续 3~5 天。

【药理作用及临床应用】

华法林结构与维生素 K 相似，可干扰维生素 K 依赖性凝血因子Ⅱ、Ⅶ、Ⅸ、Ⅹ在肝脏的合成，从而对抗维生素 K 发挥抗凝作用。华法林作用缓慢、持久。因对已合成的凝血因子无拮抗作用，故仅在体内有抗凝作用。

主要用于防治静脉血栓栓塞、肺栓塞、心房纤颤伴有肺栓塞等血栓栓塞性疾病，紧急情况下需与肝素合用，待 1~3 天香豆素类发挥药效后再停用肝素。

【不良反应】

过量易引起自发性出血，应立即停药，并用大量维生素 K 对抗，必要时立即输血补充凝血因子加以控制。禁忌证同肝素。

【用药指导】

（1）严格掌握适应证，在无凝血酶原测定的条件时，切不可滥用本品。治疗中应监测凝血酶原时间、大便潜血及尿隐血。

（2）少量华法林可由乳汁分泌，哺乳期妇女每日服 5 ~ 10mg，血药浓度一般为 0.48 ~ 1.8ug/ml，乳汁中药物浓度极低，对胎儿一般无影响，但仍需严密观察有无出血征象。

（3）本品治疗窗很窄，剂量严格实行个体化，剂量的精确对取得疗效和降低不良反应十分重要，治疗期间需定期检查抗凝靶值（PT、INR），并严格观察口腔黏膜、鼻腔、皮下出血，减少不必要的手术操作，避免过度劳累或易致损伤的活动。

（4）用药次日起即应根据凝血酶原时间调整剂量，应维持 INR 在 2 ~ 3 之间。

（5）体重低于 50kg 患者、老年或肝功能不全患者，需降低剂量，使 INR 控制在较低的有效水平（1.8 ~ 2.5）。

（6）服药最初 1 ~ 2 日的凝血酶原活性主要反映短寿命凝血因子Ⅶ的消失程度，这时的抗凝作用不稳定，约 3 日后，凝血因子Ⅱ、Ⅺ、Ⅹ均耗尽，才能充分显示抗凝效应。凝血酶原时间也更确切反映凝血因子的减少程度，可据此确定维持量。必要时以 1mg 为阶梯调整剂量。

（7）严重出血时可静脉注射维生素 K_1，必要时可输全血、血浆或凝血酶原复合物。

（8）药物相互作用。①维生素 K 吸收障碍或合成下降，可影响本品的抗凝作用。②与非甾体抗炎药阿司匹林、水杨酸钠、对乙酰氨基酚、吲哚美辛、保泰松合用，可增强本品的抗凝作用。③与红霉素、氯霉素、部分氨基糖苷类、头孢菌素类抗生素合用，可增强本品的抗凝血作用。④与甲苯磺丁脲、甲硝唑、奎尼丁、别嘌醇、胰高血糖素、胺碘酮、西咪替丁、氯贝丁酯、右旋甲状腺素等合用，可增加本品抗凝血作用。与苯妥英钠、苯巴比妥、口服避孕药、雌激素、消胆胺、利福平、维生素 K 类、氯噻酮、螺内酯、糖皮质激素等合用，可降低本品抗凝血作用。

其同类药物还有双香豆素（dicoumarol）、醋硝香豆素（acenocoumarol）等，它们的作用、用途与华法林基本相似。

枸橼酸钠

枸橼酸钠（sodium citrate）的枸橼酸根离子能与血液中的 Ca^{2+} 形成难以解离的可溶性络合物，使血中游离 Ca^{2+} 浓度降低，血凝过程受阻而立即产生抗凝作用。临床仅用于体外血液保存。

输入含有该药的血液过速或过量（超过 1000ml）时，可引起血 Ca^{2+} 降低，导致手足抽搐、心功能不全、血压骤降，应立即静脉注射钙剂解救。

二、溶血栓药

溶血栓药（thrombolytic drugs）是一类能使纤溶酶原转变为纤溶酶，加速纤维蛋白降解，促使已形成的血栓溶解的药物，故又称为纤维蛋白溶解药（fibrinolytic drugs）。

尿激酶

尿激酶（urokinase，UK）由人的肾细胞合成。药用品是从尿中提取的活性蛋白酶，现也可用基因重组方法制备。尿激酶能直接激活纤溶酶原转变为纤溶酶，使已形成的纤维蛋白溶解，产生溶栓作用。对新形成的血栓效果好，对机化的血栓无作用。主要用于治疗急性血栓栓塞性疾病，如急性肺栓塞、深部静脉栓塞、脑栓塞和急性心肌梗死等。

本药无抗原性，不引起过敏反应，但过量可引起出血。出血性疾病、严重高血压、糖尿病以及近期使用过肝素或华法林等抗凝药的患者禁用。因价格昂贵，仅用于链激酶过敏或耐受者。

链激酶

链激酶（streptokinase，SK，溶栓酶）是从 C 组 β 溶血性链球菌培养液中提取的一种蛋白质类药物，现在已能用基因重组方法制备，称为重组链激酶（recombinant strep-tokinase，r – SK）。

【药理作用与临床应用】

本药可与纤溶酶原结合形成复合物，促使纤溶酶原转化为纤溶酶，促进纤维蛋白溶解。对新鲜血栓溶栓效果好，对形成已久且已机化的血栓效果较差。

主要用于急性血栓栓塞性疾病，如急性肺血栓、深静脉血栓、眼底血管栓塞及心肌梗死早期治疗等。须尽早用药，以血栓形成 6 小时内疗效为最佳。

【不良反应】

主要是出血或血肿，一般可不停药，必要时用氨甲苯酸等治疗。常见过敏反应，如发热、寒战或过敏性休克等。少部分患者可见缓慢型或室性心律失常。出血性疾病、胃和十二指肠溃疡、严重高血压、手术后、分娩后及链球菌感染者均禁用。

重组组织型纤溶酶原激活剂

重组组织型纤溶酶原激活剂（recombinant human tissue – type plasminogen activator，rt – PA）可选择性地激活与纤维蛋白结合的纤溶酶原，使其转变为纤溶酶而溶解血栓。对循环血液中纤溶系统几乎无影响，且对人无抗原性，较链激酶和尿激酶为佳。主要用于急性心肌梗死和肺梗死的溶栓治疗。不良反应较少。有出血倾向者应慎用或禁用。

蝮蛇抗栓酶

蝮蛇抗栓酶（ahylysantinfarctase）是从蝮蛇毒液中分离的一种酶制剂，有明显的抗凝血、抑制血栓形成和溶解血栓的作用。治疗脑血栓形成的效果较好，对静脉系统血栓形成、血栓闭塞性脉管炎、大动脉炎、高凝血症也有效。不良反应较少且轻，可引起出血，偶见过敏反应，用药前应做过敏试验，一旦发生过敏反应应立即停药，或用抗蝮蛇血清进行治疗。

任务四　抗血小板药

抗血小板药（antiplatelet drugs）是指能抑制血小板的黏附、聚集和释放功能，阻止血栓形成，主要用于防治心脑血管或外周血管血栓栓塞性疾病的药物。

阿司匹林

小剂量阿司匹林（aspirin）可抑制血小板中的环氧酶，使血栓素 A_2（TXA_2）合成减少，从而抑制 TXA_2 对血小板的强大聚集作用，防止血栓形成。可用于血小板功能亢进而引起的血栓栓塞性疾病，降低急性心肌梗死或不稳定型心绞痛的再梗死率和病死率，减少一过性脑缺血的发生率。

双嘧达莫

双嘧达莫（dipyridamole，潘生丁）主要通过抑制磷酸二酯酶的活性，增加血小板内 cAMP 含量，从而抑制胶原、ADP 诱发的血小板聚集，防止血栓形成和发展。对出血时间无明显影响。单独应用作用较弱，与阿司匹林合用可预防血栓性疾病；与华法林合用可防止心脏瓣膜置换术后血栓的形成。

不良反应主要有上腹部不适、恶心等，与剂量相关，但继续用药可逐渐消失。

噻氯匹定

噻氯匹定（ticlopidine）为血小板膜糖蛋白受体拮抗剂，能阻断 ADP、TXA_2、花生四烯酸、胶原、凝血酶和血小板活化因子等所引起的血小板聚集和释放，防止血栓形成和发展，作用比阿司匹林强。可延长出血时间。用于预防急性心肌梗死、脑梗死。不良反应主要是胃肠反应和骨髓抑制，在用药 3 个月内应定期检查血常规。

同类药还有氯吡格雷（clopidogrel），作用与噻氯匹定相似。

依前列醇和依洛前列素

依前列醇（epoprostenol，PGI_2，前列环素）通过激活血小板腺苷酸环化酶而增加 cAMP 含量，抑制血小板聚集，扩张血管，拮抗 TXA_2，预防血栓形成。主要用于急性心肌梗死的治疗。但半衰期仅 2~3 分钟，性质不稳定，而且易引起血压下降，故临床应用受到限制。

依洛前列素（iloprost）为新合成的供静脉注射的依前列醇同类物，其作用比依前列醇强，在生理 pH 内环境中稳定。临床用于治疗急性心肌梗死和外周闭塞性血管疾病等。

任务五 促白细胞增生药

白细胞减少是指血液中的白细胞总数低于 $4.0 \times 10^9/L$。若中性粒细胞极度减少，低于 $0.5 \times 10^9/L$，称为粒细胞缺乏症。促白细胞增生药种类不多，但目前疗效较肯定且作用较强的是 DNA 重组药物。

重组人粒细胞集落刺激因子

重组人粒细胞集落刺激因子（recombinant humangranulocytecolony stimulating factor，rhG – CSF）又称非格司亭（filgrastim），主要能促进中性粒细胞增殖、分化、成熟和释出，并增强中性粒细胞的趋化性及吞噬功能。

知识链接

基因工程药物

基因工程药物是指应用基因重组技术生产的药品。1982 年美国首先将重组胰岛素投放市场，标志着世界第一个基因工程药物的诞生。迄今为止，已有 50 多种基因工程药物上市，主要包括：①细胞因子和激素，如干扰素、集落刺激因子、生长因子、生长激素等；酶类，如链激酶等。②基因工程疫苗，如重组乙肝表面抗原疫苗等。

重组人粒细胞集落刺激因子用于各种原因引起的中性粒细胞减少的治疗，如癌症化疗和放疗、再生障碍性贫血、艾滋病、先天性或原发性中性粒细胞减少症等，也用于骨髓移植时促进中性粒细胞恢复，对解热镇痛药、放射性物质、某些感染、苯中毒等引起的白细胞减少也有效。

不良反应较少，偶有皮疹、低热、转氨酶升高、消化道不适、骨痛、肌痛等，一般在停药后消失。长期静脉滴注可引起静脉炎。

重组人粒细胞 – 巨噬细胞集落刺激因子

重组人粒细胞 – 巨噬细胞集落刺激因子（recombinant human granulocyte macrophage colony stimulating factor，rhGM – CSF）又称沙格司亭（sargramostim），能刺激中性粒细胞、单核细胞、巨噬细胞的增殖和分化，增强成熟中性粒细胞的吞噬功能，提高机体抗肿瘤和抗感染的免疫力，加速肿瘤患者化疗和骨髓移植后机体免疫功能的恢复。

主要用于由各种原因引起的白细胞或粒细胞减少症，如肿瘤化疗和放疗、再生障碍性贫血、骨髓造血功能损伤引起的白细胞减少症，药物反应性白细胞减少症和慢性周期性白细胞减少症等。

不良反应可见发热、骨痛、肌痛、乏力、嗜睡、腹泻、静脉炎、胸膜渗液、肾功能减退和心律失常等。首次静脉滴注时可出现潮红、低血压等。严重的可致支气管痉挛、肺水肿、室上性心动过速、心功能不全、颅内高压和晕厥等。

肌 苷

肌苷（inosine，次黄嘌呤核苷）参与体内能量代谢及蛋白质的合成，提高各种酶的活性，从而使细胞在缺氧状态下进行正常代谢，有助于受损细胞功能的恢复。用于治疗各种原因所致的白细胞减少、血小板减少等，也可用于心力衰竭、心绞痛、肝炎等辅助治疗。本药不能与氯霉素、双嘧达莫、硫喷妥钠等注射液配伍。

维生素 B_4

维生素 B_4（vitamine B_4，腺嘌呤）为核酸的前体物，参与 RNA 和 DNA 合成，能促进白细胞增生。用于放射治疗、抗肿瘤化疗、苯中毒及抗甲状腺药等引起的白细胞减少症，也用于急性粒细胞缺乏症。

鲨肝醇

鲨肝醇（batilol）对放疗、化疗引起的骨髓抑制有对抗作用，对苯中毒引起的白细胞减少有一定疗效，也可用于治疗由放疗及其他原因引起的白细胞减少症。

任务六　血容量扩充药

血容量扩充药是指能使血容量增加，维持血液胶体渗透压的药物。在大量失血或失血浆所致的血容量降低、休克等应激情况下，需要以全血、血浆或血容量扩充药来补充血容量并维持血液胶体渗透压，以改善微循环。

右旋糖酐

右旋糖酐（dextran）是葡萄糖的聚合物，根据聚合物分子量大小可分为中分子右旋糖酐（分子量约为75000Da）、低分子右旋糖酐（平均分子量为20000~40000Da）及小分子右旋糖酐（平均分子量为10000Da），分别称为右旋糖酐70、右旋糖酐40、右旋糖酐20和右旋糖酐10。

【药理作用及临床应用】

1. 扩充血容量

右旋糖酐分子量较大，不易渗出血管且不易被代谢，可提高血浆胶体渗透压而扩充血容量。用于大量失血、失血浆（如烧伤）、创伤等引起的低血容量性休克患者。中分子和低分子右旋糖酐的分子量大，扩容作用持续时间长，可达12小时，疗效与血浆相似。

2. 改善微循环

右旋糖酐分子可覆盖于红细胞表面，增加负电荷，使红细胞不易聚集，同时使血容量增加、血液稀释，故可改善微循环。用于治疗感染性休克，低分子和小分子右旋糖酐的疗效比较明显，常用低分子制剂。

3. 抗凝血

低分子和小分子右旋糖酐能附着在血小板的表面和损伤的血管内膜上，抑制血小板的聚集，阻止血栓形成，同时血液的稀释、微循环的改善都有助于阻止血栓的形成，故可防止休克后期DIC；也可用于防治心肌梗死、脑血栓形成、血栓性静脉炎等。低分子及小分子右旋糖酐的抗凝效果较好，中分子右旋糖酐无改善微循环的作用。

4. 利尿

低分子和小分子右旋糖酐的分子量较小，经肾小球滤过后在肾小管内不吸收，可发挥渗透利尿作用。适用于防治急性肾功能不全。

【不良反应】

偶见过敏反应，如荨麻疹、发热。个别患者有血压下降、呼吸困难、哮喘、胸闷等反应，重者可致过敏性休克，用药前取0.1ml做皮内试验，滴注开始时要缓慢。用量超过1000ml时，少数患者可出现凝血障碍。心功能不全、严重肾病、血小板减少症及出血性疾病患者禁用。

羟乙基淀粉

羟乙基淀粉（hydroxyethyl starch，706代血浆）由玉米淀粉制成，为葡萄糖聚合物。本药能提高血浆胶体渗透压，扩充血容量，给药后 1.5 小时扩容作用最强，可维持 24 小时。主要用于低血容量性休克、中毒性休克、血栓闭塞性疾病。偶见过敏反应，大量输入可造成组织供氧不足和出血，故出血及心力衰竭者慎用。

❖ 常用药物制剂和用法 ❖

硫酸亚铁 片剂：0.3g。一次 0.3g，一日 3 次，饭后服。缓释片：0.45g。一次 0.45g，一日 2 次。

枸橼酸铁铵 溶液剂：10%。一次 0.5～2g，一日 3 次，饭后服。

富马酸亚铁 片剂或胶囊剂：0.2g。一次 0.2～0.4g，一日 3 次。

右旋糖酐铁 注射剂：元素铁 25mg/ml。一次 25～50mg，一日 1 次，深部肌注。

叶酸 片剂：5mg。一次 5～10mg，一日 3 次。

甲酰四氢叶酸钙 注射剂：3mg/ml。一次 3～6mg，一日 1 次，肌注。

维生素 B_{12} 注射剂：0.05mg/ml、0.1mg/ml、0.25mg/ml、0.5mg/ml、1mg/ml。一日 0.025～0.1mg 或隔日 0.05～0.2mg，肌注。用于神经炎时用量可适当增加。

促红细胞生成素 2000U/ml、4000U/ml、10000U/ml。开始剂量 50～100U/kg，每周 3 次，皮下注射。

维生素 K_1 注射剂：10mg/ml。一次 10mg，一日 1～2 次，肌注或静注。静注时要缓慢注射，每分钟不超过 5mg。

维生素 K_3（亚硫酸氢钠甲萘醌） 注射剂：4mg/ml。一次 4mg，一日 2～3 次，肌注。

维生素 K_4（乙酰甲萘醌） 片剂：2mg、4mg。一次 4mg，一日 3 次。

氨甲苯酸 片剂：0.125g、0.25g。一次 0.25～0.5g，一日 3 次；小儿一次 0.1g。注射剂：0.05g/5ml、0.1g/10ml。一次 0.1～0.3g，用 5% 葡萄糖注射液或 0.9% 氯化钠注射液 10～20ml 稀释后缓慢注射，一日最大用量 0.6g。

氨甲环酸 片剂：0.25g。一次 0.25g，一日 3～4 次。注射剂：0.1g/2ml、0.25g/5ml。一次 0.25～0.5g，一日 0.75～2g，静注或静滴。

垂体后叶素 注射剂：5U/ml、10U/ml。一次 5～10U，溶于 25% 葡萄糖注射液 20ml 中缓慢静注，或加入 5% 葡萄糖注射液 500ml 中静滴。极量：一次 20U。

肝素钠 注射剂：1000U/2ml、5000U/2ml、12500U/2ml。一次 5000～10000U，稀释后静注或静滴，一日总量为 25000U。过敏体质患者先试用 1000U，如无反应可用至足量。

华法林钠 片剂：2.5mg、5mg。第一日突击量 5～20mg，以后维持量一日 2.5～7.5mg。

枸橼酸钠 注射剂：0.25g/10ml。100ml 血液加入本药 2.5% 溶液 10ml。

尿激酶 注射剂：1 万 U、5 万 U、10 万 U、20 万 U、50 万 U、100 万 U、150 万 U。急性心肌梗死时，一次 50 万～150 万 U，溶于 0.9% 氯化钠注射液或 5% 葡萄糖注射液 50～100ml 中，静滴，或 20 万～100 万 U 溶于 0.9% 氯化钠注射液或 5% 葡萄糖注射液 20～60ml 中冠状动脉内灌注。

链激酶 冻干粉针剂：10 万 U、20 万 U、30 万 U、50 万 U。50 万单位溶于生理盐水静脉滴注，30 分钟滴完，疗程一般 1～3 天。

重组组织型纤溶酶原激活剂 粉针剂：50mg。将本药 50mg 溶于灭菌注射用水中，使溶液浓度为 1mg/ml，静注。或将本药 100mg 溶于注射用生理盐水 500ml 中，在 3 小时内按下列方式滴完，即前 2 分钟先注入本药 10mg，以后 60 分钟内滴入 50mg，最后 120 分钟内滴完所余 40mg。

蝮蛇抗栓酶 冻干粉针剂：0.25U。每次 0.008U/kg，用 0.9% 氯化钠注射液或 5% 葡萄糖注射液 250ml 稀释后静滴，滴速以每分钟 40 滴为宜。

阿司匹林 片剂：25mg。一次 50～75mg，一日 1 次。

盐酸噻氯匹定 片剂：0.25g。一次 0.25～0.5g，一日 1 次，进餐时服用。

重组人粒细胞集落刺激因子 干粉注射剂：50μg、100μg、300μg。开始剂量 2～5μg/kg，以 5% 葡萄糖注射液稀释，静滴。根据中性粒细胞增高的情况增减剂量或停止用药。

重组人粒细胞-巨噬细胞集落刺激因子 干粉注射剂：30μg。5～10μg/kg，一日 1 次，皮下注射，于化疗停止后使用。

肌苷 片剂：200mg。一次 200～600mg，一日 3 次。注射剂：100mg/2ml、200mg/5ml，静注或静脉滴注。一次 200～600mg，一日 1～2 次。

维生素 B_4 片剂：10mg、25mg。一次 10～25mg，一日 3 次。注射剂：20mg/2ml。一日 20～30mg，肌注。

鲨肝醇 片剂：25mg。预防：一次 25mg，一日 2 次。治疗：一次 50～100mg，一日 3 次，4～6 周为一疗程。

中分子右旋糖酐 注射剂（6% 溶液，内含 0.9% 氯化钠或含 5% 葡萄糖）：每瓶 500ml。静滴，用量视病情而定，一次用量一般不超过 1000ml。

低分子右旋糖酐 注射剂（6% 或 10% 溶液，内含 0.9% 氯化钠或含 5% 葡萄糖）：每瓶 100ml、250ml、500ml。静滴，用量视病情而定。

小分子右旋糖酐 注射剂（6% 或 10% 溶液，内含 0.9% 氯化钠或含 5% 葡萄糖）：每瓶 500ml。静滴，用量视病情而定。

羟乙基淀粉 注射剂：6%，每瓶 500ml。用量视病情而定，一般为 500～1500ml。

目标检测

一、选择题

1. 硫酸亚铁主要用于治疗（　　　）

　　A. 小细胞低色素性贫血　　　　　　B. 再生障碍性贫血

　　C. 恶性贫血　　　　　　　　　　　D. 巨幼红细胞性贫血

　　E. 地中海贫血

2. 妨碍口服铁制剂吸收的因素不包括（　　　）

　　A. 四环素类　　　　　　　　　　　B. 用茶水送服药物

　　C. 氢氧化铝　　　　　　　　　　　D. 维生素 C

　　E. 西咪替丁

3. 甲氨蝶呤、甲氧苄啶等所致的巨幼红细胞性贫血应选用（　　　）

　　A. 甲酰四氢叶酸钙　　　　　　　　B. 叶酸

　　C. 促红细胞生成素　　　　　　　　D. 维生素 B_{12}

　　E. 硫酸亚铁

4. 维生素 B_{12} 主要用于治疗 （　　）

    A. 恶性贫血　　　　　　　　　　B. 缺铁性贫血

    C. 再生障碍性贫血　　　　　　　D. 粒细胞缺乏症

    E. 神经炎

5. 解救华法林过量引起的出血可选用 （　　）

    A. 尿激酶　　　　　　　　　　　B. 枸橼酸钠

    C. 肝素　　　　　　　　　　　　D. 维生素 K

    E. 阿司匹林

6. 对抗肝素过量引起的出血最好选用 （　　）

    A. 鱼精蛋白　　　　　　　　　　B. 枸橼酸钠

    C. 肝素　　　　　　　　　　　　D. 维生素 K

    E. 垂体后叶素

7. 有关肝素的叙述，不正确的是 （　　）

    A. 可用于体内抗凝　　　　　　　B. 可用于体外抗凝

    C. 口服无效　　　　　　　　　　D. 有溶解血栓作用

    E. 为带正电荷的大分子物质

8. 肝素的主要作用机制是 （　　）

    A. 降低血液中 Ca^{2+}　　　　　　B. 拮抗维生素 K 的作用

    C. 减少凝血酶生成　　　　　　　D. 增强 AT Ⅲ 的抗凝作用

    E. 抑制血小板磷酸二酯酶

9. 氨甲环酸的抗凝血机制是 （　　）

    A. 抑制二氢叶酸合成酶　　　　　B. 促进血小板聚集

    C. 促进凝血酶原合成　　　　　　D. 收缩小血管

    E. 抑制纤溶酶的激活

10. 低分子右旋糖酐不能用于 （　　）

    A. 防止休克后期 DIC　　　　　　B. 防治脑血栓形成

    C. 防治低血容量性休克　　　　　D. 防治心功能不全

    E. 治疗感染性休克

二、填空题

1. 肝素过量所致出血可用＿＿＿＿＿＿解救。

2. 香豆素类过量所致出血可选用＿＿＿＿＿解救，其原理是＿＿＿＿＿。

3. 华法林在临床上可用于＿＿＿＿＿、＿＿＿＿＿和＿＿＿＿＿。

4. 香豆素类通过竞争性拮抗＿＿＿的作用，而干扰＿＿＿＿＿合成，产生抗凝血作用。

5. 氨甲苯酸主要通过＿＿＿＿＿产生止血作用，临床上主要用于＿＿＿＿＿。

6. 在体内有效，而体外无效的抗凝血药是＿＿＿＿＿类，其起效慢是由于＿＿＿＿＿。

7. 缺铁性贫血可选用＿＿＿＿＿治疗；恶性贫血可选用＿＿＿＿＿治疗；巨幼红细胞贫血可选用＿＿＿＿＿和＿＿＿＿＿治疗；其中可用于神经炎的药物是＿＿＿，用于治疗神经炎的原理是＿＿＿＿＿。

8. 抗贫血药中常用的铁剂有＿＿＿＿＿和＿＿＿＿＿，铁剂是以＿＿＿＿＿形式吸收入血，然后被氧化成＿＿＿＿＿再与＿＿＿＿＿结合进行转运。

9. 酚磺乙胺止血作用的主要机制是＿＿＿＿＿、＿＿＿＿＿和＿＿＿＿＿。

三、名词解释

1. 血容量扩充药　　　2. 抗贫血药　　　3. 止血药

四、问答题

1. 简述肝素的抗凝血作用机制和临床应用。

2. 列出两种脂溶性维生素 K，并叙述其止血作用机制。

3. 常用香豆素类药物有哪几种？简述其抗凝血作用机制及起效慢的原因。

4. 简述维生素 K 的临床应用。

5. 肝素和香豆素类药过量所致出血各应用何药解救？为什么？

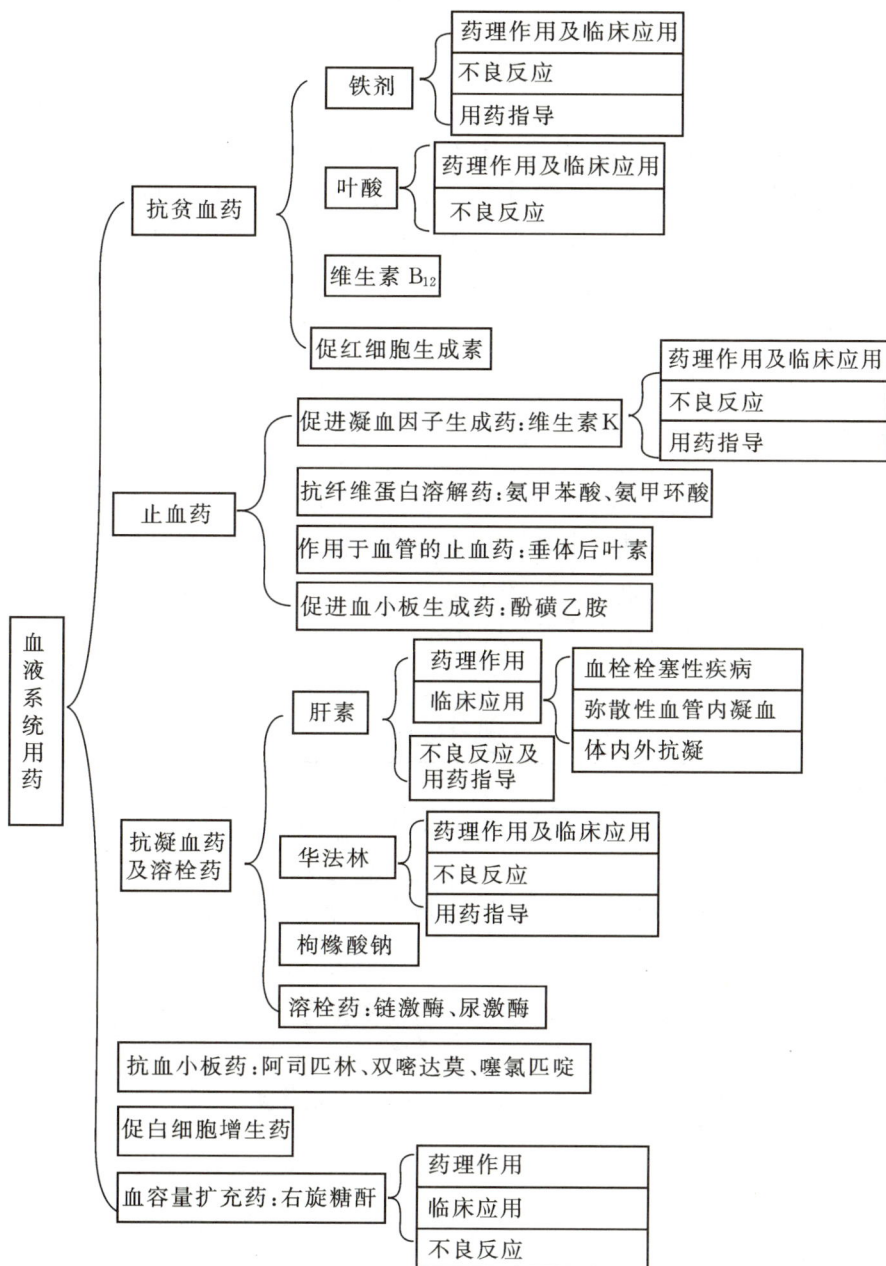

学习小结

模块七 组胺与组胺受体阻断药

【目的要求】

1. 掌握 H_1 受体阻断药的药理作用、临床应用、不良反应。
2. 了解组胺及组胺受体的分布与效应。

任务一 组 胺

组胺（histamine）是广泛存在于人体各组织中的自体活性物质，以皮肤、结缔组织、肠黏膜及肺中的含量最高。正常情况下，组胺以无活性结合型存在于肥大细胞及嗜碱性粒细胞中，当机体发生变态反应或受到理化刺激时，引起肥大细胞脱颗粒而释放组胺等物质。组胺与靶细胞上组胺受体（H_1、H_2、H_3）结合，产生广泛的生物效应。组胺受体的分布及效应见表 7 - 1。

知识链接

荨麻疹

荨麻疹是由机体对致敏性或刺激性因素感受性增高所致。致病因素非常复杂，可因食物、药物、寄生虫、细菌或真菌感染、吸入花粉或物理因素、化学因素等引起。发病机制为肥大细胞受刺激后产生各种介质。

表 7 - 1 组胺受体的分布及效应

受体类型	分布	效应	阻断药
H_1	支气管、胃肠、子宫平滑肌	收缩	苯海拉明、异丙嗪
	皮肤血管	扩张、通透性增加	氯苯那敏、阿司咪唑
	心房、房室结	收缩增强、传导减慢	
H_2	胃壁细胞	分泌增多	西咪替丁
	血管	扩张	雷尼替丁
	心室、窦房结	收缩增强、心率加快	法莫替丁
H_3	中枢与外周神经末梢	负反馈性调节组胺的合成与释放	硫丙咪胺

任务二　抗组胺药

抗组胺药是能与组胺竞争同一受体，产生拮抗组胺作用的药物。根据药物对受体的选择性不同，可分为 H_1 受体阻断药、H_2 受体阻断药和 H_3 受体阻断药。其中前两类药物在临床常用。

一、H_1 受体阻断药

第一代药物：苯海拉明（diphenhydramine，苯那君）、异丙嗪（promethazine，非那根）、曲吡那敏（pyribenzamine，扑敏宁）、氯苯那敏（chlorpheniramine，扑尔敏）、多塞平（doxepin）等。中枢活性强、受体特异性差，具有明显的镇静和抗胆碱作用，表现出"（困）倦、耐（药）、（作用时间）短、（口鼻眼）干"的缺点。

第二代药物：西替利嗪（cetirizine，仙特敏）、美喹他嗪（mequitazine，甲喹酚嗪）、阿司咪唑（astemizole，息斯敏）、阿伐斯汀（acrivastine，新敏乐）、左卡巴斯汀（levocabastine，立复汀）及咪唑斯汀（mizolastine）等，具有大多长效，无嗜睡作用，对喷嚏、清涕和鼻痒效果好，而对鼻塞效果较差的特点。

【体内过程】

本类药物口服易吸收，15~30 分钟起效，血药浓度 2~3 小时达高峰，主要经肝代谢，由肾排泄。

【药理作用】

1. 抗 H_1 受体作用

对抗组胺引起的支气管、胃肠道平滑肌的收缩作用。对组胺直接引起的局部毛细血管扩张和通透性增加（水肿）有很强的抑制作用。

2. 中枢抑制作用

第一代药物镇静、嗜睡。第二代药物不易透过血-脑屏障，故无中枢抑制作用。

3. 其他作用

苯海拉明、异丙嗪等具有阿托品样抗胆碱作用，止吐和防晕作用较强；咪唑斯汀对鼻塞尚具有显著疗效。

【临床应用】

1. 皮肤黏膜变态反应性疾病

对荨麻疹、过敏性鼻炎、昆虫叮咬、血清病、药疹、接触性皮炎有效，对支气管哮喘效果疗效差，对过敏性休克无效。

2. 防晕止吐

晕动病、放射病等引起的呕吐，常用苯海拉明和异丙嗪。

3. 其他抗胆碱作用

苯海拉明、异丙嗪用于止吐、防晕；咪唑斯汀用于缓解鼻塞。

【不良反应及禁忌证】

（1）中枢神经系统反应。第一代药物多见镇静、嗜睡、乏力等中枢抑制现象，以苯海拉明和异丙嗪最为明显，驾驶员或高空作业者工作期间不宜使用。

（2）消化道反应有口干、厌食、便秘或腹泻等。

（3）偶见粒细胞减少及溶血性贫血。

（4）阿司咪唑和特非那定代谢受抑时（如肝病或药物抑制 P450 酶系的 3A 家族）可引起尖端扭转型心律失常。

（5）可致畸，孕妇禁用。多数药物具有抗胆碱作用，青光眼、尿潴留、幽门梗阻患者禁用。

二、H_2受体阻断药

H_2受体阻断药能选择性阻断胃黏膜壁细胞上的 H_2 受体，竞争性对抗组胺引起的胃酸分泌增加，防止或减轻胃黏膜腐蚀性损伤。常见药物有西咪替丁（cimetidine，甲氰咪胍）、雷尼替丁（ranitidine）、法莫替丁（famotidine）和尼扎替丁（nizatidine）等。

【体内过程】

这类药物吸收良好，大部分药物以原形由肾排出，肾功能不良者应适当减少剂量。

【药理作用】

抑制胃酸分泌，抗消化性溃疡。

【临床应用】

（1）胃和十二指肠溃疡。

（2）卓–艾综合征，一般连用 4 ~ 8 周。

【不良反应】

雷尼替丁、法莫替丁和尼扎替丁的不良反应较少。少数人可有便秘、腹泻、腹胀、头痛、头晕、皮疹、颜面潮红等。

❖ *常用药物制剂和用法* ❖

盐酸苯海拉明　片剂：25mg，50mg。每次 25 ~ 50mg，一日 3 次。注射剂：20mg/ml。每次 20mg，一日 1 ~ 2 次，肌内注射。

盐酸异丙嗪（非那根）　片剂：12.5mg，25mg。每次 12.5 ~ 50mg，一日 2 ~ 3 次。注射剂：25mg/ml，50mg/2ml。每次 25 ~ 50mg，肌内注射或静脉注射。

茶苯海明（晕海宁）　片剂：25mg，50mg。为苯海拉明与氨茶碱复合物，预防运动病，行前半小时服 50mg。

盐酸曲吡那敏（去敏灵，扑敏宁）　片剂：5mg，50mg。每次 25 ~ 50mg，一日 3 次。

盐酸布克力嗪（安其敏）　片剂：每次 25 ~ 50mg，一日 2 次。

马来酸氯苯那敏（扑尔敏）　片剂：4mg。口服：每次 4mg，一日 3 次。注射剂：10mg/ml、20mg/ml。每次 5 ~ 20mg，皮下或肌内注射。

特非那定　片剂：60mg。每次 60mg，一日 2 次。7 ~ 12 岁儿童每次 30mg，6 岁以下儿童减半，一日 2 次。妊娠期和哺乳期妇女慎用。

目标检测

一、选择题

1. 有中枢兴奋作用的 H_1 受体阻断药是 （   ）
    A. 苯海拉明   B. 吡苄明
    C. 异丙嗪   D. 氯苯那敏
    E. 苯茚胺

2. 下列属于 H_2 受体阻断药的是 （   ）
    A. 阿司咪唑   B. 苯茚胺
    C. 苯海拉明   D. 特非那定
    E. 西咪替丁

3. 下列止吐作用较强的药物是 （   ）
    A. 曲吡那敏   B. 氯苯那敏
    C. 特非那定   D. 苯茚胺
    E. 美克洛嗪

4. H_2 受体阻断药的主要用途是 （   ）
    A. 过敏性休克   B. 支气管哮喘
    C. 消化性溃疡   D. 失眠
    E. 荨麻疹等皮肤黏膜变态反应

5. 中枢抑制作用最强的药物是 （   ）
    A. 苯海拉明   B. 吡苄明
    C. 阿司咪唑   D. 氯苯那敏
    E. 可立嗪

二、填空题

1. 无中枢抑制和抗胆碱不良反应的 H_1 受体阻断药是 _____、_____。

2. 苯海拉明有 H_1 受体阻断作用外，还有 _____ 作用，并引起 _____、_____ 和 _____ 等不良反应，故禁用于青光眼患者。

3. 止吐作用较强的 H_1 受体阻断药是 _____ 和 _____。

三、问答题

1. 简述 H_1 受体拮抗药的药理作用及临床应用。

2. 组胺受体分哪几类？简述其分布和效应及各类代表药。

学习小结

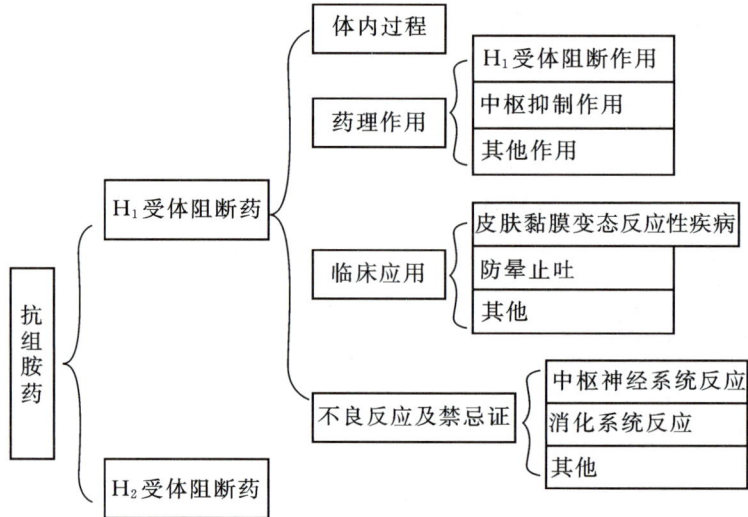

模块八　消化系统疾病用药

【目的要求】

1. 掌握抗消化性溃疡药的分类、药理作用、临床应用及不良反应。
2. 熟悉泻药、止泻药的药理作用及临床应用。
3. 了解助消化药、止吐药、利胆药的药理作用与临床应用。

任务一　抗消化性溃疡药

消化性溃疡为临床常见病，发病率约 10% ～12%，其发病机制为胃黏膜的损害因素（胃酸、胃蛋白酶、幽门螺杆菌感染）增强，而保护因素（黏液、黏膜屏障）降低所致，目前认为，抗消化性溃疡药能减轻症状，促进溃疡面愈合，防止和减少溃疡病的复发和并发症。常用的药物包括抗酸药、抑制胃酸分泌药、黏膜保护药、抗幽门螺杆菌药。

一、抗酸药

抗酸药是一类弱碱性药物，服用后在胃内直接中和胃酸而降低胃液酸度，降低胃蛋白酶的活性，从而减轻或消除胃酸和胃蛋白酶对胃及十二指肠黏膜的腐蚀和刺激作用，缓解溃疡疼痛和促进愈合；此外，某些抗酸药还能在胃液中形成胶状保护膜，覆盖于溃疡表面，促进溃疡愈合。

知识链接

消化性溃疡腹部疼痛的特点

胃溃疡进食后 0.5～1 小时疼痛，至下次进餐前消失，少见夜间痛；疼痛部位位于剑突下正中或偏左；疼痛性质为烧灼感或痉挛感，一般疼痛规律为进食 - 疼痛 - 缓解。十二指肠溃疡进食后 2～3 小时疼痛，至下次餐后缓解，常有午夜疼痛；疼痛部位位于上腹正中或偏右；疼痛性质为饥饿感或烧灼感；一般疼痛规律为进食 - 缓解 - 疼痛。

理想的抗酸药应该是迅速持久、不吸收、不产气、不引起腹泻或便秘，对黏膜及溃疡面有保护收敛作用。单一药物很难达到这些要求，故常用复方制剂如胃舒平等（表 8 - 1）。

表 8-1　常用抗酸药比较表

药　物	作用特点	注意事项
氢氧化铝	抗酸作用较强、缓慢、持久。口服难吸收，在胃内形成凝胶，能保护溃疡面	可影响磷的吸收，可致便秘，不宜与四环素类药同服
碳酸钙	抗酸作用强、快、持久。口服难吸收。中和胃酸产生 CO_2，可引起嗳气	可致便秘。不宜与四环素类药同服
氧化镁	抗酸作用强、缓慢、持久。口服难吸收，可致腹泻	干扰四环素类药物的吸收，避免同时服用。
三硅酸镁	抗酸作用弱、缓慢、持久。口服难吸收，可致腹泻	不宜与四环素类药同服
碳酸氢钠	抗酸作用弱、较快而短暂。口服易吸收，可碱化血液和尿液	中和胃酸时产生 CO_2，可致嗳气、腹胀甚至溃疡穿孔。可致碱血症

二、抑制胃酸分泌药

胃酸由胃壁细胞所分泌，已知胃壁细胞表面存在着 H_2 受体、M_1 受体和胃泌素受体，当这些受体被激活时促进胃酸分泌，并经 $H^+ - K^+ - ATP$ 酶（质子泵），将 H^+ 从壁细胞内转运到胃腔，使胃酸分泌增加。因此阻断以上受体和质子泵便可抑制胃酸分泌。

（一）H_2 受体阻断药

常用药物分为第一代：西咪替丁（cimetidine）；第二代：雷尼替丁（ranitidine）；第三代：法莫替丁（famotidine）、尼扎替丁（nizatidine）。口服吸收迅速，一般在 1～3 小时后血药浓度达到峰值。血浆蛋白结合率较低。仅小部分药物被肝脏代谢，代谢产物或原形药物从肾小球滤过和肾小管分泌排出（表 8-2）。

表 8-2　常用 H_2 受体阻断药的比较

	西咪替丁	雷尼替丁	法莫替丁	尼扎替丁
生物利用度（%）	80	50	40	> 90
作用相对强度	1	5～10	32	5～10
血浆半衰期（小时）	1.5～2.3	1.6～2.4	2.5～4	1.1～1.6
作用持续时间（小时）	6	8	12	8

【药理作用及临床应用】

H_2 受体阻断药竞争性阻断壁细胞上的 H_2 受体，拮抗组胺或组胺受体激动药所致的胃酸分泌。本类药物对以基础胃酸分泌为主的夜间胃酸分泌有良好的抑制作用。对进食、胃泌素、迷走神经兴奋以及低血糖等诱导的胃酸分泌也有抑制作用。

H_2 受体阻断药主要用于消化性溃疡、胃酸分泌增多症。亦可用于胃食道反流的治疗和预防应激性溃疡。第一代单独使用，停药后复发率高，第二代及以上复发率明显下降。

【不良反应及用药指导】

以第一代药物不良反应较多，可见腹泻、腹胀、头晕、乏力，嗜睡、皮疹及泌尿系统损害，偶见造血系统及心血管系统损害等。长期应用可致阳痿、男性乳房发育。第二代以后该类药物不良反应少而轻。妊娠及哺乳期妇女禁用。

【药物相互作用】

西咪替丁可抑制肝药酶对雌激素、普萘洛尔、苯二氮䓬类、华法林、茶碱、苯妥英钠、奎尼丁等药物的代谢，使他们的血药浓度升高。

（二）H^+-K^+-ATP 酶抑制药

H^+-K^+-ATP 酶又称质子泵或 H^+ 泵，位于胃壁细胞的黏膜侧，其功能是转运 H^+（质子）进入胃腔，生成盐酸，作为交换，转运 K^+ 进入胃壁细胞。H^+-K^+-ATP 酶抑制药能与 H^+-K^+-ATP 酶结合，使酶失活，使 H^+ 的转运受到抑制。其抑制胃酸分泌作用强而持久，同时使胃蛋白酶的分泌减少。此外，H^+-K^+-ATP 酶抑制药有抑制幽门螺杆菌的作用。本类药物疗效显著，是治疗消化性溃疡的重要药物。

奥美拉唑

奥美拉唑（omeprazole）又名洛赛克，为第一代 H^+-K^+-ATP 酶抑制药。口服易吸收，单次给药生物利用度为 35%，反复用药生物利用度为 60%，血药浓度达峰时间 1~3 小时。胃内充盈可减少吸收，故应空腹服用。血浆蛋白结合率大于 95%。口服奥美拉唑作用持续时间 72 小时以上，$t_{1/2}$ 为 0.5~1 小时。主要在肝脏代谢，代谢物经肾排泄。

【药理作用及临床应用】

抑制胃壁细胞 H^+-K^+-ATP 酶，使 H^+ 不能从胃壁细胞内向胃腔转运，减少胃酸分泌。作用强、快而持久。能抑制幽门螺杆菌，与抗菌药联合应用有显著的协同作用。

用于治疗消化性溃疡、卓-艾综合征、反流性食管炎、上消化道出血、幽门螺杆菌感染。

【不良反应及用药指导】

不良反应少。常见头昏、失眠、恶心、腹胀、腹泻、上腹痛等。偶见皮疹、外周神经炎等。长期应用，因胃内酸度持续过低，可致胃内细菌过度生长。严重肝功能不全者、妊娠及哺乳期妇女、婴幼儿禁用。

兰索拉唑

兰索拉唑（lansoprazole）又名达克普隆。为第二代 H^+-K^+-ATP 酶抑制药，作用与奥美拉唑相似，产生强而持久地抑制胃酸分泌作用，作用比奥美拉唑强。口服易吸收，但对胃酸不稳定。

泮托拉唑

泮托拉唑（pantoprazole）又名潘妥洛克，为第三代 H^+-K^+-ATP 酶抑制药。作用同奥美拉唑，口服吸收迅速，作用持续时间长，在 pH3.5~7.0 条件下较稳定。不良反应少而轻。

（三）M 胆碱受体阻断药

本类药物有哌仑西平（pirenzepine）和替仑西平（telenzepine）等，通过选择性阻断胃壁细胞的 M_1 受体，抑制胃酸分泌发挥治疗作用。不良反应少，大剂量有阿托品样副作用。替仑西平比哌仑西平的作用强，维持时间长，不良反应少。

（四）胃泌素受体阻断药

丙谷胺（proglumide）能阻断胃壁细胞上胃泌素受体，抑制胃酸分泌，同时促进胃黏膜分泌黏液，增强胃黏膜的黏液 – HCO_3^- 盐屏障作用，有利于溃疡愈合。主要用于消化性溃疡、慢性胃炎等。偶有大便干燥或次数增多、口干、失眠、腹胀等。因其疗效比 H_2 受体阻断药差，现已少用。

三、胃黏膜保护药

胃黏膜保护药能增强胃黏膜屏障功能，用于消化性溃疡的治疗。该类药物主要有前列腺素衍生物类、硫糖铝和铋制剂等。

（一）前列腺素衍生物

米索前列醇（misoprostol）口服吸收良好，能促进胃黏膜血液循环，抑制基础胃酸和组胺、胃泌素、食物刺激所致的胃酸分泌，胃蛋白酶分泌也减少。用于胃、十二指肠溃疡及急性胃炎引起的消化道出血；对阿司匹林等解热镇痛抗炎药所致的胃肠反应有较好的治疗效果；与抗孕激素药物米非司酮序贯应用，可终止停经49天以内的早期妊娠。主要不良反应为腹痛、腹泻、恶心等。因能引起子宫收缩，孕妇禁用；对前列腺素过敏者禁用。

（二）硫糖铝

硫糖铝（sucralfate）又名胃溃宁，在 pH < 4 时，可聚合成胶体，牢固地黏附于上皮细胞和溃疡基底，在溃疡面形成保护屏障，抵御胃酸、胃蛋白酶、胆汁酸的侵蚀；还能促进胃黏液和碳酸氢盐分泌，从而发挥细胞保护效应。

对消化性溃疡、慢性糜烂性胃炎、反流性食道炎有较好疗效。不良反应较轻，较常见的是便秘，个别患者可出现口干、恶心、皮疹、胃痉挛等，发生胃痉挛时可与适当的抗胆碱能药物合用。不能与抗酸药、抑制胃酸分泌药同用。

（三）枸橼酸铋钾

枸橼酸铋钾（bismuth potassium citrate，丽珠得乐）口服后在胃液作用下能形成氧化铋胶体并附着于溃疡表面，形成保护膜发挥黏膜保护作用。能促进黏液、前列腺素分泌和发挥抗胃蛋白酶作用，同时还有抗幽门螺杆菌的作用。临床用于胃、十二指肠溃疡，特别适用于伴有幽门螺杆菌感染者。牛奶、抗酸药可干扰其作用，不宜同服。服药期间可使舌、粪黑染。偶见恶心等消化道症状。长期服用可能引起肾脏毒性，严重肾功能不全者及孕妇禁用。

知识链接

幽门螺杆菌

1983 年，澳大利亚两位科学家，从慢性胃炎的胃黏膜中取样，成功培养出了一种病原菌，这种病原菌常常居住在胃幽门附近，呈螺旋形，因此称之为幽门螺杆菌（Hp）。幽门螺杆菌感染人体后，释放出毒素，对胃肠黏膜造成损害并促进胃酸分泌增多，从而导致疾病的发生。

经过 20 多年的深入研究，幽门螺杆菌在慢性胃炎、消化性溃疡和胃癌中的重要作用已被充分证明。目前认为，幽门螺杆菌是慢性胃炎的主要病因。幽门螺杆菌的根除使消化性溃疡的复发率由每年的 80% 降低到 5%，消化性溃疡成为真正可以治愈的疾病。Hp 的发现是 20 世纪医学最重大的发现之一。

四、抗幽门螺杆菌药

近年发现，幽门螺杆菌（Hp）感染是胃炎、消化性溃疡的重要发病因素，国内外资料均表明，根治幽门螺杆菌可明显降低消化性溃疡的复发率。

抗幽门螺杆菌的药物主要有三类：①抗菌药物：如阿莫西林、克拉霉素、四环素、甲硝唑、替硝唑、呋喃唑酮等；②铋剂：如枸橼酸铋钾等；③抑制胃酸分泌药：如 H^+ – K^+ – ATP酶抑制药。临床常采用质子泵抑制药或铋剂中的一种，阿莫西林、克拉霉素及甲硝唑三种抗菌药中的两种，组成三联疗法，治疗 7 天。也可用替硝唑或呋喃唑酮替代甲硝唑。如治疗失败，可采用四联疗法，即质子泵抑制药、铋剂、两种抗菌药。

任务二　助消化药

助消化药多为消化液中成分或能促进消化液分泌的药物。可促进食物的消化，主要用于消化道分泌功能减弱、消化不良。有些药物能阻止肠道的过度发酵，也用于消化不良的治疗。

稀盐酸

稀盐酸（dilute hydrochloric acid）为 10% 的盐酸溶液，可使胃内酸度增加，胃蛋白酶活性增强。适用于各种胃酸缺乏症所致的消化不良，如萎缩性胃炎、胃切除术后等。服后可消除胃部不适、腹胀、嗳气等症状。宜在餐中或餐前用水稀释后服用。

胃蛋白酶

胃蛋白酶（pepsin）酸性环境中可迅速将蛋白质消化。常与稀盐酸同服，用于胃蛋白酶缺乏症及食用蛋白质过多引起的消化不良。

胰　酶

胰酶（pancreatin）含胰蛋白酶、胰淀粉酶及胰脂肪酶，能促进淀粉、蛋白质和脂肪的消化。在酸性溶液中易被破坏，一般制成肠衣片完整吞服，不宜嚼碎。

乳酶生

乳酶生（biofermin，表飞鸣）为干燥活乳酸杆菌制剂，能分解糖类产生乳酸，使肠内酸性增高，从而抑制肠内腐败菌的繁殖，减少发酵和产气。常用于消化不良所致的腹胀及小儿消化不良性腹泻。不宜与抗菌药或吸附剂同时服用，以免降低疗效。

任务三 胃肠运动功能调节药

胃肠运动受神经、体液及胃肠道神经丛的调节。胃肠运动功能异常表现为胃肠运动功能低下或亢进，可引起胃肠道症状。应分别使用促胃肠动力药、胃肠解痉药治疗。

一、促胃肠动力药

促胃肠动力药是一类能增加胃肠推进性蠕动的药物，能改善胃肠道蠕动的协调性，促进胃排空。主要用于治疗胃肠运动功能低下引起的消化道症状。常用药物有多潘立酮、甲氧氯普胺和西沙必利等。

多潘立酮

多潘立酮（domperidone）又名吗丁啉。

【药理作用及临床应用】

可直接阻断胃肠道多巴胺 D_2 受体，发挥胃肠动力和止吐作用。主要用于胃排空延缓、反流性食道炎、慢性胃炎和轻度胃瘫；也可用于偏头痛、颅外伤、肿瘤放疗和化疗等引起的恶心、呕吐。

【不良反应及用药指导】

偶有轻度头痛、眩晕、腹痛、腹泻、口干等。可促进催乳素释放。婴幼儿及哺乳妇女慎用，孕妇禁用。

甲氧氯普胺

甲氧氯普胺（metoclopramide）又名胃复安。

【药理作用及临床应用】

为中枢和外周多巴胺受体阻断药，阻断 CTZ 的 DA 受体，发挥止吐作用。阻断胃肠多巴胺受体，可引起从食道至近段小肠平滑肌运动，加速胃的正向排空和加速肠内容物从十二指肠向回盲部推进，发挥胃肠促动作用。

临床常用于各种呕吐，也可用于慢性功能性消化不良、反流性食道炎等疾病引起的胃肠运动障碍。

【不良反应及用药指导】

大剂量长期应用，可引起锥体外系反应，主要表现为帕金森综合征。注射给药可导致体位性低血压。也可使催乳素分泌增加，引起男性乳房发育、女性溢乳等。孕妇慎用。禁用于嗜铬细胞瘤、癫痫、乳腺癌患者化疗和放疗。

西沙必利

【药理作用及临床应用】

西沙必利（cisapride）能促进食管、胃、小肠直至结肠的运动。用于治疗胃肠运动障碍性疾病，包括反流性食道炎、慢性功能性和非溃疡性消化不良、胃轻瘫及便秘等。

【不良反应及用药指导】

西沙必利能引起腹痛、腹泻、头痛、头晕、嗜睡等。剂量过大可引起心电图 Q-T 间期延长、昏厥及严重的心律失常。哺乳妇女、儿童及肝肾功能不全者慎用。心律失常、胃肠出血或穿孔、机械性肠梗阻及孕妇禁用。

二、胃肠解痉药

胃肠解痉药主要为 M 胆碱受体阻断药，能解除胃肠道平滑肌痉挛或蠕动亢进，缓解痉挛性疼痛。包括颠茄生物碱类及合成解痉药，前者有阿托品、山莨菪碱等，选择性低，副反应较多；后者常用溴丙胺太林（propantheline bromide）、丁溴东莨菪碱（scopolamine butylbromide）等，阻断胃肠 M 胆碱受体的选择性较高，主要用于解除胃肠痉挛性腹痛（详见胆碱受体阻断药）。

任务四　催吐药与止吐药

一、催吐药

催吐药是指能引起呕吐的药物。主要用于口服毒物中毒催吐胃内毒物。口服腐蚀性的毒物则不宜使用催吐药，以免损伤消化道。目前，临床上多用洗胃法替代药物催吐。

阿扑吗啡

【药理作用】

阿扑吗啡（apomorphine）又名去水吗啡。为多巴胺受体激动药，能直接激动 CTZ 的 D_2 受体引起强烈的催吐作用。此外，本药尚有轻微的镇痛作用和呼吸抑制作用。用于催吐胃内毒物。

【不良反应】

本药可引起嗜睡、头晕、心动过缓，偶有低血压、幻觉等，部分患者可出现欣快感或呼吸抑制。

二、止吐药

止吐药是指抑制呕吐反射的不同环节，用于防治呕吐的药物。止吐药包括：①H_1 受体阻断药；②M 胆碱受体阻断药；③多巴胺受体阻断药；④$5-HT_3$ 受体阻断药。

（一）H_1 受体阻断药

常用药物有苯海拉明、异丙嗪、美克洛嗪等。用于防治晕动病、内耳眩晕病及放射病等引起的呕吐。

（二）M 胆碱受体阻断药

M 胆碱受体阻断药主要有东莨菪碱、苯海索等。

（三）多巴胺 D_2 受体阻断药

氯丙嗪通过阻断 CTZ 多巴胺 D_2 受体，产生镇吐作用。镇吐作用强，不良反应多，对晕动病呕吐无效。多潘立酮、甲氧氯普胺用于肿瘤化疗、放疗及多种原因引起的呕吐。

（四）$5-HT_3$ 受体阻断药

昂丹司琼

昂丹司琼（ondansetron）又名枢复宁。

【药理作用及临床应用】

昂丹司琼能选择性阻断中枢及迷走神经传入纤维 $5-HT_3$ 受体，产生迅速而强大的止吐作用。对一些有强致吐作用的化疗药（如阿霉素、顺铂、环磷酰胺等）引起的呕吐有迅速强大的抑制作用。但对晕动病和阿扑吗啡引起的呕吐无效。

用于肿瘤化疗和放疗等引起的恶心呕吐，也可用于防治术后的恶心、呕吐。

【不良反应及用药指导】

头痛、头晕、疲劳、腹泻或便秘等。部分患者可有暂时性氨基转移酶升高。孕妇及哺乳妇女禁用。

格拉司琼

格拉司琼（granisetron）为强效高选择性 $5-HT_3$ 受体阻断药，作用类似于昂丹司琼。对顺铂引起的严重呕吐，本药较昂丹司琼更有效。偶见嗜睡、便秘、腹泻、氨基转移酶升高。由于本药可减慢消化道运动，故消化道运动障碍患者使用时应严密观察。婴幼儿、孕妇及哺乳期妇女禁用。

任务五 泻药与止泻药

一、泻药

泻药是指刺激肠蠕动或增加肠内水分、软化粪便、润滑肠道促进排便的药物。临床主要用于治疗功能性便秘、清洁肠道或加速肠内毒物排出。按作用方式分为容积性泻药、刺激性泻药和润滑性泻药。

（一）容积性泻药

容积性泻药又称渗透性泻药，口服后很少吸收，在肠道内形成高渗，增加肠内容积，刺激肠黏膜而促进肠道蠕动，产生导泻作用。

硫酸镁

【药理作用及临床应用】

硫酸镁（magnesium sulfate）给药途径不同，呈现不同的药理作用，用于不同的疾病。

1. 口服

导泻：大量口服后，在肠道内难以吸收的镁离子和硫酸根，形成高渗透压，阻止水分吸收，并使肠壁内水分向肠腔转移，因而使肠腔容积增大，刺激肠壁引起肠道蠕动加快而产生腹泻。导泻作用强大、迅速。用于急性便秘、排出肠道毒物及配合驱虫药驱肠虫。此时宜空腹服用并大量饮水。

利胆：口服高浓度（33%）的硫酸镁溶液还具有利胆作用，用于阻塞性黄疸、慢性胆囊炎和胆石症。

2. 注射

抗惊厥、降血压：注射硫酸镁溶液则具有抗惊厥、降血压作用。

> **◆ 课堂互动 ◆**
>
> 案例：某患者，女，28岁，因失恋后想不开口服大量的地西泮，出现昏迷、血压下降、脉搏细弱、呼吸困难、反射减弱等症状。请问：此时抢救能否用硫酸镁导泻，为什么？

3. 外用

消炎去肿：湿敷50%的硫酸镁溶液具有消炎去肿作用。用于局部肿胀。

【不良反应及用药指导】

口服可刺激肠壁，导泻作用较强，可引起反射性盆腔充血，腹泻严重可引起水、电解质平衡紊乱。静注过量或过快，可致血压急剧下降、呼吸抑制，甚至死亡，一旦出现，应立即停药并进行人工呼吸，静注钙盐解救。月经期、妊娠期妇女及老年患者慎用。肠道出血、中枢抑制药中毒、肾功能不全者禁用。中枢抑制药中毒时禁用硫酸镁导泻。

硫酸钠（sodium sulfate）导泻机制同硫酸镁，作用较弱，无中枢抑制作用，用于口服中枢抑制药中毒时导泻。

（二）刺激性泻药

刺激性泻药又称接触性泻药，刺激结肠引起推进性蠕动产生导泻作用。

酚 酞

酚酞（phenolphthalein）又名果导。口服后与碱性肠液形成可溶性钠盐，刺激结肠黏膜，增加推进性肠蠕动，并能阻止肠内水分吸收而产生导泻作用。服用后 6～8 小时排出软便，作用温和。适用于习惯性或慢性便秘。偶有过敏性反应、皮疹及出血倾向等。长期应用可致水、电解质丢失和结肠功能紊乱及心律失常。

比沙可啶

比沙可啶（bisacodyl）又名双醋苯啶。口服或直肠给药在肠道转化为具有活性的代谢产物，刺激结肠发挥作用，主要用于便秘、腹部 X 线检查、内镜检查及术前清洁肠道。该药刺激结肠作用较强，少数患者可引起腹胀、肠炎。孕妇慎用。

蒽醌类

蒽醌类（anthraquinones）为大黄、番泻叶等中药所含的蒽醌苷类物质，口服后在肠道分解为蒽醌，刺激结肠，促进推进性蠕动，服药后 4～8 小时排便。用于急、慢性便秘。

（三）润滑性泻药

在肠道中通过润滑并软化粪便促进排便。

液状石蜡

液状石蜡（liquid paraffin）是一种矿物油，口服后不被吸收，能阻止肠道水分吸收，使粪便稀释变软，同时润滑肠壁使粪便易于排出。适用于慢性便秘者，但长期应用可妨碍脂溶性维生素和钙、磷的吸收。

甘 油

甘油（glycerol）以 50% 浓度的液体注入肛门，由于高渗刺激肠壁引起排便反应，并有局部润滑作用，数分钟内引起排便。临床常用的开塞露，是将甘油、山梨醇的高渗溶液密闭于特制塑料容器内，应用时将药液经肛门直接注入直肠，方便安全。

二、止泻药

腹泻是多种疾病的症状，剧烈而持久的腹泻，可引起脱水和电解质紊乱，应适当给予止泻药。

（一）抑制肠蠕动止泻药

地芬诺酯

地芬诺酯（diphenoxylate）又名苯乙哌啶，止泻作用与吗啡相似，用于急、慢性功能性腹泻及慢性肠炎等。过量易致昏迷和呼吸抑制，久用可产生依赖性。

洛哌丁胺

洛哌丁胺（loperamide）又名苯丁哌胺，作用似地芬诺酯，但对胃肠道的选择性更高，止泻作用快、强、持久。主要用于急、慢性腹泻，尤其适用于其他止泻药效果不明显的慢性功能性腹泻。不良反应轻微。

（二）收敛止泻药

鞣酸蛋白

鞣酸蛋白（tannalbin）在肠中能释放出鞣酸，使肠黏膜表面的蛋白质凝固、沉淀，从而减轻有害因子对肠道的刺激，降低炎性渗出物，发挥收敛止泻作用。用于各种腹泻。

（三）吸附止泻药

药用炭

药用炭（medicinal charcoal）又名活性炭，为不溶性的微细干燥粉末，颗粒小，表面积大，能吸附肠道中气体、毒物及细菌毒素等，起止泻和阻止毒物吸收作用。主要用于腹泻、肠胀气、食物中毒等。不宜与抗生素、乳酶生、维生素、激素、胰酶等药物同服。

蒙脱石散

蒙脱石散（montmorillonite powder，思密达）对消化道内的病毒、细菌及其产生的毒素、气体等有极强的固定、吸附作用，使其失去致病作用；对消化道黏膜具有很强的覆盖保护能力，修复、提高黏膜屏障对攻击因子的防御功能，具有平衡正常菌群和局部止痛作用。主要用于成人及儿童急、慢性腹泻。偶见便秘。

（四）其他类

地衣芽孢杆菌制剂

地衣芽孢杆菌制剂（licheniformobiogen，整肠生）是采用我国首次分离的地衣芽孢杆菌制成的一种活菌制剂。口服后能调整肠道菌群，拮抗致病菌，对葡萄球菌、酵母菌有抗菌作用，对乳酸杆菌、双歧杆菌、拟杆菌、类链球菌有促进生长作用，适用于细菌、真菌引起的急、慢性腹泻及各种原因所致的肠道菌群失调。

任务六　利胆药

利胆药是指能促进胆汁分泌或胆囊排空的药物，主要用于胆囊炎、胆石症等。

去氢胆酸

去氢胆酸（dehydrocholic acid）能促进胆汁分泌，使胆汁变稀，数量增加，流动性提高，发挥胆道内冲洗作用。用于胆囊炎、胆管炎、胆石症及某些肝脏疾病。可有口苦、皮肤瘙痒，长期应用可致电解质紊乱。胆管完全梗阻及严重肝肾功能不全者禁用。

茴三硫

茴三硫（anethol trithione）能促进胆酸、胆色素和胆固醇等固体成分的分泌；能改善肝脏解毒功能；能促进尿素的生成和排泄，有利尿作用。用于胆石症、胆囊炎、急性肝炎、肝硬化等。不良反应有腹胀、腹泻、发热及过敏等，大量应用可引起甲状腺功能亢进。胆道阻塞患者禁用。

桂美酸

桂美酸（cinametic acid）有显著而持久的利胆作用，能促进胆汁排泄，并能松弛胆总管括约肌；能促进血中胆固醇分解成胆酸排出，从而降低胆固醇。用于胆石症、慢性胆囊炎。

熊去氧胆酸

熊去氧胆酸（ursodesoxycholic acid）能抑制胆固醇合成与分泌，减少胆汁中胆固醇含量；促进胆固醇从结石表面溶解；抑制肠道吸收胆固醇。用于治疗胆固醇型胆结石，也可用于胆囊炎、胆管炎。不良反应主要是腹泻、偶有便秘、瘙痒、头痛、头晕等。孕妇慎用，胆道完全阻塞和严重肝功能不全者禁用。

❖ *常用药物制剂和用法* ❖

氢氧化铝　片剂：0.3g、0.5g。一次 0.6～0.9g，一日 3 次，一般于餐前 1 小时服用。

氧化镁　片剂：0.2g。抗酸：一次 0.2～1g，一日 3 次。导泻：一次 3g，一日 3 次。

三硅酸镁　片剂：0.3g。一次 0.6～1.0g，一日 2～3 次，饭前服用。

碳酸氢钠　片剂：0.3g、0.5g。一次 0.5～2.0g，一日 3 次，饭前服用。

西咪替丁　片剂或胶囊剂：0.2g、0.8g。一次 0.2～0.4g，0.8～1.6g/d，一般于饭后及睡前各服 1 次，疗程一般为 4～6 周。注射剂：0.2g/2ml，一次 0.2～0.4g，4～6 小时一次，一日剂量不超过 2g。稀释后静脉注射，也可直接肌内注射。

雷尼替丁　片剂或胶囊剂：0.15g。一次 0.15g，一日 2 次。注射剂：50mg。一次 50mg，一日 2 次，肌内注射或缓慢静脉注射。

法莫替丁　片剂或胶囊剂：10mg，20mg。一次 20mg，一日 2 次（早餐后、晚餐后或临睡前），4~6 周为一疗程，溃疡愈合后维持量减半，睡前服。注射液：20mg/2ml。一次 20mg，每 12 小时 1 次，静脉注射（不少于 3 分钟）或滴注（不少于 30 分钟），5 日为一个疗程。

奥美拉唑　片剂或胶囊剂：20mg。一次 20mg，一日 1 次，疗程 2~4 周。注射剂：40mg。治疗消化性溃疡出血，一次 40mg，每 12 小时一次，连用 3 日，静脉注射。

兰索拉唑　片剂或胶囊剂：30mg。一次 30mg，一日 1 次，胃溃疡、吻合口溃疡、反流性食管炎 8 周为 1 疗程，十二指肠溃疡 6 周为 1 疗程。

哌仑西平　片剂：25mg、50mg。一次 50mg，一日 2~3 次，疗程 4~6 周。

丙谷胺　片剂：25mg、50mg。一次 50mg，一日 2 次，疗程 4~6 周。

胶体碱式枸橼酸铋　片剂：120mg。一次 120mg，一日 4 次，餐前，睡前各一次，4~8 周为一疗程。

硫糖铝　片剂：0.25g、0.5g。一次 1.0g，一日 3~4 次。

米索前列醇　片剂：200μg。一次 200μg，一日 4 次。

胰酶　片剂：0.3g、0.5g。一次 0.3~1.0g 一日 3 次，饭前服。

乳酶生　片剂：0.3g（含活肠链球菌数应不得少于 1000 万个）。一次 0.3~1.0g，一日 3 次，饭前服用。

胃蛋白酶　粉剂。一次 0.2~0.6g，一日 3 次，饭前或饭后。合剂：每 100ml 含胃蛋白酶 20g、稀盐酸 20ml。一次 10ml，一日 3 次，饭前服。

甲氧氯普胺　片剂：5mg。一次 10mg，一日 3 次，饭前半小时服。注射剂：10mg。一次 10~20mg，一日不超过 0.5mg/kg，肌内注射。

多潘立酮　片剂：10mg。一次 10~20mg，一日 3 次，饭前半小时服。注射剂：10mg。一次 10mg，一日 3 次，肌内注射。

西沙必利　片剂：5mg。一次 5~10mg，一日 3 次，饭前 0.5 小时服。

昂丹司琼　片剂：4mg、8mg。一次 8mg，一日 3 次。注射剂：4mg、8mg。化疗前缓慢静脉注射 8mg，化疗后每 4 小时一次，共 2 次，再改口服给药。

硫酸镁　粉剂。导泻：一次 5~20g，同时饮用大量温水。利胆：一次 2~5g，一日 3 次，饭前服。十二指肠引流：33% 溶液 30~50ml，导入十二指肠。

酚酞　片剂：50mg、100mg。睡前服，一次 0.05~0.2g。

比沙可啶　片剂：5mg。一次 5~10mg，一日 1 次，整片吞服。

开塞露　栓剂：10ml/支、20ml/支。一次一支，注入直肠内。

地芬诺酯　片剂：2.5mg。一次 2.5~5mg，一日 3 次。

洛哌丁胺　胶囊剂：2mg。一次 2mg，一日 3 次，首次加倍。

鞣酸蛋白　片剂：0.25mg、0.5mg。一次 1~2g，一日 3 次，空腹服。

次碳酸铋　片剂：0.3g。一次 0.3~0.9g，一日 3 次，饭前服。

药用炭　片剂：0.3g、0.5g。一次 1g，一日 3 次。粉剂：一次 1~3g，一日 3 次。

思密达　散剂：每袋含思密达 3g。一次 1 袋，一日 3 次。

地衣芽孢杆菌制剂（整肠生）　胶囊剂：含地衣芽孢杆菌 0.25g（2.5 亿活菌数）。一次 2 粒，一日 3 次，首次加倍。儿童剂量减半。

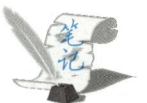

去氢胆酸 片剂：0.25g。一次 0.25 ~ 1.5g，一日 3 次。注射液（钠盐）：0.5g/10ml、1g/5ml、2g/0ml。一日 0.5g，可根据病情逐渐增加至一日 2g。

苯丙醇 胶丸：0.1g、0.2g。一次 0.1 ~ 0.2g，一日 3 次，饭后服。

熊去氧胆酸 片剂：50mg。一次 150 ~ 300mg，一日 2 ~ 3 次，饭后服，疗程 6 个月。

目标检测

一、选择题

1. 通过阻断 H_2 受体减少胃酸分泌的药物是（   ）
   - A. 苯海拉明
   - B. 碳酸钙
   - C. 西咪替丁
   - D. 异丙阿托品
   - E. 异丙嗪

2. 用量过大可引起碱血症的抗酸药是（   ）
   - A. 氢氧化铝
   - B. 三硅酸镁
   - C. 碳酸氢钠
   - D. 氧化镁
   - E. 氢氧化镁

3. 奥美拉唑特异性地作用于胃黏膜壁细胞，抑制壁细胞中的（   ）
   - A. $H^+ - K^+ - ATP$ 酶活性
   - B. $Na^+ - K^+ - ATP$ 酶活性
   - C. M_1 受体
   - D. H_1 受体
   - E. H_2 受体

4. 硫酸镁不具有下列哪种作用（   ）
   - A. 抗惊厥
   - B. 降压作用
   - C. 泻下作用
   - D. 利胆作用
   - E. 强心作用

8. 胃蛋白酶不宜与何种药物合用（   ）
   - A. H_2 受体拮抗剂
   - B. 局麻药
   - C. H_1 受体拮抗剂
   - D. 稀盐酸
   - E. 抗酸剂

6. 能促进食物消化但易在酸性溶液中破坏，一般制成肠衣片吞服的药物是（   ）
   - A. 胰酶
   - B. 乳酶生
   - C. 胃蛋白酶
   - D. 吗丁啉
   - E. 西沙必利

7. 为了提高胃蛋白酶的治疗效果，宜合用（   ）
   - A. 碳酸氢钠
   - B. 维生素 B_6
   - C. 复方氢氧化铝
   - D. 稀盐酸
   - E. 胰酶

8. 与抗菌药合用会导致疗效降低的药物是（   ）
   - A. 雷尼替丁
   - B. 氧化镁
   - C. 乳酶生
   - D. 胃蛋白酶

E. 胰酶

9. 注入肛门内由于高渗压刺激肠壁引起排便反射兼有局部润滑作用的是（　　　）

    A. 硫酸镁　　　　　　　　　　B. 酚酞

    C. 乳果糖　　　　　　　　　　D. 甘油

    E. 蒽醌类

二、填空题

1. 治疗消化性溃疡药可分为_____、_____、_____、_____四类。

2. 奥美拉唑抑制胃酸分泌作用强，它通过抑制_____产生作用，主要用于____。

3. 碳酸氢钠中和胃酸作用特点是_____、_____而_____，大量服用因易于吸收可引起_____。

4. 硫酸镁口服给药用于_____、_____，注射给药用于_____、_____。

5. 泻药可分为_____、_____、_____三类。

三、问答题

1. 胃酸分泌抑制药可分为几类？列举每一类代表药。

2. 简述硫酸镁的药理作用及应用。

学习小结

模块九　呼吸系统疾病用药

【目的要求】

1. 掌握常用平喘药的药理作用、临床应用、不良反应及用药指导。
2. 熟悉镇咳药的药理作用及临床应用。
3. 了解祛痰药的作用及临床应用。

　　呼吸系统疾病的常见症状有咳嗽、咳痰、喘息等，各种症状可单独出现或同时存在，相互影响，给患者带来痛苦甚至危及生命。治疗呼吸系统疾病除对因治疗外，合理使用平喘药、镇咳药和祛痰药，可以缓解症状，减轻患者痛苦，并能有效防治肺气肿等继发病的发生。

任务一　平喘药

　　平喘药是指能缓解或消除哮喘和其他呼吸系统疾病引起的喘息症状的药物。

一、β_2肾上腺素受体激动药

　　本类药物具有激动支气管平滑肌 β_2 受体，松弛支气管平滑肌，抑制肥大细胞和中性粒细胞释放炎症介质与过敏介质等作用，其中支气管平滑肌舒张为其平喘主要作用。

　　该类药物控制哮喘症状较其他药物强，其中非选择性 β 受体激动药异丙肾上腺素、肾上腺素平喘作用强大，但因也可激动心脏 β_1 受体，引起严重的心血管反应，故现已少用。而选择性 β_2 受体激动药，对 β_2 受体有强大的兴奋作用，对 β_1 受体作用弱，常用量很少产生心血管反应，故临床上常把选择性 β_2 受体激动药作为哮喘首选的对症治疗药物。

沙丁胺醇

　　沙丁胺醇（salbutamol）又名舒喘灵。

【药理作用及临床应用】

　　沙丁胺醇能选择性的激动支气管平滑肌 β_2 受体，扩张支气管作用较强，兴奋心脏 β_1 受体作用仅为异丙肾上腺素 1/10。本药口服 30 分钟起效，维持 4~6 小时。气雾吸入 5 分钟起效，维持 3~4 小时。

　　本药主要用于防治支气管哮喘、哮喘型支气管炎。口服给药用于控制和预防频发性或慢性哮喘，缓释和控释剂型适用于夜间发作。

【不良反应及禁忌证】

　　治疗量时心血管不良反应轻而少，用量过大或长期应用，可引起心悸、恶心、头

痛、头晕、手指及颈面部肌肉震颤等。长期应用引起耐受性。哺乳期妇女、高血压、冠心病、糖尿病、心功能不全、甲状腺功能亢进者慎用。妊娠期妇女禁用。

【用药指导】

（1）预防用药时，宜选取口服药；控制发作时，适宜选取气雾或粉雾吸入剂。

（2）注射液易引起心悸，多用于严重哮喘，并且只在其他疗法无效时使用。

（3）本品仅有支气管平滑肌扩张作用，作用持续时间约 4 小时，不能过量使用。一日用药 4 次，哮喘症状持续不能缓解者，要及时就医。

（4）久用易产生耐受性，使药效降低。产生耐受的患者对肾上腺素等扩张支气管作用的药物也同样产生耐受性，使支气管痉挛不易缓解，哮喘加重。

（5）少数患者同时接受雾化沙丁胺醇及异丙托溴铵治疗时，可能发生闭角型青光眼，故合用时患者不要让药液或者雾化液进入眼中。

（6）惊厥患者需谨慎使用雾化吸入溶液。

（7）雾化吸入溶液常规剂量无效时，不能随意增加剂量或给药频次。反复过量用药会导致支气管痉挛。若发生支气管痉挛应即停药，更改用药方案。

（8）患者需要增加 β_2 受体激动药的吸入剂量，可能是哮喘恶化的征象。若此情况出现，需要建议患者考虑合用糖皮质激素治疗。

特布他林

特布他林（terbutaline）又名博利康尼。作用较沙丁胺醇弱，但较持久。可用于防治支气管哮喘、哮喘型支气管炎。不良反应同沙丁胺醇，反复用药易致蓄积作用。

克仑特罗

克仑特罗（clenbuterol）为强效选择性 β_2 受体激动药，用于防治支气管哮喘，心血管系统不良反应较少。

福莫特罗和沙美特罗

福莫特罗（formoterol）和沙美特罗（salmeterol）均为长效选择性 β_2 受体激动药，作用强，维持时间可达 12 小时以上。主要用于慢性哮喘及慢性阻塞性肺病，特别适用于哮喘夜间发作患者。不良反应与其他 β_2 受体激动药类似。

二、茶碱类

茶碱类是甲基黄嘌呤类衍生物，为常用的支气管扩张药。主要有氨茶碱、胆茶碱、二羟丙茶碱。

🖋 **知识链接**

瘦肉精

近年来出现了多起较大规模的食用猪肉中毒的事件，很多人食用猪肉后，突然发生心悸、头晕、肌肉震颤等症状。现已证实，这是由于食用的猪肉中含有"瘦肉精"。"瘦肉精"是什么东西呢？它的化学名称是羟甲基叔丁肾上腺素，通用名为克仑特罗，是一种平喘的药物。20 世纪 80 年代初，人们意外地发现，将一定量的克仑特罗添加在饲料中，可促进动物肌肉，特别是骨骼肌蛋白质的合成，抑制脂肪的合成和积累，从而使瘦肉率提高。长期使用，很容易在猪体内蓄积，食用了这种猪肉后就可能中毒。患有心脏病、高血压的患者，经常吃此类肉食品，危险性更大。所以，世界卫生组织、美国食品药品监督管理局和我国有关部门都明文规定，禁止在猪饲料中使用瘦肉精。

氨茶碱

氨茶碱（aminophylline）是茶碱和乙二胺的复合物。

【药理作用】

1. 松弛支气管平滑肌

其作用机制主要是：①抑制磷酸二酯酶（PDE），使细胞内 cAMP 增多，从而舒张支气管；②阻断腺苷受体，对腺苷或腺苷受体激动药引起的哮喘有明显作用；③增加内源性儿茶酚胺的释放；④影响气道平滑肌的钙转运；⑤免疫调节与抗炎作用。

2. 强心作用

直接作用于心肌，增强心肌收缩力。

3. 利尿作用

增加肾血流量，提高肾小球滤过率和减少肾小管对钠、水的重吸收而产生利尿作用。

4. 其他

松弛胆道平滑肌，解除胆道痉挛。增加膈肌的收缩力，减轻膈肌疲劳。

【临床应用】

1. 支气管哮喘和喘息性支气管炎

预防哮喘或轻症哮喘一般用口服制剂；重症哮喘或哮喘持续状态可静脉滴注或稀释后静脉注射。

2. 急性心功能不全和心源性哮喘

不作首选药。

3. 胆绞痛

宜与镇痛药合用。

【不良反应】

1. 局部刺激

因本药呈强碱性，故局部刺激作用强。口服可引起恶心、呕吐。宜饭后服或服用肠溶片。

2. 中枢兴奋

可发生烦躁不安、失眠等，剂量过大时可发生谵妄、惊厥等。可用镇静药对抗。

3. 心血管反应

静脉注射过快或浓度过高可强烈兴奋心脏，引起心悸、心律失常、血压剧降、甚至死亡。故必须稀释后缓慢注射。

老年人、孕妇、哺乳妇女及心、肝、肾功能不全者慎用。急性心肌梗死、低血压、休克患者禁用。

胆茶碱（choline theophyllinate）为茶碱和胆碱的复盐，平喘作用与氨茶碱相似，但吸收较快，胃肠反应较氨茶碱少，不良反应轻。

　　二羟丙茶碱（diprophylline，甘油茶碱）局部刺激性小，兴奋心脏作用弱，平喘疗效不如氨茶碱。主要用于伴有心动过速或不能耐受氨茶碱的患者。

　　本类药物的缓释制剂及控释制剂口服后能稳定释放茶碱，吸收完全，有效血药浓度可维持 12～24 小时，每日只需给药 1～2 次，适用于慢性哮喘，特别适用于夜间发作患者的防治。

三、M 胆碱受体阻断药

　　异丙托溴铵（ipratropium bromide）和氧托溴铵（oxitropium bromide）均为阿托品的季铵盐衍生物。能选择性地阻断支气管平滑肌上的 M 受体，抑制鸟苷酸环化酶，使 cGMP 水平降低，有明显的支气管解痉作用。主要用于喘息型慢性支气管炎。大剂量应用可有口干、干咳、咽喉部不适及肌肉震颤等。青光眼及阿托品过敏的患者禁用。

◆ **课堂互动** ◆

　　案例：患儿，男，6 岁，过敏体质，有哮喘史。最近因感冒咳嗽诱发哮喘，表现为喘息明显、呼吸困难、胸闷、咳嗽、喉中痰鸣，其家人立即取出家里的色甘酸钠气雾剂，让他吸入。

　　请问：此急救方法是否有效，为什么？

四、过敏介质释放抑制药

色甘酸钠

　　色甘酸钠（sodium cromoglicate）又名咽泰。口服吸收仅 1%，临床上采取微细粉末喷雾吸入给药，约 10% 达肺深部组织并吸收入血，10～20 分钟血浆药物浓度达峰值，以原形经胆汁和尿排出。

　　【药理作用】

　　本药无直接松弛支气管平滑肌作用和 β 受体激动作用，亦无直接拮抗组胺、白三烯等过敏介质作用。在接触抗原前用药，可预防速发型和迟发型过敏性哮喘、运动或其他刺激诱发的哮喘，对正在发作的哮喘无效。目前认为其作用机制可能是：①稳定肥大细胞膜，阻止肥大细胞释放组胺、白三烯等过敏介质；②抑制气道高反应性；③抑制气道感觉神经末梢功能与气道神经源性炎症，如抑制二氧化硫、冷空气、运动等引起的支气管痉挛。

　　【临床应用】

　　预防各型支气管哮喘的发作，对外源性哮喘疗效显著；但对内源性哮喘疗效较差。亦可用于过敏性鼻炎、春季结膜炎、过敏性湿疹；灌肠可改善溃疡性结肠炎和直肠炎症状。

　　【不良反应】

　　副反应少见。粉雾吸入时，少数患者有咽喉干痒、呛咳、口干、胸部紧迫感，甚至诱发哮喘，同时吸入少量异丙肾上腺素可预防。孕妇慎用。

奈多罗米

　　奈多罗米（nedocromil）作用比色甘酸钠强。除有肥大细胞膜稳定作用外，还有明显抗炎作用。可作为长期预防性平喘药，吸入给药可用于哮喘早期的维持治疗。偶见头痛、恶心。

酮替芬

酮替芬（ketotifen）除有阻止肥大细胞脱颗粒作用外，还具有强大的 H_1 受体阻断作用；并能增强 β_2 受体激动药的平喘作用。可单独应用或与茶碱类、β_2 受体激动药合用以防治轻、中度哮喘，对儿童患者效果较好。对正在发作的急性哮喘无效。用药第一周有头晕、乏力、嗜睡、口干等副作用。

五、糖皮质激素类药

糖皮质激素类是目前最有效的抗炎平喘药物。其平喘作用机制为：①抑制气道黏膜中各种炎症细胞（肥大细胞、嗜酸性粒细胞、血小板、巨噬细胞和 T 淋巴细胞）的趋化、聚集；②抑制炎症细胞的活化及各种细胞因子的释放；③阻滞细胞因子对细胞内蛋白合成的作用。此外还有抑制免疫、抗微血管渗漏、松弛气道平滑肌和降低气道高反应性等作用，这些作用均有助于平喘。

根据哮喘患者的病情，糖皮质激素类药的给药方式有以下两种：①全身给药：严重哮喘或哮喘持续状态其他药物不能控制时，可口服或注射糖皮质激素，常用泼尼松、泼尼松龙、地塞米松，但全身给药的不良反应多而严重；②呼吸道吸入：目前多采用局部作用强的糖皮质激素，如倍氯米松、布地奈德、氟替卡松等气雾吸入，对哮喘有良好疗效，而且几乎无全身副作用。

倍氯米松

【药理作用及临床应用】

倍氯米松（beclomethasone）为地塞米松的衍生物，局部抗炎作用强度是地塞米松的 500 倍。气雾吸入直接作用于呼吸道，产生强大的抗炎平喘作用，具有局部抗炎作用强、用药剂量小、全身不良反应少等优点，是治疗哮喘发作间歇期及慢性哮喘的首选药。

【不良反应】

少数患者可发生声音嘶哑、咽部念珠菌感染。每次吸入后用清水漱口，避免药液残留于咽喉部。长期大量吸入，可抑制肾上腺皮质功能，导致继发性肾上腺皮质功能不全。早孕妇女及婴儿慎用。

此类药物尚有布地奈德（budesonide）和氟尼缩松（flunisolide），其局部抗炎作用相似，但后者持续作用时间较长，可一天用药 2 次。

任务二　镇咳药

咳嗽是呼吸系统疾病的主要症状，也是一种保护性反射，咳嗽能促进呼吸道痰液和异物的排出，保持呼吸道的清洁和通畅。轻度咳嗽一般不需用镇咳药，严重而频繁的咳嗽，为减轻患者的痛苦，防止原发病的发展及并发症发生，应在对因治疗的同时适当应用镇咳药。若痰多所致的咳嗽，则使用祛痰药，慎用镇咳药，否则痰液不能排出，阻塞呼吸道继发感染，引起窒息。

知识链接

可待因复方口服溶液须凭处方销售

20 世纪 90 年代末期，我国部分地区开始出现含可待因的复方口服溶液滥用问题，滥用人群以青少年为主。含可待因的复方口服溶液均含有磷酸可待因，大部分品种含有麻黄碱。正常使用是安全有效的，但如果大剂量使用，其中所含的磷酸可待因和麻黄碱 2 种成分作用叠加，会产生致幻作用，很容易造成滥用，对人体造成损害，甚至危及生命。自发现这一问题后，我国一直密切监测该类药品的滥用情况，2000 年以来多次采取措施加强对该类药品的管理，2005 年明确规定零售药店必须严格凭处方销售含可待因复方口服溶液。

镇咳药是一类能抑制咳嗽反射、缓解咳嗽的药物，也可称为非特异性镇咳药。根据其作用部位不同分为中枢性镇咳药和外周性镇咳药。有些镇咳药兼有中枢镇咳和外周镇咳双重作用。

一、中枢性镇咳药

中枢性镇咳药直接抑制咳嗽中枢，可分为依赖性和非依赖性两类镇咳药。前者是吗啡类生物碱及其衍生物，镇咳作用强，但具有依赖性；后者为合成镇咳药，无依赖性。

（一）依赖性中枢性镇咳药

可待因

可待因（codeine）又名甲基吗啡，作用与吗啡相似但较弱。具有镇痛和中枢性镇咳作用，其中，镇痛作用相当于吗啡的 1/10，镇咳作用为吗啡的 1/4。作用持续 4～6 小时。治疗剂量不抑制呼吸，不良反应比吗啡轻。主要用于各种原因引起的剧烈干咳和刺激性咳嗽，尤其适用于胸膜炎干咳伴有胸痛者，为目前临床上最常用的中枢性镇咳药之一。也可用于中等强度的疼痛。

偶见恶心、呕吐、便秘及眩晕等；久用可产生耐受性及依赖性，应控制使用。过量可引起兴奋、烦躁不安、惊厥、抑制呼吸中枢。因能抑制咳嗽中枢，痰多黏稠者禁用。

（二）非依赖性中枢性镇咳药

右美沙芬

右美沙芬（dextromethorphan）的镇咳作用与可待因相似或略强，起效快，无镇痛作用及依赖性，治疗量不抑制呼吸。主要用于干咳，是目前抗感冒药中常用的镇咳药。偶见头晕、嗜睡、口干、便秘、恶心和食欲不振等。痰多者慎用，妊娠3个月内妇女禁用。

喷托维林

喷托维林（pentoxyverine）又名咳必清，镇咳强度约为可待因的1/3，兼有中枢性和外周性镇咳作用，并有轻度阿托品样作用和局部麻醉作用，能松弛痉挛的支气管平滑肌和抑制呼吸道感受器。适用于呼吸道感染引起的干咳、阵咳或小儿百日咳。偶见轻度头痛、头晕、口干、恶心便秘等。青光眼、前列腺肥大和心功能不全者慎用。

氯哌啶

氯哌啶（cloperastine）又名咳平，主要抑制咳嗽中枢，还具有 H_1 受体阻断作用，能轻度缓解支气管平滑肌痉挛及支气管黏膜充血、水肿。本品镇咳作用较可待因弱，但无耐受性及成瘾性。服药后20~30分钟生效，作用可维持3~4小时。主要用于急性上呼吸道炎症、慢性支气管炎和结核病所致的频繁咳嗽。不良反应轻微，偶见口干及嗜睡等。

二、外周性镇咳药

该类药物通过抑制咳嗽反射弧中的感受器、传入或传出神经的传导发挥镇咳作用。

苯丙哌林

苯丙哌林（benproperine）能抑制咳嗽中枢，也能抑制肺及胸膜牵张感受器引起的肺－迷走神经反射，且有平滑肌解痉作用，是中枢性和末梢性双重作用的强效镇咳药，其镇咳作用比可待因强数倍，不抑制呼吸，并兼有祛痰作用。主要用于急慢性支气管炎、肺炎、肺结核等。偶有口干、头晕、乏力、食欲不振和皮疹等。孕妇慎用。

苯佐那酯

苯佐那酯（benzonatate）又名退嗽，具有较强的局部麻醉作用，抑制肺牵张感受器及感觉神经末梢而产生镇咳作用。主要用于支气管镜、喉镜检查及支气管造影预防咳嗽。可有轻度嗜睡、头晕、鼻塞、口干等。

三、镇咳药的用药指导

（1）咳嗽是人体的一种防御功能，当感到气管内有痰或异物时，以主动的咳嗽运动将其排除，能清除呼吸道的分泌物或异物，对人体有益；只有当剧烈、频繁的咳嗽时，才能应用镇咳药进行对症治疗，同时应当明确诊断，确定引起咳嗽的原因，并积极采取相应的治疗措施，如控制感染、消除炎症等。

（2）对于一般咳嗽的治疗，应以祛痰为主，不能单独使用镇咳药，以免影响痰液的排出。此外，痰液滞留在呼吸道内可加重感染，也不利于抗菌药充分发挥作用，导致延缓炎症的消退。因此，凡是湿性咳嗽，应将镇咳和祛痰药物联合使用。

（3）中枢性成瘾性镇咳药适用于癌症、急性肺梗死、左心衰竭伴有咳嗽，或痰液不多而又频繁发作的刺激性干咳，以防剧烈咳嗽导致合并症。但必须慎重使用，尽量限制用药天数和次数。

（4）呼吸系统疾病所致的刺激性干咳或阵咳，应选用非成瘾性中枢镇咳药。一般干咳、阵咳选用喷托维林（咳必清）较为宜；急性上呼吸道感染引起的咳嗽，选用氯哌啶（咳平）为佳；慢性支气管炎引起的咳嗽，则选用苯哌丙酮为好，它除能镇咳外，还有一定的祛痰作用。

（5）服用苯丙哌林和苯佐那酯，切勿嚼碎，以免引起口腔麻木。

任务三　祛痰药

祛痰药是指能使痰液变稀或黏滞性降低易于排出的药物。痰的咳出，可减少对呼吸道黏膜的刺激和对小气道的阻塞作用，有利于缓解咳嗽和减轻喘息症状。常用的祛痰药按其作用机制可分为刺激性祛痰药和黏痰溶解药两类。

一、刺激性祛痰药

氯化铵

氯化铵（ammonium chloride）口服后刺激胃黏膜的迷走神经末梢，引起轻度恶心，反射性促进气管、支气管腺体分泌，使痰液稀释。该药祛痰作用较弱，很少单独使用，常与其他药物组成复方。氯化铵为酸性无机盐，吸收后可使体液和尿液呈酸性。临床用于急、慢性支气管炎痰多黏稠不易咳出的患者，也可用于代谢性碱中毒及酸化尿液。

空腹或大剂量服用，可刺激胃黏膜引起恶心、呕吐、胃部不适等症状，宜饭后服用。消化性溃疡病患者慎用。严重肝、肾功能不全者禁用。

桉叶油和安息香酊

桉叶油（eucalyptus）、安息香酊（benzoin tincture），随蒸汽吸入后可刺激呼吸道黏膜，增加呼吸道腺体分泌，使痰液变稀；能改善气道黏膜血液循环，促进炎症消退；并有轻度抗菌消炎作用。适用于慢性气管炎、支气管扩张等引起的咳嗽、痰液黏稠难以咳出者。药物浓度过高，可刺激眼、鼻、喉等黏膜，引起疼痛、流泪、流涕、咳嗽等刺激症状。

二、黏痰溶解药

黏痰溶解药可分解痰液中的黏性成分如黏多糖和黏蛋白，降低痰液黏滞度，使之易于咳出。

乙酰半胱氨酸

乙酰半胱氨酸（acetylcysteine）又名痰易净。含巯基，能使黏痰中连接黏蛋白肽链的二硫键断裂，从而降低痰的黏性，易于咳出。雾化吸入用于治疗黏痰阻塞气道，痰液难以咳出者。紧急时气管内滴入，可迅速使痰变稀，便于排痰。

乙酰半胱氨酸有特殊臭味，可引起恶心、呕吐。对呼吸道有刺激性，可致支气管痉挛，加用异丙肾上腺素可以避免。支气管哮喘患者慎用。滴入气管可产生大量分泌液，故应及时吸引排痰。雾化吸入不宜与金属、橡胶、氧化剂和氧接触，应以玻璃或塑料制品作喷雾器。也不宜与青霉素、头孢菌素、四环素混合，以免降低抗生素活性。

羧甲司坦

羧甲司坦（carbocisteine）能促进支气管腺体分泌，增加低黏度的唾液黏蛋白分泌，减少高黏度黏蛋白分泌；也能使黏蛋白中的二硫键断裂。用于慢性支气管炎、支气管哮喘等疾病引起的痰液黏稠、咳痰困难和痰阻气管等；也可用于术后咳痰困难者。

有轻度头晕、恶心、胃部不适、腹泻、胃肠出血及皮疹等。消化性溃疡患者慎用或禁用。

溴己新

溴己新（bromhexine）又名溴己铵。使痰液中的黏多糖断裂，并抑制气管、支气管黏膜细胞产生黏液，降低痰液黏滞度；还能促进支气管纤毛运动，促进排痰。适用于急慢性支气管炎、支气管哮喘、支气管扩张等痰液黏稠不易咳出者。

偶见恶心、胃部不适、血清转移酶升高等。消化性溃疡、肝功能不全者慎用。

◈ 常用药物制剂和用法 ◈

磷酸可待因 片剂：15mg、30mg。一次 15～30mg，一日 3 次。注射剂：15mg、30mg。一次 15～30mg，皮下注射。

右美沙芬 片剂：10mg、15mg。一次 10～30mg，一日 3 次。

枸橼酸喷托维林 片剂：25mg。一次 25mg，一日 3～4 次。

苯佐那酯 糖衣丸或胶囊剂：25mg、50mg。一次 50～100mg，一日 3 次。

苯丙哌啉 片剂：20mg。一次 20～40mg，一日 3 次。

氯哌啶 片剂：5mg、10mg。一次 10～30mg，一日 3 次。

氯化铵 片剂：0.3g。一次 0.3～0.6g，一日 3 次。注射剂：5g。治疗碱中毒或酸化尿液，一日 2～20g，静脉滴注。

乙酰半胱氨酸 片剂：200mg、500mg。一次 200mg，一日 2～3 次。喷雾剂：1.0g。临用前用氯化钠溶液配成 10% 的溶液，一次 1～3ml，一日 2～3 次，喷雾吸入。

盐酸溴己胺 片剂：4mg、8mg。一次 8～16mg，一日 3 次。气雾剂：0.2% 溶液。一次 2ml，一日 2～3 次。

沙丁胺醇 片剂：2mg。一次 2～4mg，一日 3 次。气雾剂：药液浓度 0.2%。一次 0.2～0.4mg，一日 4 次。

克仑特罗 片剂：20μg、40μg。一次 20～40μg，一日 3 次。气雾剂：2mg。一次 10～20μg，一日 3 次，气雾吸入。

特布他林 片剂：2.5mg、5mg。一次 2.5～5mg，一日 3 次。气雾剂：50mg。一次 0.25～0.5mg，一日 3～4 次，气雾吸入。注射剂：0.25mg。一次 0.25mg，必要时可重复一次，但 4 小时内不能超过 0.5mg，静脉注射。

氨茶碱 片剂：0.1g、0.2g。一次 0.1～0.2g，一日 3 次，极量：一次 0.5g，一日 1g。注射剂：0.25g。一次 0.25～0.5mg，一日 1 次，以 50% 葡萄糖 20～40ml 稀释后缓慢静脉注射（不得少于 10 分钟），以 5% 葡萄糖 500ml 稀释后滴注。

异丙托溴铵 气雾剂：10ml。一次 40～80μg，一日 3～4 次，气雾吸入。

色甘酸钠 气雾剂：700mg。一次 3.5～7mg，一日 3～4 次，气雾吸入。粉雾剂：20mg。一次 20mg，一日 4 次，粉雾吸入。

奈多罗米　气雾剂：24mg。一次 4mg，一日 2~4 次，气雾吸入。

酮替芬　片剂：0.5mg、1mg。一次 1mg，一日 2 次。

扎鲁司特　片剂：20mg、40mg。一次 20mg，一日 2 次，饭前 1 小时或饭后 2 小时服。

丙酸倍氯米松　气雾剂：10mg。开始吸入量一次 50~200μg，一日 2~3 次，维持吸入量应个体化，以能控制症状的最低量为准。

目标检测

一、选择题

1. 只能作为预防性治疗、不能控制哮喘发作症状的药物是（　　　）

　　A. 氢化可的松　　　　　　　　　　　B. 异丙肾上腺素

　　C. 氨茶碱　　　　　　　　　　　　　D. 色甘酸钠

　　E. 沙丁胺醇

2. 能刺激胃黏膜，反射性引起支气管分泌增加而祛痰的药物是（　　　）

　　A. 氨茶碱　　　　　　　　　　　　　B. 可待因

　　C. 咳必清　　　　　　　　　　　　　D. 氯化铵

　　E. 色甘酸钠

3. 对支气管平滑肌上的 β_2 受体具有选择性兴奋作用，适于长期用于平喘的药物是（　　　）

　　A. 舒喘宁　　　　　　　　　　　　　B. 肾上腺素

　　C. 异丙肾上腺素　　　　　　　　　　D. 氨茶碱

　　E. 氢化可的松

4. 反复应用可以成瘾的药物是（　　　）

　　A. 舒喘宁　　　　　　　　　　　　　B. 可待因

　　C. 氨茶碱　　　　　　　　　　　　　D. 氯化铵

　　E. 异丙肾上腺素

5. 支气管哮喘急性发作时，应选用（　　　）

　　A. 麻黄碱　　　　　　　　　　　　　B. 色甘酸钠

　　C. 异丙阿托品　　　　　　　　　　　D. 特布他林

　　E. 后马托品

6. 糖皮质激素治疗哮喘的主要机制是（　　　）

　　A. 阻断 M 受体　　　　　　　　　　 B. 激活腺苷酸环化酶

　　C. 激动 β_1 受体　　　　　　　　　　 D. 抗炎抗过敏

　　E. 激动 β_2 受体

7. 治疗哮喘持续状态宜选用（　　　）

　　A. 异丙托溴铵气雾吸入　　　　　　　B. 色甘酸钠气雾吸入

　　C. 丙酸倍氯米松气雾吸入　　　　　　D. 沙丁胺醇气雾吸入

　　E. 氢化可的松静脉点滴

8. 可待因主要用于（　　　）

 A. 长期慢性咳嗽　　　　　　　B. 多痰的咳嗽

 C. 剧烈的干咳　　　　　　　　D. 支气管哮喘

 E. 以上都不是

9. 不宜与乙酰半胱氨酸混合应用的药物是（　　　）

 A. 青霉素　　　　　　　　　　B. 氨茶碱

 C. 氟哌酸　　　　　　　　　　D. 氯化铵

 E. 异丙肾上腺素

二、填空题

1. 平喘药主要有＿＿＿＿、＿＿＿＿、＿＿＿＿、＿＿＿＿和＿＿＿＿五大类。

2. 肾上腺素平喘作用的机制有＿＿＿＿、＿＿＿＿和＿＿＿＿。

3. 茶碱类主要药理作用有＿＿＿＿、＿＿＿＿、＿＿＿＿和＿＿＿＿。

4. 苯丙哌林是通过＿＿＿＿＿和＿＿＿＿＿机制产生镇咳作用。

5. 沙丁胺醇选择性作用于＿＿＿受体，其作用特点是＿＿＿＿、＿＿＿和＿＿＿。

6. 异丙阿托品临床主要用于＿＿＿＿。

三、名词解释

1. 平喘药　　2. 祛痰药　　3. 镇咳药

四、问答题

简述糖皮质激素的平喘作用机制。

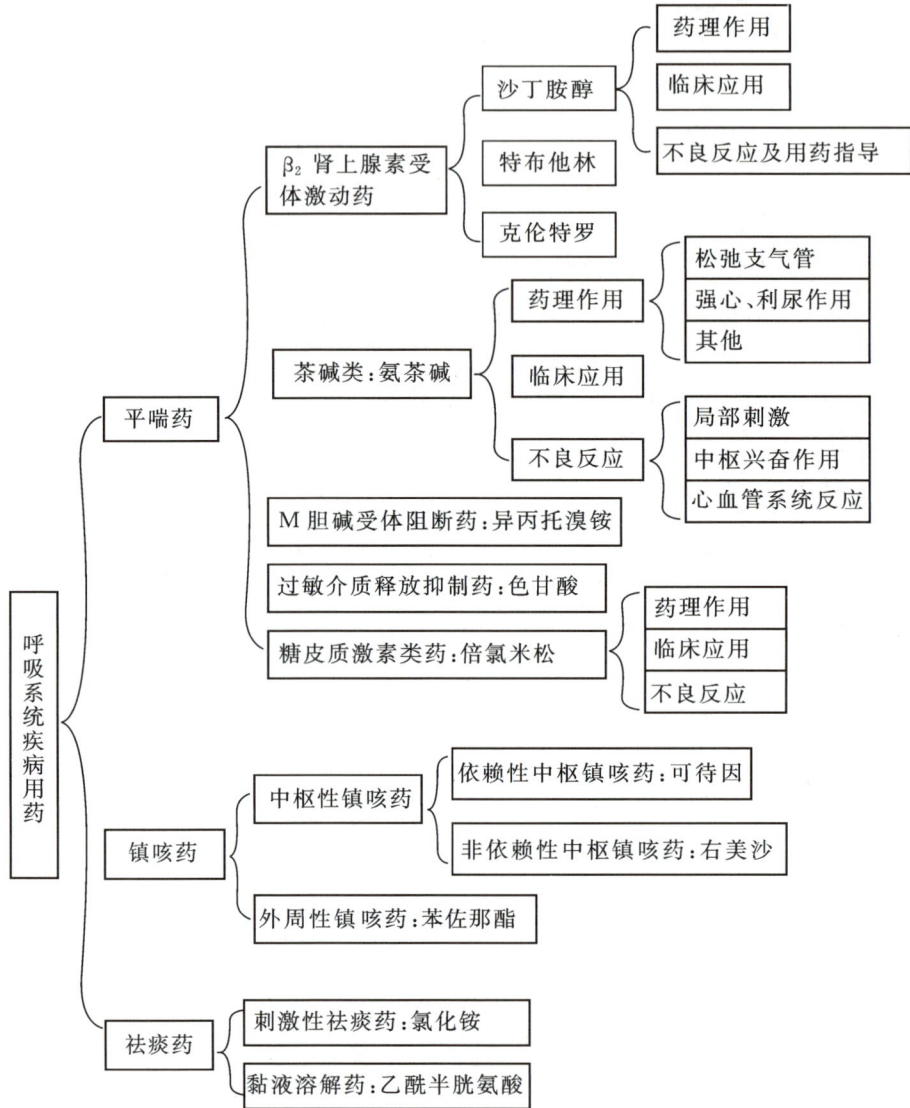

学习小结

呼吸系统疾病用药
- 平喘药
  - β_2肾上腺素受体激动药
    - 沙丁胺醇
      - 药理作用
      - 临床应用
      - 不良反应及用药指导
    - 特布他林
    - 克伦特罗
  - 茶碱类:氨茶碱
    - 药理作用
      - 松弛支气管
      - 强心、利尿作用
      - 其他
    - 临床应用
    - 不良反应
      - 局部刺激
      - 中枢兴奋作用
      - 心血管系统反应
  - M胆碱受体阻断药:异丙托溴铵
  - 过敏介质释放抑制药:色甘酸
  - 糖皮质激素类药:倍氯米松
    - 药理作用
    - 临床应用
    - 不良反应
- 镇咳药
  - 中枢性镇咳药
    - 依赖性中枢镇咳药:可待因
    - 非依赖性中枢镇咳药:右美沙
  - 外周性镇咳药:苯佐那酯
- 祛痰药
  - 刺激性祛痰药:氯化铵
  - 黏液溶解药:乙酰半胱氨酸

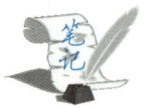

模块十　内分泌系统用药

任务一　肾上腺皮质激素类药物

【目的要求】

1. 掌握糖皮质激素类药物的药理作用、临床应用、不良反应及用药指导。
2. 熟悉糖皮质激素类药物的疗程与用法。
3. 了解肾上腺皮质激素类药物的种类和来源。

肾上腺皮质激素（adrenocortical hormones）是肾上腺皮质所分泌的激素的总称，属甾体类化合物。主要分为两类：①糖皮质激素：由肾上腺皮质中层的束状带合成和分泌，包括氢化可的松（hydrocortisone）、可的松（cortisone）等，主要影响糖、蛋白质和脂肪代谢；②盐皮质激素：由肾上腺皮质最外层的球状带分泌，包括醛固酮（aldosterone）和去氧皮质酮（desoxycortone）等，主要影响水盐代谢。临床常用的肾上腺皮质激素类药物主要是糖皮质激素类药物。

知识链接

肾上腺皮质激素的分泌与调节

肾上腺皮质激素的分泌受下丘脑和腺垂体调控，下丘脑合成促皮质激素释放激素（CRH），兴奋垂体合成并释放促肾上腺皮质激素（ACTH），ACTH作用于肾上腺皮质，促进肾上腺皮质激素的合成与分泌。同时，肾上腺皮质激素水平的升高负反馈抑制CRH和ACTH的分泌。正常人皮质激素的分泌具有昼夜节律性。凌晨血中浓度开始上升，上午8时为分泌高峰，随后逐渐下降，午夜24时血浆浓度最低，昼夜间血浆糖皮质激素浓度相差4倍以上。

第一节　糖皮质激素

糖皮质激素口服、注射均可吸收。口服可的松或氢化可的松1～2小时血药浓度达峰值，作用持续8～12小时。主要在肝脏代谢，经肾脏排泄。可的松和泼尼松在肝脏中分别转化为氢化可的松和泼尼松龙后才有活性，因此严重肝功能不全者应使用氢化可的松和泼尼松龙。与苯巴比妥、苯妥英钠和利福平等肝药酶诱导剂合用时，需加大糖皮质激素的用量。常用糖皮质激素类药物作用比较见表10-1。

【药理作用】

糖皮质激素作用广泛而复杂，且与剂量大小有关。在生理剂量下主要对机体的物质代谢产生影响，在超生理剂量时，表现出广泛而显著的药理作用，十分复杂。

1. 对代谢的影响

（1）影响糖代谢　能增加肝糖原、肌糖原含量，升高血糖。其机制为：①促进糖原异生；②减慢葡萄糖分解，利用丙酮酸和乳酸等在肝脏和肾脏再合成葡萄糖，增加血糖的来源；③减少机体组织对葡萄糖的利用。

表 10 − 1　常用糖皮质激素类药物的作用比较

类别	药物	水盐代谢（比值）	糖代谢（比值）	抗炎作用（比值）	等效剂量（mg）	半衰期（分钟）	维持时间（小时）
短效	氢化可的松	1.0	1.0	1.0	20.00	90	8～12
	可的松	0.8	0.8	0.8	25.00	30	8～12
中效	泼尼松	0.8	4.0	3.5	5.00	60	12～36
	泼尼松龙	0.8	4.0	4.0	5.00	200	12～36
长效	地塞米松	0	20.0～30.0	30.0	0.75	100～300	36～54
	倍他米松	0	20.0～30.0	25.0～35.0	0.60	100～300	36～54

（2）促进脂肪分解　短期应用糖皮质激素对脂质代谢无明显影响；大剂量长期应用可增加血浆胆固醇，激活四肢皮下的酯酶，促使皮下脂肪重新分布，形成向心性肥胖，表现为"满月脸、水牛背"。

（3）加速蛋白质代谢　能加速胸腺、淋巴结、肌肉、皮肤、骨等组织处的蛋白质分解代谢，增加尿中氮的排泄量，造成负氮平衡；大剂量还能抑制蛋白质合成，久用可致淋巴结、胸腺萎缩、生长减慢、肌肉萎缩、皮肤变薄、骨质疏松和伤口愈合延迟等。

（4）影响水和电解质代谢　有较弱的盐皮质激素样保钠排钾作用，能增加肾小球滤过率和拮抗抗利尿激素的作用，减少肾小管对水的重吸收，故有利尿作用。此外，长期用药可造成骨质脱钙，可能与其减少小肠对钙的吸收和抑制肾小管对钙的重吸收从而促进钙排泄有关。

2. 抗炎作用

糖皮质激素对病原体、化学、物理或免疫反应等原因引起的炎症及炎症的各期都有明显的非特异性抑制作用。在炎症急性阶段的早期，能降低毛细血管的通透性，减轻渗出和水肿，抑制白细胞浸润和吞噬反应，减少各种炎症因子的释放，从而改善红、肿、热、痛等症状。在炎症后期，通过抑制毛细血管和成纤维细胞的增生，延缓胶原蛋白、黏多糖的合成及肉芽组织增生，减轻组织粘连和抑制瘢痕形成，减轻后遗症。但必须注意，炎症反应是机体的一种防御性反应，糖皮质激素在抗炎的同时，也降低了机体的防御功能，若使用不当可致感染扩散和伤口愈合迟缓。

知识链接

糖皮质激素抗炎作用机制

糖皮质激素的抗炎作用主要是通过基因效应，改变炎症介质相关蛋白的水平，影响炎症细胞和炎症分子的产生而发挥抗炎作用。

（1）抑制磷脂酶 A_2 活性，影响花生四烯酸代谢，使炎症介质 PGE_2、PGI_2 和白三烯等减少。

（2）抑制 NO 合酶和 COX－2 等的表达，阻断相关介质的产生。

（3）抑制多种炎症因子 TNF－a、IL－1、IL－2、IL－5、IL－6、IL－8 等产生，且在转录水平直接抑制黏附分子如 ELAM－1 和 ICAM－1 等表达。

（4）诱导炎症蛋白质的合成，促进缓激肽的降解。

（5）引起 C－myc、C－myb 等细胞增殖相关基因表达下调，特异性核酸内切酶表达增加，诱导炎性细胞的凋亡。

3. 免疫抑制与抗过敏作用

糖皮质激素对免疫过程的多个环节均有抑制作用，包括抑制巨噬细胞对抗原的吞噬和处理；阻碍淋巴母细胞转化，破坏淋巴细胞，以致淋巴结、脾及胸腺中淋巴细胞耗竭等。小剂量主要抑制细胞免疫，大剂量能抑制由 B 细胞转化成浆细胞的过程，使抗体生成减少，干扰体液免疫。还可减少过敏性介质的产生，抑制过敏反应，缓解过敏症状。

4. 抗毒素作用

细胞内毒素可致机体高热、乏力、食欲缺乏等毒血症状。糖皮质激素虽然不能中和、破坏内毒素，但能提高机体对内毒素的耐受力，缓解毒血症症状，也能减少内热原的释放，对感染毒血症的高热有退热作用。对外毒素无作用。

5. 抗休克作用

大剂量糖皮质激素已广泛用于各种严重休克，特别是感染中毒性休克的治疗。其机制除与抗炎、抗免疫、抗毒作用有关外，还与其兴奋心脏，加强心肌收缩力，使心排出量增加，降低血管对缩血管物质的敏感性，扩张痉挛收缩血管，改善微循环，稳定溶解酶体膜，减少心肌抑制因子（MDF）的形成等有关。

6. 允许作用

糖皮质激素对某些组织细胞无直接作用，但可给其他激素发挥作用创造有利条件，称为允许作用。如糖皮质激素可增强儿茶酚胺的收缩血管作用和胰高血糖素的升高血糖作用等。

7. 对血液和造血系统的作用

能刺激骨髓造血功能，使红细胞和血红蛋白含量增加；大剂量可使血小板增多，提高纤维蛋白原浓度，缩短凝血时间；中性粒细胞增多，但却降低其游走、吞噬、消化及糖酵解等功能；使血液中淋巴细胞和嗜酸性粒细胞减少。

8. 其他作用

提高中枢神经系统的兴奋性，出现欣快、激动、失眠等，偶可诱发精神失常，大剂量时对儿童可致惊厥或癫痫样发作。能促进胃酸及胃蛋白酶的分泌，增加食欲，促进消化，但大剂量应用时，可诱发或加重溃疡。长期大剂量应用可出现骨质疏松，特别是脊椎骨，出现腰背痛、甚至压缩性骨折、股骨头坏死等。

【临床应用】

1. 替代疗法

用于急、慢性肾上腺皮质功能减退症（包括肾上腺危象）、脑垂体前叶功能减退及肾上腺次全切除手术后。

2. 严重感染

本药主要用于严重感染并发的毒血症，如中毒性菌痢、中毒性肺炎、暴发型流行性脑脊髓膜炎、暴发型肝炎及败血症等。在应用足量有效抗感染药物的同时，可用大剂量糖皮质激素作辅助治疗。因其能增加机体对有害刺激的耐受性，减轻中毒症状，使机体度过危险期。目前缺乏有效抗病毒药物，故对病毒性感染一般不宜应用，以免降低机体防御功能反使感染扩散而加剧。但对严重病毒感染如传染性肝炎、流行性腮腺炎、麻疹和乙型脑炎等，为迅速控制症状，减轻并发症，可采用短期大剂量突击疗法以缓解症状，病情好转迅速撤药。

3. 防止某些炎症后遗症

结核性脑膜炎、心包炎、损伤性关节炎、风湿性心瓣膜炎、睾丸炎及烧伤后瘢痕挛缩等早期应用糖皮质激素可减少炎性渗出，防止组织过度破坏，抑制粘连及瘢痕的形成，防止后遗症的发生。对眼科疾病如角膜炎、虹膜炎、视网膜炎、视神经炎等非特异性炎症，应用糖皮质激素后也可迅速消炎止痛，防止角膜混浊和瘢痕粘连的发生。

4. 自身免疫性疾病、器官移植排斥反应和过敏性疾病

（1）自身免疫性疾病 对风湿热、风湿性心肌炎、风湿性和类风湿性关节炎、全身性红斑狼疮、结节性动脉周围炎、皮肌炎、自身免疫性贫血和肾病综合征等应用糖皮质激素可缓解症状，一般采用综合疗法，不宜单用，以减少不良反应。

（2）过敏反应性疾病 对荨麻疹、枯草热、血清病、血管神经性水肿、过敏性鼻炎、支气管哮喘和过敏性休克等，治疗主要应用肾上腺受体激动药和抗组胺药物。对严重病例或其他药物无效时，可用糖皮质激素辅助治疗，目的是通过抑制抗原–抗体反应所引起的组织损害和炎症过程缓解症状而达到治疗目的。吸入型糖皮质激素防治哮喘效果较好且安全可靠，副作用少。

（3）器官移植排斥反应 对肾移植、骨髓移植、肝移植等异体器官移植术后的免疫排斥反应也可用糖皮质激素。常与环孢素等免疫抑制药合用疗效更好，并可减少两药的剂量。

5. 抗休克

糖皮质激素适用于各种休克，有助于患者度过危险期。对感染性休克早期短时间突击使用大剂量糖皮质激素，待微循环改善、脱离休克状态时停用，且尽可能在抗菌药物之后使用，停药则在撤去抗菌药物之前。对过敏性休克，糖皮质激素作为次选药，可与首选药肾上腺素合用。对心源性休克，需结合病因治疗。对低血容量性休克，在补液、补电解质或输血后效果不佳时，可合用超大剂量的糖皮质激素。

6. 血液病

糖皮质激素用于治疗急性淋巴细胞性白血病、粒细胞减少症、血小板减少症、再生障碍性贫血和过敏性紫癜等血液病，作用不持久，停药后易复发。

7. 局部应用

糖皮质激素对接触性皮炎、湿疹、肛门瘙痒、牛皮癣、神经性皮炎等有效，多采用氢化可的松、氢化泼尼松或氟轻松等软膏、霜剂或洗剂局部用药。也可与普鲁卡因等局麻药配合局部注射用于肌肉、韧带或关节劳损。

◆ 课堂互动 ◆

案例：患者，王某，男，50岁。患类风湿性关节炎4年，因感冒受凉，医嘱：醋酸泼尼松片，每次10mg，每日3次；阿司匹林片，每次0.5g，每日3次。

问题：1. 该处方是否合理，并说明原因？

2. 用药过程中应注意哪些问题？

【不良反应及用药指导】

1. 长期大剂量应用引起的不良反应

（1）**医源性肾上腺皮质功能亢进**　又称类肾上腺皮质功能亢进综合征或库欣综合征（图10-1），与脂质代谢和水盐代谢紊乱有关。表现为满月脸、水牛背、皮肤变薄、低血钾、水肿、多毛、痤疮、高血压、高血脂、血糖及尿糖升高等，停药后症状可自行消退。长期大量应用糖皮质激素应给予低糖、低盐、高蛋白饮食，必要时可用降压药、降血脂药、降血糖药和氯化钾等措施。

（2）**诱发或加重感染**　糖皮质激素对病原微生物无抑制作用，且由于其能抑制炎症反应和免疫反应，降低机体防御能力，长期应用可诱发感染或使体内潜在病灶扩散。特别是在原有疾病已使抵抗力降低的白血病、再生障碍性贫血、肾病综合征等疾病的患者更易发生。还可使原来静止的结核病灶扩散、恶化，必要时应合用足量的抗结核药，并应掌握病情，及时减量和停药。

（3）**消化系统并发症**　能刺激胃酸、胃蛋白酶的分泌并抑制胃黏液分泌，降低胃肠黏膜的抵抗力，故可诱发或加重胃、十二指肠溃疡，甚至造成消化道出血或穿孔。对少数患者可诱发胰腺炎或脂肪肝。必要时可选用抗胆碱药或抗酸药，不宜与其他引起胃出血的药物如阿司匹林等合用。

（4）**心血管系统并发症**　长期应用，因水钠潴留和血脂升高可引起高血压和动脉粥样硬化。

（5）**肌肉萎缩、骨质疏松、伤口愈合迟缓等**　与糖皮质激素促进蛋白质分解，抑制蛋白质合成及成骨细胞活性，增加钙、磷排泄等有关。骨质疏松多见于儿童、绝经期妇女和老人，严重者可发生自发性骨折。由于抑制生长激素的分泌和造成负氮平衡，还可影响生长发育。妊娠前3个月使用偶可引起胎儿畸形。长期用药应增加蛋白饮食，并适当加服钙剂和维生素D以防脱钙及抽搐。

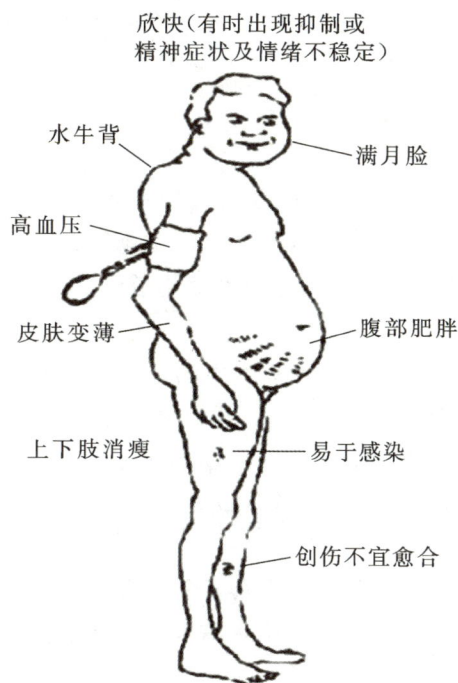

图10-1　糖皮质激素不良反应示意图

（6）其他　能引起精神失常，某些患者还可诱发癫痫发作，故有癫痫或精神病史患者禁用或慎用；能使眼内压升高，诱发青光眼或使其恶化，全身或局部给药均可发生，故青光眼患者慎用；能促进糖原异生，降低组织对葡萄糖的利用，抑制肾小管对葡萄糖重吸收，诱发或加重糖尿病，此时，最好停药，如不能停药，应酌情给予口服降血糖药或注射胰岛素治疗。

2. 停药反应

（1）医源性肾上腺皮质功能不全　长期连续用药，通过负反馈作用，可使垂体分泌 ACTH 减少，肾上腺皮质萎缩。若减量过快或突然停药，特别是当遇到感染、创伤、手术等严重应激情况时，内源性肾上腺皮质激素不能立即分泌补足，可引起肾上腺皮质功能不全或危象，表现为低血压、休克、恶心、呕吐和乏力等，需及时抢救。防治措施：停药时应逐渐减量，不可骤然停药；停用激素后应连续应用 ACTH 7 天左右；在停药 1 年内如遇应激情况（如感染或手术时），应及时给予足量的糖皮质激素。

（2）反跳现象　突然停药或减量过快而致原病复发或恶化。其发生可能是患者对激素产生了依赖性或病情尚未完全控制有关。常需加大剂量再行治疗，待症状缓解后再缓慢减量、停药。

3. 用药指导

（1）糖皮质激素能局部使用，不全身应用；能小剂量使用，不选择大剂量；能短期使用，不长期应用。局部应用糖皮质激素应注意某些皮肤表面（面、颈、腋窝等）吸收过量问题。对激素依赖性哮喘患者，推荐以吸入替代口服给药。注意长期吸入糖皮质激素会引起口腔、咽部白色念珠菌感染，吸药后应立即漱口。

（2）与苯巴比妥、苯妥英钠等肝药酶诱导剂合用，应增加糖皮质激素的用量；与胰岛素或口服降血糖药物合用，可减弱其降血糖作用；与强心苷类合用，应注意补钾，以避免强心苷中毒。

（3）禁忌证：严重精神病或癫痫病史者，活动性消化性溃疡或新近胃肠吻合术者，骨折患者，创伤修复期患者，角膜溃疡者，肾上腺皮质功能亢进者，严重高血压、糖尿病患者，妊娠早期妇女，抗菌药物不能控制病毒、真菌感染者，活动性结核病患者。

【用法与疗程】

1. 大剂量冲击疗法

本药适用于急性、重度、危及生命的疾病的抢救，常用氢化可的松首剂 200～300mg 静脉滴注给药，一日量可达 1g 以上，以后逐渐减量，疗程一般不超过 3 天。大剂量应用时宜并用氢氧化铝凝胶等以防止急性消化道出血。

2. 一般剂量长期疗法

本药多用于结缔组织病、肾病综合征、顽固性支气管哮喘、中心性视网膜炎、各种恶性淋巴瘤、淋巴细胞性白血病等。一般开始用泼尼松每日 10～20mg 或等效的其他糖皮质激素，一日 3 次，获得临床疗效后，逐渐减量，每 3～5 天减量 1 次，每次按 20% 左右递减，直至最小维持量，持续数月或更长时间。

3. 小剂量替代疗法

小剂量替代疗法适用于肾上腺皮质功能不全综合征、肾上腺次全切除术后及脑垂体前叶（腺垂体）功能减退。每次给予生理需要量，可选可的松每日 12.5～25mg，或氢化可的松每日 10～20mg。

4. 隔日疗法

根据糖皮质激素分泌的昼夜节律性，将 2 日总量，每隔一日，清晨 7～8 时给药 1

次。此法应选用中效的糖皮质激素如泼尼松、泼尼松龙，而不用长效的糖皮质激素，以免引起对下丘脑－垂体－肾上腺轴的抑制。

5. 局部用药

对某些皮肤病及眼前部炎症如结膜炎、虹膜炎等多采用氢化可的松或氟轻松软膏等。也可与普鲁卡因等局麻药配合，用于局部封闭等。

第二节 盐皮质激素

盐皮质激素包括醛固酮（aldosterone）和去氧皮质酮（desoxycortone）两种，它们对维持机体正常的水盐代谢和电解质平衡起着重要的作用。

【药理作用及机制】

促进肾脏的远曲小管及集合管对 Na^+、Cl^- 的重吸收和 K^+、H^+ 的分泌，具有明显的留钠排钾的作用。盐皮质激素的分泌主要受血浆电解质组成及肾素－血管紧张素－醛固酮系统的调节。

【临床应用】

治疗原发性慢性肾上腺皮质功能减退症，纠正水、电解质紊乱，恢复水、电解质平衡。

【不良反应】

过量引起水钠潴留、水肿、高血压、低钾血症。

第三节 促皮质素与皮质激素抑制药

一、促皮质素

促肾上腺皮质激素（ACTH，简称促皮质素）为腺垂体嗜碱细胞合成并分泌。其合成和分泌受下丘脑促皮质释放激素（CRH）的调节，对维持机体肾上腺正常形态和功能具有重要作用。ACTH 口服后在胃内被胃蛋白酶破坏而失效，只能注射给药，因显效慢，不适于急救。临床上可用于诊断脑垂体前叶－肾上腺皮质功能水平以及长期应用糖皮质激素导致的皮质萎缩和功能不全的患者。

二、皮质激素抑制剂

米托坦

米托坦（mitotane，又称双氯苯二氯乙烷）能相对选择性作用于肾上腺皮质束状带及网状带细胞，使其萎缩、坏死，但不影响球状带。主要用于治疗不可手术切除的皮质癌、复发癌以及皮质癌术后辅助治疗。可有消化道不适、中枢抑制、肌肉震颤等反应，减小剂量后可消失。若由于严重肾上腺功能不全而出现休克或严重创伤时，可给予肾上腺皮质激素类药物。

美替拉酮

美替拉酮（metyrapone，甲吡酮）为 11－β 羟化酶抑制剂，能干扰 11－去氧皮质酮转化为皮质酮，抑制 11 - 去氧氢化可的松转化为氢化可的松，从而降低其血浆水平；同时反馈性促进 ACTH 分泌，导致 11 - 去氧皮质酮和 11 - 去氧氢化可的松代偿性增加，使尿中 17 - 羟类固醇排泄增加。临床上可用于库欣综合征的鉴别诊断，也可用于治疗。不良反应较少，可有恶心、呕吐、头晕、昏睡等。

❖ **常用药物制剂和用法** ❖

醋酸可的松 片剂：5mg、25mg。替代疗法：12.5～37.5mg/d，分 2 次服，晨服 2/3，午后服 1/3；治疗用药：开始 75～300mg/d，分 3～4 次服，维持量 25～50mg/d。注射剂：50mg/2ml、125mg/2ml、250mg/10ml。一次 25～125mg，一日 2～3 次，肌注，用前摇匀。眼膏：0.25%、0.5%、1%。一日 2～3 次，外用。

氢化可的松 片剂：10mg、20mg。替代疗法：20～30mg/d，分 2 次服，晨服 2/3，午后服 1/3；治疗用药：开始 60～120mg/d，分 3～4 次服，维持量 20～40mg/d。注射剂：10mg/2ml、25mg/5ml、50mg/10ml、100mg/20ml。一次 100～200mg，一日 1～2 次，与 0.9% 氯化钠注射液或 5% 葡萄糖注射液 500ml 混合均匀后静脉滴注。软膏剂：0.5%～2.5%，外用。

泼尼松 片剂：1mg、5mg。一次 5～15mg，3～4 次/日，维持量 5～10mg/d。

泼尼松龙 片剂：1mg、5mg。开始 20～40mg/d，分 3～4 服。维持量 5mg/d。注射剂：125mg/5ml。每次 10～20mg，加入 5% 葡萄糖注射液 500ml 中静脉滴注。

地塞米松 片剂：0.5mg、0.75mg。开始一次 0.75～1.5mg，3～4 次/日，维持量 0.5～0.75mg/d。注射剂：5mg/ml。一次 5～10mg，一日 2 次，皮下、肌内或静脉注射。

曲安西龙 片剂：1mg、2mg、4mg。口服：开始剂量为一次 4mg，一日 2～4 次。维持量为一次 1～4mg，一日 1～2 次。一日剂量一般不超过 8mg。注射剂：125mg/5ml、200mg/5ml。肌内注射：每 1～4 周一次，40～80mg。皮下注射：一次 5～20mg。

倍他米松 片剂：0.5mg。开始 0.5～2mg/d，分次服用，维持量为 0.5～1mg/d。

氟轻松 软膏剂、洗剂、霜剂（含药 0.01%～0.025%），一日 3～4 次，外用。

促皮质素 注射剂：25U、50U。一次 5～25U，溶于 0.9% 氯化钠注射液静脉滴注，于 8 小时内滴完，一日 1 次。一次 25～50U，一日 2～3 次，肌注。

美替拉酮 胶囊剂：250mg。治疗库欣综合征：每次 0.2g，一日 2 次。可根据病情调整用量至一次 1g，一日 4 次口服。

🖊 目标检测

一、选择题

1. 糖皮质激素诱发和加重感染的主要原因是（　　）

A. 患者对激素不敏感　　　　　　　B. 激素用量不足

C. 激素能直接促进病原微生物繁殖　　D. 激素降低了机体的防御功能

E. 病原微生物毒力过强

2. 严重肝功能不良的患者需用糖皮质激素治疗时，不宜选用（　　）

A. 泼尼松　　　　　　　　　　　　B. 氢化可的松

C. 地塞米松　　　　　　　　　　　D. 倍他米松

E. 去炎松

3. 长期应用糖皮质激素，突然停药产生反跳现象，其原因是（　　　）

A. 患者对激素产生依赖性或病情未充分控制

B. ACTH 突然分泌增高

C. 肾上腺皮质功能亢进

D. 甲状腺功能亢进

E. 垂体功能亢进

4. 糖皮质激素隔日疗法的给药时间最好在隔日（　　　）

A. 中午 12 点　　　　　　　　　　B. 上午 8 点

C. 下午 8 点　　　　　　　　　　D. 下午 5 点

E. 夜间 11 点

5. 长期应用糖皮质激素治疗的患者宜给予（　　　）

A. 低盐、低糖、高蛋白饮食　　　　B. 高盐、低糖、低蛋白饮食

C. 低盐、高糖、低蛋白饮食　　　　D. 高盐、高糖、低蛋白饮食

E. 低盐、高糖、高蛋白饮食

6. 糖皮质激素和抗生素合用治疗严重感染的目的是（　　　）

A. 增强机体对疾病的防御能力　　　B. 增强抗生素的抗菌活性

C. 增强机体应激性　　　　　　　　D. 抗毒、抗休克、缓解毒血症状

E. 拮抗抗生素的副作用

7. 感染中毒性休克用糖皮质激素治疗应采用（　　　）

A. 大剂量肌肉注射　　　　　　　　B. 小剂量反复静脉点滴给药

C. 大剂量突击静脉给药　　　　　　D. 小剂量快速静脉注射

E. 一次负荷量肌肉注射给药，然后静脉点滴维持给药

8. 糖皮质激素抗毒作用机制是（　　　）

A. 中和细菌内毒素　　　　　　　　B. 提高机体对细菌内毒素的耐受力

C. 对抗外毒素　　　　　　　　　　D. 加速机体对细菌外毒素的代谢

E. 加速机体对细菌内毒素的代谢

9. 长疗程应用糖皮质激素采用隔日清晨一次给药可避免（　　　）

A. 诱发溃疡　　　　　　　　　　　B. 停药症状

C. 反馈性抑制垂体 - 肾上腺皮质功能　　D. 诱发感染

E. 反跳现象

10. 小剂量肾上腺皮质激素替代疗法用于（　　　）

A. 过敏性休克　　　　　　　　　　B. 湿疹

C. 慢性肾上腺皮质功能不全　　　　D. 肾病综合征

E. 重症心功能不全

二、填空题

1. 糖皮质激素的"四抗"作用是_____、_____、_____、_____。

2. 长期应用糖皮质激素停药过快可致_____和_____。

3. 对于长期应用糖皮质激素的患者，为防止停药反应，应注意_____，_____
__。在停药一年内如遇应急情况用_____。

4. 糖皮质激素的疗程及用法有 _____、_____、_____、_____ 和 _____。

三、问答题

1. 糖皮质激素用于治疗严重感染性疾病时，为什么要配合足量有效的抗感染药物？

2. 长期应用糖皮质激素为什么不能突然停药？

3. 糖皮质激素抗炎作用的特点，临床应用时应注意什么问题？

学习小结

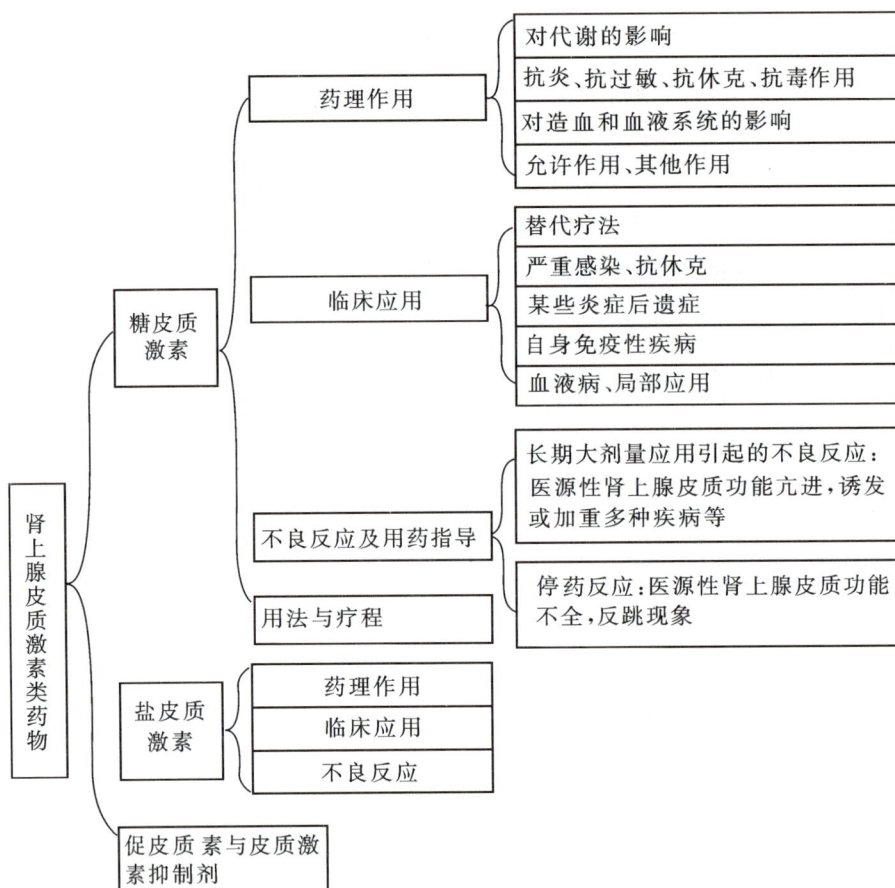

任务二 甲状腺激素及抗甲状腺药

【目的要求】

1. 掌握硫脲类、碘剂的药理作用、临床应用、不良反应及用药指导。

2. 熟悉甲状腺激素的药理作用、临床应用、不良反应及用药指导。

3. 了解其他抗甲状腺药的特点。

甲状腺内囊状小泡分泌的甲状腺激素是维持机体正常代谢、促进生长发育所必需的激素，包括甲状腺素（四碘甲状腺原氨酸，T_4）和碘甲状腺氨酸（三碘甲状腺原氨酸，T_3）。T_3 是主要生理活性物质，T_4 转变为 T_3 后才能发挥作用，正常人每日释放 T_4 与 T_3 分别为 75μg 及 25μg。甲状腺激素合成、分泌减少，引起甲状腺功能减退症（简称甲减），需补充甲状腺激素；甲状腺激素合成、分泌增多，引起甲状腺功能亢进症（简称甲亢），可手术治疗，也可用抗甲状腺药暂时或长期消除甲亢症状。

甲状腺激素的合成、分泌与调节如下所述。

1. 合成

（1）摄碘 血液中的 I^- 被甲状腺细胞通过碘泵主动摄取。正常时甲状腺腺泡细胞中碘化物的浓度为血浆浓度的 25 倍，甲亢时可高达 250 倍，故摄碘率是甲状腺功能指标之一。

（2）碘的活化 I^- 在过氧化物酶的作用下被氧化成活性碘（I^0）。

（3）酪氨酸碘化 活性碘与甲状腺球蛋白（TG）上的酪氨酸残基结合，生成一碘酪氨酸（MIT）和二碘酪氨酸（DIT）。

（4）缩合（偶联） 在过氧化物酶作用下，一分子 MIT 和一分子 DIT 偶联生成 T_3，二分子 DIT 偶联成 T_4。合成的 T_3、T_4 贮存于滤泡腔内的甲状腺球蛋白上，须在蛋白水解酶作用下，TG 分解并释放出 T_3、T_4 进入血液。

2. 调节

甲状腺合成和分泌激素的过程均受腺垂体分泌的促甲状腺激素（TSH）的调节，TSH 促使甲状腺细胞增生，促进 T_4 和 T_3 的合成与分泌，TSH 的分泌又受下丘脑分泌的促甲状腺激素释放激素（TRH）的调节。当血液中游离 T_3、T_4 的浓度增高时，又对 TSH 和 TRH 的释放产生负反馈调节作用（图 10-2）。

第一节 甲状腺激素

常用甲状腺激素药包括：甲状腺片，由家畜（猪、牛、羊等）的甲状腺体脱脂、干燥、研碎而得，含 T_3 和 T_4（含量比例不恒定），已基本被淘汰。左甲状腺素为人工合成的 T_4，常用其钠盐。碘塞罗宁为人工合成的 T_3，作用与甲状腺素相似，而效力为甲状腺素的 3~5 倍。起效快，维持时间较短。

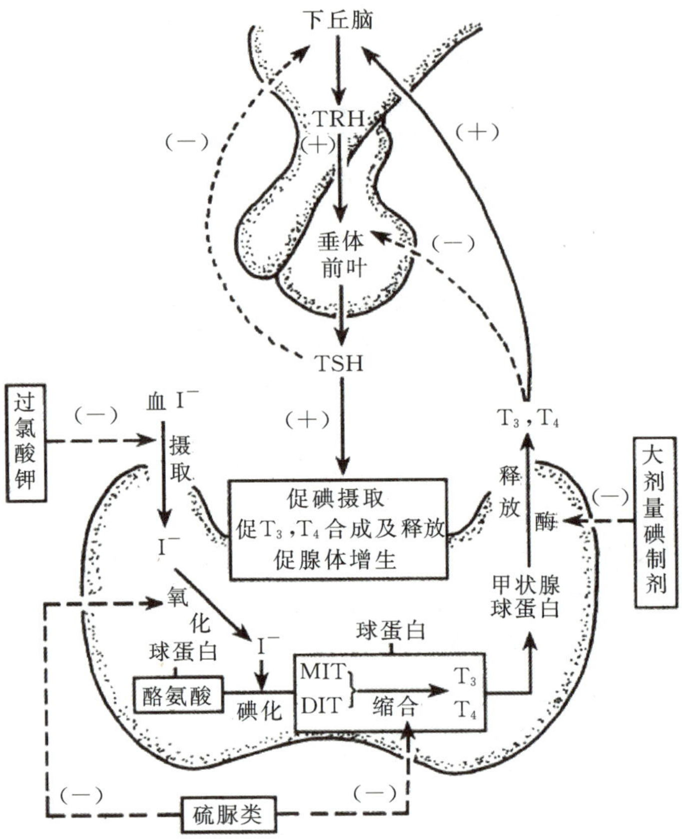

图 10 - 2　甲状腺激素的合成、贮存、分泌、调节和抗甲状腺药的作用环节示意图

【药理作用】

1. 维持生长发育

促进蛋白质的合成，为人体正常生长发育所必须，对中枢神经系统和骨骼系统的发育尤为重要。甲状腺功能不足时，躯体与智力发育均受影响。婴幼儿缺乏甲状腺激素，会出现身材矮小，智力低下，称为呆小病（又称克汀病），成人甲状腺功能不全时，则可引起黏液性水肿。

2. 促进代谢

能促进脂肪、糖、蛋白质等物质代谢，增加耗氧量，提高基础代谢率（BMR），使产热增多。甲状腺功能亢进时有 BMR 增高、怕热、多汗、多食、消瘦等症状。甲状腺功能低下时怕冷、少汗，严重时组织间隙有大量黏多糖沉积引起黏液性水肿。

3. 提高交感神经系统的敏感性

甲状腺功能亢进时能提高机体对儿茶酚胺类的敏感性，患者出现急躁易怒、手震颤、心率加快、心输出量增加、血压升高等现象。

【临床应用】

甲状腺激素主要用于甲状腺功能低下的替代补充疗法。

1. 呆小病

该病始于胎儿或新生儿，因其甲状腺功能低下所致，若及早诊治，发育仍可正常。若治疗过晚，即使躯体发育正常，智力仍然低下。治疗应从小剂量开始，逐渐增加剂量，剂量要个体化，需终身治疗。应以预防为主，孕妇摄取足量的碘化物可预防呆小病。

2. 黏液性水肿

甲状腺功能减退症病情严重所致。临床常见中枢神经兴奋性降低、记忆力减退、基础代谢率低等现象，并伴有面部蜡样水肿。一般服用甲状腺片，从小剂量开始，逐渐增大至足量。剂量不宜过大，以免增加心脏负担而加重心脏疾患。对垂体功能低下的患者宜先用糖皮质激素再给予甲状腺激素，以防发生急性肾上腺皮质功能不全。对昏迷患者应立即静脉注射大剂量 T_3，待苏醒后改口服。

知识链接

单纯性甲状腺肿

单纯性甲状腺肿是机体缺碘或存在甲状腺激素合成酶缺陷等原因引起的代偿性甲状腺肿大，一般不伴有甲状腺功能异常。因甲状腺激素合成减少，导致 TSH 分泌增多所致。甲状腺呈轻、中度弥漫性肿大，可产生压迫症状。地方性甲状腺肿广泛见于世界各地，主要是远离海洋、海拔较高的山区。这些地方土壤、水、蔬菜、粮食中含碘量低，导致碘摄入不足，机体长期处于缺碘状态。儿童生长期、妇女妊娠哺乳期时对碘的需要量增加，如摄入量不足可致单纯甲状腺肿。

3. 单纯性甲状腺肿

缺碘者应补碘。无明显原因者可给予适量甲状腺激素，以补充内源性激素的不足，并可抑制 TSH 过多分泌，以缓解甲状腺组织代偿性增生肥大。

4. T_3 抑制试验

T_3 抑制试验可用于甲状腺功能辅助检查。服用 T_3 后，摄碘率比用药前下降 50% 以上者，为单纯性甲状腺肿；摄碘率下降小于 50% 者为甲亢。

【不良反应及禁忌证】

剂量过大可出现甲亢症状，出现多汗、体重减轻、月经紊乱、神经兴奋性增高、失眠。严重者可引起呕吐、腹泻、发热、肌肉颤动、肌无力、脉搏加快且不规则、甚至心绞痛等。老人和心脏病患者可发生心绞痛或心肌梗死，宜用 β 受体阻断药对抗，并应停用甲状腺激素，至少 1 周后再从小量开始用药。

糖尿病、冠心病、快速型心律失常者禁用。

【用药指导】

（1）左甲状腺激素的吸收易受饮食中的钙、铁等金属离子的影响，建议晨起空腹服用。

（2）老年患者对甲状腺激素较敏感，超过 60 岁者甲状腺激素替代需要量比年轻人约低 25%。

（3）治疗初期应注意心功能，有心绞痛病史者应从小剂量开始，以后缓慢增加直至生理替代剂量。

（4）伴有垂体前叶功能减退或肾上腺皮质功能不全患者应先用皮质类固醇，待肾上腺皮质功能恢复正常后再用本类药。

（5）孕妇和哺乳期妇女用适量甲状腺激素，仅有极少量可透过胎盘屏障，对胎儿或婴儿无不良影响，可以用，但必须严密监护。

（6）药物相互作用。

1）可增强抗凝药的抗凝作用及三环类抗抑郁药的作用，应注意调整剂量。

2）糖尿病患者服用本品应适当增加胰岛素或口服降糖药剂量。

3）β 受体拮抗药可减少外周组织 T_4 向 T_3 的转化，合用时应予注意。

4）服用雌激素或避孕药者，因血液中甲状腺素结合球蛋白水平增加，合用时甲状腺激素剂量应适当增加。

5）考来烯胺（cholestyramine）或考来替泊（colestipol）可减弱甲状腺激素作用，两类药同用时，应间隔 4 ~ 5 小时服用，并定期测定甲状腺功能。

第二节　抗甲状腺药

用于治疗甲状腺功能亢进的药物称抗甲状腺药，有硫脲类、碘和碘化物、放射性碘及 β 受体阻断药。硫脲类临床最为常用。

一、硫脲类

硫脲类可分为：①硫氧嘧啶类，包括甲硫氧嘧啶（methylthiouracil）、丙硫氧嘧啶（propylthiouracil）；②咪唑类，包括甲巯咪唑（thiamazole，他巴唑）、卡比马唑（carbimazole，甲亢平）。

临床上丙硫氧嘧啶、甲巯咪唑较为常用。

【药理作用及作用机制】

1. 抑制甲状腺激素的合成

本类药物可抑制甲状腺细胞内过氧化物酶，阻止酪氨酸的碘化及偶联，从而抑制甲状腺激素的生物合成。对已合成的甲状腺激素无效，须待已合成的甲状腺激素耗竭后才能生效，故起效较慢。一般用药 2 ~ 3 周甲亢症状开始减轻，1 ~ 3 个月基础代谢率才恢复正常。长期应用后，可使血清甲状腺激素水平显著下降，反馈性增加 TSH 分泌而引起腺体代偿性增生、充血，重者可产生压迫症状。

2. 抑制 T_4 转化为 T_3

丙硫氧嘧啶抑制外周组织的 T_4 脱碘为 T_3，能迅速控制血清中 T_3 的水平。故可作为甲状腺危象和重症甲亢的首选药。

3. 免疫抑制作用

本类药物能轻度抑制甲状腺刺激性免疫球蛋白（TSI）的生成，对病因也有一定的治疗作用，因甲亢的发病可能与自体免疫机制异常有关。

【临床应用】

本类药物主要用于治疗甲状腺功能亢进。

1. 甲状腺功能亢进的内科治疗

本类药物适用于轻症和不宜手术或不宜 [131]I 治疗者。开始治疗时给予大剂量以对甲状腺激素合成产生最大抑制作用，经 1 ~ 3 个月后症状明显减轻、基础代谢率接近正常时，药量即可递减，直至维持量，疗程 1 ~ 2 年。当遇到应激情况时，应增加剂量。内科治疗可使 40% ~ 70% 患者获得痊愈。疗程过短则易复发。

知识链接

甲状腺危象

甲状腺危象又称甲亢危象，是甲状腺毒症急性加重的一个综合征，多见于老年患者，常因感染、精神创伤、手术、分娩、劳累过度、突然停药、药物反应及其他并发症等引起。典型甲状腺危象表现为高热、大汗淋漓、心动过速、频繁的呕吐及腹泻、谵妄，甚至昏迷，病死率较高，如不及时抢救，患者多因休克、呼吸、循环衰竭及电解质失衡而死亡。

2. 甲亢手术前准备

为减少甲状腺次全切除手术患者麻醉和手术后的并发症，防止甲状腺危象发生，在手术前应先服用硫脲类药物，使甲状腺功能恢复或接近正常。由于应用硫脲类药物后 TSH 分泌增多，使甲状腺腺体增生，组织脆而充血，不利于手术进行，需在手术前两周加服大剂量碘剂。

3. 甲状腺危象的辅助治疗

除对症治疗外，应给予大剂量碘剂，以抑制甲状腺激素的释放。同时合用大剂量硫脲类（两倍治疗量），阻断甲状腺激素的合成，常选用丙硫氧嘧啶，疗程一般不超过一周。

【不良反应及禁忌证】

1. 粒细胞缺乏症

粒细胞缺乏症为最严重的不良反应，发生率 0.3% ~ 0.6%，轻度较多见，严重的粒细胞缺乏症较少见，可出现发热、咽痛。偶发再生障碍性贫血。

2. 过敏反应

过敏反应较常见，多表现为瘙痒、药疹等，少数伴有发热，应密切观察。此时需根据情况停药或减量，并加用抗过敏药物，待过敏反应消失后再重新由小剂量开始，必要时换用其他制剂。

◆ **课堂互动** ◆

案例：患者，李某，女，32 岁。怕热、多汗、心悸、消瘦。入院诊断：甲状腺功能亢进。医嘱给予丙硫氧嘧啶治疗。症状好转，近期患者出现发热、咽痛。

问题：针对该患者的症状如何处理？

3. 甲状腺肿及甲状腺功能减退

长期应用后可使血清甲状腺激素水平显著下降，反馈性增加 TSH 分泌而引起腺体代偿性增生、腺体增大、组织充血、甲状腺功能减退，可加服甲状腺素片。

4. 其他

黄疸、中毒性肝炎亦可发生，应定期查肝功能。药物可透过胎盘影响胎儿，也可由乳汁分泌，故孕妇和哺乳期妇女禁用。甲状腺肿瘤、甲状腺癌患者禁用。

【用药指导】

（1）粒细胞缺乏症一般发生在治疗后的 2 ~ 3 个月内，故用药期间必须定期监测血象。若用药后出现咽痛或发热，白细胞低于 3×10^9/L 时应立即停药。

（2）小儿和老年人尤其肾功能减退者，用药量应减少。甲亢控制后及时减量，用药过程中应加用甲状腺片，避免出现甲状腺功能减退。

（3）用药期间注意监测，根据患者的心率、体重及血液 T_3、T_4 水平变化及时调整药量。

（4）甲巯咪唑可引起胰岛素自身免疫综合征，多在治疗后 2～3 个月发生，即自发产生胰岛素自身抗体，使胰岛素不能发挥其生理效应，于是血糖升高进一步刺激胰岛细胞分泌胰岛素，出现高游离胰岛素血症，诱发低血糖反应。

（5）卡比马唑在体内逐渐水解，游离出甲巯咪唑而发挥作用，起效慢，维持时间较长，但不适用于甲状腺危象。

（6）下列情况应慎用：①外周血白细胞数偏低；②对硫脲类药物过敏；③肝功能异常。

（7）药物相互作用：硫脲类药物之间存在交叉过敏反应；与抗凝药合用可使其作用降低。含碘药物可使硫脲类药的作用减弱；磺胺药、保泰松、巴比妥类、酚妥拉明等均可抑制甲状腺功能，与硫脲类合用时应注意。

二、碘及碘化物

【药理作用及临床应用】

碘和碘化物常用的有碘化钾（potassium iodide）、碘化钠（sodium iodide）和复方碘溶液（compound iodine solution，含碘 5%、碘化钾 10%）等，不同剂量的碘化物对甲状腺功能可产生不同的作用。

1. 小剂量碘参与甲状腺激素合成

碘是甲状腺激素合成的原料，碘缺乏时可引起单纯性甲状腺肿。小剂量碘用于防治单纯性甲状腺肿，在食盐中按 $1/10^5 \sim 1/10^4$ 的比例加入碘化钾或碘化钠可有效地防止碘缺乏病。

2. 大剂量碘（>6mg/d）产生抗甲状腺作用

◆ **课堂互动** ◆

为何大剂量碘剂不用于甲亢的内科治疗？

（1）用于甲状腺危象的治疗　通过抑制蛋白水解酶，阻止甲状腺激素的释放，此外大剂量碘还可抑制甲状腺激素的合成。作用快而强，用药 1～2 天起效，10～15 天达最大效应。此时若继续用药，反使碘的摄取受抑制、细胞内碘离子浓度下降，失去抑制甲状腺激素合成的效应，甲亢的症状又可复发，故大剂量碘不能单独用于甲亢内科治疗。可将碘化物加入 10% 葡萄糖注射液中静脉滴注，也可服用复方碘溶液，但应在两周内逐渐停服。

（2）甲状腺功能亢进的手术前准备　大剂量碘能抑制垂体分泌 TSH，一般在术前两周给予复方碘溶液以使甲状腺组织退化、血管减少，腺体缩小变韧，利于手术进行以减少出血。

【不良反应及用药指导】

1. 过敏反应

过敏反应可于用药后立即或几小时后发生，主要表现为皮肤瘙痒、皮疹、药物热、血管神经性水肿、上呼吸道水肿及严重喉头水肿。停药后可消退，加服食盐和增加饮水量可促进碘排泄。必要时给予抗过敏治疗。

2. 慢性碘中毒

慢性碘中毒与剂量有关，表现为口腔及咽喉烧灼感、唾液分泌增多、眼刺激症状等，停药后可消退。

3. 诱发甲状腺功能紊乱

长期服用碘化物可诱发甲亢。碘还可进入乳汁并通过胎盘引起新生儿甲状腺肿，故妊娠及哺乳期妇女、婴幼儿禁用碘制剂。

三、放射性碘

临床应用的放射性碘是^{131}I，其$t_{1/2}$为 8 天。用药后 1 个月其放射性可消除 90% 以上，56 天消除 99% 以上。

【药理作用】

利用甲状腺高度摄碘能力，^{131}I 可被甲状腺摄取，并参与甲状腺激素的合成和贮存，放出 β 射线（占 99%），在组织内的射程为 0.5～2mm，因此其辐射作用只限于甲状腺内，破坏甲状腺实质，达到类似切除部分甲状腺的作用。^{131}I 产生 γ 射线（占 1%）可在体外测得，故可用作甲状腺摄碘功能的测定。

【临床应用】

1. 甲状腺功能亢进的治疗

^{131}I 适用于不宜手术或手术后复发及硫脲类无效或过敏者，^{131}I 能使腺泡上皮破坏、萎缩、分泌减少。一般用药后一个月见效，3～4 个月后甲状腺功能恢复正常。优点是简便、安全、疗效明显。

2. 甲状腺功能检查

小剂量^{131}I 可用于检查甲状腺功能。甲状腺功能亢进时，摄碘率高，摄碘高峰时间前移。反之，摄碘率低，摄碘高峰时间后延。

【不良反应及用药指导】

易致甲状腺功能低下，应严格掌握剂量和密切观察，一旦发生可补充甲状腺激素对抗之。^{131}I 对儿童有致癌作用，年龄小于 20 岁、孕妇和哺乳妇禁用。

四、β 受体阻断药

普萘洛尔

普萘洛尔（propranolol；萘心安，恩得来，萘氧丙醇胺）等 β 受体阻断药作用迅速，可阻断 β 受体而控制甲状腺功能亢进的交感神经兴奋症状，并能适当减少甲状腺激素的分泌，还能抑制脱碘酶，减少 T_4 转化为 T_3。临床用于治疗甲状腺功能亢进症和甲状腺危象，作为辅助治疗用药控制症状，可减轻心悸、多汗、震颤、紧张等症状。单用时其控制症状作用有限，与硫脲类合用则疗效迅速而显著。甲状腺危象时，静脉注射能帮助患者度过危险期。也用于甲亢手术前准备。

❖ *常用药物制剂和用法* ❖

甲状腺　片剂：10mg、40mg、60mg。该药是家畜甲状腺的干燥微黄色粉末，不溶于水，片剂含碘量为 0.17%～0.23%。黏液性水肿：开始不超过 15～30mg/d，渐增至90～180mg/d，分三次服。基础代谢恢复到正常（成人在 -5% 左右，儿童应在 +5% 左右）后，改用维持量（成人一般为 60 ~ 120mg/d）。单纯性甲状腺肿：开始每日 60mg，逐渐增至 120 ~ 180mg/d，疗程一般为 3 ~ 6 个月。

左甲状腺素钠　片剂：25μg、50μg、75μg、100μg。注射剂：1mg/ml。开始 25 ~ 50μg/日，一日 1 次，每 2 周递增 25μg，最大剂量为 150 ~ 300μg，维持量 100 ~ 150μg。小儿 1 岁以上剂量为一日 4μg/kg，1 岁以下开始 25 ~ 50μg/d，以后依血中 T_4 和促甲状腺素浓度来调整剂量。黏液性水肿昏迷：首剂 200 ~ 400μg 静脉注射，随之加用 T_3，6 ~ 8 小时后出现效应，有效后改口服，100μg/d。

碘塞罗宁　片剂：20μg。开始 10 ~ 20μg/d，渐增至 80 ~ 100μg/d，分 2 ~ 3 次服。小儿体重在 7kg 以下者开始 2.5μg/d，7kg 以上者 5μg/d，以后每隔一周增加 5μg/d，维持量 15 ~ 20μg/d，分 2 ~ 3 服。

丙硫氧嘧啶　片剂：50mg、100mg。开始剂量 300 ~ 600mg/d，分 3 ~ 4 次；维持量 25 ~ 100mg/d，分 1 ~ 2 次服。

甲硫氧嘧啶　片剂：50mg、100mg。开始剂量 300 ~ 600mg/d，分 3 ~ 4 次；维持量 25 ~ 100mg/d，分 1 ~ 2 次服。

甲巯咪唑　片剂：3mg、5mg、10mg。开始剂量 20 ~ 60mg/d，分三次服，维持量 5 ~ 10mg/d，服药最短不能少于 1 年。

卡比马唑　片剂：5mg。15 ~ 30mg/d，分 3 次服。服用 4 ~ 6 周后如症状改善，改用维持量，2.5 ~ 5mg/d。

碘化钾　片剂：10mg。单纯性甲状腺肿：开始剂量宜小，10mg/d，20 日为一疗程，连用 2 疗程，疗程间隔 30 ~ 40 日，1 ~ 2 月后，剂量可渐增大至 20 ~ 25mg/d，总疗程 3 ~ 6 个月。

复方碘溶液（卢戈液）　每 1000ml 含碘 50g、碘化钾 100g。单纯性甲状腺肿：每次 0.1 ~ 0.5ml，1 次/日，2 周为一疗程，疗程间隔 30 ~ 40 日。甲亢术前准备：3 ~ 10 滴/次，3 次/日，用水稀释后服用，约服 2 周。用于甲状腺危象：首次服 2 ~ 4ml，以后每 4 小时 1 ~ 2ml。或静脉滴注，3 ~ 5ml 加于 10% 葡萄糖液 500ml 中，危象缓解后停药。

目标检测

一、选择题

1. 治疗黏液性水肿的主要药物是（　　　）

　　A. 甲巯咪唑　　　　　　　　　　　　B. 丙硫氧嘧啶

　　C. 甲状腺素　　　　　　　　　　　　D. 小剂量碘剂

　　E. 卡比马唑

2. 硫脲类药物的基本作用是（　　　）

　　A. 抑制碘泵　　　　　　　　　　　　B. 抑制 $Na^+ - K^+$ 泵

　　C. 抑制甲状腺过氧化物酶　　　　　　D. 抑制甲状腺蛋白水解酶

　　E. 阻断甲状腺激素受体

3. 硫脲类药物的不良反应不包括（　　　）

　　A. 过敏反应　　　　　　　　　　　　B. 发热

  C. 粒细胞缺乏症   D. 诱发甲亢

  E. 咽痛

4. 硫脲类抗甲状腺药起效慢的主要原因是（   ）

  A. 口服后吸收不完全   B. 肝内代谢转化快

  C. 肾脏排泄速度快   D. 待已合成的甲状腺素耗竭后才能生效

  E. 口服吸收缓慢

5. 小剂量碘主要用于（   ）

  A. 呆小病   B. 黏液性水肿

  C. 单纯性甲状腺肿   D. 抑制甲状腺素的释放

  E. 甲状腺功能检查

6. 宜选用大剂量碘剂治疗的疾病是（   ）

  A. 结节性甲状腺肿   B. 黏液性水肿

  C. 甲状腺功能亢进   D. 甲状腺危象

  E. 弥漫性甲状腺肿

7. 有关碘剂作用的正确说法是（   ）

  A. 小剂量促进甲状腺激素合成，大剂量促进甲状腺激素释放

  B. 小剂量抑制甲状腺激素合成，大剂量抑制甲状腺激素释放

  C. 大剂量促进甲状腺激素合成，小剂量促进甲状腺激素释放

  D. 小剂量促进甲状腺激素合成，也促进甲状腺激素释放

  E. 小剂量促进甲状腺激素合成，大剂量抑制甲状腺激素释放

8. 甲状腺手术前两周加服大剂量碘的主要目的是（   ）

  A. 抑制甲状腺激素释放   B. 抑制甲状腺激素合成

  C. 使腺体缩小变韧，以利手术进行和减少出血

  D. 预防甲状腺危象   E. 防止术后甲状腺功能低下

二、填空题

1. 甲状腺激素可用于治疗＿＿＿＿＿＿、＿＿＿＿＿＿、＿＿＿＿＿＿。

2. 小剂量碘用于＿＿＿＿＿＿＿；大剂量碘用于＿＿＿＿＿＿、＿＿＿＿。

3. 治疗甲状腺危象时将大剂量碘与硫脲类合用的目的是＿＿＿、＿＿＿＿。

4. 硫脲类抗甲状腺药可分为＿＿＿和＿＿＿。

5. 硫脲类抗甲状腺药最常见的不良反应是＿＿＿，最严重的不良反应是＿＿＿。

三、问答题

1. 一个 3 岁患儿身材矮小、智力低下，诊断为呆小病，应给予什么药治疗？发生此病的原因可能是什么？通过此病例提示医务人员对孕妇应做哪些宣教工作？

2. 甲亢手术前，应给患者用哪些药？目的是什么？

学习小结

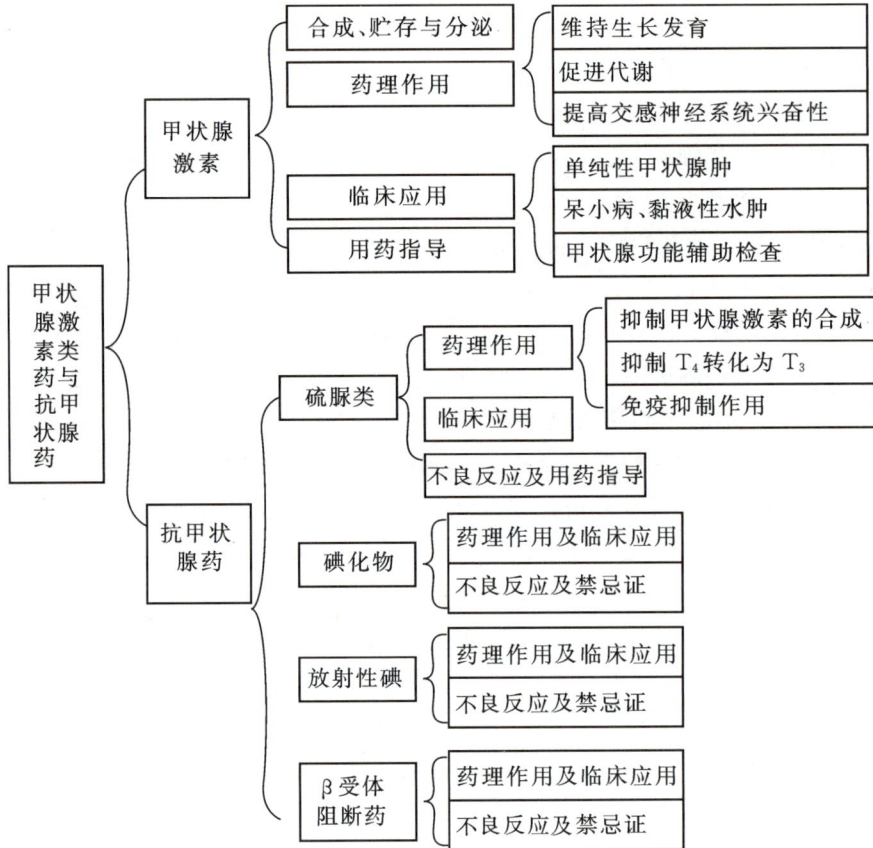

任务三　胰岛素及口服降血糖药

【目的要求】

1. 掌握胰岛素的药理作用、临床应用、不良反应及用药指导。

2. 熟悉磺酰脲类、双胍类、α-葡萄糖苷酶抑制剂的药理作用、临床应用、不良反应及用药指导。

3. 了解胰岛素制剂的分类。

糖尿病（diabetes mellitus，DM）是以慢性血糖升高为特征的一组代谢性疾病。目前，糖尿病发病率持续上升，已成为全世界发病率和死亡率最高的疾病之一。糖尿病主要分为两种：①胰岛素依赖型糖尿病（insulin dependent diabetes mellitus，IDDM，1型糖尿病）：胰岛 β 细胞破坏，导致胰岛素绝对缺乏所引起的糖尿病，必须用胰岛素进行终生治疗；②非胰岛素依赖型糖尿病（non insulin dependent diabetes mellitus，NIDDM，2型糖尿病）：胰岛 β 细胞功能低下，胰岛素相对缺乏同时伴有胰岛素抵抗（IR）的糖尿病，占患者总数的 90% 以上。多数经严格饮食控制、体育锻炼或应用口服降血糖药后可控制病情，少数无效者须用胰岛素治疗。

第一节　胰岛素

胰岛素（insulin）是由两种多肽链组成的酸性蛋白质，A 链含 21 个氨基酸残基，B 链含 30 个氨基酸残基，A、B 两链通过两个二硫键以共价相连。人胰岛素分子量为 5808Da，药用胰岛素多从猪、牛胰腺提取获得。目前通过重组 DNA 技术利用大肠埃希菌等生物合成；还可将猪胰岛素 B 链第 30 位的丙氨酸用苏氨酸替代而获得人胰岛素。

知识链接

胰岛素的发现

1921 年，加拿大医生 Banting 和生理学家 Best 在多伦多大学著名生理学教授 J. J. R. Mcleod 的实验室里，从胰岛中提取分离得到了胰岛素，并确定其具有抗糖尿病作用。1923 年，Banting 和 J. J. R. Mcleod 因此获得诺贝尔医学和生理学奖。胰岛素的发现挽救了无数糖尿病患者的生命，为了纪念糖尿病发明人 Banting 的生日，世界卫生组织和国际糖尿病联合会确定将每年 11 月 14 日定为"世界糖尿病日"。至今，胰岛素仍是治疗糖尿病的主要药物。

胰岛素口服无效，因易被消化酶破坏，不宜口服给药，必须注射给药。皮下注射吸收快，尤以前臂外侧和腹壁明显。常见胰岛素制剂的分类见表 10－2。

普通胰岛素作用时间短，为延长作用时间，可在普通胰岛素中加入碱性蛋白质

（如精蛋白、珠蛋白）和锌，使其等电点接近体液，降低其溶解度，提高稳定性。这类制剂经皮下或肌内注射后，在注射部位沉淀，再缓慢释放、吸收，药物作用时间延长。预混胰岛素即"双时相胰岛素"，是含有两种胰岛素的混合物，可同时具有短效和长效胰岛素的作用。制剂中短效成分起效迅速，可较好地控制餐后高血糖，中效成分持续缓慢释放，主要起替代基础胰岛素分泌作用。市场常见的有30%短效和70%中效预混，和短、中效各占50%的预混两种。

表 10 - 2　常用胰岛素制剂的分类

类别	制剂	给药途径	起效时间（小时）	作用时间（小时）	维持时间（小时）
超短效	门冬胰岛素 赖脯胰岛素	皮下	0.12 ~ 0.2	0.6 ~ 1.5	3 ~ 5
短效	普通胰岛素	皮下、肌内	0.5 ~ 1	1.5 ~ 4	3 ~ 6
		静注	0.2 ~ 0.3	0.25 ~ 0.5	0.5 ~ 1
中效	低精蛋白锌胰岛素	皮下	1 ~ 2	6 ~ 12	12 ~ 18
长效	精蛋白锌胰岛素	皮下	3 ~ 4	12 ~ 20	24 ~ 36
超长效	地特胰岛素	皮下	3 ~ 6	6 ~ 8	6 ~ 24
	甘精胰岛素	皮下	2 ~ 5	5 ~ 24	18 ~ 24
预混	双时相低精蛋白锌单峰胰岛素	皮下	0.5	2 ~ 8	24

【药理作用】

胰岛素对糖、脂肪及蛋白质的代谢有着广泛的影响。

1. 糖代谢

胰岛素可增加葡萄糖的利用，加速葡萄糖的无氧酵解和有氧氧化，促进肝糖原和肌糖原的合成和贮存，抑制糖原分解和异生，从而降低血糖。

2. 脂肪代谢

胰岛素能促进脂肪合成，抑制脂肪分解，降低游离脂肪酸和酮体的生成，增加脂肪酸和葡萄糖的转运，使其利用率增加。

3. 蛋白质代谢

胰岛素能促进氨基酸转运至细胞内，促进核酸、蛋白质的合成，抑制蛋白质的分解。

4. 促进 K$^+$ 转运

激活细胞膜 Na$^+$ - K$^+$ - ATP 酶，促进 K$^+$ 内流，增加细胞内 K$^+$ 的浓度。

【临床应用】

1. 糖尿病

胰岛素可用于治疗各种类型糖尿病，特别是治疗 1 型糖尿病最重要的药物。主要用于下列情况：①1 型糖尿病；②2 型糖尿病经饮食控制或口服降血糖药未能控制者；③糖尿病发生各种急性或严重并发症者，如酮症酸中毒、非酮症性高渗性昏迷；④糖尿病合并重度感染、消耗性疾病、高热、妊娠、创伤以及手术的各型糖尿病。

2. 纠正细胞内缺钾

将胰岛素、葡萄糖、氯化钾配成极化液（GIK），可促进钾离子内流，纠正细胞内缺钾，用于防治心肌梗死或其他心脏病变时的心律失常。

【不良反应及禁忌证】

1. 低血糖

低血糖最为常见，多由胰岛素过量所致。一般于注射后发生，早期表现为饥饿感、出汗、心跳加快、焦虑、震颤等，严重者可出现昏迷、休克及脑损伤，甚至死亡。轻者可饮用糖水或摄食，严重者应立即静脉滴注50%的葡萄糖进行抢救。必须将低血糖昏迷与严重酮症酸血症昏迷相鉴别。

2. 过敏反应

过敏反应较多见，一般反应轻微，局部反应仅为注射部位出现斑丘疹、瘙痒，全身反应可致荨麻疹、过敏性紫癜，偶见过敏性休克。主要原因是由于来自动物与人的胰岛素结构差异所致或制剂纯度较低，其所含杂质所致。

3. 胰岛素抵抗

机体对胰岛素的敏感性降低称为胰岛素抵抗，又称胰岛素耐受性，可分两种类型：①急性抵抗：常由于并发感染、创伤、手术、情绪激动等应激状态引起，使血中的抗胰岛素物质增多，妨碍了葡萄糖的摄取，从而导致胰岛素耐受。此时需尽快消除诱因并加大胰岛素用量。②慢性抵抗：临床上指每日需用胰岛素200U以上，且无并发症。产生慢性抵抗的原因较为复杂，可能与体内产生了抗胰岛素受体的抗体，使胰岛素的结合大大减少；也可能是靶细胞膜上胰岛素受体数目减少；或是靶细胞膜上葡萄糖转运系统及某些酶系统异常等有关。此时可换用不同种属动物的胰岛素制剂或加服口服降血糖药。

4. 脂肪萎缩

脂肪萎缩见于注射部位，女性多于男性。应用高纯胰岛素制剂后较少见。

低血糖、肝硬化、溶血性黄疸、胰腺炎、肾炎等患者禁用。

◆ **课堂互动** ◆

案例：患者，女，50岁，诊断糖尿病5年，联合口服格列吡嗪控释片5mg、每日1次，二甲双胍0.25g、每日3次，控制血糖。近期，因餐后血糖控制欠佳，自行加用消渴丸10丸/次、每日2次，近期偶有出汗、心跳加快等低血糖症状。

问题：分析出现低血糖的原因？应采取什么治疗措施？

【用药指导】

（1）糖尿病患者应随身携带记有病情及使用胰岛素情况的卡片，以便不失时机及时抢救处理。

（2）胰岛素应从小剂量开始，渐增剂量，谨慎调整剂量。换用不同品牌和类型的胰岛素制剂时，必须在严密的医疗监控下进行。

（3）胰岛素过量可出现低血糖反应，应告知患者密切监测血糖，逐渐调整胰岛素用量；提醒患者随身携带含糖食品，以便在出现低血糖时能及时进行自我救治。

（4）胰岛素过敏者可用其他种属动物的胰岛素代替，高纯度制剂或人胰岛素更好。

（5）注射部位可有皮肤发红、皮下结节和皮下脂肪萎缩等局部反应，须经常更换注射部位。

知识链接

胰岛素制剂

胰岛素除传统注射液以外，目前新开发了胰岛素笔芯、胰岛素笔、特充装置、胰岛素连续皮下注入装置（CSII）以及喷射注射器系统。吸入性胰岛素目前在国外已有上市制剂（EXUBERA），但在国内尚未见应用于临床。

（6）混悬型胰岛素在每次抽取前应缓慢摇动使其混匀，忌猛烈振荡。混悬型胰岛素注射液（低精蛋白锌胰岛素 30R、50R、70R 等）禁用于静脉注射，只有可溶性胰岛素如短效胰岛素（包括人和动物来源）、门冬胰岛素、赖脯胰岛素可以静脉注射。

（7）未开瓶使用胰岛素应在 2 ~ 10℃ 冷处保存。已开始使用的胰岛素注射液可在室温（最高 25℃）保存最长 4 ~ 6 周。冷冻后的胰岛素不能使用。

（8）药物相互作用。

1）口服降血糖药与胰岛素有协同作用。

2）口服抗凝血药、水杨酸盐、磺胺类抗生素、甲氨蝶呤等增强胰岛素的作用。

3）肾上腺皮质激素、甲状腺激素、生长激素、噻嗪类利尿药、口服避孕药及烟酸衍生物等减弱胰岛素的降血糖作用。

4）β 受体阻断药可阻断肾上腺素的升高血糖反应，干扰机体调节血糖功能，与胰岛素合用时，要调整剂量以免出现低血糖。

5）蛋白同化激素、乙醇、氯霉素可加强胰岛素的作用。

第二节　口服降血糖药

目前常用的口服降血糖药物包括：磺酰脲类、双胍类、胰岛素增敏剂、α - 葡萄糖苷酶抑制剂及促胰岛素分泌药等。本类药物具有口服有效、使用方便的特点，是治疗 2 型糖尿病的主要药物。

一、磺酰脲类

有第一代磺酰脲类药甲苯磺丁脲（tolbutamide，D_{860}）、氯磺丙脲（chlorpropamide）。第二代磺酰脲类药格列本脲（glyburide，优降糖）、格列吡嗪（glipizide，吡磺环己脲）、格列美脲（glimepiride）、格列齐特（gliclazide，达美康）等。

临床常用的有格列苯脲、格列吡嗪、格列美脲等。

【药理作用及作用机制】

1. 降血糖作用

本类药物可降低正常人血糖，对胰岛功能尚存的患者有效，但对 1 型糖尿病患者及切除胰腺的动物无作用，对严重糖尿病患者疗效差。通过刺激胰岛 β 细胞释放胰岛素；降低血清糖原水平；增加胰岛素与靶组织及受体的结合能力。

2. 抗利尿作用

氯磺丙脲有抗利尿作用，但不降低肾小球滤过率，这是促进抗利尿激素分泌和增强其作用的结果，可用于尿崩症。

【临床应用】

1. 糖尿病

本类药物用于胰岛功能尚存的 2 型糖尿病且单用饮食控制无效者。

2. 尿崩症

氯磺丙脲，0.125g～0.5g/d，可使患者尿量明显减少。与噻嗪类合用可提高疗效。

【不良反应及禁忌证】

常出现厌食、恶心、呕吐、腹胀、腹痛等胃肠道反应，少数患者有白细胞、血小板减少及溶血性贫血，极少患者出现肝损伤和黄疸。较严重不良反应为持久性的低血糖，常因药物过量所致。新型磺酰脲类降糖药较少引起低血糖。

1 型糖尿病患者；2 型糖尿病患者伴有酮症酸中毒、昏迷、严重烧伤、感染、外伤和重大手术等应激情况；严重肝、肾功能不全者；白细胞减少的患者禁用。

【用药指导】

（1）磺酰脲类药物须在进餐前即刻或餐中服用，因为服药后不进食可能会引起低血糖。

（2）磺酰脲类药物可增加乙醇毒性，治疗期间宜戒酒。

（3）服用本类药物可增加体重，加重肥胖糖尿病患者病情，应限制每日摄入总热量。

（4）长期使用磺酰脲类促胰岛素分泌药会引起继发失效，使其疗效逐渐下降，血糖控制不好而出现显著的高血糖症，此时只能换用或加用其他口服降血糖药及胰岛素治疗。

（5）格列本脲对缺血的心肌可能有害，对既往发生心肌梗死或存在心血管疾病高危因素患者不宜选用。

（6）患者用药期间应定期检查肝功能和血象。

（7）药物相互作用。

1）苯妥英钠等肝药酶诱导剂和氯霉素等肝药酶抑制剂可通过影响药物代谢而影响其作用。

2）糖皮质激素、噻嗪类利尿剂、氯丙嗪、口服避孕药等可降低磺酰脲类降血糖效果，须予注意。

3）保泰松、西咪替丁、双香豆素类抗凝血药、水杨酸类等能与之竞争血浆蛋白，使游离药物浓度上升而引起低血糖反应。

4）可增加乙醇毒性，故治疗期间宜戒酒。

二、双胍类

【药理作用及临床应用】

本类药物对正常人血糖几乎无明显影响，仅降低糖尿病患者的血糖。其降糖机理是促进周围组织细胞对葡萄糖的摄取和利用，抑制葡萄糖在肠道的吸收及糖原异生，促进肌肉组织内糖的无氧酵解，抑制胰高血糖素释放。主要用于 2 型糖尿病患者，尤适用于肥胖及单用饮食控制无效者。代表药物有二甲双胍（metformin，甲福明）、苯乙双胍（phenformin，苯乙福明）。

【不良反应及禁忌证】

1. 胃肠反应

胃肠反应最为常见，表现为恶心、呕吐、食欲缺乏、腹部不适、腹泻等。

2. 乳酸性酸中毒

本类药物能促进糖无氧酵解，使乳酸生成增加，易诱发乳酸性酸中毒（苯乙双胍的发生率比二甲双胍高10倍，故前者已基本不用），尤其在肝、肾功能不全和心力衰竭等缺氧情况下更易发生，可危及生命。肝、肾功能不全者禁用。

【用药指导】

（1）为减少胃肠道反应，建议患者可于进餐或餐后立即服用。

（2）发热、昏迷、感染等应激状态，接受外科手术和造影剂增强的影像学检查前需暂停服用此药，因可能导致急性肾功能恶化。

（3）本药会干扰维生素 B_{12} 吸收，用药期间需监测血象。

（4）与磺酰脲类药物、胰岛素合用时，会引起低血糖。同时，服药期间应避免饮酒。

（5）定期检查肾功能，可减少乳酸性酸中毒的发生，尤其是老年患者更应定期检查。65岁以上老人慎用。肝功能不良、既往有乳酸酸中毒史者应慎用。

三、胰岛素增敏剂

【药理作用及临床应用】

胰岛素增敏剂又称噻唑烷二酮类化合物（TZD），能改善胰岛素耐受性，提高肌肉和脂肪组织对胰岛素的敏感性，从而降低血糖；保护胰岛 β 细胞功能；改善脂肪代谢紊乱，降低血脂，发挥抗动脉粥样硬化作用。主要用于其他口服降血糖药疗效不佳的2型糖尿病，尤其伴有胰岛素抵抗的糖尿病患者。代表药物有罗格列酮（rosiglitazone）、吡格列酮（pioglitazone）、曲格列酮（troglitazone）、环格列酮（ciglitazone）、恩格列酮（englitazone）等。

【不良反应及禁忌证】

可见嗜睡、水肿、肌肉和骨骼痛、头痛、消化道症状等不良反应。本类药物可导致或加重充血性心衰的危险，不推荐有心衰症状的患者使用。合并其他降血糖药时，有发生低血糖的风险。可增加女性发生骨折的风险。曲格列酮对极少数高敏人群具有明显的肝毒性，可引起肝功能衰竭甚至死亡。活动性肝病和血清转氨酶增高者禁用。

【用药指导】

（1）患者空腹或进餐前整片吞服。

（2）有罕见肝功能异常报告，建议患者定期监测肝功能。

（3）本类药物可使伴有胰岛素抵抗的绝经前期和无排卵型妇女恢复排卵，女性患者有妊娠的可能，需考虑采取避孕措施。

（4）心衰和心功能不全、水肿患者慎用，如用药应严密监测心衰的症状和体征。

四、α-葡萄糖苷酶抑制剂

α-葡萄糖苷酶抑制剂通过竞争性抑制葡萄糖苷酶的活性，使碳水化合物的水解及产生葡萄糖的速率减慢，从而延缓葡萄糖的吸收，降低餐后血糖，单独使用不引起低血糖反应。常用药物有阿卡波糖（acarbose）、伏格列波糖（voglibose）、米格列醇

（miglitol）等。用于治疗糖尿病餐后高血糖，既可单用也可与其他降血糖药（胰岛素和磺酰脲类）合用治疗 2 型糖尿病。

主要不良反应有腹胀、腹痛、腹泻等消化道症状。服药期间应增加饮食中碳水化合物的比例，限制单糖的摄入量，以提高药物的疗效。

五、促胰岛素分泌药

非磺酰脲类促胰岛素分泌剂又称"餐时血糖调节剂"，常用药物有瑞格列奈（repaglinide）和那格列奈（nateglinide）等。主要通过促进胰岛 β 细胞释放胰岛素，有效模仿生理性胰岛素的分泌，既可降低空腹血糖，又可降低餐后血糖。与磺酰脲类相比，具有吸收快、起效快和作用时间短的特点。适用于 2 型糖尿病、老年糖尿病患者及糖尿病肾病者。与双胍类合用可增强疗效。

六、其他新型降血糖药

（一）GLP-1 受体激动药

胰高糖素样多肽-1（GLP-1）受体激动药以葡萄糖浓度依赖的方式增加胰岛素分泌、抑制胰高血糖素分泌，减慢胃排空、减少食物摄入、促进 β 细胞增殖和再生、减少脂肪堆积及胰岛素增敏作用，从而降低 2 型糖尿病患者空腹和餐后血糖。目前，上市 GLP-1 受体激动药有艾塞那肽（exenatide）和利拉鲁肽（liraglutide），均需皮下注射。用于改善 2 型糖尿病患者的血糖控制，适用于单用二甲双胍、磺酰脲类以及二甲双胍合用磺酰脲类，血糖仍控制不佳的患者。最常见的副作用是胃肠道反应如腹胀、腹痛、便秘等。警惕持续性呕吐、严重腹痛等急性胰腺炎症状。有胰腺炎病史的患者应慎用。

（二）DPP-4 抑制剂

二肽基肽酶-4（DPP-4）抑制剂可通过选择性抑制 DPP-4 活性，减少 GLP-1 的降解，升高 GLP-1 浓度和活性，从而调节血糖。单药或联合应用可控制对胰岛素敏感的糖尿病者的血糖水平。代表药有西格列汀（sitagliptin）、阿格列汀（alogliptin）等。

❖ 常用药物制剂和用法 ❖

胰岛素　注射剂：400U/10ml、300U/3ml。剂量和给药次数视病情而定，中型糖尿病患者 5~10U/d，重型患者 40U/d 以上，饭前半小时皮下注射，一日 3~4 次，必要时可做静脉注射或肌内注射。

甲苯磺丁脲　片剂：0.5g。每次 0.5g，1~2g/d，一般维持量为 1.5g/d，最大用量每日 3g。餐前服用，如有胃肠反应，进餐时服药可减少。

氯磺丙脲　片剂：0.1g、0.25g。糖尿病：常用量一次 0.1~0.3g，一日一次，早餐前服，血糖降至正常后，改用维持量，0.1~0.2g/d。治疗尿崩症：0.125~0.25g/d。

格列本脲　片剂：2.5mg。开始 2.5mg/d，早餐前或早餐及午餐前各一次，轻症者 1.25mg，一日三次，三餐前服，然后根据情况每周递增 2.5mg。一般用量为 5~10mg/d，最大用量每日不超过 15mg。

格列齐特　片剂：80mg。缓释片：30mg。开始时 40~80mg/d，一日 2 次，早晚两餐前服用；连服 2~3 周，然后按情况调整用量；一般剂量 80~240mg/d，最多不超过 240mg。80mg 普通片相当于一片缓释片。

格列吡嗪　片剂：2.5mg、5mg。控释片：5mg。开始时5mg/d，餐前30分钟口服，根据血糖水平调整剂量，最大剂量为30mg/d，一日剂量＞15mg时应分2～3次口服。控释片：一日1次，每次5mg～10mg，根据血糖调整剂量，部分患者需15mg，最大日剂量20mg。

格列美脲　片剂：1.0mg、2.0mg。起始剂量为每次1mg，一日一次。如血糖控制不佳，每隔1～2周逐步增加剂量至每日2mg、3mg、4mg，最大推荐剂量为6mg/d。

二甲双胍　片剂：0.25g、0.5g、0.85g。缓释片：0.5g。普通片：开始时每次0.25g，一日2～3次，以后根据尿糖或血糖情况调整剂量。口服一次0.5g，1～1.5g/d，最大剂量不超过每次2g。缓释片：开始每日1次，每次0.5g，晚餐时服用。后根据血糖调整药量，日最大剂量不超过2g。

罗格列酮　片剂：2mg、4mg、8mg。初始剂量4mg/d，单次或分2次口服，12周后如空腹血糖下降不满意，剂量可加至8mg/d，单次或分2次口服。

阿卡波糖　片剂：50mg、100mg。用餐前即刻整片吞服或与前几口食物一起咀嚼服用，剂量需个体化。推荐剂量每次50mg，一日3次，然后逐渐增加剂量，最大剂量为100mg，一日3次。个别情况可增至一次200mg。

瑞格列奈　片剂：0.5mg、1mg、2mg。餐前30分钟内服用，开始一次0.5mg，渐增至一次4mg，一日3次。最大日剂量不应超过16mg。

依帕司他　片剂：50mg。餐前口服，每次50mg，一日3次。

目标检测

一、选择题

1. 下列有关胰岛素制剂的描述哪项是不正确的（　　　）

    A. 普通胰岛素是短效的　　　　　　B. 精蛋白锌胰岛素是长效的

    C. 低精蛋白锌胰岛素是中效的　　　D. 慢胰岛素锌混悬液是中效的

    E. 珠蛋白锌胰岛素是短效的

2. 可造成乳酸血症的降血糖药是（　　　）

    A. 氯磺丙脲　　　　　　　　　　　B. 胰岛素

    C. 甲苯磺丁脲　　　　　　　　　　D. 二甲双胍

    E. 格列齐特

3. 磺酰脲类降糖药的作用机制是（　　　）

    A. 提高胰岛A细胞功能　　　　　　B. 刺激胰岛β细胞释放胰岛素

    C. 加速胰岛素合成　　　　　　　　D. 抑制胰岛素降解

    E. 以上都不是

4. 引起胰岛素抵抗性的诱因哪一项是错误的（　　　）

    A. 酮症酸中毒　　　　　　　　　　B. 并发感染

    C. 手术　　　　　　　　　　　　　D. 严重创伤

    E. 以上都不是

5. 下述哪一种糖尿病不需首选胰岛素治疗（　　　）

    A. 合并严重感染的中型糖尿病　　　B. 酮症酸中毒

    C. 轻或中型糖尿病   D. 妊娠期糖尿病

    E. 幼年重型糖尿病

6. 能显著增强胰岛素降血糖作用的药物（   ）

    A. 呋塞米   B. 氢化可的松

    C. 氢氯噻嗪   D. 普萘洛尔

    E. 氯苯甲噻嗪

7. 不促进胰岛素释放，不加重肥胖的降糖药物为（   ）

    A. 二甲双胍   B. 甲苯磺丁脲

    C. 格列苯脲   D. 格列吡嗪

    E. 氯磺丙脲

8. 胰岛素与磺酰脲类的共同不良反应是（   ）

    A. 胃肠反应   B. 粒细胞缺乏

    C. 低血糖症   D. 过敏反应

    E. 黄疸

9. 通过抑制 α - 葡萄糖苷酶产生降血糖作用的是（   ）

    A. 胰岛素   B. 氯磺丙脲

    C. 二甲双胍   D. 阿卡波糖

    E. 优降糖

10. 极化液常用于心肌梗死并发的心律失常，其中胰岛素有何作用（   ）

    A. 促进 K^+ 进入细胞内   B. 减少游离酮体，预防酮症酸中毒

    C. 纠正低血钾   D. 促进心肌蛋白质合成

    E. 降低血糖

二、填空题

1. 常用的双胍类口服降血糖药有_____、_____。

2. 常用的磺酰脲类口服降血糖药有_____、_____、_____。

3. 胰岛素的主要不良反应有_____、_____、_____和_____。

三、问答题

1. 黄某，女，43 岁。一年来多饮、多尿、乏力，近来症状加重，来院就诊。检查：体重超重 12%，空腹血糖和餐后血糖均高于正常，结合临床表现，诊断为 2 型糖尿病。根据上述情况，可用哪些药物治疗？2 型糖尿病患者除了药物治疗外，日常生活起居还应该注意什么？

2. 哪些类型的糖尿病应该用胰岛素治疗？

学习小结

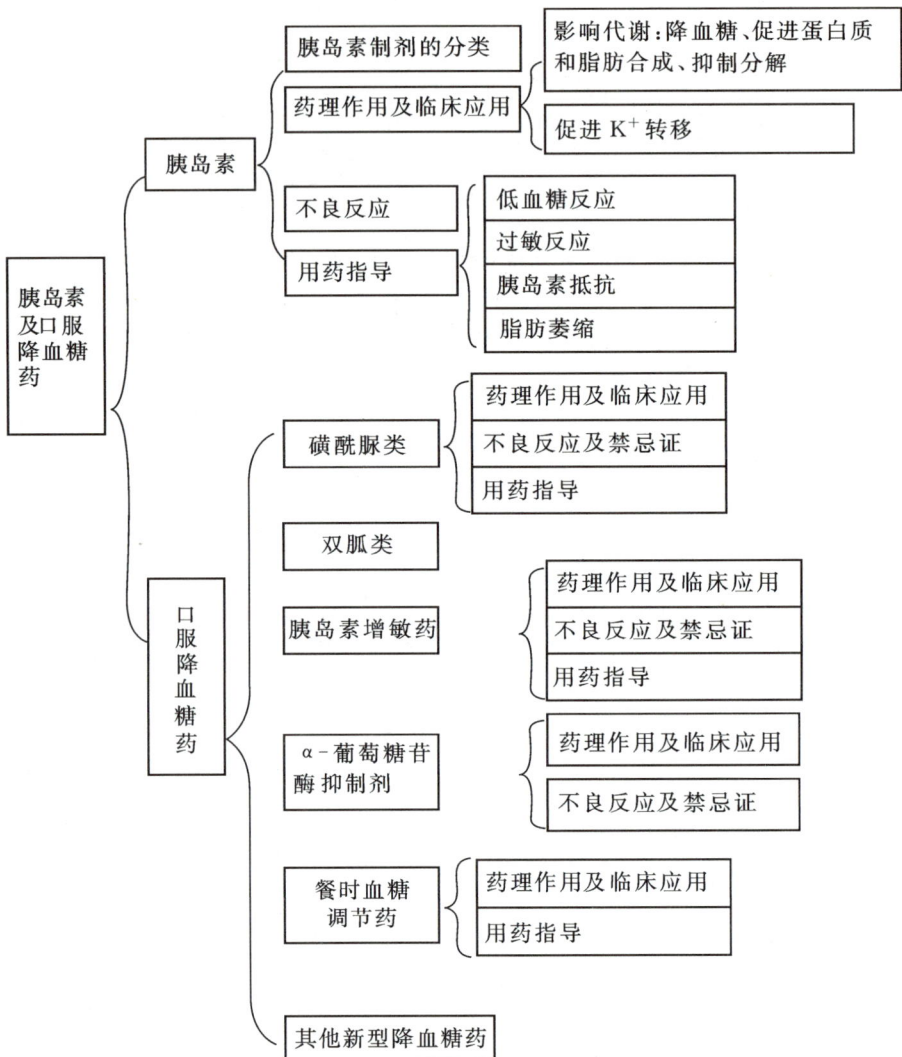

模块十一 作用于生殖系统的药物

生殖系统是由繁殖后代的一系列器官组成，其功能受生殖腺分泌的性激素、下丘脑多肽和垂体前叶分泌的促性腺激素等影响。作用于生殖系统的药物通过影响生殖器官及性腺激素的分泌，从而调节生殖功能。

第一节 作用于子宫的药物

一、子宫平滑肌兴奋药

子宫平滑肌兴奋药是一类选择性兴奋子宫平滑肌，促进子宫收缩的药物，其作用可因药物种类、用药剂量和子宫的生理状态不同而有差异。一方面可引起子宫近似分娩的节律性收缩，用于催产和引产；另一方面可引起子宫强直性收缩，用于产后子宫复原或产后止血，禁用于催产和引产。临床应用应严格掌握适应证。

子宫平滑肌兴奋药包括垂体后叶素类、前列腺素类和麦角生物碱类。

（一）垂体后叶素类

缩宫素

缩宫素（oxytocin，催产素）是垂体后叶激素的主要成分之一，是临床上催产、引产的首选药。目前，多从牛、猪等动物的垂体后叶提取分离或人工合成。缩宫素口服无效，因易被胰蛋白酶破坏；肌内注射吸收良好，3～5分钟内起效，作用维持时间20～30分钟；静脉注射起效快，作用维持时间短，故需要静脉滴注维持疗效。

【药理作用】

1. 兴奋子宫平滑肌

本类药物可激动子宫平滑肌的缩宫素受体，直接兴奋子宫平滑肌，使子宫收缩力加强、频率加快。对子宫的影响具有以下三个特点。①作用与用药剂量密切相关：小剂量缩宫素（2～5U）可加强子宫（特别是妊娠末期子宫）的节律性收缩作用，产生近似分娩的节律性收缩，对子宫颈可产生松弛作用，促进胎儿娩出；大剂量缩宫素（5～10U）引起子宫产生持续性的强直性收缩，不利于胎儿娩出。②作用受体内性激素的影响：雌激素可提高子宫平滑肌对缩宫素的敏感性，孕激素却相反。在妊娠早期，体内雌激素水平低，孕激素水平高，缩宫素对子宫平滑肌的作用较弱，利于胎儿正常发育；在妊娠后期，体内雌激素水平高，孕激素水平下降，子宫平滑肌对缩宫素的敏感性增高，尤其在临产时子宫平滑肌对缩宫素的敏感性更高，有利于胎儿娩出。③作用出现快，维持时间短。

◆ 课堂互动 ◆
缩宫素的用药剂量与药效关系？

2. 促进排乳

缩宫素能使乳腺腺泡周围的肌上皮细胞收缩，促进排乳。

3. 其他

大剂量的缩宫素能短暂松弛血管平滑肌，引起血压下降，反射性地引起心率加快，心输出量增加。另外，还有抗利尿作用。

【临床应用】

1. 催产和引产

静脉滴注小剂量缩宫素可用于催产和引产。适用于无禁忌证仅宫缩无力的孕妇。对于死胎、过期妊娠或妊娠合并心脏病、肺结核等严重疾病需提前中断妊娠者，可用其引产。

2. 产后止血

大剂量缩宫素可使子宫平滑肌强直性收缩，压迫子宫肌层内血管而止血。但缩宫素作用持续时间短，临床常需合用麦角制剂，使子宫维持收缩状态。

3. 催乳

在哺乳前 2～3 分钟，用缩宫素滴鼻或小剂量肌内注射，促进乳汁排出，用于治疗产后乳汁不足。

【不良反应及用药指导】

（1）偶见过敏反应、恶心、呕吐、血压下降等。

（2）剂量过大易引起子宫强直性收缩，导致胎儿宫内窒息或子宫破裂。应用过程中要注意：①严格掌握剂量，密切监测，根据宫缩、胎心及母体情况及时调整静脉滴注速度；②严格掌握适应证和禁忌证，凡产道异常、胎位不正、头盆不称、前置胎盘、3 次妊娠以上的经产妇或有剖宫产史者禁用。

（3）大剂量缩宫素有加压作用，可引起冠状动脉和平滑肌收缩，故应从小剂量、低浓度开始滴注。

（4）缩宫素应用过程及分娩后，应加强用药监护，注意子宫的回缩情况，测量宫底，观察阴道出血情况。

（5）缩宫素与麦角生物碱有协同作用，两者合用可使子宫肌张力过高而发生破裂；钙通道阻滞药可降低缩宫素的疗效，避免合用；局麻药、环磷酰胺可增强其作用。

垂体后叶素

垂体后叶素（pituitrin）也称脑垂体后叶素，是从牛、猪垂体后叶提取的粗制品，内含缩宫素和抗利尿激素两种成分。抗利尿激素在较大剂量时，可升高血压，故又称加压素。加压素有抗利尿和收缩血管作用，特别对毛细血管和小动脉收缩作用明显。临床主要用于治疗尿崩症和肺出血。垂体后叶素中因加压素含量较多，产科现已少用。不良反应有面色苍白、心悸、恶心、呕吐、腹痛及过敏反应等。高血压、冠心病、肺心病、妊娠高血压综合征等患者禁用。

（二）前列腺素类

前列腺素（prostaglandins，PGs）是存在于体内许多组织中的一类不饱和脂肪酸，对心血管、消化、呼吸及生殖系统等具有广泛的生理及药理作用。临床上应用的前列腺素是人工合成品，种类很多，作为子宫平滑肌收缩药应用的有：地诺前列酮（dino-prostone，PGE_2，前列腺素 E_2）、地诺前列素（dinoprost，PGF_{2a}，前列腺素 F_{2a}）等。

【药理作用】

PGs 对妊娠各期子宫均有明显的兴奋作用，作用强度随妊娠的进展而增强，对临产时的子宫作用最强。与缩宫素比较，对妊娠初期和中期子宫的用药效果都较缩宫素强。PGs 在增强子宫平滑肌节律性收缩的同时，尚能使子宫颈松弛，使子宫产生与分娩时相似的阵挛。

【临床应用】

PGs 可用于终止早期或中期妊娠，也可用于足月或过期妊娠引产、胎死宫内的引产，是一种安全有效的引产药。

【不良反应及用药指导】

（1）常出现恶心、呕吐、腹痛等胃肠道反应；少数患者有头晕、头痛、发热、胸闷、心率加快、血压下降或升高等反应。

（2）静脉滴注过量可引起子宫强制性收缩，应密切观察宫缩情况，以防宫缩过强发生子宫破裂。

（3）能升高眼压，收缩支气管，青光眼和支气管哮喘患者禁用；肝肾功能严重不全及发热患者禁用；用于引产时的禁忌证和注意事项同缩宫素。

（三）麦角生物碱类

麦角（ergot）是寄生在黑麦或其他禾本科植物上的一种麦角菌的干燥菌核，含有多种生物碱，均为麦角酸的衍生物，按化学结构分为两类。①氨基酸麦角碱类：有麦角胺（ergotamine）和麦角毒（ergotoxine）。难溶于水，对血管作用明显，起效慢，但作用维持时间较久。②氨基麦角碱类：有麦角新碱（ergometrine）和甲基麦角新碱（methylergometrine）。易溶于水，对子宫的兴奋作用强而快，但药效维持时间较短。

【药理作用】

1. 兴奋子宫

该类药物能选择性地兴奋子宫平滑肌，其中以麦角新碱作用强而迅速且持久。其作用特点是：①对妊娠子宫较未孕子宫敏感，临产时或新产后最敏感；②对子宫的兴奋作用较缩宫素强而持久；③剂量稍大易致子宫强直性收缩，对宫体和宫颈的作用无明显差别，不宜用于催产和引产。

2. 收缩血管

以氨基酸类麦角碱，尤其是麦角胺作用较强，能收缩脑血管，减少脑动脉搏动引起的头痛。

3. 拮抗 α 受体

氨基酸麦角碱类能拮抗 α 受体，翻转肾上腺素的升压作用，使升压变为降压，而麦角新碱无此作用。

【临床应用】

1. 子宫出血

麦角新碱能引起子宫强直性收缩，通过机械压迫子宫肌层血管而止血，主要用于产后子宫出血或其他原因引起的子宫出血。

2. 产后子宫复原

产后子宫复原缓慢易引起子宫出血或宫腔内感染，麦角新碱因具有促进子宫收缩的作用，能加速子宫复原。

3. 偏头痛

麦角胺能治疗偏头痛。若与咖啡因合用有协同作用。

4. 中枢抑制

氢化麦角碱具有中枢抑制和血管舒张作用，可与异丙嗪、哌替啶合用组成冬眠合剂。

【不良反应及用药指导】

（1）注射麦角新碱可引起恶心、呕吐、血压升高等，偶有过敏反应，严重者出现呼吸困难、血压下降。

（2）麦角胺或麦角毒长期大剂量应用可损害血管内皮细胞，导致肢端干性坏疽，肝脏病、外周血管疾病患者更为敏感。

（3）麦角制剂禁用于催产和引产。孕妇、血管硬化及冠状动脉疾病患者忌用。

（4）产后使用麦角新碱应检查宫底高度和位置、子宫硬度及恶露情况等。若出现痉挛现象，应减少用药剂量。

（5）低钙血症会使麦角新碱的药效减弱，故缺钙者在使用麦角新碱前，需先注射 10% 葡萄糖酸钙 10～20ml。

（6）与缩宫素和其他麦角制剂有协同作用，避免连用；不得与血管收缩药（包括局麻药液中的肾上腺素）同用；与升压药合用，有出现严重高血压甚至脑血管破裂的危险。

（7）服用期间禁止吸烟过多，以免引起血管收缩或痉挛。

二、子宫平滑肌抑制药

子宫平滑肌抑制药又称抗分娩药（tocolytic drugs），能抑制子宫平滑肌，使子宫收缩力减弱，收缩节律减慢，主要用于防治痛经和早产。常用药物有 β_2 受体激动药、硫酸镁、钙通道阻滞药、环氧酶抑制药等。

利托君

利托君（ritodrine）可选择性兴奋子宫平滑肌的 β_2 受体，作用较沙丁胺醇强，能特异性抑制子宫平滑肌，降低子宫的收缩强度和频率，对妊娠子宫和非妊娠子宫均有抑制作用。临床上主要用于防治早产。静脉给药不良反应较严重，可出现心率加快、血压升高等，偶可致肺水肿。心脏病、肺动脉高压、甲状腺功能亢进及支气管哮喘患者禁用。

硫酸镁

硫酸镁（magnesium sulfate）作用广泛，除有抗惊厥、导泻和降血压作用外，可明显抑制子宫平滑肌，使子宫收缩强度减弱、收缩频率减少。主要用于防治早产、妊娠高血压综合征和子痫发作。但因不良反应较多，一般不作首选。静脉注射常引起潮热、出汗、口干等，少数患者出现肺水肿、血钙降低。

硝苯地平

硝苯地平（nifedipine）为钙通道阻滞药，通过抑制子宫平滑肌细胞的 Ca^{2+} 内流，松弛离体子宫平滑肌，显著拮抗缩宫素所致的子宫兴奋作用。用于治疗早产。

吲哚美辛

吲哚美辛（indometacin）又名消炎痛，为环氧酶抑制药，因会引起胎儿动脉导管提前关闭，导致肺动脉高压而损害肾脏、减少羊水等，临床上仅用于 β_2 受体激动药、硫酸镁等使用无效或使用受限时，且仅限于妊娠 34 周前使用。

第二节　性激素类药

性激素（sex hormones）是性腺分泌的甾体类激素，包括雌激素、孕激素和雄激素。临床应用的性激素类药物大多为人工合成品及其衍生物。性激素除用于治疗某些疾病外，目前主要用于避孕，常用避孕药多为雌激素与孕激素的复方制剂。

性激素的产生和分泌受下丘脑－腺垂体调节。下丘脑分泌促性腺激素释放激素（GnRH），促使腺垂体分泌促卵泡刺激素（FSH）和黄体生成素（LH）。对于女性，FSH 可促进卵泡的生长发育；在 FSH 和 LH 的共同作用下，促使成熟的卵泡分泌雌激素和孕激素。对于男性，FSH 可促进睾丸中精子的生成；LH 可促进睾丸间质细胞生长和分泌雄激素。

性激素对下丘脑及腺垂体的分泌有正、负反馈作用（图 11-1），这取决于机体的性周期。在排卵前雌激素水平较高，可直接或间接通过下丘脑促进垂体前叶分泌 LH，引起排卵（正反馈）；在月经周期的黄体期，雌激素、孕激素水平均高，通过负反馈减少 GnRH 的分泌，抑制排卵。常用的甾体避孕药就是根据这一负反馈机制而设计的。以上的反馈途径称"长反馈"。腺垂体分泌 FSH、LH 通过负反馈使下丘脑 GnRH 释放减少，称为"短反馈"。腺体内的自行正反馈调节，下丘脑分泌 GnRH 反作用于下丘脑，促进 GnRH 的分泌，从而实现自我调节，称"超短反馈"。雄激素也可通过反馈机制抑制促性腺激素的释放。

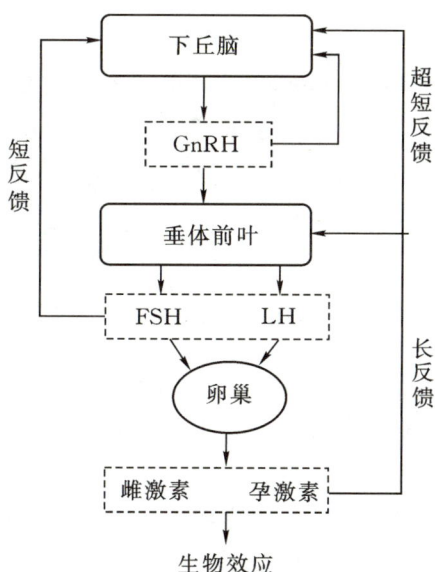

图 11-1　女性激素的分泌与调节示意图

一、雌激素类与抗雌激素类药

(一) 雌激素类药

卵巢分泌的天然雌激素主要是雌二醇（estradiol，E_2），从孕妇尿中提取的雌酮（estrone，E_1）、雌三醇（estriol，E_3）等，多为雌二醇的代谢产物，其中雌二醇的活性最强。目前临床应用的多是天然雌激素的人工合成品及其衍生物，如炔雌醇（ethinylestradiol，EE）、炔雌醚（quinestrol）、戊酸雌二醇（estradiol valerate）等。人工合成的类固醇类雌激素还有：美雌醇、马烯雌酮等。此外，一些结构较简单的非甾体类药物也具有雌激素样作用，如己烯雌酚（diethylstilbestrol，乙蔗酚）等。

【药理作用】

1. 促进女性性器官和第二性征的发育和成熟

对未成年女性，能促使性器官的发育和成熟，维持女性第二性征。对成年女性，除保持女性特征外，雌激素促进子宫内膜和肌层增殖变厚，引起子宫内膜异常增殖导致子宫出血；和孕激素共同调节使子宫内膜产生周期性变化，形成月经周期；能提高子宫平滑肌对缩宫素的敏感性；同时，还能刺激阴道上皮增生，使浅表层细胞发生角化。

2. 影响排卵

小剂量雌激素，特别是在孕激素的配合下，刺激促性腺激素的分泌，可促使排卵；较大剂量（>200pg/ml）雌激素可作用于下丘脑－垂体系统，抑制 GnRH 的分泌，发挥抗排卵作用。

3. 影响乳腺发育和乳汁分泌

小剂量雌激素能刺激乳腺导管及腺泡的生长发育；大剂量能抑制催乳素对乳腺的刺激作用，减少乳汁分泌。

知识链接

更年期综合征

更年期综合征（menopausal syndrome，MPS）又称围绝经期综合征，是在绝经前后由于雌激素分泌不足，垂体促性腺激素分泌增多，自主神经功能紊乱，从而出现的一系列不同程度"以自主神经功能失调"为主的症候群。常表现为潮热、出汗、心悸、烦躁、焦虑、失眠等。更年期通常发生于 45~55 岁，历时 10~20 年不等，是妇女向老年期过渡的时期，是卵巢功能逐渐衰退时期，绝经是重要标志。

4. 影响代谢

本类药物能激活肾素－血管紧张素系统，使醛固酮分泌增加，促进肾小管对水、钠的重吸收，有轻度的水钠潴留作用和升高血压的作用；能增加骨骼中钙盐沉积，加速长骨骨骺提早闭合；能增加骨量，改善骨质疏松；大剂量能升高血清三酰甘油和磷脂，降低血清胆固醇和低密度脂蛋白，升高高密度脂蛋白；能降低糖耐量等。

5. 其他

雌激素可增加凝血因子 Ⅱ、Ⅶ、Ⅸ、Ⅹ 的活性，促进血液凝固，还能增加纤溶活性；此外还具有抗雄激素作用。

【临床应用】

1. 更年期综合征

应用雌激素类药物替代治疗可抑制垂体促性腺激素分泌，从而减轻症状。围绝经期和老年性骨质疏松症可用雄激素与雌激素合并治疗。局部应用可治疗老年阴道炎及女性干枯症。

2. 卵巢功能不全和闭经

用雌激素替代内源性激素，对原发性或继发性的卵巢功能低下的患者可促进性器官及第二性征发育，维持性器官功能；与孕激素合用，可产生人工月经周期。

3. 功能性子宫出血

由于体内雌激素水平低，子宫内膜创面修复不良，引起持续少量阴道出血，雌激素能促进子宫内膜增生，修复出血创面而止血。

4. 乳房胀痛及回乳

部分妇女停止哺乳后，因乳汁持续分泌引起乳房胀痛，大剂量雌激素可干扰催乳素对乳腺的刺激作用，使乳汁分泌减少而退乳消肿，俗称回乳。

5. 绝经后乳腺癌

用于绝经 5 年后的乳腺癌患者，可能与减少雌酮生成有关。但绝经前的乳腺癌患者禁用，因雌激素反可促进肿瘤的生长。

6. 前列腺癌

大剂量雌激素抑制腺垂体分泌促性腺激素，使睾丸萎缩和雄激素分泌减少，同时又能拮抗雄激素作用，故对前列腺癌有治疗作用。

7. 痤疮

痤疮多见于青年男女，青春期痤疮因雄激素分泌过多，刺激皮脂腺分泌，皮脂堵塞皮脂腺及继发感染所致。雌激素可抑制雄激素分泌，并可拮抗雄激素的作用，可用于治疗痤疮。

8. 避孕

本类药物与孕激素组成复合制剂用于避孕。

【不良反应及用药指导】

（1）常见不良反应有厌食、恶心、呕吐及头晕等，早晨多见。减少剂量或从小剂量开始逐渐增加剂量可减轻症状。

（2）长期大剂量使用可引起子宫内膜过度增生而引起子宫出血，故有子宫出血倾向者及子宫内膜炎患者慎用。

（3）大剂量雌激素可引起水、钠潴留，导致水肿、高血压；偶可引起胆汁淤积性黄疸，故高血压、肝功能不良者慎用。

（4）雌激素对前列腺癌及绝经后乳腺癌有治疗作用，但禁用于其他肿瘤患者。绝经后雌激素替代治疗可明显增加发生子宫内膜癌的危险性，开始治疗前必须评估患者个体的妇科肿瘤风险，如同时应用孕激素可减少其危险性。

（5）雌激素治疗可能增加血栓栓塞性事件，在开始治疗前，必须评估患者的血栓事件发生风险，权衡利弊。

（6）妊娠期间不应使用雌激素，以免引起胎儿发育异常。

（二）抗雌激素类药

抗雌激素药能竞争性拮抗雌激素受体，从而抑制或减弱雌激素作用。临床上常用药物有氯米芬（clomiphene）、他莫昔芬（tamoxifen）和雷诺昔芬（raloxifene）等。

氯米芬有较弱的雌激素活性和中等强度的抗雌激素作用。能阻断下丘脑的雌激素受体，消除雌二醇的负反馈抑制；能促进腺垂体分泌促性腺激素，从而诱发排卵。临床用于功能性不孕症、功能性子宫出血、月经不调、晚期乳腺癌及长期应用避孕药后发生的闭经等。长期大剂量应用可引起卵巢肥大，一般停药后能自行恢复。卵巢囊肿者禁用。

他莫昔芬为雌激素的部分激动药，具有雌激素样作用，但强度仅为雌二醇的 1/2。能与乳腺癌细胞的雌激素受体特异性结合，阻断雌激素对乳腺癌的促进作用。临床用于治疗绝经后晚期乳腺癌。

雷诺昔芬是选择性雌激素受体调节药的第二代产品，主要用于预防和治疗绝经后妇女的骨质疏松症，能显著地降低椎体骨折发生率。

二、孕激素类与抗孕激素类药

（一）孕激素类药

孕激素主要由卵巢的黄体细胞分泌，一般在妊娠 3～4 个月后，黄体随即萎缩而后由胎盘分泌，直至分娩完成。天然孕激素为黄体酮（progesterone，孕酮），其含量很低，且口服无效。临床常用孕激素多为人工合成品及其衍生物，如甲羟孕酮（medroxyprogesterone，安宫黄体酮）、炔孕酮（ethisterone）、环丙孕酮（cyproterone）等为临床常用药。其中环丙孕酮的抗雄激素作用很强，也具有孕激素活性。此外，炔诺酮（norethisterone）、炔诺孕酮（norgestrel）、甲地孕酮（megestrol）等，除用于一般孕激素适应证外，还是目前常用的避孕药。

【药理作用】

1. 对生殖系统的影响

①在月经后期，在雌激素作用的基础上，促进子宫内膜继续增厚、充血，腺体增生并分支，由增殖期转变为分泌期，有利于受精卵着床和胚胎发育。②在妊娠期能降低子宫对缩宫素的敏感性，抑制子宫收缩活动，使胎儿安全发育，起到保胎作用。③与雌激素协同促进乳腺腺泡的发育，提前为哺乳作准备。④大剂量通过对下丘脑的负反馈作用，抑制腺垂体 LH 的分泌，抑制卵巢排卵，有避孕作用。⑤可使子宫颈口闭合，黏液减少变稠，使精子不易穿透。

2. 对代谢的影响

孕激素与醛固酮结构相似，能竞争性对抗醛固酮作用，促进 Na^+、Cl^- 排出而利尿；促进蛋白质分解，增加尿素氮的排泄等。

3. 对神经系统的影响

通过下丘脑体温调节中枢影响散热过程，可轻度升高体温，使月经周期的黄体相基础体温升高；还能增加每分通气量，降低 CO_2 分压。

【临床应用】

1. 功能性子宫出血

由于黄体功能不足可引起子宫内膜不规则成熟与脱落，导致子宫发生持续性的出血。应用孕激素可使增殖期子宫内膜同步转为分泌期，从而维持正常月经周期。与雌激素合用效果更好。

2. 原发性痛经和子宫内膜异位症

临床常采用雌、孕激素复合避孕药，抑制子宫痉挛性收缩而止痛。采用长周期、大剂量孕激素，使异位子宫内膜腺体萎缩退化，治疗子宫内膜异位症。

3. 先兆流产和习惯性流产

大剂量孕激素有安胎作用，可用于黄体功能不足导致的先兆流产；但对习惯性流产疗效不确切，加之可引起胎儿畸形，现已不主张使用。

4. 避孕

与雌激素配伍使用，可抑制女性排卵，用于避孕。

5. 子宫内膜腺癌、前列腺肥大和前列腺癌

大剂量孕激素可使子宫内膜癌细胞分泌耗竭而致腺体萎缩退化，使部分患者病情缓解，症状改善，也可提高子宫内膜腺癌对放疗的敏感性。大剂量孕激素可反馈性抑制垂体前叶分泌间质细胞刺激素（ICSH），减少睾酮分泌，促使前列腺细胞萎缩退化，故有一定的治疗作用。

【不良反应及用药指导】

（1）不良反应轻，偶见恶心、呕吐及头痛等。有时可致乳房胀痛、腹胀。长期应用易发生阴道真菌感染。

（2）孕妇用药可致胎儿生殖器畸形，需注意。尤其注意有一定雄激素或抗雄激素作用的孕激素禁用于妊娠期妇女。

（3）大量孕激素长期使用可能导致或加重抑郁症，慎用于有抑郁病史者，包括产后抑郁症。

（4）孕激素类药多需在肝脏代谢后与硫酸或葡萄糖醛酸结合，故肝功能不全患者应避免使用。

（二）抗孕激素类药

抗孕激素类药主要通过干扰黄体酮的合成，影响黄体酮的代谢而产生作用，常用药物包括米非司酮（mifepristone）、曲洛司坦（trilostane）、孕三烯酮（gestrinone）、环氧司坦（epostane）和阿扎斯丁（azastene）。

米非司酮

米非司酮（mifepristone）是孕激素受体阻断药，几乎无孕激素样内在活性，不仅具有抗孕激素和抗皮质激素活性，还具有较弱的雄激素活性。米非司酮具有明显抗着床作用，可单独用作房事后避孕的有效措施；具有抗早孕作用，可终止早期妊娠，可能出现的严重不良反应如阴道出血，但一般无须特殊处理。贫血、正在接受抗凝治疗和糖皮质激素治疗的女性不宜使用该药。

三、雄激素类与抗雄激素类药

（一）雄激素类药

天然雄激素主要为睾丸间质细胞分泌的睾酮（testosterone，睾丸素）。肾上腺皮质、卵巢和胎盘等也能够分泌少量的睾酮。临床上多用人工合成的睾酮衍生物，如甲睾酮（methyltestosterone）、丙酸睾酮（testosterone propionate）、美睾酮（mesterolone）及苯乙酸睾酮（testosterone phenylacetate）等。

【药理作用】

1. 生殖系统作用

促进并维持男性性器官和第二性征的发育和成熟，促进精子的生成与成熟。

2. 同化作用

本类药物能明显促进蛋白质合成（同化作用），减少蛋白质分解（异化作用），造成正氮平衡，促进肌肉增长，体重增加，减少尿素排泄。此外，还可促进肾小管对钙、磷等的重吸收，促进骨骼形成。

3. 提高骨髓造血功能

骨髓造血功能低下时，较大剂量的雄激素可刺激肾脏分泌促红细胞生成素，也可直接刺激骨髓造血功能，使红细胞生成增加。

4. 抗雌激素作用

本类药物大剂量使用能反馈性抑制腺垂体分泌促性腺激素，减少卵巢分泌雌激素，并有直接抗雌激素作用。

5. 免疫增强作用

本类药物可促进免疫球蛋白合成，增强机体免疫功能和巨噬细胞的吞噬功能，并具有一定的抗感染能力。尚有糖皮质激素样抗炎作用。

【临床应用】

1. 睾丸功能不全

用于无睾症（两侧睾丸先天或后天缺损）或类无睾丸症（睾丸功能不足）、男子性功能低下，可作替代治疗。

2. 围绝经期综合征和功能性子宫出血

通过对抗雌激素作用，使子宫平滑肌及其血管收缩，子宫内膜萎缩而止血，更年期患者更为适用。严重者可注射己烯雌酚、黄体酮、丙酸睾酮三药的混合物，但停药后易出现撤退性出血，故停药时应逐渐减少药量。

3. 晚期乳腺癌、卵巢癌和子宫肌瘤

能够缓解部分患者的病情，可能与其对抗雌激素作用，反馈性抑制腺垂体促性腺激素分泌有关，可显著减少雌激素的分泌。此外，丙酸睾酮可抑制子宫肌瘤的生长，用于治疗子宫肌瘤。

4. 虚弱

由于雄激素的同化作用，各种消耗性疾病、骨质疏松、肌肉萎缩、生长延缓、损伤、放疗等可用小剂量雄激素治疗，使患者食欲增加，加快体质恢复。

5. 贫血

丙酸睾酮或甲睾酮能改善骨髓造血功能，用于再生障碍性贫血及其他贫血性疾病。

【不良反应及用药指导】

（1）女性长期使用雄激素可出现男性化的改变，如多毛、痤疮、声音变粗、闭经、乳腺退化等，一旦出现应立即停止用药。

（2）多数雄激素具有肝损害，可干扰肝内毛细胆管的排泄功能，引起胆汁淤积性黄疸，如发现黄疸应立即停药。

（3）可引起水钠潴留，长期用药可致水肿。肾炎、肾病综合征、肝功能不全、高血压及心力衰竭患者慎用。

（4）孕妇及前列腺癌患者禁用。

知识链接

同化激素滥用的危害

同化激素又称蛋白同化激素，是一种可促进细胞的生长与分化，使肌肉扩增，增加骨头的强度与大小的甾体激素。因具有长肌肉的作用，有些运动员为了在体育比赛中争取好名次，常铤而走险，口服或注射此类药物。同化激素类药不良反应较严重，滥用会干扰人体的自然激素平衡，男性服用后会抑制雄性激素分泌，出现睾丸缩小、胸部扩大、早秃等现象；女性服用后会产生男性化、肌肉增生、体毛增多、月经失调等现象。部分作用是不可逆的。长期过多使用此类药物还会引起严重的肝、肾损伤，并发肝癌及心脏病症等。本类药物是体育竞赛的违禁药物。

（二）同化激素类药

同化激素类药是由天然来源的雄性激素经结构改造，降低雄激素活性、提高蛋白同化活性而得到的人工合成睾酮衍生物。常用药物有美雄酮（metandienone）、苯丙酸诺龙（nandrolone phenylpropionate）和司坦唑醇（stanozolol，康力龙）等。苯丙酸诺龙的同化作用为丙酸睾酮的12倍，雄激素活性仅为其1/2，分化指数为8。司坦唑醇的蛋白同化作用较强，为甲睾酮的30倍，雄激素活性仅为其1/4，分化指数为120。

临床上主要用于蛋白质吸收或合成不足，或分解亢进、损失过多的慢性衰弱和消耗性疾病患者，如营养不良、严重烧伤、肿瘤化疗期、手术后恢复期、老年骨质疏松和慢性胆管阻塞性瘙痒等。服药时应增加食物中蛋白质成分。同化激素类药可降低血糖水平，增加出血风险，治疗期间应定期监测血糖和凝血功能。

（三）抗雄激素类药

凡能对抗雄激素生理效应的药物称为抗雄激素药。常用药物有环丙孕酮（cyproterone）、非那雄胺（finasteride）等。

环丙孕酮具有较强的孕激素作用，可反馈抑制下丘脑-垂体系统，降低血浆中LH、FSH水平，从而抑制睾酮的分泌；还可阻断雄激素受体，抑制内源性雄激素的作用。主要用于治疗前列腺肥大、前列腺癌、性早熟及男性性功能亢进、痤疮、溢脂、男性脱发及妇女多毛症等。与炔雌醇组成复方避孕片用于避孕。因本药抑制性功能和性发育，禁用于未成年人。因其可影响肝功能、糖代谢、血象和肾上腺皮质功能，故用药期间需严密观察。

非那雄胺可抑制睾酮转化为二氢睾酮，降低雄激素作用强度，主要用于治疗前列腺增生。

四、避孕药

知识链接

口服避孕药

口服避孕药使用方便，效果满意，是目前常用的避孕方式。临床最常用的为短效口服避孕药。其优点是：①避孕效果可靠；②使用方便；③停药后生育能力可在短期内恢复；④月经正常，且对月经周期有调节作用。

生育过程包括精子和卵子的形成、成熟、排卵、受精、着床以及胚胎发育等多个环节，若阻断其中任何一个环节，即可达到避孕或终止妊娠的目的。现有的避孕药大多为女用药，男用避孕药较少。

（一）主要抑制排卵避孕药

抑制排卵的药物是目前最常见的女性避孕药，多数药物为不同类型的孕激素和雌激素类药物配伍制成的复方甾体激素制剂。常见避孕药根据药效的长短和使用方法可分为3类。①短效口服避孕药：复方炔诺酮片（口服避孕药Ⅰ号）、复方甲地孕酮片（口服避孕药Ⅱ）、复方炔诺酮甲片；②长效口服避孕药：复方炔诺孕酮乙片（长效避孕药）、复方氯地孕酮片（长效避孕片一号）、复方次甲氯地孕酮片；③长效注射避孕药：复方己酸孕酮注射液（避孕针1号）、复方甲地孕酮注射液。此外，尚有新型的避孕药缓释制剂、多相片剂等。

【药理作用】

1. 抑制排卵

大剂量外源性雌激素和孕激素通过负反馈调节，抑制下丘脑 GnRH 的释放，减少 FSH 和 LH 的分泌，使卵泡发育、成熟过程受阻，从而抑制排卵。

2. 抗着床

大量孕激素能抑制子宫内膜正常增殖，促使其萎缩退化，不利于受精卵着床。

3. 增加宫颈黏液的黏稠度

孕激素可使宫颈黏液的黏稠度增加，从而阻止精子进入宫腔。

4. 其他

还可影响子宫和输卵管平滑肌的正常收缩活动，使受精卵不能及时地被输送至子宫内着床。另外，还可抑制黄体内甾体激素的生物合成等。

◆ 课堂互动 ◆

案例：患者，王某，女，已婚，某公司经理。为避免怀孕而影响工作，长期服用长效避孕片。近日因工作压力较大，出现晚上失眠，故同时服用苯巴比妥钠催眠。

问题：请分析两药合用是否合理？并说明原因。

【不良反应及用药指导】

（1）类早孕反应。多在用药初期，可有头晕、恶心、挑食及乳房胀痛等轻微的类早孕反应，无须特殊处理，一般坚持用药2~3个月后可减轻或消失。可将服药时间安排在睡前，使日间反应较轻。反应严重者可加服维生素 B_6。

（2）子宫不规则出血。少数用药者发生，多因漏服药物所致，可加服炔雌醇。

（3）闭经。原月经史不正常者较易发生，如服药后连续闭经两个月，应立即停药。

（4）凝血功能亢进。可能与用量过大有关。可诱发血栓性静脉炎、肺栓塞或脑血管栓塞等栓塞性疾病，应予以注意。有血栓倾向者慎用。

（5）个别可有血压升高；哺乳期妇女用药可使乳汁减少；也可轻度肝功能损害。有急慢性肝炎、高血压、糖尿病、心脏病等患者不宜服用。

（6）避孕药可减少子宫内膜癌、卵巢癌、子宫肌瘤及乳腺纤维囊性和纤维腺性病变的发生率，但可显著增加子宫颈癌和乳腺癌的发生率，如长期用药可能出现乳房肿块，应立即停药。宫颈癌患者禁用此类避孕药。

（7）苯巴比妥、苯妥英钠、利福平等肝药酶诱导剂会加速避孕药在肝脏内的代谢，影响避孕效果。

（二）抗着床避孕药

本类药物能快速抑制子宫内膜的发育和分泌功能，干扰孕卵着床而产生避孕作用。其优点是不受月经周期的限制，使用灵活方便，无论在排卵前、排卵期或排卵后任何一天开始服用，都能发挥良好的避孕效果，可作为紧急避孕措施。适用于分居两地的夫妇短期探亲时服用，故又称探亲避孕药。本类药物主要为大剂量的孕激素，常用药有甲地孕酮片（探亲避孕 1 号片）、炔诺酮片（探亲避孕片）、复方双炔失碳酯片（53号避孕片）等。

（三）外用避孕药

常用药物有壬苯醇醚（nonoxinol）、孟苯醇醚（menfegol）及烷苯醇醚（alfenoxynol）等，可制成胶浆、片剂或栓剂等作为外用避孕药使用。将此类药物放入阴道后，药物可自行溶解并同时分散在子宫颈表面和阴道壁，通过降低精子表面张力，损害精子生物膜结构而杀死阴道内精子。同时，还可形成黏液，阻碍精子运动，增强避孕效果。该类药物具有使用方便、避孕效果好、无明显不良反应等优点。

（四）男性避孕药

棉酚（gossypol）是从棉花的根、茎、种子中提取的一种黄色酚类物质。临床应用的制剂有乙酸棉酚、普通棉酚、甲酸棉酚等。棉酚可破坏睾丸细精管的生精上皮细胞，使精子数量减少，直至无精子。停药后逐渐恢复。不良反应有胃肠道刺激症状、心悸、肝功能改变等。少数服药者发生低血钾、肌无力症状。因可引起不可逆性精子产生障碍，限制了作为常规避孕药使用。

（五）抗早孕药

抗早孕药是指在妊娠 12 周内能产生完全流产而终止妊娠的药物。常用孕激素受体阻滞药米非司酮（mifepristone）与前列腺素衍生物米索前列醇（misoprostol）序贯配伍应用。它能改变妊娠子宫的活动，阻断孕酮对子宫的抑制作用，或增加前列腺素对子宫的兴奋作用，使子宫活动增强而终止妊娠。在早孕期间使用本类药物，其效果相当于一次正常月经。具有完全流产率高、对母体无明显不良反应、流产后月经周期能迅速恢复、对再次妊娠无影响的优点。临床用于抗早孕、紧急避孕。不良反应主要有消化道反应，严重者有大量出血，应在医生指导下用药。

❖ *常用药物制剂和用法* ❖

缩宫素　注射液：2.5U/0.5ml、5U/ml、10U/ml。产后止血：静滴 0.02~0.04U/min，胎盘排出后可肌内注射 5~10U。引产或催产：静脉滴注，每次 2.5~5U，用氯化钠注射液稀释至 0.01U/ml。静滴开始时每分钟不超过 0.001~0.002U，每 15~30 分钟增加 0.001~0.002U，至达到宫缩与正常水平，最快不超过 0.02U/min。滴鼻剂：40U/ml。鼻喷雾剂：200U/5ml（每喷 0.1ml，相当于 4U）。催乳：在哺乳前 2~3 分钟，用鼻滴液 3 滴/次，滴入一侧或双侧鼻孔。

垂体后叶素　注射液：5U/ml、10U/ml。皮下或肌内注射，每次 5~10U；静脉滴注每次 5~10U，可用 5% 葡萄糖注射液 500ml 稀释后缓慢滴注。

地诺前列酮　注射剂：2mg/ml。阴道栓：3mg、20mg。控释阴道栓：10mg。静脉滴注 2mg，与碳酸氢钠注射液 1ml、0.9% 氯化钠注射液 10ml 混合摇匀，再用 5% 葡萄糖注射液 500ml 稀释后缓慢静脉滴注；外用时，可将上述三药混合摇匀后供宫腔给药或 20mg（栓剂）阴道给药。普通阴道栓，一次 3mg，置于阴道后穹隆深处，6~8 小时后若产程无进展，可再放置一次。

马来酸麦角新碱 片剂：0.2mg、0.5mg。口服，每次0.2~0.5mg，每日2~3次，极量为每次1mg，每日2mg；肌内注射，每次0.2~0.5mg，极量为每次0.5mg，每日1mg。注射剂：0.2mg/ml、0.5mg/ml。静脉滴注0.2mg，用5%葡萄糖注射液500ml稀释后缓慢静脉滴注。

苯甲酸雌二醇 注射剂：1mg/ml、2mg/ml。每次1~2mg，每周2~3次，肌注。

炔雌醇 片剂：0.02mg、0.05mg、0.5mg。闭经、更年期综合征：一次0.02~0.05mg，每晚1次，连用3周。前列腺癌：一次0.05~0.5mg，一日3~6次。

己烯雌酚 片剂：0.1mg、0.25mg、0.5mg、1mg。闭经或绝经期综合征：每日量不超过0.25mg。人工周期：口服0.25mg/d，连服20天，待月经后再用同法治疗，共3个周期。栓剂：0.1mg、0.2mg。老年性阴道炎：阴道塞药，每晚0.2~0.4mg，共7天。

氯米芬 片剂或胶囊剂：50mg。促排卵：一次50mg，一日1次，连服5天。

黄体酮 注射剂：10mg/ml、20mg/ml。先兆流产或习惯性流产：肌内注射，一次10~20mg，每日1次或每周2~3次，一直用到妊娠第4个月。

甲羟孕酮 片剂：2mg、4mg、10mg。剂量及疗程视病情而定。

甲地孕酮 片剂：1mg、4mg。一次2~4mg，一日1次，疗程视病情而定。子宫内膜异位症：从月经第5天起一次2.5mg，一日1次，可逐渐加至10~15mg/d。

炔诺酮 片剂：0.625mg、2.5mg。功能性子宫出血：一次2.5mg，每8小时一次，出血减少或停止后逐渐减量，每3天递减1次，直至维持量2.5mg/d，再连服20天。探亲避孕：于同房当晚起开始每晚5mg，同居10天之内必须连服10片，同居半个月，连服14天，超过半个月接着应改服短效避孕药，直至探亲期结束。

甲睾酮 片剂：5mg、10mg。一次5~10mg，一日1~2次，口服或舌下含服。每个月总量不超过300mg。

苯乙酸睾酮 注射剂：10mg/ml、20mg/2ml。每周1~3次或隔日1次，肌内注射。一次10~25mg。

苯丙酸诺龙 注射液：10mg/ml、25mg/ml。每次25mg，每周1~2次，深部肌内注射；小儿一次5~10mg。

司坦唑醇 片剂：2mg。开始时每次2mg，一日2~3次（女性酌减），如治疗效果明显，可每隔1~3个月减量，直至2mg/d维持量；儿童，1~2mg/d，仅在发作时应用。

复方炔诺酮片（口服避孕片Ⅰ号：每片含炔诺酮0.6mg、炔雌醇0.035mg）从月经第5日开始，每天服1片，晚餐后服用为宜，连服22日，不可间断，服完等月经来后的第5天继续服药。如有漏服，应在次晨补上。一般于停药后2~4日即可出现撤退性出血，如停药7日仍不来月经，应立即服下一周期药物。

复方甲地孕酮片（口服避孕药Ⅱ号：每片含甲地孕酮1mg、炔雌醇0.035mg）服法同上。

炔诺酮片（探亲避孕片：每片含炔诺酮5mg）于同居当晚服1片，以后每晚服1片，14日以内必须连服14片，超过14日，应接服Ⅰ号或Ⅱ号避孕片。

甲地孕酮片（探亲避孕1号片：每片含甲地孕酮2mg）服法同上。

米非司酮 片剂：25mg、200mg。终止早孕：200mg每次顿服；或每次25mg，一日 2 次，连用 3 天。服药后禁食 1 小时。紧急避孕：性交后 72 小时内服 25mg，用药越早效果越好。

目标检测

一、选择题

1. 缩宫素对子宫平滑肌作用的特点是（　　）
    A. 大剂量时引起子宫底节律性收缩，子宫颈松弛
    B. 小剂量时即可引起子宫底和子宫颈收缩
    C. 妊娠早期对药物敏感性最强
    D. 子宫对药物的敏感性与妊娠阶段有关
    E. 以上都不是

2. 下列哪项不是缩宫素的作用（　　）
    A. 利尿作用　　　　　　　　　　B. 松弛血管平滑肌
    C. 使乳腺泡周围的肌上皮细胞收缩　　D. 小剂量引起子宫节律性收缩
    E. 大剂量引起子宫强直性收缩

3. 麦角新碱不用于催产和引产的原因是（　　）
    A. 作用时间短　　　　　　　　　　B. 抑制胎儿呼吸
    C. 对子宫底和子宫颈的平滑肌均有强大的兴奋作用
    D. 妊娠子宫对药物不敏感　　　　　E. 以上都不是

4. 可用于治疗前列腺癌的药物是（　　）
    A. 炔雌醇　　　　　　　　　　　　B. 氯米芬
    C. 炔诺酮　　　　　　　　　　　　D. 苯丙酸诺龙
    E. 康力龙

5. 能治疗再生障碍性贫血的药物是（　　）
    A. 雌二醇　　　　　　　　　　　　B. 炔雌醚
    C. 苯丙酸诺龙　　　　　　　　　　D. 甲基炔诺酮
    E. 甲基睾丸素

6. 更年期综合征使用雌激素主要是（　　）
    A. 抑制垂体促性腺激素的分泌　　　B. 促进垂体促性腺激素的分泌
    C. 直接对抗雄激素的作用　　　　　D. 直接对抗孕激素的作用
    E. 以上均不对

7. 短效口服避孕药，偶尔漏服时应于多少小时内补服 1 片（　　）
    A. 3 小时　　　　　　　　　　　　B. 6 小时
    C. 12 小时　　　　　　　　　　　　D. 24 小时
    E. 48 小时

8. 终止早期妊娠的药物（　　）
    A. 甲地孕酮　　　　　　　　　　　B. 炔诺酮
    C. 己烯雌酚　　　　　　　　　　　D. 米非司酮
    E. 烷苯醇醚

二、填空题

1. 缩宫素小剂量可引起子宫_____，大剂量则使子宫产生_____。

2. 麦角新碱可用于_____和_____。

3. 麦角胺通过收缩脑血管，可降低脑动脉搏动幅度，用于治疗_____。

4. 临床常用的同化激素有_____、_____。

5. 主要抑制排卵的避孕药，可能发生的不良反应有_____、_____、_____、_____。

6. 探亲避孕药有_____、_____、_____。

7. 短效口服避孕药有_____、_____、_____。

三、问答题

1. 麦角新碱和缩宫素对子宫的作用特点有何不同？

2. 目前临床应用的避孕药有哪几类？各举一代表药物。

学习小结

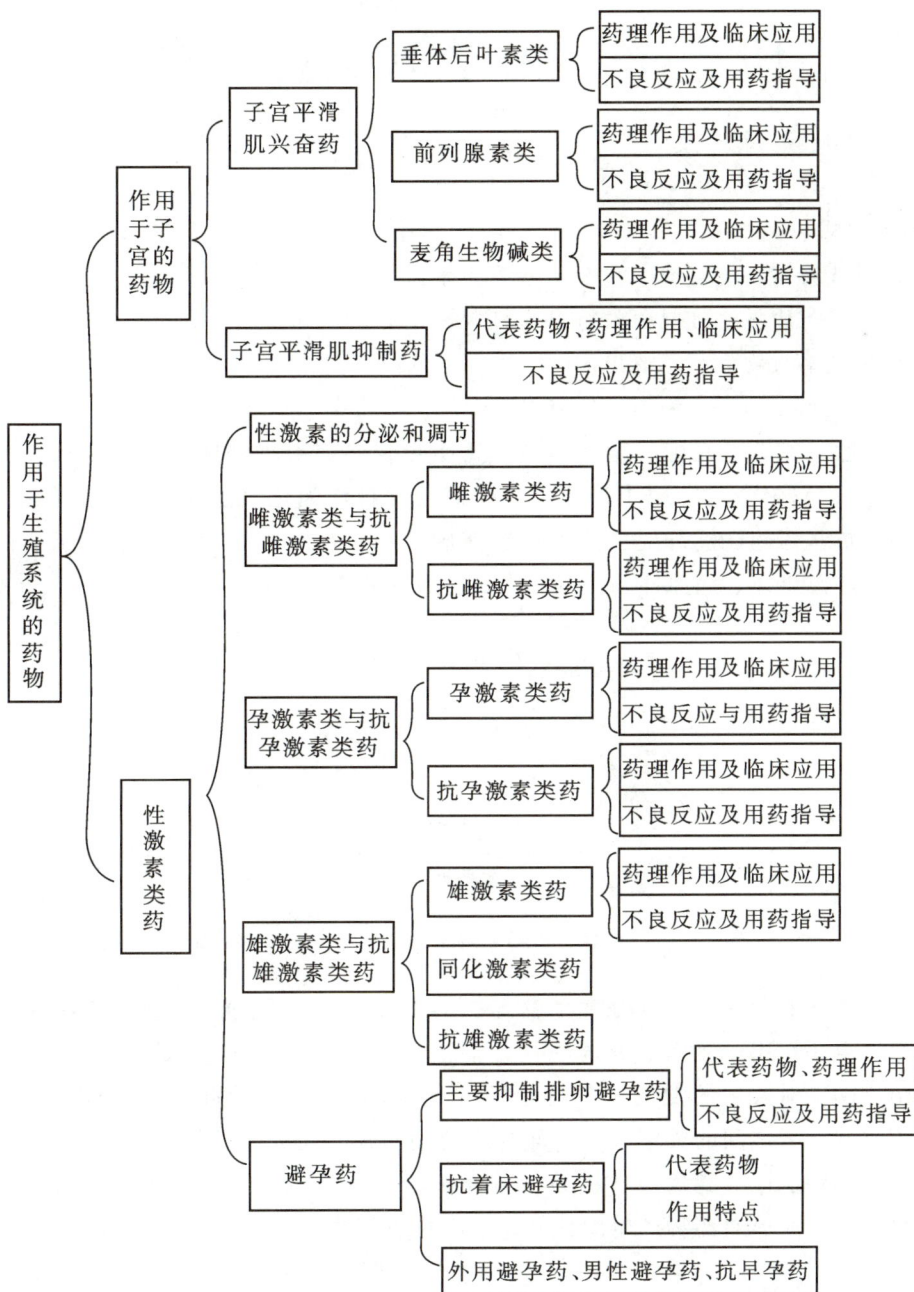

模块十二　抗微生物和寄生虫药

任务一　化学治疗药概述

【目的要求】

1. 掌握抗菌药、抗菌谱、抗菌活性等化学治疗药常用术语。
2. 熟悉药物的抗菌机制和细菌耐药机制的产生。
3. 了解抗菌药物的合理使用。

对病原菌（细菌、真菌、微生物等）寄生虫及癌细胞所致疾病的药物治疗统称为化学治疗学（简称化疗）。用于治疗上述疾病的药物称为化学治疗药物，包括抗菌药、抗病毒药、抗真菌药、抗寄生虫药和抗恶性肿瘤药。在应用化疗药物治疗感染性疾病过程中，应注意机体、病原体与药物三者的相互关系（图 12－1）。

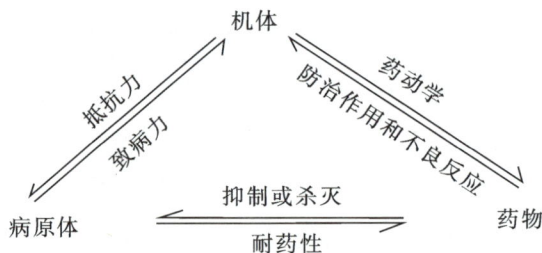

图 12－1　机体－药物－病原微生物的相互作用关系

感染性疾病的罹患与康复是微生物与机体相互斗争的过程。病原微生物在疾病的发生中起着重要作用。然而病原体往往不能决定疾病的全过程，人体的反应性、免疫状态和防御功能对疾病的发生、发展与转归也有重要作用。因此，在合理治疗的过程中，必须重视三者之间的关系，一方面合理使用药物，能充分发挥其抗病原体的作用，调动机体防御功能以战胜病原体；另一方面在治疗中一旦药物使用不当，可对机体产生不良反应或病原体对药物产生耐药性，影响患者健康。

一、常用术语

（1）抗菌药　指对细菌具有抑制或杀灭作用的药物，包括抗生素和人工合成的抗菌药。

（2）抗生素　指某些微生物（包括细菌、真菌、放线菌等）产生的具有抑制或杀灭病原体作用的物质。

（3）抗菌谱　指抗菌药物的抗菌范围，称为抗菌谱。某些抗菌药物仅作用于单一菌种或局限于一属细菌，称其抗菌谱窄，如异烟肼只对抗酸分枝杆菌有效。另一些药物抗菌范围广泛称之为广谱抗菌药，如四环素和氯霉素，它们不仅对革兰阳性细菌和革兰阴性细菌有抗菌作用，且对衣原体、肺炎支原体、立克次体及某些原虫等也有抑制作用。抗菌谱是临床选用抗菌药的基础。

（4）抗菌活性 抗菌活性是指药物抑制或杀灭微生物的能力。能够抑制培养基内细菌生长的最低药物浓度称之为最低抑菌浓度（MIC）；能够杀灭培养基内细菌或将细菌减少99.9%的最低药物浓度称之为最低杀菌浓度（MBC）。MIC和MBC的值越小，药物抗菌能力越强。临床上常用最低抑菌浓度和最低杀菌浓度评价抗菌药物的抗菌活性。

（5）抑菌药 指仅有抑制微生物生长繁殖而无杀灭作用的药物，如四环素等。

（6）杀菌药 不仅能抑制微生物生长繁殖，而且能杀灭之的一类药物，如青霉素类、氨基糖苷类等。

（7）化疗指数（CI） 化疗药物的价值一般以动物半数致死量（LD_{50}）和治疗感染动物的半数有效量（ED_{50}）之比，或5%致死量（LD_5）与95%有效量（ED_{95}）的比来衡量。这一比例关系称为化疗指数。化疗指数愈大，表明药物的毒性愈小，疗效愈大，临床应用的价值也可能愈高。但化疗指数高者并不是绝对安全，如无毒性的青霉素仍有引起过敏休克的可能。

（8）抗生素后效应（PAE） 指细菌与抗生素接触后，当抗生素低于最低抑菌浓度或消除后，细菌生长仍然受到药物持续抑制的效应。

二、抗菌药作用机制

抗菌药物主要通过干扰细菌的代谢过程，影响其结构和功能，使其失去正常的生长繁殖能力，而产生抑制或杀灭细菌的作用。几种主要作用机制（图12-2）如下。

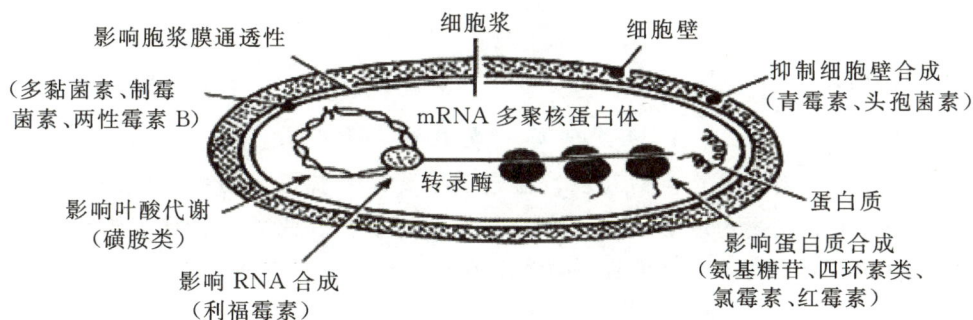

影响胞浆膜通透性（多黏菌素、制霉菌素、两性霉素B）
细胞浆
细胞壁
抑制细胞壁合成（青霉素、头孢菌素）
mRNA多聚核蛋白体
影响叶酸代谢（磺胺类）
转录酶
蛋白质
影响RNA合成（利福霉素）
影响蛋白质合成（氨基糖苷、四环素类、氯霉素、红霉素）

图12-2 抗菌药物作用机制示意图

1. 抑制细菌细胞壁合成

细菌细胞膜外是一层坚韧的细胞壁，能抗御菌体内强大的渗透压，具有保护和维持细菌正常形态的功能。细菌细胞壁主要结构成分是胞壁黏肽，由N-乙酰葡萄糖胺（GNAc）和与五肽相连的N-乙酰胞壁酸（MNAc）重复交替联结而成。青霉素等β-内酰胺类抗生素的作用靶位是胞浆膜上的青霉素结合蛋白（PBPs），表现为抑制转肽酶的转肽作用，从而阻碍了交叉联结，导致细菌细胞壁缺损。由于菌体内的高渗透压，在等渗环境中水分不断渗入。致使细菌膨胀、变形，在自溶酶影响下，细菌破裂溶解而死亡。

2. 抑制蛋白质合成

细菌为原核细胞，其核糖体为70S，由30S和50S亚基组成，哺乳动物是真核细胞，其核糖体为 80S，由 40S 与 60S 亚基构成，因而它们的生理、生化与功能不同。抗菌药物对细菌的核蛋白体有高度的选择性毒性，而不影响哺乳动物的核蛋白体和蛋白质合成。多种抗生素能抑制细菌的蛋白质合成，但它们的作用点有所不同。见表 12 - 1。

表 12 - 1　不同作用位点的抗生素

作用位点	抗生素
细菌核蛋白体 50S 亚基	氯霉素、林可霉素和大环内酯类抗生素（红霉素等）
核蛋白体 30S 亚基	四环素、氨基糖苷类抗生素（链霉素等）

3. 影响胞浆膜的通透性

细菌胞浆膜主要是由类脂质和蛋白质分子构成的一种半透膜，具有渗透屏障和运输物质的功能。多粘菌素类抗生素具有表面活性物质，能选择性地与细菌胞浆膜中的磷脂结合；而制霉菌素和二性霉素等多烯类抗生素则仅能与真菌胞浆膜中固醇类物质结合。它们均能使胞浆膜通透性增加，导致菌体内的蛋白质、核苷酸、氨基酸、糖和盐类等外漏，从而使细菌死亡。

4. 抗叶酸代谢

磺胺类与甲氧苄啶（TMP）可分别抑制二氢叶酸合成酶与二氢叶酸还原酶，妨碍叶酸代谢，最终影响核酸合成，从而抑制细菌的生长和繁殖。

5. 抑制核酸代谢

喹诺酮类药物能抑制 DNA 的合成，利福平能抑制以 DNA 为模板的 RNA 多聚酶，阻碍 mRNA 的合成而产生杀菌作用。

知识链接

避免细菌耐药性的措施

为了克服细菌对药物产生耐药性，临床医生要注意抗菌药物的合理应用，给予足够的剂量与疗程，必要的联合用药和有计划的轮换供药。此外，医药学专家还应努力开发新的抗菌药物，改造化学结构，使其具有耐酶特性或易于透入菌体。

三、细菌耐药性

细菌的耐药性又称抗药性，是指细菌与药物多次接触后，对药物的敏感性下降甚至消失，致使药物对耐药菌的疗效降低或无效。即细菌产生对抗生素不敏感的现象。

耐药的产生机制主要有以下几个方面。

1. 产生灭活酶

细菌产生灭活抗菌药物的酶，使抗菌药物失活，是耐药性产生的最主要的机制之一。一般来说灭活酶有两种，一是水解酶，如 β - 内酰胺酶可水解青霉素或头孢菌素。该酶可由染色体或质粒介导，某些酶的产生为体质性（组构酶）；某些则可经诱导产生（诱导酶）。二是钝化酶又称合成酶，可催化某些基团结合到抗生素的—OH 或—NH₂上，使抗生素失活。多数对氨基糖苷类抗生素耐药的革兰阴性杆菌能产生质粒介导的钝化酶，如氯霉素的乙酰转移酶作用于 NH_2 基上，使氯霉素转化为无抗菌活性的代谢物。

2. 胞浆膜通透性

细菌可通过各种途径使抗菌药物不易进入菌体，如革兰阴性杆菌的细胞外膜对青霉素 G 等有天然屏障作用；绿脓杆菌和其他革兰阴性杆菌细胞壁水孔或外膜非特异性通道功能改变引起细菌对一些广谱青霉素类、头孢菌素类包括某些第三代头孢菌素的耐药；细菌对四环素耐药主要由于所带的耐药质粒可诱导产生三种新的蛋白，阻塞了细胞壁水孔，使药物无法进入。革兰阴性杆菌对氨基糖苷类的耐药性除前述产生钝化酶外，也可由于细胞壁水孔改变，使药物不易渗透至细菌体内。

3. 细菌体内靶位结构的改变

细菌通过靶位结构的改变，使抗生素失去作用点，从而不易发挥作用。例如：利福平的耐药性是细菌 RNA 多聚酶的 β 亚基发生改变，使其与药物的结合力降低而耐药。某些肺炎球菌、淋球菌对青霉素 G 耐药，以及金葡菌对甲氧苯青霉素耐药，乃因经突变引起青霉素结合蛋白（PBPs）改变，使药物不易与之结合。这种耐药株往往对其他青霉素（如苯唑或邻氯青霉素）和头孢菌素类也都耐药。

4. 改变代谢途径

细菌通过增加代谢拮抗物使抗菌药失效。例如，对磺胺耐药的细菌可通过产生较多的对氨基苯磺酸（PABA）导致其失效。

5. 药物主动流出

系统活性增强某些细菌能将进入菌体的药物泵出体外，这种泵由于需要一定的能量，因此被称为主动流出系统。但由于外排药物速度大于药物内流速度这一特点，在使用 β – 内酰胺、喹诺酮类、大环内酯类等抗菌药物时，菌体内出现浓度降低而产生多重耐药性。

四、抗菌药的合理使用原则

由于抗菌药的使用，过去许多致死性的疾病已得到控制。但随着抗菌药物的广泛使用，特别是滥用，也给治疗带来许多新问题，如毒性反应、过敏反应、二重感染、细菌产生耐药性等。因此，合理使用抗菌药物日益受到重视。

1. 尽早确定病原菌，针对性用药

有针对性的选用抗菌药是合理用药的首要原则，而正确的临床诊断和细菌学诊断是选用药物的基础。首先对其进行体外抗菌药物敏感实验，明确病原菌，根据病原菌种类以及细菌药敏性实验结果有针对性的选药。如果患者感染症状严重，可根据临床诊断预测、判断最有可能的致病菌，选用适当的抗菌药进行经验性治疗，再根据药敏性实验结果，选择抗菌药。

2. 严格按照适应证选药

各种抗菌药有着不同的抗菌谱和抗菌活性，以及各自的体内过程特点，因此具有各自不同的临床适应证。只有充分了解各种抗菌药物的药效学和药动学特点，才能取得满意的疗效。同时还应注意药物的不良反应以及防治措施。

3. 抗菌药物的预防应用

预防用药需有明确的指征，少数经临床证实确实有效，如：预防流行性脑膜炎、结核病、疟疾或者破伤风；预防结肠或直肠手术后的多种需氧和厌氧菌感染；预防风湿热复发和风湿病。

4. 抗菌药物的联合应用

联合用药的目的在于提高疗效、减少不良反应、延缓或者减少细菌性耐药的发生。但不合理的联合用药不仅不能增加疗效，还可导致耐药菌株的增加以及不良反应的增加。因此联合用药必须把握明确指征。

（1）以下几种情况可作为联合用药的指征　①不明病原体的严重细菌性感染，为扩大范围可选用联合用药，待细菌诊断明确后调整用药。②单一抗菌药物尚且不能控制的严重感染或者混合感染，如：腹腔穿孔所致的腹膜感染、感染性心内膜炎等。③需长期用药易产生耐药者，如结核病、慢性骨髓炎等。④对毒性强的药物，可采用联合用药，以减少用量而使毒性减轻。⑤抗菌药不易渗入部位的感染，如结合性脑膜炎。

（2）联合用药效果　一般将抗菌药物按照作用性质分为四类（表12-2）。

表 12 - 2　抗菌药物按作用性质分类

分类	代表抗生素
Ⅰ类繁殖期杀菌剂	β-内酰胺类、万古霉素
Ⅱ类静止期杀菌剂	氨基糖苷类、喹诺酮类、多黏菌素类
Ⅲ类快效抑菌剂	四环素类、氯霉素类、大环内酯类
Ⅳ类慢效抑菌剂	磺胺类

联合应用上述抗菌药物时，可获得协同（Ⅰ类+Ⅱ类）、拮抗（Ⅰ类+Ⅲ类）、相加（Ⅲ类+Ⅳ类）、无关或相加（Ⅰ类+Ⅳ类）四种效果。例如，青霉素和链霉素合用，可产生协同抗菌作用。但是青霉素与氯霉素合用时，由于快效抑菌剂使细菌迅速处于静止期，青霉素类药物难以充分发挥其繁殖期杀菌剂的作用而降低疗效。其次，作用机制相同的同一类药物合用时，疗效不增强，反而有可能增加毒性，如氨基糖苷类药物彼此间不能合用。大环内酯类、林可霉素、氯霉素类药物，因其作用机制相似，合用时药物相互竞争相近的靶点，也会出现拮抗作用。不同种类的抗菌药联合应用也可导致某些药物毒性增加。

5. 防止抗菌药物的不合理使用

单纯性病毒感染，不宜使用抗菌药；原因未明的发热患者，除病情严重或高度怀疑为细菌感染者外，不宜用抗菌药；局部应用抗菌药易诱发过敏反应和细菌耐药，因此除非皮肤感染必须局部用到抗菌药时，应尽量避免皮肤黏膜的局部应用。应用适宜的疗程、给药途径和剂量以求降低不良反应、减少及延缓细菌耐药性的发生。

目标检测

一、名词解释

1. 抗菌谱
2. 化疗指数
3. 杀菌药
4. 抑菌药
5. 抗菌活性
6. 抗生素

二、选择题

1. 下列哪类药物属于繁殖期杀菌药（　　　）

　　A. 氨基糖苷类　　　　　　　　　　　B. 多黏菌素 B

　　C. 氯霉素类　　　　　　　　　　　　D. 青霉素类

　　E. 四环素类

2. 下列药物组合有协同作用的是（　　　）

　　A. 青霉素 + 螺旋霉素　　　　　　　　B. 青霉素 + 四环素

　　C. 青霉素 + 氯霉素　　　　　　　　　D. 青霉素 + 庆大霉素

　　E. 青霉素 + 红霉素

三、问答题

简述抗菌药物的作用机制。

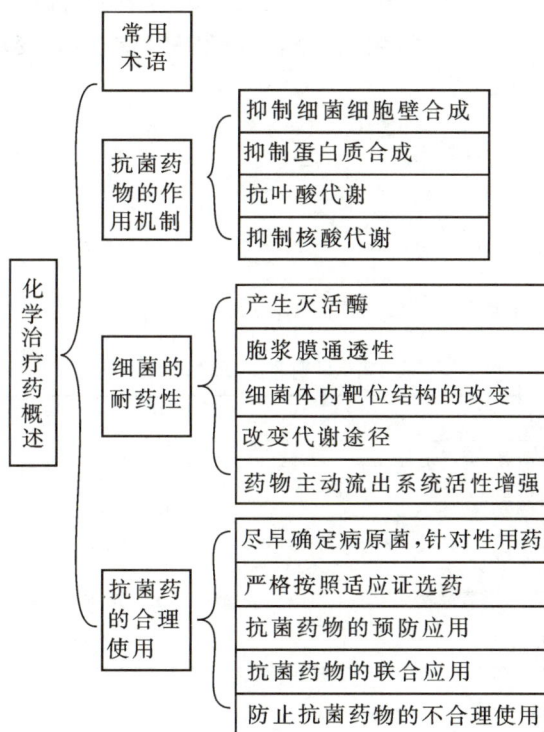

学习小结

任务二 β－内酰胺类抗生素

【目的要求】

1. 掌握青霉素和头孢菌素类的抗菌谱、抗菌机制、临床应用、不良反应以及防治措施。

2. 熟悉其他青霉素和头孢菌素类药物的作用特点。

3. 了解其他 β－内酰胺类、β－内酰胺酶抑制剂的药理作用以及临床应用。

β－内酰胺类抗生素系指化学结构中具有 β－内酰胺环的一大类抗生素，包括临床最常用的青霉素与头孢菌素，以及新发展的头孢霉素类、甲砜霉素类、单环 β－内酰胺类等其他非典型 β－内酰胺类抗生素。此类抗生素具有杀菌活性强、毒性低、适应证广及临床疗效好的优点。本类药物的化学结构，特别是侧链的改变形成了许多具有不同抗菌谱和抗菌作用的抗生素。

一、分类与抗菌作用机制

（一）β－内酰胺类抗生素分类

1. 青霉素类

按抗菌谱和耐药性可分为 5 类，见表 12 － 3。

表 12 － 3 青霉素类抗生素分类

分类	代表药物
天然青霉素	青霉素 G
耐酶青霉素	甲氧西林、苯唑西林、氯唑西林
广谱青霉素	氨苄西林、阿莫西林
抗铜绿假单胞菌广谱青霉素	羧苄西林、哌拉西林
抗 G⁻ 青霉素	美西林、替莫西林

2. 头孢菌素类

按抗菌谱、耐药性和肾毒性分为 4 类，见表 12 － 4。

表 12 － 4 头孢菌素类抗生素分类

分类	代表药物
第一代头孢菌素	头孢拉定、头孢氨苄
第二代头孢菌素	头孢呋辛、头孢克洛
第三代头孢菌素	头孢哌酮、头孢噻肟、头孢克肟
第四代头孢菌素霉素	头孢匹罗

![羽毛笔图标] **知识链接**

青霉素结合蛋白

青霉素结合蛋白（penicillin-binding protein，PBPs）是广泛存在于细菌表面的一种膜蛋白，是 β - 内酰胺类抗生素的主要作用靶位。按照细菌对各种 β - 内酰胺类抗生素的敏感度，可以将 PBPs 大致分为两类。①对青霉素敏感度稍差，但对大多数头孢菌素敏感的 PBPs：分子质量较低（Mr24.8 ~ 34.7ku），如金黄色葡萄球菌的 PBP4，大肠埃希氏菌的 PBP5、PBP6；②一般对青霉素和头孢菌素均敏感的 PBPs：分子量较高（Mr59.5 ~ 89.3ku），如大肠埃希氏菌的 PBP2、PBP3。已知不同的抗生素作用于不同的PBPs 上，即使是同一抗生素作用于不同细菌也是作用于不同的 PBPs 上。不同细菌 PBPs 种类及含量均不相同。但各种菌种的 PBPs 又有许多类似的结构与功能，在细菌生长、繁殖中发挥重要作用。PBPs 结构与数量的改变是产生细菌耐药的一个重要机制。

3. 其他 β - 内酰胺类

碳青霉烯类、氧头孢烯类、头孢菌素类、单酰胺菌素类、β - 内酰胺。

（二）抗菌作用机制

各种 β - 内酰胺类抗生素的作用机制均相似，都能抑制胞壁黏肽合成酶，即青霉素结合蛋白（PBPs），从而阻碍细胞壁黏肽合成，使细菌胞壁缺损，菌体膨胀裂解。除此之外，对细菌的致死效应还应包括触发细菌的自溶酶活性，缺乏自溶酶的突变株则表现出耐药性。哺乳动物无细胞壁，不受 β - 内酰胺类药物的影响，因而本类药具有对细菌的选择性杀菌作用，对宿主毒性小。

二、青霉素类抗生素

青霉素除青霉素 G 为天然青霉素外，其余均为半合成青霉素。本类药物的基本结构由 6 - 氨基青霉烷酸（6 - APA）和侧链（R - CO）组成，母核结构为抗菌活性的重要部分，由 A - 噻唑环和 B - β - 内酰胺环骈合而成。侧链则与药理特性相关（图 12 - 3）。

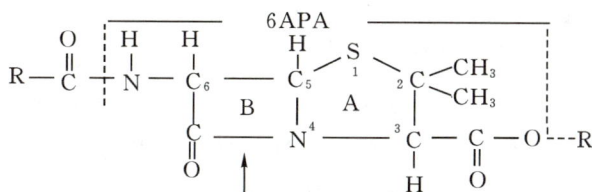

A：噻唑环　B：β-内酰胺环

图 12 - 3　青霉素母核结构式

（一）天然青霉素

青霉素又名苄青霉素，是天然青霉素，侧链为苄基。是临床上最早应用的抗生素，具有杀菌力强、毒性低、价格低廉等优点。常用其钠盐或钾盐。其晶粉在室温中稳定，易溶于水，水溶液在室温中不稳定，20℃放置 24 小时，抗菌活性迅速下降，且可生成有抗原性的降解产物，故青霉素应在临用前配成水溶液。

【体内过程】

青霉素对酸不稳定，口服易被胃酸以及消化酶破坏，故不宜口服。肌内注射吸收快且完全，迅速分布于各个组织中。此外，青霉素的脂溶性低，进入细胞量少。主要分布于细胞外液，能广泛分布于各种关节腔、浆膜腔、间质液、淋巴液、胎盘、肝、肾、肺、横纹肌、中耳液等；房水与脑脊液中含量也较低，但炎症时青霉素进入脑脊液和眼的量可略提高，能达到有效浓度。青霉素几乎全部以原型迅速经尿排泄，90%经肾小管分泌。

青霉素 G 水溶液为短效制剂，为了延长青霉素的作用时间，还可采用难溶制剂普鲁卡因青霉素和苄星青霉素（长效西林）。它们的水悬剂或油制剂肌内注射后，在注射部位缓慢溶解吸收。

【抗菌作用】

青霉素在细菌繁殖期低浓度抑菌，较高浓度杀菌，对下列病原菌有高度的抗菌作用：①大多数革兰阳性球菌，如溶血性链球菌、草绿色链球菌、肺炎球菌、肠球菌、金葡菌、产生青霉素酶的金葡菌等。②革兰阳性杆菌，如白喉杆菌、炭疽杆菌及革兰阳性厌氧杆菌，如产气荚膜杆菌、破伤风杆菌、难辨梭菌、丙酸杆菌、真杆菌、乳酸杆菌等。③革兰阴性球菌，如脑膜炎球菌、嗜血杆菌属、淋球菌、百日咳杆菌等。④放线菌和致病螺旋体，如梅毒螺旋体、钩端螺旋体等。

【临床应用】

（1）用于敏感细菌所致各种感染，如脓肿、菌血症、肺炎和心内膜炎等。

（2）用作敏感的革兰阴性、革兰阳性球菌感染的首选药，如溶血性链球菌感染、敏感葡萄球菌感染、钩端螺旋体病、草绿色链球菌引起的心内膜炎、气性坏疽、白喉、梅毒、回归热等。

（3）也可用于其他治疗，如流行性脑脊髓膜炎、放线菌病、淋病、鼠咬热等。

【不良反应】

1. 过敏反应

过敏反应为青霉素最常见的不良反应，发生率为 3% ~10%。以皮肤过敏和血清病样反应较多见。最严重的反应是过敏性休克。为了防治过敏，在应用青霉素药物时，应做到以下几点：①使用药物前必须详细询问过敏史，对青霉素过敏者禁用。②用药前需做过敏试验，皮试阳性者禁用；且对初次使用、换批号使用以及接受青霉素治疗停药三天（72 小时）以上必须重新做过敏试验。③注射青霉素前必须做好急救准备工作，如：备用盐酸肾上腺素、氧气等避免局部用药和饥饿时用药；青霉素注射液必须临用时新鲜配制；患者每次用药后需至少观察 30 分钟，若无反应者方可离去，以防迟缓反应的发生；一旦发生过敏性休克，应立即皮下或肌内注射 0.1% 肾上腺素 0.5 ~1.0mg，严重者应稀释后缓慢静脉注射或静脉滴注，必要时可加糖皮质激素和抗组胺药，与此同时采取吸氧、人工呼吸、气管切开等其他急救措施。

2. 赫式反应

青霉素 G 治疗梅毒、钩端螺旋体、鼠咬热炭等感染时，可有症状加剧现象，称为赫氏反应或治疗矛盾。表现为全身不适、寒战、发热、咽痛、心跳加快等症状。此反应可能是大量病原体被杀死后释放的代谢物质所致。

3. 其他不良反应

其钾盐大量静注易引起高血钾症；肌内注射青霉素 G 可出现局部红肿、疼痛、硬结，甚至引起周围神经炎；剂量过大或静脉给药过快可对大脑皮层产生直接刺激作用；大剂量注射青霉素可引起反射性肌肉痉挛、昏迷等症状。

【用药指导】

（1）严重感染宜静脉滴注给药，大剂量静注应监测血清离子浓度，以防发生高血钠、高血钾症。

（2）一种青霉素过敏者可能对其他青霉素类药亦过敏，有哮喘、枯草热等过敏性疾病患者慎用。

（3）妊娠期妇女仅在确有必要时使用。少量本品从乳汁中分泌，哺乳期妇女用药时暂停哺乳。

（二）半合成青霉素

人们利用青霉素的母核进行化学改造，接上不同侧链，合成了几百种"半合成青霉素"，有许多已用于临床，常用青霉素的化学结构和药理特性见表12－5。

表 12 － 5　常用青霉素类药物及其特点

抗菌作用类别		药物	耐酸	耐酶	广谱	铜绿假单胞菌	作用特点
	天然类	青霉素 G	－	－	－	－	对 G⁺菌和螺旋体高效
半合成类	耐酸类	青霉素 V、非奈西林、丙匹西林	+	－	－	－	主要用于敏感菌所致轻、中度感染
	耐酶类	苯唑西林、氯唑西林、双氯西林	+	+	－	－	主要用于产酶的金黄色葡萄球菌感染
	广谱类	氨苄西林、阿莫西林、匹氨西林、美坦西林	+	－	+	－	对 G⁺菌和 G⁻菌均有效
	抗铜绿假单胞菌类	羧苄西林、替卡西林、呋卡西林、美洛西林、哌拉西林	－	－	+	+	对铜绿假单胞菌和变形杆菌作用强
	抗 G⁻菌类	美西林、匹美西林	－	+	－	－	主要用于革兰阴性菌所致尿路感染和软组织感染

1. 耐酸青霉素

耐酸青霉素包括青霉素 V、非奈西林、丙匹西林和苯氧乙基青霉素。本类药物与青霉素 G 抗菌谱相同，但抗菌活性不及青霉素 G，耐酸、口服吸收好，但不耐酶，不宜用于严重感染，且与青霉素 G 有交叉过敏反应。

2. 耐酶青霉素

本类药品的化学结构特点是通过酰基侧链（R1）的空间位阻作用保护了 β－内酰胺环，使其不易被酶水解，主要用于耐青霉素的金葡菌感染。常用的有：苯唑西林（新青霉素Ⅱ）、氯唑西林、双氯西林与氟氯西林。本类药的抗菌谱及对耐药性金葡菌的作用均基本相似，对甲型链球菌和肺炎球菌效果最好，但不及青霉素，对耐药金葡菌的效力以双氯西林最强，随后依次为氟氯西林、氯唑西林与苯唑西林，对革兰阴性的肠道杆菌或肠球菌无明显作用。不良反应较少，除与青霉素 G 有交叉过敏外少数患者口服后可出现恶心、腹胀、腹痛等胃肠道反应。

3. 广谱青霉素

对革兰阳性及阴性菌都有杀菌作用，耐酸可口服，但不耐酶，对耐药金黄色葡萄球菌感染无效。

氨苄西林

氨苄西林（氨苄青霉素）对革兰阴性菌有较强的作用，对绿脓杆菌无效。对青霉素敏感的金葡菌等的效力不及青霉素，但对肠球菌作用优于青霉素。

【体内过程】

口服后 2 小时达血药浓度峰值，体内分布广，以肝肾浓度最高。经肾排泄，体液中可达有效抗菌浓度。

【临床应用】

主要用于敏感菌所致呼吸道感染，伤寒、副伤寒、革兰阴性杆菌败血症，肺部、尿路及胆道感染等，严重者应与氨基糖苷类抗生素合用。

【不良反应】

本品可与青霉素 G 有交叉过敏反应。可引起胃肠道反应、二重感染。

【用药指导】

本品需新鲜配制；妊娠和哺乳期妇女用药慎用。

阿莫西林

阿莫西林（羟氨苄青霉素）为对位羟基氨苄西林，抗菌谱与抗菌活性与氨苄西林相似，对肺炎双球菌与变形杆菌的杀菌作用比氨苄西林强。

【体内过程】

口服后迅速吸收完全，但经胃肠道吸收良好，血中浓度约为口服同量氨苄西林的2.5 倍。

【临床应用】

主要用于敏感菌所致呼吸道感染，尿路、胆道感染以及伤寒治疗。其用于治疗下呼吸道感染（尤其是肺炎球菌所致）时，效果超过氨苄西林。

【不良反应】

不良反应以恶心、呕吐、腹泻等消化道反应和皮疹为主。偶有嗜酸性粒细胞增多、白细胞降低和二重感染。对青霉素 G 过敏者禁用。

【用药指导】

传染性单核细胞增多症患者应用本品易发生皮疹应避免使用。疗程较长患者应检查肝肾功能和血常规。老年人和肾功能严重损害时可调整用药剂量。

4. 抗绿脓杆菌广谱青霉素

该类药为广谱抗生素，特别对铜绿假单胞菌有较强的作用。

羧苄西林

其抗菌谱与氨苄西林相似。特点是对绿脓杆菌及变形杆菌作用较强。

【体内过程】

口服吸收差，仅注射给药。血浆蛋白结合率为 50%。其体内分布与青霉素 G相似。

【临床应用】

主要用于绿脓杆菌及大肠杆菌所引起的各种感染。常用于治疗烧伤继发铜绿假单胞菌感染。单用时细菌易产生耐药性，常与庆大霉素合用，但不能混合静脉注射。

【不良反应】

毒性低，偶也引起粒细胞缺乏及出血。

【用药指导】

孕妇及哺乳期妇女慎用；严重肝、肾功能障碍者慎用；长期大剂量用药时应检测血清钠及血清钾浓度。

哌拉西林

哌拉西林的抗菌谱广与羧苄西林相似，而抗菌作用较强，各种厌氧菌均有一定作用。

【体内过程】

该药血浆蛋白结合率低，脑中药物浓度高。

【临床应用】

主要用于治疗铜绿假单胞菌感染，大肠埃希菌、变形杆菌、流感杆菌、伤寒沙门杆菌所致呼吸道、泌尿道、胆道感染，盆腔感染以及皮肤软组织感染等。氨基糖苷类联用可用于有粒细胞减少症、免疫缺陷患者的感染。

【不良反应】

不良反应较少。

【用药指导】

有过敏史，出血史、溃疡性结肠炎、克罗恩病和抗生素相关肠炎者慎用。肾功能不全者应适当减量。

此类药物还有磺苄西林、呋布西林、阿洛西林、美洛西林、阿帕西林、卡茚西林和卡非西林等，其中卡茚西林和卡非西林为口服制剂。

三、头孢菌素类抗生素

头孢菌素类抗生素是从头孢菌素的母核7-氨基头孢烷酸（7-ACA）接上不同侧链而制成的半合成抗生素（图12-4）。因本类抗生素的活性基团也是β-内酰胺环，因此与青霉素类有相似的理化性质、作用机制和临床应用。具有抗菌谱广、杀菌力强，对胃酸及β-内酰胺酶稳定，过敏反应少（与青霉素仅有部分交叉过敏现象）等特点。根据其抗菌作用特点及临床应用不同，可分为四代头孢菌素（表12-6）。

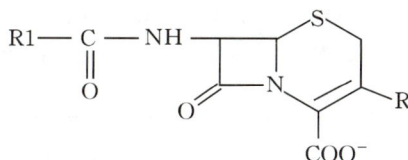

图12-4　头孢菌素的化学结构

【体内过程】

常注射给药。但头孢氨苄、头孢羟氨苄和头孢克洛能耐酸，胃肠吸收好，可口服。药物吸收后，能透入各种组织中，且易透过胎盘。在滑囊液、心包积液中均可获得高浓度。第三代头孢菌素等多能分布于前列腺，还可透入眼部眼房水以及胆汁中。其中以头孢哌酮为最高，其次为头孢曲松。头孢呋辛、头孢曲松、头孢噻肟、头孢他啶、头孢哌酮等可透过血-脑屏障，并在脑脊液中达到有效浓度。多数头孢菌素的血浆 $t_{1/2}$ 均较短（0.5~2.0 小时），但头孢曲松的 $t_{1/2}$ 为最长，可达到 8 小时。

表 12-6　常用头孢菌素类抗生素的分类、特点与用途

分类	名称	特点	临床应用
第一代	头孢噻吩、头孢噻啶、头孢唑啉、头孢乙腈、头孢匹林、头孢替唑、头孢氨苄、头孢拉定、头孢羟氨苄、头孢沙定、头孢丙烯	①对革兰阳性菌（包括对青霉素敏感或耐药的金葡菌）的抗菌作用较二、三代强，对革兰阴性菌的作用较差；②对青霉素酶稳定，但仍可为革兰阴性菌的 β-内酰胺酶所破坏；③对肾脏毒性较二、三代强	主要用于耐青霉素的金黄色葡萄球菌感染及敏感菌引起的呼吸道及泌尿道感染、败血症等
第二代	头孢孟多（头孢羟唑）、头孢替安、头孢呋辛（西力欣，头孢呋肟）、头孢尼西、头孢克洛（头孢氯氨苄）、头孢替安酯、头孢夫辛乙酰氧基甲酯	①对革兰阳性菌作用与第一代头孢菌素略差，对多数革兰阴性菌作用明显增强，部分对厌氧菌有高效，但对绿脓杆菌无效；②对多种 β-内酰胺酶比第一代稳定，但不如第三代；③对肾脏的毒性较第一代有所降低	主要用于革兰阴性菌所致的呼吸道、胆管、皮肤软组织感染，也用于败血症、腹膜炎、泌尿道及盆腔感染等
第三代	头孢塞肟、头孢曲松（菌必治）、头孢他啶（复达欣）、头孢哌酮（先锋必）、头孢替坦、头孢拉宗、头孢唑肟、头孢地尼、头孢克肟、头孢磺啶、头孢他美酯、头孢甲肟、头孢布烯	①对革兰阳性菌有一定抗菌活性，但不及第一、二代头孢菌素，对革兰阴性菌包括肠杆菌属和绿脓杆菌及厌氧菌如脆弱类杆菌均有较强的作用（包括铜绿假单胞菌）；②其体内分布广，组织穿透力强，在脑脊液、胆汁、骨髓组织中浓度高；③对 β-内酰胺酶有较高稳定性；④对肾脏基本无毒性	主要用于敏感菌引起的尿路感染及危及生命的败血症、脑膜炎、肺炎等严重感染，同时与氨基糖苷类合用，能有效控制严重的铜绿假单胞菌的感染
第四代	头孢匹罗、头孢吡肟、头孢利啶	①广谱、高效，对革兰阴性菌和革兰阳性菌均有强大的抗菌作用，与第三代相比增强了革兰阳性菌活性；②对 β-内酰胺酶稳定性最高；③对肾无毒性；④半衰期长	主要用于对第三代头孢菌素耐药的革兰阴性杆菌所引起的难治性感染

🖋 **知识链接**

双硫仑样反应

　　双硫仑样反应，是由于服用药物（头孢类）后饮用含有酒精的饮品（或接触酒

精）导致的体内"乙醛蓄积"的中毒反应。表现为胸闷、呼吸困难、心率增快、血压下降、多汗、眼花、恍惚等、甚至发生过敏性休克，引起双硫仑样反应的药物有头孢类和咪唑衍生物。其中以头孢哌酮致双硫仑样反应最敏感。另外甲硝唑、氯霉素、甲苯磺丁脲、格列本脲、苯乙双胍等均可引起双硫仑样反应。因此，患者在使用上述药物后，应避免吃酒心巧克力、服用藿香正气水等含酒精的食物与药物。

【抗菌作用】

抗菌谱广，多数革兰阳性菌对之敏感，但肠球菌常耐药；多数革兰阴性菌极敏感，除个别头孢菌素外，绿脓杆菌及厌氧菌常耐药。本类药与青霉素类、氨基糖苷类抗生素之间有协同抗菌作用。

【药理作用】

头孢菌素类杀菌药，抗菌作用机制与青霉素类相似，也能与细胞壁上不同的青霉素结合蛋白（PBPs）结合，抑制细菌细胞壁的合成。细菌对头孢菌素类与青霉素类之间有部分交叉耐药现象。本类药与青霉素类、氨基糖苷类抗生素之间有协同抗菌作用。

【临床应用】

常见药物的作用特点与临床应用见表 12 - 7。

【不良反应】

头孢类不良反应较少，常见的为过敏反应，如荨麻疹、皮疹、瘙痒，偶可见过敏性休克、哮喘及速发型皮疹等，青霉素与头孢菌素有交叉过敏反应；静脉给药可发生静脉炎；第一代头孢菌素有肾毒性，第二代肾毒性较轻，第三、四代对肾基本无毒性。第三、四代偶见二重感染或肠球菌、绿脓杆菌和念珠菌的增殖现象。头孢孟多、头孢哌酮高剂量可出现低凝血酶原血症；头孢孟多、头孢哌酮等可出现双硫仑（disulfiram）样反应。

【用药指导】

头孢菌素类与氨基糖苷类抗菌药物可相互作用，两药联用时，应在不同部位给药，不能混入同一注射容器内。头孢菌素类药物与多种药物存在配伍禁忌，一般应单独给药。

四、其他 β-内酰胺类抗生素

（一）头霉素类

头霉素是自链霉菌获得的 β-内酰胺抗生素，有 A、B、C 三型，C 型最强。抗菌谱广，对革兰阴性菌作用较强，对大多数超光谱 β-内酰胺酶稳定，且对拟杆菌属等厌氧菌具有抗菌活性。头霉素化学结构与头孢菌素相仿，但其头孢烯母核的 7 位碳上有甲氧基。目前广泛应用者为头孢西丁、头孢美唑。抗菌谱与抗菌活性与第二代头孢菌素相同，对厌氧菌包括脆弱拟杆菌有良好作用，适用于盆腔感染、妇科感染及腹腔等需氧与厌氧菌混合感染。

（二）氧头孢烯类

其化学结构属氧头孢烯，1 位硫为氧取代，7 位碳上也有甲氧基。其抗菌谱广，抗菌活性与头孢噻肟相仿，对革兰阳性和阴性菌及厌氧菌，尤其脆弱拟杆菌的作用强，对 β-内酰胺酶极稳定。脑脊液中含量高，血药浓度维持较久。代表药为拉氧头孢、氟氧头孢。临床主要用于治疗尿路、呼吸道、胆管感染以及脑膜炎、败血症。不良反应以皮疹最为多见，少见凝血酶原减少或血小板功能障碍而致出血。

（三）碳青霉烯类

其化学结构属碳青霉烯类，噻唑环有饱和链，1位硫为碳取代，具有抗菌谱广、抗菌活性强、毒性低且对 β - 内酰胺酶高度稳定的特点。主要药物有亚胺培南（亚胺硫霉素）、美罗培南、帕尼培南、厄他培南等。本类药物常与肽酶抑制剂西司他丁或倍他米隆组成复方合剂，稳定性好，供静脉滴注。

（四）单酰胺类

单酰胺类的代表药物为氨曲南，仅对需氧革兰阴性菌具有强大杀菌作用，对多种 β - 内酰胺酶稳定，并具有不良反应少、与其他青霉素交叉过敏少等特点。主要用于败血症、呼吸道感染、盆腔内感染、妇科感染以及皮肤软组织感染。也可用于青霉素过敏患者，并常作为氨基糖苷类的替代品使用。

（五）β - 内酰胺酶抑制剂

1. 克拉维酸（棒酸）

克拉维酸（棒酸）为广谱抗生素。是 β - 内酰胺酶抑制剂。抗菌谱广，但抗菌活性低。可使阿莫西林、氨苄西林、头孢噻啶等不耐酶抗生素的抗菌范围增大，抗菌作用明显增强。主要用于尿道和呼吸道感染。临床也使用奥格门汀（氨菌灵）与泰门汀，为克拉维酸分别和阿莫西林与替卡西林配伍的制剂。

2. 舒巴坦（青霉烷砜）

舒巴坦（青霉烷砜）为半合成 β - 内酰胺酶抑制剂，对金葡菌与革兰阴性杆菌产生的 β - 内酰胺酶有很强且不可逆抑制作用，抗菌作用略强于克拉维酸，但需要与其他 β - 内酰胺类抗生素合用，有明显抗菌协同作用。临床使用的舒巴坦制剂有三种：头孢哌酮/舒巴坦、氨苄西林/舒巴坦和舒他西林。

3. 三唑巴坦

三唑巴坦为位舒巴坦衍生物。对铜绿假单胞菌有较强的抑制作用。对变形杆菌、类杆菌属、克雷伯菌属等细菌产生的染色体介导的 β - 内酰胺酶以及金黄色葡萄球菌产生的青霉素酶、革兰阴性杆菌产生的质粒介导的 β - 内酰胺酶均具有不可逆的竞争性抑制作用，且较克拉维酸和舒巴坦好。

❖ 常用药物制剂和用法 ❖

青霉素钾盐或钠盐（苄青霉素钾或钠）　粉针剂：20 万 U、40 万 U、80 万 U、100 万 U。临用前配成溶液，一般 40~80 万 U/次，肌内注射，普通感染 2 次/日，严重感染 4 次/日，必要时每日总量可再增大。严重感染时可用作静脉滴注，但钾盐忌静脉推注，滴注时亦要计算含钾量（每 60 万 U 青霉素钾盐含钾离子 39mg），并注意滴注速度，以防血钾过高。用量较大或患者肾功能不全时，则应改用钠盐滴注。

普鲁卡因青霉素　粉针剂：40 万 U、80 万 U。40 万 U/次，1 次/日，肌内注射，可产生速效及长效作用。

苄星青霉素　粉针剂：30 万 U、60 万 U、120 万 U。成人每月 1~2 次，儿童每月 1 次，60~120 万 U/次，肌内注射。

苯唑西林钠　粉针剂：0.5g、1.0g。成人每次 0.5~1.0g，4~6 次/日，儿童 50~100mg/（kg·d），分 4~6 次用。宜在饭前 1 小时或饭后 2 小时服用，以免食物干扰吸收。肌内注射剂量同口服，静脉滴注，成人 4~6g/d，儿童 50~100mg/（kg·d）。

氯唑西林钠 注射剂：0.5g。成人每次 250 ~ 500mg，2 ~ 4 次/日；儿童 30 ~ 60mg/（kg·d），分 2 ~ 4 次口服。肌内注射剂量同口服。

双氯西林 胶囊剂：0.5g。片剂：0.25g。成人 1 ~ 3g/d，儿童 30 ~ 50mg/（kg·d），分 4 次服用。

氟氯西林 胶囊剂：0.25g。成人每次 0.125 ~ 0.25g，4 次/日，或 0.5 ~ 1.0g，每日 3 次口服。

氨苄西林 注射剂：0.5g、1.0g。成人每次 0.25 ~ 1g，4 次/日；儿童 20 ~ 80mg/（kg·d），分 4 次服。肌内注射剂量同口服。静脉注射或静脉滴注，成人 2 ~ 6g/d，儿童 50 ~ 150mg/（kg·d）。

阿莫西林 胶囊剂：0.125g、0.25g。成人每次 0.3 ~ 0.6g，每日 3 ~ 4 次口服，儿童 10 岁以下，病情轻者每次 0.15g，3 次/日，口服。

匹氨西林 片剂（胶囊）：0.25g。轻、中度感染，成人 1.5 ~ 2.0g/d，严重感染 3 ~ 4g/d，儿童 40 ~ 80mg/（kg·d），3 ~ 4 次分服。

羧苄西林 注射用羧苄西林钠：0.5g。肌内注射，成人 4g/d，儿童 100mg/（kg·d），分 4 次。静脉注射或静脉滴注用于铜绿假单胞菌感染，成人 10 ~ 20g/d，儿童 100 ~ 400mg/（kg·d）。

呋苄西林 粉针剂：0.5g、1.0g。成人 4 ~ 8g/d，儿童 50 ~ 150mg/（kg·d），分 4 次静脉注射或静脉滴注。

磺苄西林 粉针剂：1g、2g、4g。成人 2 ~ 4g/d，严重者可用 8 ~ 13g/d，分次肌内注射、静脉注射或静脉滴注，儿童 40 ~ 160mg/（kg·d）。

替卡西林 注射用替卡西林钠：1g、3g、6g。肌内注射或静脉注射，剂量同羧苄青霉素。

哌拉西林 粉针剂：0.5g、1.0g。成人 4 ~ 8g/d，儿童 100 ~ 150mg/（kg·d）；静脉注射，成人 8 ~ 16 g/d，儿童 100 ~ 300mg/（kg·d），皆分 4 次注射。

美西林 注射用美西林：0.5g、1g。成人 1.6 ~ 2.4g/d，儿童 30 ~ 50mg/（kg·d），分 4 次静脉或肌内注射。

头孢噻吩钠（头孢菌素 I） 注射液：0.5g。成人每次 0.5g，4 次/日，肌内注射；严重感染时每日 2 ~ 4g，静脉推注或静脉滴注。

头孢噻啶 注射用头孢噻啶钠：0.5g。成人每次 0.5 ~ 1.0g，2 ~ 3 次/日，肌内注射，每日量不超过 4g。

头孢氨苄 片剂：0.125g、0.25g。成人 1 ~ 4g/d，分 3 ~ 4 次服。

头孢唑啉 粉针剂：0.5g。成人每次 500mg，2 ~ 4 次/日，肌内注射或静脉注射，病情严重或耐药菌株，剂量可增大为 3 ~ 5g/d。儿童剂量为 20 ~ 100mg/d。

头孢拉定 胶囊剂：0.125g、0.25g。成人 1 ~ 4g/d，分 4 次服，对重症者可静脉注射，每日不超 8g，儿童 50 ~ 100mg/（kg·d），分 4 次服。

头孢羟氨苄 胶囊剂：0.125g、0.25g。成人 2g/d，分 2 次服；儿童 30 ~ 60mg/（kg·d），分 2 ~ 3 次服。

头孢孟多 注射用头孢孟多甲酸酯钠：0.5g、1.0g。成人 2 ~ 4g/d，儿童 50 ~ 100mg/（kg·d），分 3 ~ 4 次肌内注射。静脉注射成人 8 ~ 12g/d，儿童 100 ~ 200mg/（kg·d），分 2 ~ 4 次。

头孢呋辛 注射用头孢呋辛钠：0.75g、1.5g。肌内注射，成人 2 ~ 2.5g/d，儿童 30 ~

60mg/（kg·d），分 3～4 次。静脉注射，成人 4.5～6g/d，儿童 50～100mg/（kg·d），分 2～4 次。

头孢克洛　胶囊剂：0.25g。成人 2～4g/d，分 4 次口服。

头孢噻肟　注射用头孢噻肟钠：0.5g、1.0g。肌内注射，成人 2～6g/d，儿童 50～100mg/（kg·d），分 3～4 次；静脉注射，成人 2～8g/d，儿童 50～150mg/（kg·d），分 2～4 次。

头孢曲松　注射用头孢曲松钠：1g。肌内注射，1g/d，溶于利多卡因注射液 3.5ml 中，深部注入。静脉滴注，成人 0.5～2g/d，一次溶于生理盐水或 5% 葡萄糖液中，30 分钟滴完。

头孢他定　注射用头孢他定：1g。成人 1.5～6g/d，儿童 50～100mg/（kg·d），分 3 次静脉注射，快速静脉滴注或肌内注射，后者一般溶于 1% 利多卡因 0.5ml，深部注入。

头孢哌酮　注射用头孢哌酮钠：1g。成人 2～4g/d，儿童 50～150mg/（kg·d），分 2～3 次静脉滴注，推注或肌内注射。

头孢西丁　注射用头孢西丁钠：1g。成人 3～8g/d，分 3～4 次，儿童 45～120mg/（kg·d），分 4～6 次静脉滴注，也可肌内注射。

拉氧头孢　注射用拉氧头孢钠：0.25g、0.5g。成人 1～2g/d，分 2 次静脉注射，静脉滴注或肌内注射，重症者 4g/d 或更高剂量。儿童 40～80mg/（kg·d），严重者可增至 150mg/（kg·d），分 2～4 次注射。

亚胺培南　注射用亚胺硫霉素－西司他丁：0.25g、0.5g。成人 1～2g/d，分 4 次静脉注射，应与去氢肽酶抑制剂合用，如泰宁。

氨曲南　注射用氨曲南：1g。成人 1.5～6g/d，分 3 次，肌内注射，静脉注射或静脉滴注（药物加入 100ml 生理盐水中，于 30 分钟内滴完）。

目标检测

一、选择题

1. 抗铜绿假单胞菌较强的药物是（　　　）

A. 哌拉西林　　　　　　　　　B. 替莫西林

C. 阿莫西林　　　　　　　　　D. 美西林

E. 氯唑西林

2. 以下属于第三代头孢菌素的是（　　　）

A. 头孢噻吩　　　　　　　　　B. 头孢羟氨苄

C. 头孢克洛　　　　　　　　　D. 头孢噻肟

E. 头孢匹罗

3. 青霉素类最严重的不良反应是（　　　）

A. 电解质紊乱　　　　　　　　B. 青霉素脑病

C. 菌群失调　　　　　　　　　D. 过敏性休克

E. 药疹

4. 下列哪种属于长效青霉素 （　　　）

    A. 青霉素 V
        B. 苄星青霉素

    C. 阿莫西林
        D. 苯唑西林

    E. 哌拉西林

5. 青霉素可杀灭 （　　　）

    A. 立克次体
        B. 支原体

    C. 螺旋体
        D. 病毒

    E. 大多数革兰阴性菌

6. 耐酸耐酶的青霉素是 （　　　）

    A. 双氯西林
        B. 氨苄西林

    C. 青霉素 V
        D. 羧苄西林

    E. 磺苄西林

7. 主要作用于革兰阴性菌的半合成青霉素是 （　　　）

    A. 双氯西林
        B. 美西林

    C. 匹氨西林
        D. 苯唑西林

    E. 青霉素 V

8. 具有最强抗铜绿假单胞菌作用的头孢菌素是 （　　　）

    A. 头孢孟多
        B. 头孢呋辛

    C. 拉氧头孢
        D. 头孢他啶

    E. 头孢氨苄

9. 克拉维酸为下列哪种酶的抑制剂 （　　　）

    A. 二氢叶酸还原酶
        B. DNA 回旋酶

    C. β – 内酰胺酶
        D. 胞壁黏肽合成酶

    E. 二氢叶酸合成酶

10. 对青霉素过敏患者的革兰阴性菌感染宜选用 （　　　）

    A. 头孢唑林
        B. 头孢拉定

    C. 氨曲南
        D. 克拉维酸

    E. 拉氧头孢

二、问答题

1. 青霉素最严重的不良反应是什么？防治措施有哪些？

2. 简述 4 类头孢菌素的抗菌临床应用特点。

学习小结

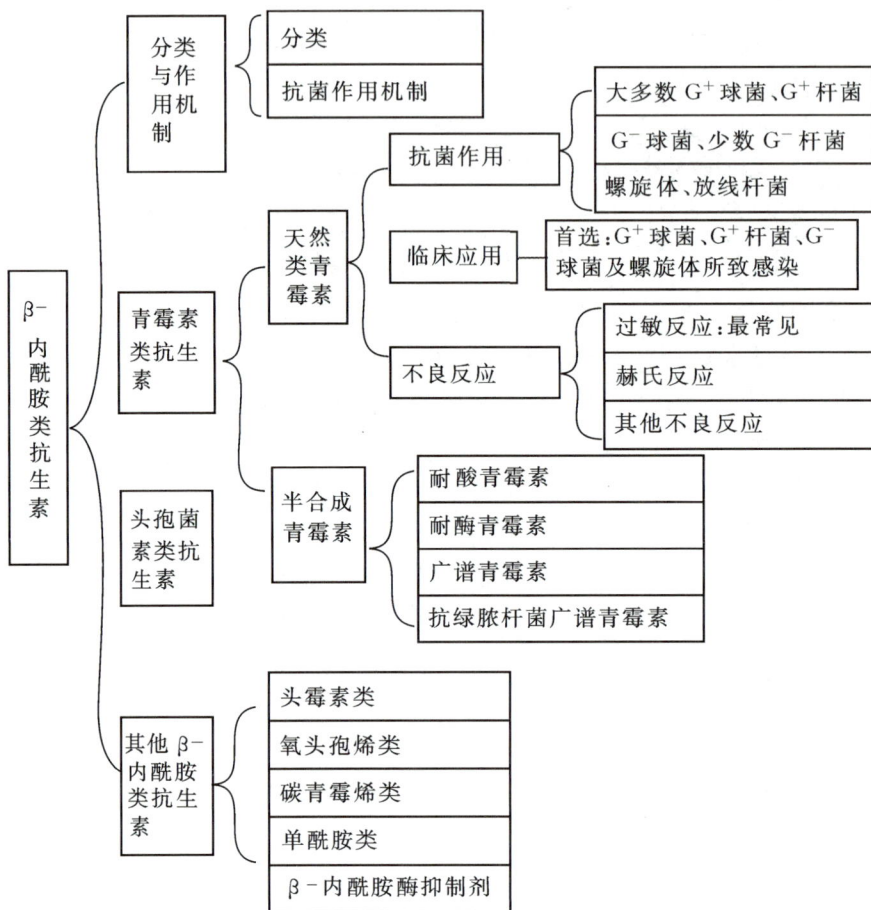

任务三　大环内酯类、林可霉素类及其他抗生素

【目的要求】

1. 掌握红霉素、林可霉素、万古霉素的抗菌作用、临床应用、不良反应等。
2. 熟悉其他大环内酯类药物的作用特点。
3. 了解其他类抗生素的特点。

一、大环内酯类抗生素

大环内酯类抗生素系由 14～16 个碳内酯环和 1～3 个脱氧糖组成的一类抗菌药。其疗效肯定，无严重不良反应。

（一）分类、作用特点以及作用机制

1. 大环内酯类抗生素的分类

按照化学结构可将由大环内酯类抗生素分成三类，见表 12－7。

表 12－7　大环内酯类抗生素分类

分类	结构特点	代表药物
第一代	14 元环大环内酯类	红霉素等
第二代	15 元环大环内酯类	克拉霉素、罗红霉素、阿奇霉素等
第三代	16 元环大环内酯类	泰利霉素等

2. 本类药的共同特点

①抗菌谱窄，比青霉素略广，主要作用于需氧革兰阳性菌和阴性球菌、厌氧菌，以及军团菌、胎儿弯曲菌、衣原体和支原体等；②细菌对本类各药间有不完全交叉耐药性；③在碱性环境中抗菌活性较强，治疗尿路感染时常需碱化尿液；④口服后不耐酸，酯化衍生物可增加口服吸收；⑤血药浓度低，组织中浓度相对较高，痰、皮下组织及胆汁中明显超过血药浓度；⑥不易透过血－脑屏障；⑦主要经胆汁排泄，进行肝肠循环；⑧毒性低微。口服后的主要副作用为胃肠道反应，静脉注射易引起血栓性静脉炎。

3. 作用机制

红霉素的抗菌机制是它能与细菌核蛋白体的 50S 亚基结合，抑制转肽作用及（或）信使核糖核酸（mRNA）移位，而抑制蛋白质合成。

（二）代表药物

红霉素

红霉素是从链丝菌中分离获得。常用的红霉素制剂有：供静脉给药的乳糖酸红霉

素；供口服给药的硬脂酸红霉素、红霉素肠溶片、依托红霉素、琥乙红霉素；红霉素眼膏和外用制剂。

【体内过程】

红霉素不耐酸，口服用糖衣片。红霉素口服吸收快，2 小时血药浓度达到高峰，可维持 6～12 小时。体内分布广，吸收后可迅速分布于组织、各种腺体并易透过胎盘和滑膜囊腔等，但难进入脑脊液；大部分经肝代谢，胆汁中浓度高，故可形成肝肠循环，仅少量药物（12%）由尿排泄。肾功能不全时也可使用。

【抗菌作用】

对 G^+ 细菌有强大抗菌作用，如金黄色葡萄球菌、白喉杆菌等；G^- 菌如脑膜炎球菌、淋球菌、流感杆菌、百日咳杆菌、布氏杆菌及军团菌也高度敏感；对某些螺旋体、肺炎支原体及螺杆菌也有抑制作用。红霉素的抗菌效力不及青霉素，金葡菌对红霉素可产生耐药性，大环内酯类抗生素之间有部分可产生交叉耐药现象。

【临床应用】

红霉素主要作为青霉素的替代药物，用于治疗耐青霉素的金葡菌感染和青霉素过敏患者。也能用于白喉带菌者、支原体肺炎、沙眼衣原体所致婴儿肺炎及结肠炎、弯曲杆菌所致败血症或肠炎及军团病。

【不良反应】

（1）胃肠道反应　口服大剂量可出现胃肠道反应，如恶心、呕吐、腹泻等。

（2）肝毒性　依托红霉素或琥乙红霉素（后者低些）可引起肝损害，如转氨酶升高、肝大及胆汁郁积性黄疸等，一般于停药后数日可恢复。

（3）静脉炎　高浓度静脉滴注时，其乳糖酸盐可引起血栓性静脉炎。

【用药指导】

用药期间定期监测肝功能；肾功能不全者一般无须减少用药量；溶血性链球菌感染用本品治疗时，至少持续 10 日，防止急性风湿热的发生。

琥乙红霉素

琥乙红霉素为红霉素的琥珀酸乙酯，无味，在胃酸中较红霉素稳定，可口服。能透过胎盘屏障，也能进入乳汁。抗菌谱与红霉素相似，对葡萄球菌属（耐甲氧西林菌株除外）、各组链球菌和革兰阳性杆菌均具抗菌活性。但服用本品后发生肝毒性反应者较服用其他红霉素制剂为多见。

乙酰螺旋霉素

其抗菌谱和其他大环内酯类抗生素相似，但其抗菌活性较弱。本品在胃酸中稳定，口服吸收后，脱乙酰基转为螺旋霉素，体外抗菌作用低于红霉素，但其体内作用较强，组织浓度较高，维持时间也较长。主要用于防治革兰阳性菌引起的呼吸道以及软组织感染。

罗红霉素

罗红霉素耐酸而不受胃酸破坏，从胃肠道吸收好，血药浓度高（罗红霉素峰值血药浓度为所有大环内酯类药中最高者）。但在乳汁中含量很低，一般不良反应少，毒性低，尤胃肠道反应比红霉素少。其作用机制与红霉素相同，主要作用于敏感菌所致的感染，如上下呼吸道感染、军团病、皮肤软组织感染、衣原体和支原体等，也可作为非淋球菌性尿道炎的治疗。其体外抗菌作用与红霉素相类似，体内抗菌作用比红霉素强 1~4 倍。

克拉霉素

本品对胃酸稳定，口服吸收好。抗菌谱与红霉素、罗红霉素等相同，体外抗菌活性与红霉素相似，但在体内对部分细菌如金黄色葡萄球菌、链球菌、流感嗜血杆菌等抗菌活性比红霉素强；对嗜肺军团菌、肺炎支原体、沙眼衣原体、溶脲脲原体等的作用比红霉素强。主要用于呼吸道感染、皮肤软组织感染、泌尿生殖系统感染的治疗。不良反应少，也可引起血清转氨酶一过性增高。此外，本品与红霉素之间可产生交叉耐药性。

阿奇霉素

阿奇霉素为第二代大环内酯药物，其抗菌谱广，抗菌活性与红霉素相当。口服吸收快，组织分布广。主要用于治疗呼吸道及生殖道感染。可治疗多种病原体引起的儿童及成人的呼吸道感染，生殖道沙眼衣原体感染等。其不良反应少，表现为胃肠道反应。

泰利霉素

泰利霉素是由大环内酯进行结构改造的一类药物，又属酮内酯类抗生素。其作用机制与大环内酯类抗生素相似。组织渗透性好，尤其在呼吸道组织以及上皮组织、白细胞中浓度较高。具有广谱抗菌活性、较低的选择性耐药性。临床主要用于治疗呼吸道感染，包括肺炎、慢性支气管炎急性加剧、急性上颌窦炎、咽炎和扁桃体炎等。

二、林可霉素类抗生素

林可霉素类抗生素包括林可霉素和克林霉素。林可霉素由链丝菌产生，克林霉素是林可霉素 7 位 OH 为 Cl 取代而成。两者具有相同的抗菌谱以及作用机制，能与核蛋白体 50S 亚基结合，抑制肽酰基转移酶，使蛋白质肽链的延伸受阻。林可霉素能与红霉素互相竞争结合部位，而呈拮抗作用，一般不宜合用。由于克林霉素在抗菌作用、口服吸收、毒性等方面均优于林可霉素，故临床较为常用。

【体内过程】

克林霉素较林可霉素的口服吸收为好，且不受食物影响；林可霉素受食物影响。两药血浆蛋白结合率高，能广泛分布于全身其他组织，其中骨组织中浓度最高，且能透过胎盘屏障，但不透过血－脑屏障。药在肝代谢灭活，约90%经尿排出。

【抗菌作用】

两者抗菌谱相似，克林霉素的抗菌活性较林可霉素强。均对革兰阳性菌及金黄色葡萄球菌（包括耐青霉素者）、溶血性链球菌等各类厌氧菌有较强的抗菌作用，对部分革兰阴性菌、支原体、衣原体也有抑制作用。其作用机制与大环内酯类相同。

【临床应用】

主要用于急、慢性敏感菌引起的骨及关节感染。也用于治疗厌氧菌引起的口腔、妇科感染。对金黄色葡萄球菌引起的骨髓炎为首选用药。

【不良反应】

（1）胃肠道反应轻微，表现为胃纳差、恶心、呕吐、胃部不适和腹泻。

（2）假膜性肠炎者长期用药可引起二重感染，表现为长期使用该药出现严重的水样或血样便。多见于林可霉素。如出现上述症状应当立即停药，或者口服万古霉素或甲硝唑。

（3）其他偶见过敏反应、肝脏损害。

三、多肽类

（一）万古霉素类

万古霉素类包括万古霉素、去甲万古霉素和替考拉宁。万古霉素和去甲万古霉素化学结构相近，作用相似，后者略强，仅对革兰阳性菌有强大杀菌作用。替考拉宁是从辐动菌属培养液中分离获得，其脂溶性较万古霉素高。本类药物的抗菌机制为与细胞壁前体肽聚糖结合，从而抑制细菌细胞壁合成。具有快速杀菌作用。对本品较少见耐药性，但是现在耐万古霉素肠球菌正在增多。与其他抗生素无交叉耐药性。

【体内过程】

口服不吸收，粪便中浓度高。药物广泛分布于各组织，可透过胎盘，主要经肾排泄。只能静脉给药，肌内注射可产生局部剧痛从而导致组织坏死。万古霉素和去甲万古霉素的半衰期约为 6 小时，替考拉宁则长达 47 小时。

【临床应用】

本类药物主要用于严重 G^+ 菌感染，如败血症、肺炎、心内膜炎、结肠炎及其他抗生素；口服给药可用于克林霉素引起的假膜性肠炎。

【不良反应】

万古霉素、去甲万古霉素毒性较大，替考拉宁毒性较小。

（1）过敏反应：可出现皮疹及皮肤瘙等；快速静注万古霉素时，如出现皮肤潮红、红斑、荨麻疹、心动过速和低血压等特征症状，称为"红人综合征"。去甲万古霉素和替考拉宁很少出现。

（2）耳毒性：较大剂量，严重者可致耳聋、耳鸣及听力损害。

（3）肾毒性：主要损伤肾小管，严重者可致肾衰竭。主要表现有蛋白尿、管型尿、少尿、血尿和氮质血症等。

（4）其他：静脉注射时偶可发生疼痛和血栓性静脉炎。

（二）多黏菌素类

多黏菌素类是从多黏杆菌培养液中分离获得的一组多肽类抗生素，临床仅用多黏菌素 B，多黏菌素 E 和多黏菌素 M，多为硫酸盐制剂。其为窄谱慢效杀菌药，对繁殖期和静止期均有杀菌作用。仅对某些 G^- 杆菌具有强大抗菌活性，如大肠埃希菌、肠杆菌属、克雷伯菌属及铜绿假单胞菌等。与此同时与利福平、磺胺类和 TMP 合用具有协同抗菌作用。主要用于治疗铜绿假单胞菌引起的败血症，泌尿道和烧伤创面感染。也可用于治疗 G^- 杆菌，如大肠埃希菌、肺炎杆菌等导致的医院内感染。口服可用于治疗肠道术前准备和肠炎。其对肾脏和神经系统毒性较大。

◈ 常用药物制剂和用法 ◈

红霉素　片剂：0.1g、0.125g。口服：每次 0.2～0.5g，4 次/日；注射用其乳糖酸盐每次 0.3 ~ 0.6g，3 ~ 4 次/日，一般用 5% 葡萄糖液稀释后静脉滴注。

乙酰螺旋霉素 肠溶片：0.1g。成人：2g/d，分 2 ~ 4 次口服；儿童：50 ~ 100mg/（kg·d），分 4 次口服。

吉他霉素 口服：0.8 ~ 1.2g/d，分 4 ~ 6 次用；静脉注射 0.4 ~ 0.8g/d，分 2 次，注射速度宜慢、加入静脉滴注液中应用更好。

麦迪霉素 肠溶片：0.1g。口服：0.8 ~ 1.2g/d，分 3 ~ 4 次口服。

交沙霉素 片剂：0.1g。成人：0.8 ~ 1.2g/d，分 3 ~ 4 次口服。

阿奇霉素 片剂或胶囊：250mg。口服：成人 500mg/d，每日一次，连用 3 日，或第 1 日 500mg，第 2 ~ 5 日，每日 250mg；儿童 10mg/kg，每日一次，连用 3 日。

罗红霉素 片剂：75mg、150mg。口服：成人 300 ~ 600mg/d，分二次服。

克拉霉素（氯洁霉素） 片剂：100mg。口服：每次 250 ~ 500mg，1 ~ 2 次/日。

林可霉素（洁霉素） 片剂：0.25g、0.5g。口服：成人 1.5 ~ 2.0g/d，分 3 ~ 4 次服；儿童 30 ~ 60mg/（kg·d），分 3 ~ 4 次服；肌内注射或静脉注射：成人 300 ~ 600mg/d，3 次/日；儿童 15 ~ 40mg/（kg·d）。

克林霉素 胶囊剂：0.075g、0.15g。口服：成人 0.6 ~ 1.2g/d，分 3 ~ 4 次服；儿童 8 ~ 16mg/（kg·d），分 3 ~ 4 次服；肌内注射或静脉注射 0.6 ~ 1.8g/d，2 ~ 4 次/日。

万古霉素 注射液：0.4g、0.8g。口服：2.0g/d，分 4 次服；静脉滴注：成人 1 ~ 2g/d，儿童 20 ~ 40mg/（kg·d），分 2 ~ 4 次用，一般应稀释后缓慢滴注。

去甲万古霉素 注射剂：每支 0.4g。为国产品，其效价比万古霉素高 10%，成人每剂量 0.8 ~ 1.6g、分 2 次静滴。

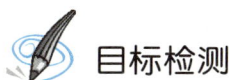

目标检测

一、选择题

1. 红霉素的作用机制是（　　）
   A. 与核糖体 50S 亚基结合，抑制细菌蛋白质的合成
   B. 与核糖体 30S 亚基结合，抑制细菌蛋白质的合成
   C. 与核糖体 70S 亚基结合，抑制细菌蛋白质的合成
   D. 抑制细菌 DNA 的复制导致细菌死亡
   E. 抑制细菌细胞壁的合成

2. 大环内酯类对下列哪些细菌作用较差（　　）
   A. 军团菌　　　　　　　　　B. 革兰阴性球菌
   C. 革兰阳性菌　　　　　　　D. 大肠埃希菌和变形杆菌
   E. 衣原体和支原体

3. 关于万古霉素，描述错误的是（　　）
   A. 肾功能不全者无须调整剂量
   B. 可用于耐青霉素的金黄色葡萄球菌引起的严重感染
   C. 作用机制是阻碍细菌细胞壁的合成
   D. 属于快速杀菌药
   E. 与其他抗生素间无交叉耐药性

二、问答题

1. 红霉素的主要不良反应是什么？
2. 简述大环内酯类药物的作用特点。

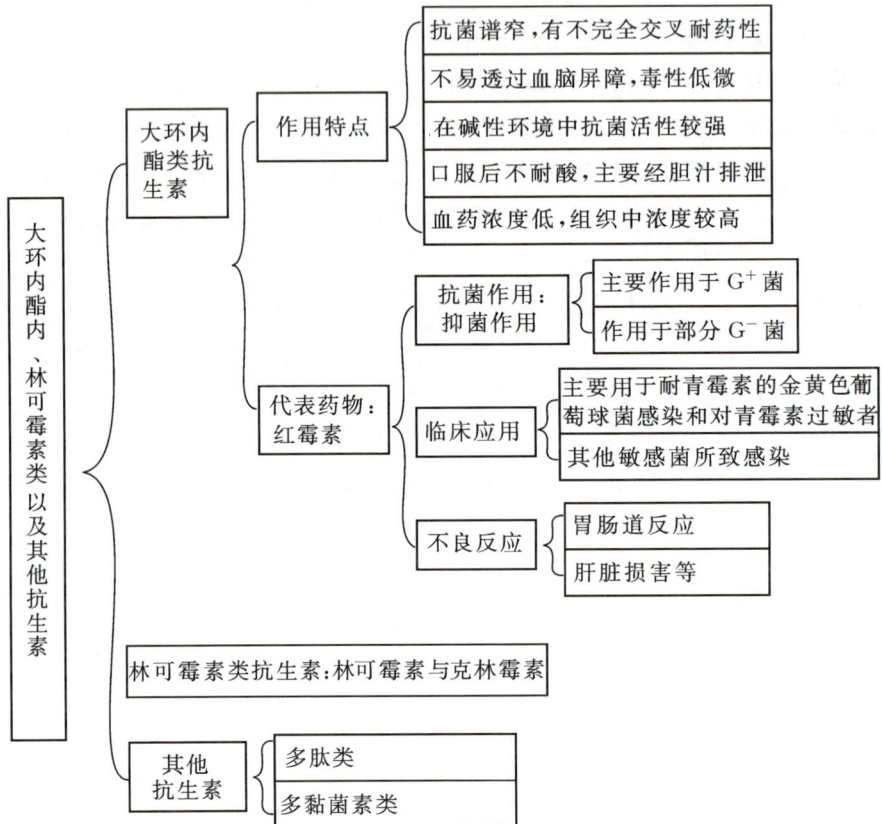

学习小结

大环内酯内、林可霉素类以及其他抗生素

大环内酯类抗生素
- 作用特点
  - 抗菌谱窄，有不完全交叉耐药性
  - 不易透过血脑屏障，毒性低微
  - 在碱性环境中抗菌活性较强
  - 口服后不耐酸，主要经胆汁排泄
  - 血药浓度低，组织中浓度较高
- 代表药物：红霉素
  - 抗菌作用：抑菌作用
    - 主要作用于 G^+ 菌
    - 作用于部分 G^- 菌
  - 临床应用
    - 主要用于耐青霉素的金黄色葡萄球菌感染和对青霉素过敏者
    - 其他敏感菌所致感染
  - 不良反应
    - 胃肠道反应
    - 肝脏损害等

林可霉素类抗生素：林可霉素与克林霉素

其他抗生素
- 多肽类
- 多黏菌素类

笔记

任务四　氨基糖苷类抗生素及多黏菌素类

【目的要求】

1. 掌握氨基糖苷类抗生素的共性及常用药物的临床应用。
2. 熟悉氨基糖苷类抗生素的抗菌谱及作用机制。
3. 了解多黏菌素类抗生素的作用特点。

氨基糖苷类抗生素因其化学结构中含有氨基醇环和氨基糖分子，并由配糖键连接成苷而得名。包括两大类：一类为天然来源，由链霉菌和小单胞菌产生，如链霉素、卡那霉素、妥布霉素、巴龙霉素、核糖霉素、大观霉素、新霉素、庆大霉素、小诺米星、西索米星、阿司米星等；另一类为半合成品，如奈替米星、依替米星、异帕米星、阿米卡星、阿贝卡星、地贝卡星等。

第一节　氨基糖苷类抗生素的共性

氨基糖苷类抗生素的化学结构基本相似，因此理化性质、体内过程、抗菌谱、抗菌机制、不良反应等具有许多共同特性。

【理化性质】

本类药物为碱性化合物，常用其硫酸盐。除链霉素水溶液性质不稳定外，其他药物水溶液性质均稳定。与 β－内酰胺类合用时不能混合于同一容器，否则易使氨基糖苷类失活。

【体内过程】

1. 吸收

氨基糖苷类的极性和解离度均较大，口服很难吸收。多采用肌内注射，吸收迅速而完全。为避免血药浓度过高而导致不良反应，通常不主张静脉注射给药。

2. 分布

氨基糖苷类的血浆蛋白结合率均低（0~25%），多数在10%以下。其穿透很弱，主要分布于细胞外液，在肾皮层和内耳内、外淋巴液有高浓度聚积，且在内耳外淋巴液中浓度下降很慢，因而其肾脏毒性和耳毒性明显。可透过胎盘屏障并聚积在胎儿血浆和羊水，但不能渗入机体细胞内，也不能透过血－脑屏障，甚至脑膜发炎时也难在脑脊液达到有效浓度。

3. 代谢与排泄

氨基糖苷类在体内并不代谢。主要以原形经肾小球滤过，除奈替米星外，其他均无肾小管重吸收过程，可迅速排泄到尿中，其肾清除率等于肌酐清除率。$t_{1/2}$为2~3小时。肾衰竭患者$t_{1/2}$可延长2~30倍以上，应减小给药剂量或延长给药间隔时间。

【抗菌作用】

氨基糖苷类抗生素对各种需氧革兰阴性杆菌如大肠埃希菌、克雷伯菌属、肠杆菌属、变形杆菌属、志贺菌属等有强大杀菌作用,是治疗这些细菌感染的常用药物。对枸橼酸菌属、沙雷菌属、沙门菌属、产碱杆菌属、分枝杆菌属、不动杆菌属及嗜血杆菌属具有一定抗菌作用。对革兰阴性球菌如脑膜炎奈瑟菌、淋病奈瑟菌作用较差,对链球菌、肠球菌和厌氧菌不敏感。

【抗菌机制】

抗菌机制主要是抑制细菌蛋白质合成,氨基糖苷类为静止期杀菌药,其作用环节为:①抑制核糖体70S亚基始动复合物的形成;②选择性的与细菌核糖体30S亚基上的靶蛋白(P10蛋白)结合,使A位歪曲,造成mRNA上的密码错译,导致无功能蛋白质合成;③阻止肽链释放因子进入A位,使合成好的肽链不能释放;④阻止核糖体70S亚基的解离,使菌体内核糖体耗竭,细菌蛋白质合成受阻。另外,本类药物还能吸附于细菌体表面,造成细胞膜缺损使通透性增加,细菌细胞内容物外漏导致细菌死亡。

【耐药机制】

细菌对氨基糖苷类产生的耐药机制如下所述。

(1)产生修饰氨基糖苷类的钝化酶,使药物灭活。包括乙酰化酶、腺苷化酶和磷酸化酶,可分别将乙酰基、腺苷、磷酸连接到氨基糖苷类的氨基或羟基上,使药物不能与核糖体结合而失效。此为耐药性的主要机制。这三类灭活酶可根据其作用部位不同分为若干亚型,不同类型的酶可以灭活不同的氨基糖苷类抗生素,有的可灭活多种药物,有的仅灭活少数药物。因此,氨基糖苷类之间存在部分或完全交叉耐药性。

(2)膜通透性的改变,如外膜膜孔蛋白结构的改变,降低了对氨基糖苷类的通透性,菌体内药物浓度下降。

(3)靶位的修饰,如细菌核糖体30S亚基靶蛋白上S_{12}蛋白质中一个氨基酸被替代,致使对链霉素的亲和力降低而耐药。

【临床应用】

氨基糖苷类主要用于敏感需氧G^-杆菌所致的全身感染。如脑膜炎、泌尿道、呼吸道、皮肤软组织、胃肠道、烧伤、创伤及骨关节感染等。庆大霉素、卡那霉素、妥布霉素、阿米卡星和奈替米星对上述感染的疗效并无显著差别,但对于败血症、脑膜炎、肺炎等严重感染,单独应用时可能失败,需联合应用其他抗G^-杆菌的抗菌药,如广谱半合成青霉素、第三代头孢菌素及喹诺酮类等。利用该类药物口服不吸收的特点,可以治疗消化道感染、肠道术前准备、肝性脑病等。新霉素可制成外用软膏、眼膏或冲洗液治疗局部感染。此外,链霉素、卡那霉素可作为抗结核治疗药物。

◆ 课堂互动 ◆

案例:患者,男,68岁。患有肺源性心脏病10余年,本次因呼吸道感染入院治疗。入院后,医生给予妥布霉素进行抗感染治疗,同时给予呋塞米消除水肿以减轻心脏负担。当晚,患者出现耳鸣。药师会诊后建议医生停用呋塞米,改为氨茶碱利尿,并建议监测听力,后耳鸣逐渐消失。

分析:妥布霉素为氨基糖苷类抗菌药物,具有耳、肾毒性。而呋塞米属于强效利尿剂,使水分大量排出,其他药物的血药浓度增高,同时可能内耳毛细胞脱水,从而加重妥布霉素引起的耳毒性。

【不良反应】

1. 耳毒性

耳毒性包括前庭神经和耳蜗听神经损伤，因该类抗生素在内耳淋巴液中浓度较高。前庭功能损害表现为眩晕、恶心、呕吐、眼球震颤和平衡失调等，其发生率依次为：卡那霉素＞链霉素＞阿米卡星＞庆大霉素＞妥布霉素＞奈替米星。耳蜗神经损害表现为耳鸣、听力减退甚至耳聋，其发生率依次为：卡那霉素＞阿米卡星＞庆大霉素＞妥布霉素＞奈替米星＞链霉素。为防止和减少本类药物耳毒性的发生，用药期间应经常询问患者是否有眩晕、耳鸣等先兆症状，并进行听力检查，避免与增加耳毒性的药物如万古霉素、呋塞米、甘露醇等合用。

2. 肾损害

本类抗生素主要损害肾小管上皮细胞，可见蛋白尿、血尿、管型尿等，严重者可出现无尿、氮质血症和肾衰竭。其发生率依次为：卡那霉素＞庆大霉素＞妥布霉素＞阿米卡星＞奈替米星＞链霉素。临床用药时应定期进行肾功能检查，避免合用有肾毒性的药物如两性霉素 B、杆菌肽、头孢噻吩、多黏菌素 E、万古霉素等，肾功能减退患者慎用或调整给药方案。

3. 神经肌肉接头的阻滞

本类抗生素大剂量腹膜内、胸膜内给药或静脉滴注速度过快，可阻滞神经肌肉的传导，产生肌肉麻痹作用，表现为四肢无力、呼吸困难甚至呼吸停止。其严重程度顺序依次为：链霉素＞卡那霉素＞奈替米星＞阿米卡星＞庆大霉素＞妥布霉素。可用新斯的明和钙剂抢救。临床用药时避免合用肌肉松弛药、全麻药等。

4. 过敏反应

过敏反应可见皮疹、发热、口周发麻、血管神经性水肿等过敏反应，也可引起严重的过敏性休克，链霉素过敏性休克的发生率虽较青霉素 G 低，但死亡率高，应引起警惕，一旦发生可肌内注射肾上腺素或静脉滴注葡萄糖酸钙进行抢救。

第二节　常用的氨基糖苷类抗生素

链霉素

链霉素（streptomycin）是 1944 年从链球菌培养液中获得并用于临床的第一个氨基糖苷类抗生素，也是第一个用于治疗结核病的药物，临床常用其硫酸盐。曾广泛用于革兰阴性杆菌所致感染的治疗，但由于毒性较大及易产生耐药性而限制了它的应用，目前主要用于：①结核病，最好与其他抗结核药合用，可以延缓耐药性的产生；②鼠疫和兔热病，为首选药物；③布鲁斯菌病，与四环素、氯霉素联合应用有较好的疗效；④感染性心内膜炎，与青霉素合用治疗溶血性链球菌、草绿色链球菌及肠球菌等引起的心内膜炎，可增强青霉素的作用。肾毒性为氨基糖苷类中最轻者。耳毒性常见，严重者可致耳聋。过敏反应在本类中发生率最高。

庆大霉素

庆大霉素（gentamicin）由小单孢菌的培养液中分离获得，口服吸收很少，肌肉注射吸收迅速而完全。在本类中最为常用。主要用于：①革兰阴性杆菌严重感染，如败血症、肺炎、腹腔感染、骨髓炎、脑膜炎等；②铜绿假单胞菌感染，可与羧苄西林、头孢菌素合用；③肠道感染，口服用于菌痢、伤寒及婴儿致病性大肠埃希菌肠炎及肠道手术前准备等；④心内膜炎，与青霉素、羧苄西林或头孢菌素联合应用以增强疗效；⑤可局部用于皮肤、黏膜表面感染和眼、耳、鼻部感染。本药肾损害较多见，耳毒性以损害前庭功能较重，偶见过敏反应，甚至休克。由于庆大霉素耐药和不良反应较大，现已选用阿米卡星或依替米星等代替。

卡那霉素

卡那霉素（kanamycin）是从链霉菌培养液中分离获得，对多数革兰阴性杆菌和结核杆菌有效，但由于毒性较大，耐药菌多见，目前已少用，仅作为二线抗结核病药与其他药物合用治疗结核病。也可口服用于肝性脑病或腹部术前准备。本药肝毒性、肾毒性较大。

妥布霉素

妥布霉素（tobramycin）抗菌作用与庆大霉素相似，特点是对肺炎克雷伯杆菌、肠杆菌属、变形杆菌、铜绿假单胞菌作用比庆大霉素强，且对耐庆大霉素菌株仍有效。主要用于铜绿假单胞菌和各种革兰阴性杆菌的严重感染如菌血症、心内膜炎、骨髓炎和肺炎等。不良反应同庆大霉素，但耳毒性略低。

阿米卡星

阿米卡星（amikacin）又名丁胺卡那霉素，是卡那霉素的半合成衍生物，其抗菌谱是该类药中最广的，突出优点是对许多细菌产生的钝化酶稳定。适用于：①对氨基糖苷类耐药的革兰阴性杆菌和铜绿假单胞菌所致的感染；②金黄色葡萄球菌所致的各种感染；③结核及其他一些非典型分枝杆菌感染。该药耳毒性比庆大霉素明显，肾损害低于庆大霉素。

奈替米星

奈替米星（netilmicin）为半合成氨基糖苷类抗生素。抗菌谱与庆大霉素相似，特点是对多种钝化酶稳定，因而对耐其他氨基糖苷类抗生素的革兰阴性杆菌及耐青霉素的金黄色葡萄球菌感染有效。主要用于敏感菌引起的呼吸道、消化道、尿路、皮肤软组织、骨和关节、腹腔及创口部位的感染。其耳毒性、肾毒性较小，但仍应注意避免与有耳毒性、肾毒性的药物合用。

依替米星

依替米星（etimicin）为一种新的半合成水溶性氨基糖苷类抗生素。本品特点为抗菌谱广、抗菌活性强、毒性低。对大部分 G^+ 菌及 G^- 菌有良好抗菌作用，尤其对克雷伯肺炎杆菌、大肠埃希菌、沙雷菌属、沙门菌属、奇异变形杆菌、嗜血流感杆菌及葡萄球菌属等有较高的抗菌活性，对部分耐庆大霉素、小诺米星和头孢唑啉的金葡菌、大肠埃希菌和克雷伯肺炎杆菌，其体外最小抑菌浓度（MIC）值仍在该药治疗剂量的血药浓度范围内。对产生青霉素酶的部分葡萄球菌和部分低水平耐甲氧西林的葡萄球菌（MRSA）亦有一定抗菌活性。本品的不良反应是目前该类药中发生率最低的。

第三节　多黏菌素类抗生素

多黏菌素类是从多黏杆菌培养液中获得的一组抗生素，临床使用的为多黏菌素 B 和多黏菌素 E。

【抗菌作用】

多黏菌素类属窄谱抗生素，只对某些 G^- 菌具有强大抗菌活性，如大肠埃希菌、克雷伯菌属、沙门菌、志贺菌、百日咳杆菌，对铜绿假单胞菌作用显著。对 G^- 球菌、G^+ 菌和真菌无作用。本类药能与敏感菌细胞膜的磷脂结合，使细菌细胞膜通透性增加，胞内营养物外漏，导致细菌死亡。对繁殖期和静止期的细菌均有杀菌作用。

【临床应用】

本类药物可用于对其他抗生素耐药而难以控制的铜绿假单胞菌所致的败血症、泌尿道感染；对其他抗菌药耐药的大肠埃希菌、克雷伯菌属等 G^- 杆菌引起的脑膜炎、败血症等。

【不良反应】

毒性较大，对肾及神经系统毒性较大。静脉注射和快速滴注时可因神经肌肉阻滞而导致呼吸抑制。另外，还可出现皮疹、瘙痒、药物热等变态反应。

◈ 常用药物制剂和用法 ◈

硫酸链霉素　注射剂：每次 1.0g，1 次／日。

硫酸庆大霉素　片剂：每次 80～160mg，3～4 次／日。注射剂：肌内注射或静脉滴注 80mg，2～3 次／日。外用：0.5% 软膏；0.5% 滴眼液。

硫酸卡那霉素　片剂：每小时 1.0g，连服 4 次。注射剂：每次 0.5g，1～2 次／日。

硫酸妥布霉素　注射剂：肌内注射或静脉滴注每次 80mg，2～3 次／日。疗程不超过 10 日。

硫酸巴龙霉素　片剂：每次 0.5～0.75g，3 次／日。

硫酸核糖霉素　注射剂：1～2g／d，分 2 次给药。

硫酸小诺米星　片剂：每次 80mg，3 次／日。注射剂：每次 60～80mg。必要时可用至 120mg，2～3 次／日。静脉滴注：每次 60mg，加入氯化钠注射液 100ml 中恒速滴注，于 1 小时内滴完。

硫酸阿米卡星　注射剂：肌内注射或静脉滴注每次 0.5g，2～3 次／日。疗程不超过 10 天。

硫酸奈替米星　注射剂：肌内注射或静脉滴注每次 4～6mg/kg，1 次／日。

硫酸依替米星　注射剂：静脉滴注每次 0.1～0.15g，2 次／日，稀释于 100ml 的氯化钠注射液或 5% 葡萄糖注射液中 1 小时滴完。疗程为 5～10 日。

硫酸异帕米星　注射剂：肌内注射或静脉滴注 400mg/d，分 1～2 次给药。

硫酸西索米星　注射剂：肌内注射或静脉滴注 0.15g／d，分 2～3 次给药，疗程均不 7～10 日。

硫酸新霉素　片剂：每次 1g，4 次／日。外用：0.5% 软膏；0.5% 滴眼液。

目标检测

一、选择题

1. 耳、肾毒性最低的药物是 (　　　)
  A. 西索米星　　　　　　　　　　B. 庆大霉素
  C. 妥布霉素　　　　　　　　　　D. 阿米卡星
  E. 奈替米星

2. 氨基糖苷类药物的不良反应不含 (　　　)
  A. 耳毒性　　　　　　　　　　　B. 肝毒性
  C. 肾毒性　　　　　　　　　　　D. 神经肌肉阻断作用
  E. 过敏反应

3. 抢救链霉素过敏性休克宜选用的药物是 (　　　)
  A. 葡萄糖酸钙　　　　　　　　　B. 地高辛
  C. 苯海拉明　　　　　　　　　　D. 地塞米松
  E. 去甲肾上腺素

4. 治疗鼠疫的首选药物是 (　　　)
  A. 氯霉素　　　　　　　　　　　B. 四环素
  C. 罗红霉素　　　　　　　　　　D. 链霉素
  E. 头孢他啶

5. 氨基糖苷类抗生素的副作用不包括 (　　　)
  A. 神经肌肉阻断作用　　　　　　B. 过敏反应
  C. 二重感染　　　　　　　　　　D. 肾毒性
  E. 耳毒性

6. 氨基糖苷类抗生素的消除途径是 (　　　)
  A. 被单胺氧化酶代谢　　　　　　B. 以原形经肾小球滤过排出
  C. 以原形经肾小管分泌排出　　　D. 经肝药酶氧化
  E. 与葡萄糖醛酸结合后排出

7. 氨基糖苷类抗生素的作用机制是 (　　　)
  A. 干扰细菌的叶酸代谢
  B. 作用于细菌核蛋白体 50S 亚基，干扰蛋白质的合成
  C. 作用于细菌核蛋白体 30S 亚基，干扰蛋白质的合成
  D. 干扰细菌 DNA 的合成
  E. 抑制细菌细胞壁的合成

8. 氨基糖苷类抗生素的作用机制是 (　　　)
  A. 阻碍细菌细胞壁的合成　　　　B. 增加细胞膜的通透性
  C. 阻碍细菌蛋白质的合成　　　　D. 抑制 RNA 合成
  E. 抑制叶酸合成

9. 氨基糖苷类抗生素对哪类细菌无效 (　　　)
  A. 需氧革兰阴性菌　　　　　　　B. 耐甲氧西林金葡菌

C. 沙门菌属   D. 厌氧菌和肠球菌

E. 革兰阳性菌

10. 氨基糖苷类抗生素的作用机制是（   ）

A. 干扰细菌的叶酸代谢

B. 作用于细菌核蛋白体 50S 亚基，干扰蛋白质的合成

C. 作用于细菌核蛋白体 30S 亚基，干扰蛋白质的合成

D. 干扰细菌 DNA 的合成

E. 抑制细菌细胞壁的合成

11. 氨基糖苷类抗生素的消除途径是（   ）

A. 被单胺氧化酶代谢   B. 以原形经肾小球滤过排出

C. 以原形经肾小管分泌排出   D. 经肝药酶氧化

E. 与葡萄糖醛酸结合后排出

二、填空题

1. 对氨基糖苷类抗生素产生耐药性主要是由于_____、_____和_____。

2. 氨基糖苷类抗生素对各种_____有高度抗菌活性，对厌氧菌和肠球菌_____。

3. 氨基糖苷类抗生素治疗全身性感染必须采用_____或_____给药，因口服_____。

4. 氨基糖苷类抗生素的毒性反应有_____、_____、_____和_____。

三、名词解释

初次接触效应

四、问答题

1. 试述氨基糖苷类抗生素的共同特点。

2. 简述庆大霉素的抗菌特点及临床应用？

3. 试述氨基糖苷类和青霉素类抗生素合用的优点、注意事项及药理依据？

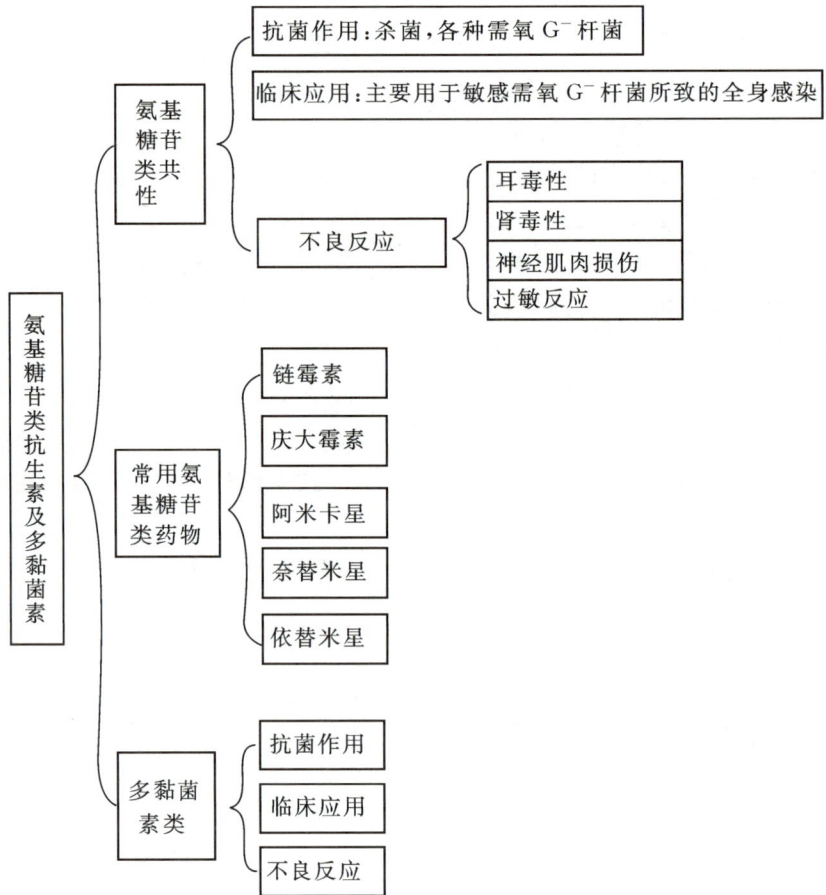

学习小结

氨基糖苷类抗生素及多黏菌素

氨基糖苷类共性
- 抗菌作用:杀菌,各种需氧 G⁻杆菌
- 临床应用:主要用于敏感需氧 G⁻杆菌所致的全身感染
- 不良反应
  - 耳毒性
  - 肾毒性
  - 神经肌肉损伤
  - 过敏反应

常用氨基糖苷类药物
- 链霉素
- 庆大霉素
- 阿米卡星
- 奈替米星
- 依替米星

多黏菌素类
- 抗菌作用
- 临床应用
- 不良反应

任务五 四环素类及氯霉素类抗生素

【目的要求】

1. 熟悉四环素类及氯霉素类抗生素药物的抗菌谱及作用机制。
2. 掌握四环素类及氯霉素类抗生素药物的临床应用及不良反应。

四环素类及氯霉素类药物属广谱抗生素,是革兰阳性菌和革兰阴性菌的快速抑菌剂,对立克次体、衣原体和支原体也有较强的抑制作用,四环素类药物尚可抑制某些原虫和螺旋体。

第一节 四环素类

本类药物的化学结构中均具有菲烷的基本骨架,是酸碱两性物质,在酸性溶液中较稳定,在碱性溶液中容易破坏。根据来源的不同,四环素类药物可分为天然和半合成两大类。天然产品有四环素、土霉素、金霉素和地美环素。半合成品有美他环素、多西环素和米诺环素。金霉素是金色链丝菌的代谢产物,1948 年作为第一个四环素类抗生素用于临床。1952 年四环素被用于临床,当时四环素是由金霉素催化加氢而得到的半合成抗生素,目前通过链霉菌发酵直接生产制得。

四环素

四环素(tetracycline)盐酸盐为黄色结晶性粉末,有较强的吸湿性,受潮后颜色变深并分解变质。

【体内过程】

口服吸收不完全,食物、牛奶或其他药物中的 Fe^{2+}、Ca^{2+}、Mg^{2+} 等金属离子与四环素络合而减少其吸收;碱性药、H_2 受体阻断药或抗酸药降低四环素的溶解度,减少其吸收;酸性药物如维生素 C 则促进四环素吸收;与铁剂或抗酸药并用时,应间隔 2 ~ 3 小时。四环素体内分布广泛,可进入胎儿血循环及乳汁,并可沉积于新形成的牙齿和骨骼中;胆汁中的浓度为血药浓度的 10 ~ 20 倍,存在肝肠循环;药物不易透过血 – 脑脊液屏障。20% ~ 55% 由肾脏排泄,碱化尿液可增加药物排泄。消除 $t_{1/2}$ 为 6 ~ 9 小时。

【抗菌作用】

抗菌谱广。对革兰阳性菌的抑制作用强于革兰阴性菌,但是对革兰阳性菌的作用不如青霉素类和头孢菌素类,对革兰阴性菌的作用不如氨基糖苷类及氯霉素类。极高浓度时具有杀菌作用。对伤寒杆菌、副伤寒杆菌、铜绿假单胞菌、结核分枝杆菌、真菌和病毒无效。

【抗菌机制】

抗菌机制是与细菌细胞核糖体 30S 亚基 A 位特异性结合,阻止氨基酰 tRNA 进入 A

位,阻止肽链延长,从而抑制细菌蛋白质合成。本药还可改变细菌细胞膜通透性,使细胞内核苷酸及其他重要成分外漏,干扰 DNA 复制。四环素主要抑制细菌生长,属于速效抑菌剂。在高浓度时具有杀菌作用。

【耐药性】

细菌对四环素产生耐药主要通过耐药质粒介导,耐药质粒的细菌细胞膜对四环素的摄入减少或泵出增加,细菌也可以产生灭活酶,使药物失活。近年来对四环素耐药的菌株不断增多,而且天然四环素类之间有交叉耐药性。

【临床应用】

本类药物主要用于立克次体、衣原体、支原体所致感染。由于其他高效抗菌药的不断出现,以及四环素耐药菌株的日益增多和药物的特殊不良反应,四环素一般作为首选药。

【不良反应】

1. 局部刺激作用

口服可引起恶心、呕吐、腹泻等症状;餐后服用可减轻刺激症状,但影响药物吸收。静脉滴注易引起静脉炎。肌内注射刺激性大,禁用。

2. 二重感染

正常人口腔、咽喉部、胃肠道存在完整的微生态系统。长期口服或注射使用广谱抗菌药时,敏感菌被抑制,不敏感菌乘机大量繁殖,由原来的劣势菌群变为优势菌群,造成新的感染,称作二重感染或菌群交替症。婴儿、老年人、体弱者、合用糖皮质激素或抗肿瘤药的患者,使用四环素时易发生。较常见的二重感染有两种:一是真菌感染,多由白假丝酵母菌引起,表现为鹅口疮、肠炎,应立即停药并同时进行抗真菌治疗。二是对四环素耐药的难辨梭状芽孢杆菌感染所致的假膜性肠炎,表现为剧烈的腹泻、发热、肠壁坏死、体液渗出甚至休克死亡,应立即停药并口服万古霉素或甲硝唑。

3. 对骨骼和牙齿生长的影响

四环素类药物经血液到达新形成的牙齿组织,与牙齿中的羟磷灰石晶体结合形成四环素-磷酸钙复合物,后者呈淡黄色,造成恒齿永久性棕色色素沉着(俗称四环素牙),牙釉质发育不全。药物对新形成的骨组织也有相同的作用,可抑制胎儿、婴幼儿骨骼发育。孕妇、哺乳期妇女及 8 岁以下儿童禁用四环素和其他四环素类药物。

4. 其他

长期大剂量使用可引起严重肝损伤或加重原有的肾损伤,多见于孕妇,特别是肾功能异常的孕妇。偶见过敏反应,并有交叉过敏。也可引起光敏反应和前庭反应如头晕、恶心、呕吐等。

多西环素

多西环素(doxycycline)又名强力霉素,属长效半合成四环素类,是四环素类药物的首选药;抗菌活性比四环素强 2~10 倍,具有强效、速效、长效的特点;抗菌谱与四环素相同,对土霉素或四环素耐药的金葡菌对本药仍然敏感,但与其他同类药物有交叉耐药;消除 $t_{1/2}$ 长达 12~22 小时,每日用药一次即可。

口服吸收迅速且完全,不易受食物影响。大部分药物随胆汁进入肠腔排泄,存在肝肠循环;肠道中的药物多以无活性的结合型或络合型存在,很少引起二重感染。少量药物经肾脏排泄,肾功能减退时粪便中药物排泄增多,故肾衰竭时也可使用。此外特别适合肾外感染伴肾衰竭者（其他多数四环素类药物可能加重肾衰竭）以及胆道系统感染。也用于酒糟鼻、痤疮、前列腺炎和呼吸道感染如肺炎、慢性气管炎。

可引起恶心、腹泻、呕吐、舌炎和口腔炎，应饭后服用，并以大量水送服，服药后保持直立体位 30 分钟以上，以避免引起食管炎。静脉注射时，可能出现舌麻木及口腔异味感。易致光敏反应。其他不良反应少于四环素。长期使用苯妥英钠或巴比妥类药物的患者，本药的消除 $t_{1/2}$ 可缩短至 7 小时。

米诺环素

米诺环素（minocycline）又名二甲胺四环素，口服吸收良好，不易受食物影响，但抗酸药或重金属离子仍可减少米诺环素的吸收。其脂溶性高于多西环素，组织穿透力强，分布广泛，脑脊液中的浓度高于其他四环素类。米诺环素长时间滞留于脂肪组织，粪便及尿中的排泄量显著低于其他四环素类，部分药物在体内代谢，消除 $t_{1/2}$ 为 11 ~ 22 小时。肾衰竭患者的 $t_{1/2}$ 略延长，肝衰竭时对 $t_{1/2}$ 无明显影响。

抗菌谱与四环素相似，抗菌作用为四环素类中最强，对四环素或青霉素类耐药的链球菌、金黄色葡萄球菌和大肠埃希菌对米诺环素仍敏感。主要用于治疗酒糟鼻、痤疮和沙眼衣原体所致的性传播疾病，以及上述耐药菌引起的感染。一般不作为首选药。

除四环素类共有的不良反应外，米诺环素产生独特的前庭反应，出现恶心、呕吐、眩晕、运动失调等症状；首剂服药可迅速出现，女性多于男性。高达 12% ~ 52% 的患者因严重的前庭反应而停药，停药 24 ~ 48 小时后症状可消失。用药期间患者不宜从事高空作业、驾驶和机器操作。

第二节　氯霉素类

氯霉素

氯霉素（chloramphenicol）是由委内瑞拉链丝菌产生的抗生素，属抑菌性广谱抗生素。

【体内过程】

氯霉素口服吸收快而完全，2 ~ 3 小时血药浓度达到高峰，消除 $t_{1/2}$ 约 2.5 小时，有效血药浓度可维持 6 ~ 8 小时。氯霉素体内分布广泛，易透过血 - 脑屏障和胎盘屏障，还可分泌到乳汁。主要在肝内代谢，代谢产物和 10% 的原形药物由肾排泄，亦能在泌尿系统中达到有效的抗菌浓度。

【抗菌作用】

对伤寒沙门菌、副伤寒沙门菌、流感嗜血杆菌有特效；对立克次体、支原体、衣原体有较好作用；对革兰阳性杆菌的作用不如青霉素和四环素；对结核分枝杆菌、病毒、真菌、原虫无效。

【抗菌机制】

氯霉素与细菌核糖体 50S 亚基上的肽酰基转移酶作用位点可逆性结合，阻止 P 位肽链的末端羧基与 A 位氨基酰 tRNA 的氨基发生反应，从而阻止肽链延伸，抑制细菌蛋白质合成。作用位点接近大环内酯类和克林霉素的作用位点，这些药物同时应用可能相互竞争作用位点，产生拮抗作用。

【耐药性】

细菌对氯霉素产生的耐药性近年呈上升趋势，其中以大肠埃希菌、志贺菌、变形杆菌较为多见。耐药性的产生主要是通过质粒编码的乙酰转移酶使氯霉素钝化而失活，细菌还可以降低细胞膜的通透性使氯霉素不能进入细胞内发挥抗菌作用。

【临床应用】

氯霉素对造血系统可能产生致命的毒性，须严格掌握适应证。一般不做首选药物，用药期间应注意定期检查血象。

1. 耐药菌所致的严重感染

如无法使用青霉素类药物的脑膜炎、多药耐药的流感嗜血杆菌感染等，且病情严重已危及生命。

2. 伤寒、副伤寒

首选喹诺酮类或第三代头孢菌素，具有速效、低毒、复发少和痊愈后不带菌等特点。由于氯霉素成本低廉，某些国家和地区仍用于治疗伤寒。对于非流行期患者，伤寒杆菌对氯霉素一般较敏感，肠穿孔等严重并发症减少，病死率下降。

3. 立克次体感染

立克次体重度感染（斑疹伤寒、Q热和恙虫病等）的孕妇、8岁以下儿童、四环素类药物过敏者可选用。

4. 其他

本药与其他抗菌药联合使用，治疗腹腔或盆腔的厌氧菌感染。也可作为眼科的局部用药，安全有效地治疗敏感菌引起的眼内感染、全眼球感染、沙眼和结膜炎。

【不良反应】

1. 骨髓抑制

①可逆性血细胞减少：表现为贫血、白细胞减少症或血小板减少症；②再生障碍性贫血：发病率虽低，但死亡率较高，多见于儿童和妇女。为防止此毒性，应严格掌握适应证，避免滥用并定时监测血象。

2. 灰婴综合征

早产儿和新生儿肝脏缺乏葡萄糖醛酸转移酶，肾排泄功能不完善，对氯霉素解毒能力较差；药物剂量过大可致中毒，表现为循环衰竭、呼吸困难、血压下降、皮肤苍白和发绀，故称灰婴综合征。一般发生于治疗的第2至9天，症状出现两天内的死亡率可高达40%。有时大龄儿童甚至成人亦可发生。

3. 其他反应

口服用药时出现恶心、呕吐、腹泻等症状。少数患者发生过敏反应（皮疹、药热、血管神经性水肿）、视神经炎、视力障碍等。还可见溶血性贫血（葡萄糖-6-磷酸脱氢酶缺陷者）、二重感染。肝肾功能损伤者、新生儿、早产儿、孕妇、哺乳期妇女不宜使用氯霉素。

甲砜霉素

甲砜霉素（thiamphenicol）又名硫霉素或甲砜氯霉素，是氯霉素结构中的对硝基被甲砜基取代的衍生物。口服吸收完全。甲砜霉素的抗菌谱、抗菌活性与氯霉素相似；其抗菌机制、主要适应证及主要不良反应与氯霉素相同。与氯霉素之间完全交叉耐药，但是细菌对甲砜霉素的耐药性发展较慢。体内甲砜霉素的70%~90%以原形由肾脏排泄，肾功能损伤者应减少药量。药物在肝内不与葡萄糖醛酸结合，血中游离型药物多，故抗菌活力较强。免疫抑制作用比氯霉素强 6 倍。主要用于轻症感染，一般不用于细菌性脑膜炎。甲砜霉素对血液系统毒性主要为可逆性血细胞减少，发生率高于氯霉素。未见本药诱发致死性再生障碍性贫血和灰婴综合征的报道。

◈ *常用药物制剂和用法* ◈

盐酸四环素　片剂：口服每次 0.25～0.5g，3～4 次/日。

多西环素　片剂：成人首剂 0.2g，以后每次 0.1～0.2g，1 次/日。

米诺环素　片剂：首剂 0.2g，以后每次 0.1g，1 次/12 小时。

氯霉素　片剂：口服每次 1.5g，4 次/日。注射剂：肌注、静注或静滴 0.5g 或 1.0g，1 次/12 小时。

甲砜霉素　肠溶片：口服每次 0.25～0.5g，3～4 次/日。胶囊剂：口服每次 1.0g，4 次/日。

目标检测

一、选择题

1. 下列抗菌谱最广的药物是（　　）
   A. 四环素　　　　　　　B. 氧氟沙星
   C. 青霉素 G　　　　　　D. 红霉素
   E. 奈替米星

2. 氯霉素抗菌谱广，而最主要的不良反应是（　　）
   A. 二重感染　　　　　　B. 胃肠道反应
   C. 对肝脏严重损害　　　D. 对造血系统的毒性
   E. 影响骨、牙生长

3. 与氯霉素特点不符的是（　　）
   A. 口服难吸收　　　　　B. 易透过血-脑屏障
   C. 适用于伤寒的治疗　　D. 骨髓毒性明显
   E. 对早产儿、新生儿可引起灰婴综合征

4. 在四环素类药物不良反应中，错误的是（　　）
   A. 长期应用后可发生二重感染
   B. 会产生光敏反应
   C. 幼儿乳牙釉质发育不全
   D. 长期大量静脉给药不引起严重肝脏损害
   E. 空腹口服易发生胃肠道反应

5. 氯霉素的下述不良反应中，哪项是与剂量和疗程无关的严重反应（　　）
   A. 不可逆的再生障碍性贫血　　B. 灰婴综合征
   C. 可逆的各类血细胞减少　　　D. 溶血性贫血
   E. 出血现象

6. 四环素的作用机制是（　　）

    A. 阻碍细菌细胞壁的合成　　　　　　B. 抑制 DNA 回旋酶

    C. 改变细胞膜的通透性　　　　　　　D. 抑制二氢叶酸还原酶

    E. 阻碍细菌蛋白质的合成

7. 治疗立克次体感染所致斑疹伤寒应首选（　　）

    A. 氯霉素　　　　　　　　　　　　　B. 诺氟沙星

    C. 链霉素　　　　　　　　　　　　　D. 四环素

    E. 多黏菌素

8. 关于四环素的不良反应，叙述错误的是（　　）

    A. 可引起消化道反应　　　　　　　　B. 不引起光敏反应

    C. 可引起前庭反应　　　　　　　　　D. 可引起二重感染

    E. 具有肝毒性和肾毒性

9. 下列关于多西环素的叙述错误的是（　　）

    A. 是半合成的长效四环素类抗生素　　B. 是衣原体和螺旋体感染的首选药

    C. 口服吸收量少且不规则　　　　　　D. 与四环素的抗菌谱相似

    E. 抗菌活性比四环素强

10. 使用四环素无效的是（　　）

    A. 变形杆菌　　　　　　　　　　　　B. 螺旋体

    C. 衣原体　　　　　　　　　　　　　D. 支原体

    E. 立克次体

二、填空题

1. 米诺环素属长效_____四环素类药物，其抗菌活性_____多西环素，对青霉素类或_____ 耐药的链球菌、金葡菌和大肠埃希菌对米诺环素仍敏感。

2. 四环素通过抑制细菌_____ 的合成而产生抑菌作用。

3. 四环素与新形成的骨骼和牙齿中沉积的_____ 结合，对骨骼和牙齿的生长发育产生不良影响。

三、名词解释

1. 二重感染

2. 灰婴综合征

四、问答题

1. 氯霉素对血液系统的毒性有哪些，与剂量和疗程的关系如何？

2. 影响四环素口服吸收的因素有哪些？

3. 下列各组用药是否合理？简述其原因。

（1）青霉素 + 四环素

（2）青霉素 + 氯霉素

学习小结

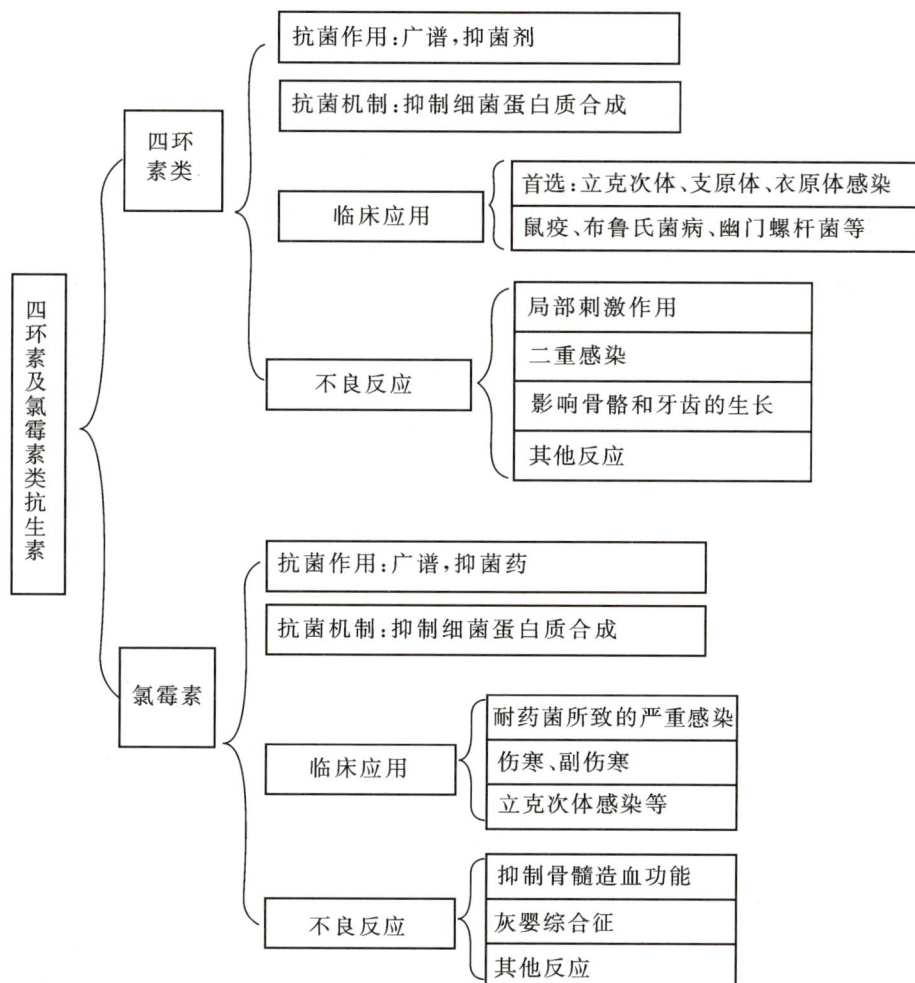

任务六　人工合成抗菌药

【目的要求】

1. 掌握人工合成类抗菌药的抗菌谱、作用机制及耐药性。
2. 熟悉人工合成类抗菌药的临床应用与不良反应。
3. 了解硝基呋喃类药的临床应用。

第一节　喹诺酮类抗菌药

一、概述

喹诺酮类药物分为四代。1962 年美国 Sterling – Winthrop 研究所开发的萘啶酸为第一代喹诺酮类，国内已不再使用。1973 年合成的第二代药物吡哌酸，对大多数革兰阴性菌有效，口服易吸收；因其血药浓度低而尿中浓度高，仅限于治疗泌尿道和肠道感染，现较少使用。20 世纪 70 年代末至 90 年代中期研制的氟喹诺酮类为第三代喹诺酮类。常用氟喹诺酮类包括诺氟沙星、环丙沙星、氧氟沙星、左氧氟沙星、洛美沙星、氟罗沙星、司帕沙星等。二十世纪 90 年代后期至今新研制的氟喹诺酮类为第四代，已用于临床的有莫西沙星、加替沙星、吉米沙星和加雷沙星等。

【构效关系】

氟喹诺酮类是以 4 – 喹诺酮（或称吡酮酸）为基本结构的合成类抗菌药。在 4 – 喹诺酮母核的 N_1、C_5、C_6、C_7、C_8 引入不同的基团（图 12 – 5），形成各具特点的喹诺酮类药物。

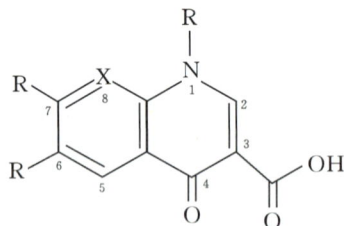

图 12 – 5　氟喹诺酮类药物的基本化学结构

【体内过程】

氟喹诺酮类口服吸收良好，食物一般不影响药物的吸收，但富含铁、钙、镁离子的食物，可降低药物的生物利用度。药物的血浆蛋白结合率均较低，很少超过 40%（但莫西沙星和加雷沙星可高达 54% 和 80%）；肺、肾、前列腺、尿液、胆汁、粪便、巨噬细胞和中性粒细胞中的药物含量均高于血药浓度，但脑脊液、骨组织和前列腺液中的药物浓度低于血药浓度。药物尚可分布到泪腺、唾液腺、泌尿生殖系统和呼吸道黏膜。培氟沙星主要在肝脏代谢并通过胆汁排泄；氧氟沙星、左氧氟沙星、洛美沙星和加替沙星，约80%以上以原形经肾排泄；其他多数药物的肝、肾消除两种方式均同等重要。

【抗菌作用】

氟喹诺酮类属广谱杀菌药，其杀菌浓度相当于MIC的2~4倍，PAE较长。第三代的氟喹诺酮类药物，对大多数 G$^+$ 菌和 G$^-$ 菌有良好抗菌活性。第四代喹诺酮类药物除保留了原有氟喹诺酮类的抗菌活性外，进一步增强了对 G$^+$ 菌的作用，对结核分枝杆菌、军团菌、支原体及衣原体的杀灭作用也进一步增强；特别是提高了对厌氧菌如脆弱类杆菌、梭杆菌属、消化链球菌属和厌氧芽孢梭菌属等的抗菌活性。20世纪90年代后期研制的莫西沙星、加替沙星等，除保留了对革兰阴性菌的良好抗菌活性外，进一步增强了对革兰阳性菌、结核分枝杆菌、军团菌、支原体及衣原体的杀灭作用，特别是提高了对厌氧菌如脆弱类杆菌、梭杆菌属、消化链球菌属和厌氧芽孢梭菌属等的抗菌活性。对于铜绿假单胞菌、环丙沙星的杀灭作用仍属最强。

【抗菌机制】

氟喹诺酮类药物作用的靶点为细菌的DNA回旋酶及拓扑异构酶Ⅳ。DNA回旋酶是喹诺酮类药物抗 G$^-$ 的重要靶点；拓扑异构酶Ⅳ是喹诺酮类药物抗 G$^+$ 菌的重要靶点。一般认为：喹诺酮类药物通过形成DNA回旋酶 - DNA - 喹诺酮三元复合物，干扰酶反应过程，阻碍细菌DNA复制而达到杀菌作用。哺乳动物细胞内的拓扑异构酶Ⅱ在功能上类似于菌体内的DNA回旋酶。喹诺酮类药物仅在很高浓度才能影响拓扑异构酶Ⅱ，故临床不良反应少。拓扑异构酶Ⅳ通过解除DNA结节、解环连体和松弛超螺旋的作用，在DNA复制过程中发挥重要作用。喹诺酮类药物通过对拓扑异构酶Ⅳ的抑制作用，干扰细菌DNA复制。

【耐药性】

因氟喹诺酮类药物的广泛应用，临床病原菌对氟喹诺酮类药物耐药性已迅速增长，临床常见耐药菌为金黄色葡萄球菌、肠球菌、大肠埃希菌和铜绿假单胞菌等。某些细菌对氟喹诺酮类药物的耐药性发展迅速。细菌对氟喹诺酮类药物有交叉耐药，故氟喹诺酮类药物不能交替使用。

【临床应用】

氟喹诺酮类具有抗菌谱广，抗菌活性强，口服吸收良好，与其他类别的抗菌药之间较少交叉耐药等特点。因此临床应用较广泛，但是存在滥用倾向。

1. 泌尿生殖系统感染

环丙沙星、氧氟沙星与β - 内酰胺类同为首选药，用于治疗单纯性淋病奈瑟菌性尿道炎或宫颈炎，但对非特异性尿道炎或宫颈炎疗效差。环丙沙星是铜绿假单胞菌性尿道炎的首选药。氟喹诺酮类对敏感菌所致的急、慢性前列腺炎以及复杂性前列腺炎均有较好效果。

2. 呼吸系统感染

万古霉素与左氧氟沙星或莫西沙星联合用药是治疗青霉素高度耐药肺炎链球菌感染的首选药。氟喹诺酮类（除诺氟沙星）可替代大环内酯类用于支原体肺炎、衣原体肺炎、嗜肺军团菌引起的军团病。

3. 肠道感染与伤寒

首选用于治疗志贺菌引起的急、慢性菌痢和中毒性菌痢，以及鼠伤寒沙门菌、猪霍乱沙门菌、肠炎沙门菌引起的胃肠炎（食物中毒）。对沙门菌引起的伤寒或副伤寒，应首选氟喹诺酮类或头孢曲松。

4. 其他

氟喹诺酮类对脑膜炎奈瑟菌具有强大的杀菌作用，其在鼻咽分泌物中浓度高，可用于流行性脑脊髓膜炎鼻咽部带菌者的根除治疗。对其他抗菌药物无效的儿童重症感染可选用氟喹诺酮类；囊性纤维化患儿感染铜绿假单胞菌时应选用环丙沙星。

【不良反应】

1. 胃肠道反应

胃肠道反应与剂量密切相关，常见恶心、呕吐、腹痛、腹泻、胃部不适等症状，一般不严重，患者可耐受。

2. 中枢神经系统毒性

轻者表现为失眠、头昏、头痛，重者表现为精神异常、抽搐、惊厥等。发生机制与药物抑制 GABA 与 $GABA_A$ 受体结合、激动 NMDA 受体、导致中枢神经兴奋有关。

知识链接

FDA 氟喹诺酮类用药安全警示

2008 年 7 月，FDA 要求氟喹诺酮类抗生素生产者增加关于药物可能引起肌腱炎和肌腱断裂事件的黑框警告。对于老年人，肾、心、肺脏移植者或者同时应用激素治疗的人来说，应用氟喹诺酮更容易发生肌腱炎或肌腱断裂。

2013 年 8 月，FDA 要求更新全身应用的喹诺酮类药物的使用说明书及相关用药指导，以便更好地提醒这类药物可能导致严重外周神经病变。外周神经病变的症状包括上下肢的疼痛、烧灼感、麻木、无力或者任何深浅感觉的改变。

2016 年 5 月，FDA 发布了一项药物安全性通知，严格限制氟喹诺酮类抗菌药用于鼻窦炎、支气管炎和非复杂性泌尿道感染患者，警告其可能致残甚至并发多种永久性不良反应。

3. 光敏反应

在紫外线激发下，药物氧化生成活性氧，激活皮肤的成纤维细胞中的蛋白激酶 C 和酪氨酸激酶，引起皮肤炎症。表现为光照部位的皮肤出现瘙痒性红斑，严重者出现皮肤糜烂、脱落。司帕沙星、氟罗沙星、洛美沙星诱发的光敏反应最常见，严重者需住院治疗。

4. 软骨损害

该类药物与软骨组织中 Mg^{2+} 形成络合物，并沉积于关节软骨，造成局部 Mg^{2+} 缺乏而致软骨损伤。多种幼龄动物实验结果证实，药物可损伤负重关节的软骨；临床研究发现儿童用药后可出现关节痛和关节水肿，故不应用于青春期的孩子及妊娠妇女。

5. 心脏毒性

心脏毒性罕见，但后果严重。可见 QT 间期延长、尖端扭转型室性心动过速、室颤等。

6. 其他反应

其他包括肝、肾功能异常，跟腱炎和过敏反应等。

【注意事项】

本类药物不宜与 I a 类及 III 类抗心律失常药和延长心脏 QT 间期的药物如西沙必利、红霉素、三环类抗抑郁症药合用。不宜常规用于儿童，不宜用于有精神病或癫痫病史者；禁用于氟喹诺酮过敏者、孕妇和哺乳妇女。避免与抗酸药、含金属离子的药物同服；慎与茶碱类、非甾体抗炎药合用。在避免日照条件下保存和应用环丙沙星、氟罗沙星、洛美沙星或司帕沙星，用药期间应避免日照。糖尿病患者慎用。

二、常用氟喹诺酮类药物

诺氟沙星

诺氟沙星（norfloxacin）又名氟哌酸，是第一代氟喹诺酮类药物，在本类药物中，也是第一个用于临床的。其口服生物利用度较低（35%～45%），消除 $t_{1/2}$ 为 3.5～5 小时，吸收后约 30% 以原形经肾排泄。抗菌作用强，对 G^- 菌如大肠埃希菌、志贺菌、肠杆菌科、弯曲菌、沙门菌和奈瑟菌极为有效。临床主要用于敏感菌所致胃肠道、泌尿道感染，也可外用治疗皮肤和眼部的感染。大多数厌氧菌对其耐药。对衣原体、嗜肺军团菌、分枝杆菌、布鲁菌属感染无临床价值。

氧氟沙星

氧氟沙星（ofloxacin）又名氟嗪酸，口服生物利用度高达 95%，消除 $t_{1/2}$ 为 5～7 小时，血药浓度高而持久，分布广泛，痰液、胆汁及尿液中药物浓度高。抗菌谱广，对结核分枝杆菌、沙眼衣原体、肺炎支原体、假单胞菌和部分厌氧菌也有良好效果。对多数耐药菌株如 MRSA、耐氨苄西林的淋病奈瑟菌、耐庆大霉素的铜绿假单胞菌仍敏感。临床主要用于敏感菌所致的呼吸道感染、泌尿生殖道感染、胆道感染、皮肤软组织感染及盆腔感染等。亦可作为二线药物与其他抗结核病药合用。偶见转氨酶升高，可诱发跟腱炎和跟腱断裂。肾功能减退或老年患者应减量。

左氧氟沙星

左氧氟沙星（levofloxacin）是消旋氧氟沙星的左旋体，口服生物利用度接近100%，消除 $t_{1/2}$ 为 5～7 小时，85% 的药物以原形由尿液排泄。其抗菌活性是氧氟沙星的两倍。对表皮葡萄球菌、链球菌、厌氧菌、肠球菌、衣原体、支原体的体外抗菌活性明显强于环丙沙星。临床用于治疗敏感菌引起的各种急慢性感染、难治性感染，效果良好。对铜绿假单胞菌的抗菌活性低于环丙沙星，但可用于临床治疗。在第四代以外的喹诺酮类药物中，其不良反应发生率相对较少且轻微。

环丙沙星

环丙沙星（ciprofloxacin）口服生物利用度约为 70%，其 V_d 值大，组织穿透力强，分布广泛；必要时可静脉滴注以提高血药浓度，消除半衰期为 3～5 小时。应该注意，环丙沙星以原形药物由肾脏排泄的量，受给药途经影响。对铜绿假单胞菌、流感嗜血杆菌和大肠埃希菌等 G^- 菌的抗菌活性高于多数氟喹诺酮类药物。多数厌氧菌对环丙沙星不敏感，但是对氨基糖苷类或第三代头孢菌素类耐药的菌株对环丙沙星仍敏感。主要用于治疗对其他抗菌药产生耐药的 G^- 杆菌所致的呼吸道、泌尿生殖道、消化道、骨与关节和皮肤软组织感染。应在避免日照条件下保存和应用，以防止发生光敏反应。静脉滴注时，局部有血管刺激反应。有本药诱发跟腱炎和跟腱撕裂的报道，老年人和运动员慎用。

洛美沙星

洛美沙星（lomefloxacin）口服生物利用度接近 98%，消除 $t_{1/2}$ 可达 7 小时以上，70% 以上的药物以原形由尿液排泄。对革兰阴性菌、表皮葡萄球菌、链球菌和肠球菌的抗菌活性与氧氟沙星相似，对多数厌氧菌的抗菌活性低于氧氟沙星。治疗泌尿系统感染可每天给药一次，治疗全身性感染仍应每天给药两次。诱发光敏反应和跟腱毒性的频率较高，可使裸鼠皮肤发生癌变。

司帕沙星

司帕沙星（sparfloxacin）又名司氟沙星，口服吸收良好，肝肠循环明显。体内 50% 的药物随粪便排泄，25% 在肝脏代谢失活，消除 $t_{1/2}$ 超过 16 小时。对革兰阳性菌、结核分枝杆菌、厌氧菌、衣原体和支原体的抗菌活性显著优于环丙沙星，并优于氧氟沙星；对军团菌和革兰阴性菌的抗菌活性与氧氟沙星相近。临床用于上述细菌所致的呼吸系统、泌尿生殖系统和皮肤软组织感染，也可用于骨髓炎和关节炎等。易产生光敏反应、心脏毒性和中枢神经毒性，临床应严格控制使用。

莫西沙星

莫西沙星（moxifloxacin）又名莫昔沙星，口服生物利用度约 90%，其 V_d 值（3～4L/kg）大于环丙沙星（2～3L/kg）。粪便和尿液中原形药物的排泄量分别为 25% 和 20%，消除 $t_{1/2}$ 为 12～15 小时。对大多数革兰阳性菌、厌氧菌、结核分枝杆菌、衣原体和支原体具有很强的抗菌活性，强于环丙沙星、氧氟沙星、左氧氟沙星和司帕沙星。对大多数革兰阴性菌的作用与诺氟沙星相近。临床用于敏感菌所致的慢性支气管炎急性发作、社区获得性肺炎、急性鼻窦炎，也可用于泌尿生殖系统和皮肤软组织感染。不良反应发生率相对较低，常见一过性轻度呕吐和腹泻。有资料显示该药可致严重皮肤反应、致死性肝损害，可使女性或老年患者发生心脏衰竭。

加替沙星

加替沙星（gatifloxacin）口服生物利用度为 90～96%，药物的 79%～88% 以原形经肾脏排泄。对大多数革兰阳性菌、厌氧菌、结核分枝杆菌、衣原体和支原体的抗菌活性与莫西沙星相近，对大多数革兰阴性菌的作用强于莫西沙星，临床应用同莫西沙星。该药不良反应发生率低，几乎无光敏反应。因可致血糖紊乱和心脏毒性，已退出美国市场。

加雷沙星

加雷沙星（garenoxacin）口服生物利用度约 92%，体内代谢率很低，37%～53% 以原形由肾排泄，消除 $t_{1/2}$ 为 12 小时。对金黄色葡萄球菌、表葡菌、青霉素敏感或耐药的肺炎链球菌，其抗菌活性强于左氧氟沙星、环丙沙星和莫西沙星；对耐甲氧西林金葡菌和耐甲氧西林表葡菌的抗菌活性强于左氧氟沙星和环丙沙星。对革兰阴性菌的抗菌活性与氧氟沙星和莫西沙星相同，但总体上弱于环丙沙星；其中对志贺菌属、空肠弯曲杆菌、霍乱弧菌、奈瑟球菌以及流感嗜血杆菌的抗菌活性与环丙沙星相同。对人型支原体、肺炎支原体、解脲支原体、沙眼衣原体、肺炎衣原体的抗菌活性强于左氧氟沙星、环丙沙星和莫西沙星。广泛用于治疗社区获得性呼吸道感染以及敏感菌所致的急性上颌窦炎、泌尿生殖系统感染、皮肤和软组织感染等。不良反应少，常见头痛、恶心、腹泻和眩晕。

第二节　磺胺类抗菌药

一、概述

磺胺类药物属广谱抑菌药，曾广泛用于临床。近年来，由于抗生素和喹诺酮类药物的快速发展，磺胺药的不良反应成为突出问题，加之耐药菌株的原因，临床应用明显受限。但是磺胺药对流行性脑脊髓膜炎、鼠疫等感染性疾病疗效显著，在抗感染治疗中仍占有一定的位置。磺胺药是对氨基苯磺酰胺衍生物，分子中含有苯环、对位氨基和磺酰胺基。根据临床应用的不同，磺胺药可分为三大类，包括用于全身性感染的肠道易吸收类如磺胺嘧啶（SD）、磺胺甲噁唑（SMZ）、用于肠道感染的肠道难吸收类如柳氮磺吡啶（SASP），以及外用磺胺类如磺胺醋酰钠（SA－Na）和磺胺嘧啶银（SD－Ag）。

【体内过程】

肠道易吸收类药物体内分布广泛，血浆蛋白结合率为25%～95%。磺胺药主要在肝脏代谢为无活性的乙酰化物，也可与葡萄糖醛酸结合。主要从肾脏以原形药、乙酰化物、葡萄糖醛酸结合物三种形式排泄。磺胺药及其乙酰化物在碱性尿液中溶解度高，在酸性尿液中易结晶析出，乙酰化物的溶解度低于原形药物。肠道难吸收类药物必须在肠腔内水解，使对位氨基游离后才能发挥抗菌作用。

【抗菌谱】

本类药物对大多数 G⁺ 菌和 G⁻ 菌有良好的抗菌活性，其中最敏感的是链球菌、肺炎链球菌、脑膜炎奈瑟菌、淋病奈瑟菌、鼠疫耶氏菌和诺卡菌属；也对沙眼衣原体、疟原虫、卡氏肺孢子虫和弓形虫滋养体有抑制作用。但是，对支原体、立克次体和螺旋体无效，甚至可促进立克次体生长。磺胺嘧啶银尚对铜绿假单胞菌有效。

【抗菌机制】

对磺胺药敏感的细菌，在生长繁殖过程中不能利用现成的叶酸，必须以二氢蝶啶与对氨苯甲酸（PABA）为原料，在二氢蝶酸合酶的作用下生成二氢蝶酸，并进一步与谷氨酸生成二氢叶酸，后者在二氢叶酸还原酶催化下被还原为四氢叶酸。四氢叶酸活化后，可作为一碳基团载体的辅酶参与嘧啶核苷酸和嘌呤的合成。磺胺药与 PABA 的结构相似，可与之竞争二氢蝶酸合酶，阻止细菌二氢叶酸合成，从而发挥抑菌作用（图12－6）。PABA 与二氢蝶酸合酶的亲和力比磺胺药强数千倍以上，使用磺胺药时，首剂量应加倍。脓液或坏死组织中含有大量的 PABA，局部麻醉药普鲁卡因在体内也能水解产生 PABA，它们均可减弱磺胺药的抗菌作用。

【耐药性】

各磺胺药之间有交叉耐药。

1. 固有耐药

耐药铜绿假单胞菌的外膜对磺胺药渗透性降低，药物难以进入菌体。某些耐药细菌亦可通过改变代谢途径而直接利用环境中的叶酸。

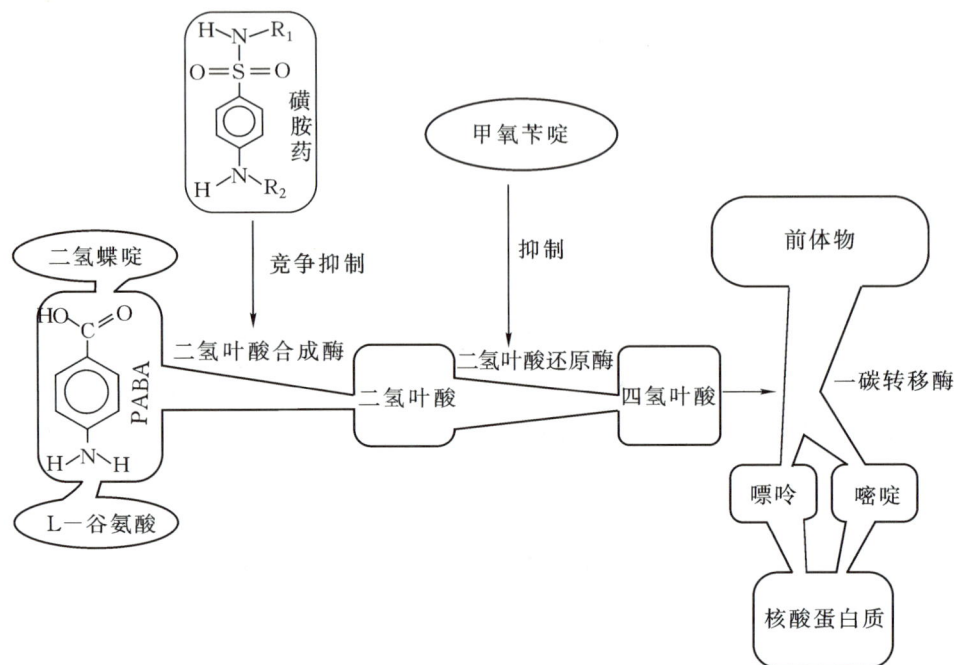

2. 获得性耐药

①染色体突变：金黄色葡萄球菌通过基因突变，导致菌体合成过量的 PABA 而竞争磺胺药的作用靶点，大肠埃希菌则通过突变二氢蝶酸合酶基因，产生对磺胺药低亲和性二氢蝶酸合酶；②质粒介导：细菌也可通过接合或转导等方式获得耐药性二氢蝶酸合酶的质粒。

【不良反应】

1. 泌尿系统损害

尿液中的磺胺药及其乙酰化物一旦在肾脏形成结晶，可产生尿道刺激和梗阻症状，如结晶尿、血尿、管型尿、尿痛和尿闭等，甚至造成肾损害。服用磺胺嘧啶或磺胺甲噁唑时，应同服等量碳酸氢钠碱化尿液，以增加磺胺药及其乙酰化物的溶解度，并适当增加饮水量，保证每日尿量不少于 1500ml，以降低尿液中药物浓度，服药超过一周者应定期检查尿液。

2. 过敏反应

局部用药易发生，药热和皮疹分别多发生于用药后 5～10 天和 7～9 天。偶见多形性红斑、剥脱性皮炎，后者严重时可致死，本类药有交叉过敏反应，有过敏史者禁用。

3. 血液系统反应

长期用药可能抑制骨髓造血功能，导致白细胞减少症、血小板减少症甚至再生障碍性贫血，发生率极低但可致死，用药期间应定期检查血常规。

4. 神经系统反应

少数患者出现头晕、头痛、萎靡和失眠等症状，用药期间避免高空作业和驾驶。

5. 其他反应

口服引起恶心、呕吐、上腹部不适和食欲不振，餐后服或同服碳酸氢钠可减轻反应；可致肝损害甚至急性重型肝炎，肝功能受损者避免使用；新生儿、早产儿、孕妇和哺乳妇女不应使用磺胺药，以免药物竞争血浆白蛋白而置换出胆红素，使新生儿或早产儿血中游离胆红素增加导致黄疸，游离胆红素进入中枢神经系统导致胆红素脑病。

【注意事项】

磺胺类药与磺酰脲类降血糖药、香豆素类抗凝剂或抗肿瘤药甲氨蝶呤合用时，磺胺药竞争它们与血浆蛋白的结合，使游离血药浓度升高，严重者出现低血糖、出血倾向或甲氨蝶呤中毒。

二、常用磺胺类药物

磺胺嘧啶

磺胺嘧啶（sulfadiazine，SD）口服易吸收，血浆蛋白结合率为 45%，低于其他磺胺药，因而易透过血—脑脊液屏障，在脑脊液中的浓度最高可达血药浓度的 80%。首选 SD 或磺胺甲唑预防流行性脑脊髓膜炎。因青霉素不能根除脑膜炎奈瑟菌感染者的带菌状态，故不能用其预防流行性脑脊髓膜炎。国内也首选 SD 治疗普通型流行性脑脊髓膜炎，首选治疗诺卡菌属引起的肺部感染、脑膜炎和脑脓肿。与乙胺嘧啶合用治疗弓形虫病。还可用于敏感菌引起的泌尿道感染和上呼吸道感染。使用时应增加饮水量，必要时同服等量碳酸氢钠碱化尿液。与甲氧苄啶合用产生协同抗菌作用。

磺胺甲噁唑

磺胺甲噁唑（sulfamethoxazole，SMZ）又名新诺明，消除 $t_{1/2}$ 为 10～12 小时。脑脊液中浓度低于 SD，但仍可用于流行性脑脊髓膜炎的预防。尿中浓度与 SD 相似，故也适用于大肠埃希菌等敏感菌诱发的泌尿系统感染，如肾盂肾炎、膀胱炎、单纯性尿道炎等。主要与甲氧苄啶合用，产生协同抗菌作用，扩大临床适应证范围。

柳氮磺吡啶

柳氮磺吡啶（sulfasalazine，SASP）口服生物利用度 10%～20%，药物大部分集中在小肠远端和结肠，本身无抗菌活性。在肠道分解成磺胺吡啶和 5 - 氨基水杨酸盐；磺胺吡啶有较弱的抗菌作用，5 - 氨基水杨酸具有抗炎和免疫抑制作用。最新的国内外治疗指南均将 SASP 列为治疗类风湿性关节炎的有效药物，常与甲氨蝶呤、来氟米特或羟氯喹联合应用；此外，SASP 仍然是治疗溃疡性结肠炎的一线药物。SASP 也广泛用于治疗强直性脊柱炎、银屑病性关节炎、肠道或泌尿生殖道感染所致的反应性关节炎。长期服药产生较多不良反应，如恶心、呕吐、厌食、消化不良、头痛、皮疹、药热、溶血性贫血、粒细胞减少以及肝肾损害等，尚可影响精子活力而致可逆性不育症。

磺胺嘧啶银

磺胺嘧啶银（sulfadiazine silver，SD - Ag）又名烧伤宁，具有磺胺嘧啶的抗菌作用和银盐的收敛作用。SD - Ag 抗菌谱广，对多数革兰阳性菌和阴性菌有良好的抗菌活性，抗菌作用不受脓液 PABA 的影响；对铜绿假单胞菌有效。临床用于预防和治疗 Ⅱ

度、Ⅲ度烧伤或烫伤的创面感染，并可促进创面干燥、结痂及愈合。

磺胺醋酰钠

磺胺醋酰（sulfacetamide，SA）的钠盐溶液呈中性，几乎不具有刺激性，穿透力强；适于眼科感染性疾患如沙眼、结膜炎和角膜炎。

甲氧苄啶

甲氧苄啶（trimethoprim，TMP）又称为磺胺增效剂或抗菌增效剂，抗菌谱与磺胺甲噁唑（SMZ）相似，属抑菌药；抗菌活性比 SMZ 强数十倍，与磺胺药或某些抗生素合用有增效作用。TMP 口服吸收迅速、完全，消除 $t_{1/2}$ 为 11 小时。体内药物分布广泛，脑脊液中药物浓度较高，炎症时接近血药浓度。与哺乳动物二氢叶酸还原酶相比，细菌二氢叶酸还原酶比 TMP 的亲和力高 5 万～10 万倍，故对人体毒性小。但是，对某些敏感的患者可引起叶酸缺乏症，导致巨幼红细胞性贫血、白细胞减少及血小板减少等。上述反应一般较轻，停药后可恢复。TMP 单独用药易引起细菌耐药。有致畸作用，故孕妇禁用。

复方磺胺甲噁唑

复方磺胺甲噁唑（compound sulfamethoxazole，SMZco，复方新诺明）是 TMP 和 SMZ 按 1:5 比例制成的复方制剂，二者的主要药代学参数相近。SMZco 通过双重阻断机制（SMZ 抑制二氢蝶酸合酶，TMP 抑制二氢叶酸还原酶），协同阻断细菌四氢叶酸合成；抗菌活性是两药单独等量应用时的数倍至数十倍，甚至呈现杀菌作用。两药合用可扩大抗菌谱，并减少细菌耐药的产生；对磺胺药耐药的细菌如大肠埃希菌、伤寒沙门菌和志贺菌属，对 SMZco 仍敏感。体外实验中 TMP:SMZ 的最佳抗菌浓度为 1:20。由于 TMP 的脂溶性和 K 值均大于 SMZ，故 TMP 和 SMZ 按 1:5 的比例给药时，最终的峰值血药浓度为 1:20～1:30（TMP:SMZ）。目前 SMZco 仍广泛用于大肠埃希菌、变形杆菌和克雷伯杆菌引起的泌尿道感染；肺炎链球菌、流感嗜血杆菌及大肠埃希菌引起的上呼吸道感染或支气管炎；肉芽肿荚膜杆菌引起的腹股沟肉芽肿；霍乱弧菌引起的霍乱；伤寒沙门菌引起的伤寒；志贺菌属引起的肠道感染；卡氏肺孢子虫引起的肺炎；诺卡菌属引起的诺卡菌病。SMZco 的药物的相互作用以及不良反应与磺胺药及 TMP 相似。联磺甲氧苄啶系由 SMZ、SD 和 TMP 组成的复方制剂，其抗菌谱广，对大多数革兰阳性和阴性菌有效，具有协同抑菌或杀菌作用。抗菌作用机制、临床应用以及不良反应与 SMZco 相似。

第三节　硝基呋喃类

呋喃妥因

呋喃妥因（nitrofurantoin）又名呋喃坦啶，对多数革兰阳性菌和阴性菌具有抑菌或杀菌作用，耐药菌株形成缓慢，与其他类别抗菌药之间无交叉耐药。但是铜绿假单胞菌和变形杆菌属对呋喃妥因不敏感。呋喃妥因的抗菌作用机制独特而复杂。据报道敏感菌体内的硝基呋喃还原酶可将药物代谢为数种高活性的还原物质，后者可损伤菌体内的核糖体蛋白质、DNA、线粒体呼吸以及丙酮酸代谢等，确切的杀菌作用机制尚在研究之中。呋喃妥因口服吸收迅速，在血中被快速破坏，消除 $t_{1/2}$ 约 30 分钟，不能用于全身性感染。给药量的 40% ~ 50% 以原形由肾迅速排泄，棕色代谢产物使尿液变色。主要用于大肠埃希菌、肠球菌和葡萄球菌引起的泌尿系统感染，如肾盂肾炎、膀胱炎、前列腺炎和尿道炎等。尿液 pH 为 5.5 时，抗菌作用最佳。常见不良反应为恶心、呕吐及腹泻；偶见皮疹、药疹等过敏反应。大剂量或长时间使用引起头痛、头晕和嗜睡等，甚至造成周围神经炎，表现为末梢感觉异常、疼痛、乏力、肌肉萎缩和腱反射消失。长期使用也可造成肺损伤，如肺浸润或肺纤维化。对于葡萄糖 - 6 - 磷酸脱氢酶缺陷者可引起溶血性贫血，禁用。肾衰者禁用。

呋喃唑酮

呋喃唑酮（furazolidone，痢特灵）口服不易吸收，主要在肠道发挥作用。抗菌谱与呋喃妥因相似。临床上主要用于治疗肠炎、霍乱、痢疾等肠道感染性疾病。尚可治疗胃、十二指肠溃疡，作用机制与抗幽门螺杆菌、抑制胃酸分泌和保护胃黏膜有关。栓剂可用于治疗阴道滴虫病。不良反应同呋喃妥因。

甲硝唑

甲硝唑（metronidazole，灭滴灵）属硝基咪唑类药物，同类药物还有替硝唑和奥硝唑。其分子中的硝基在细胞内无氧环境中被还原成氨基，从而抑制病原体 DNA 合成，发挥抗厌氧菌作用，对脆弱类杆菌尤为敏感。对滴虫、阿米巴滋养体以及破伤风梭菌具有很强的杀灭作用。但是，甲硝唑对需氧菌或兼性需氧菌无效。口服吸收良好，体内分布广泛，可进入感染病灶和脑脊液。临床主要用于治疗厌氧菌引起的口腔、腹腔、女性生殖系统、下呼吸道、骨和关节等部位的感染。对幽门螺杆菌感染引起的消化性溃疡以及四环素耐药的难辨梭状芽孢杆菌感染所致的假膜性肠炎有特殊疗效。亦是治疗阿米巴病和滴虫病的首选药物。用药期间和停药 1 周内，禁用含乙醇饮料，并减少钠盐摄入量。不良反应一般较轻微，包括胃肠道反应、过敏反应、外周神经炎等。

❖ 常用药物制剂和用法 ❖

诺氟沙星 成人每次 0.4g，2 次/日。静滴每次 200mg，2 ~ 3 次/日。

氧氟沙星 成人每次 0.3g，2 次/日。静滴每次 200mg，2 ~ 3 次/日。

左氧氟沙星 成人每次 0.1g，3 次/日。

环丙沙星 成人每次 0.5g，1 ~ 2 次/日。静滴每次 100 ~ 200mg，2 次/日。

洛美沙星 成人每次 0.2g，2 ~ 3 次/日。

氟罗沙星 成人每次 0.4g，1 次/日。

司帕沙星 成人每次 0.3g，1 次/日。

莫西沙星 成人每次 0.2 ~ 0.4g，1 次/日。

加雷沙星 成人每次 0.4g，1 次/日。

磺胺嘧啶 成人每次 1.0g，首剂加倍，2 次/日，同服等量碳酸氢钠片。

甲氧苄啶 片剂：成人每次 0.1 ~ 0.2g，2 次/日；小儿 5 ~ 10mg/（kg·d），分二次服用。

磺胺甲噁唑 片剂：成人每次 1g，首剂加倍，2 次/日；儿童每次 2 次/日。

复方磺胺甲噁唑　片剂：每片含 TMP 0.08g，SMZ 0.4g；成人每次 2 片，2 次/日。

柳氮磺吡啶　每次 1.0 ~ 1.5g，3 ~ 4 次/日，症状好转后减为每次 0.5g。

磺胺醋酰钠　用 10% ~ 30% 水溶液，滴眼用。

呋喃妥因　成人每次 0.05 ~ 0.1g，4 次/日；儿童 5 ~ 10m/（kg·d），分 4 次服用，连续服用不宜超过 2 周。

呋喃唑酮　成人每次 0.1g，3 ~ 4 次/日；儿童 5 ~ 10m/（kg·d），分 4 次服用，5 ~ 7 天为一疗程。

甲硝唑　成人每次 0.2 ~ 0.4g，3 ~ 4 次/日。

目标检测

一、选择题

1. 目前不良反应最小的喹诺酮类药物是（　　）
    A. 诺氟沙星　　　　　　　　　　B. 环丙沙星
    C. 氧氟沙星　　　　　　　　　　D. 左氧氟沙星
    E. 依诺沙星

2. 属非氟喹诺酮类药物的是（　　）
    A. 培氟沙星　　　　　　　　　　B. 诺氟沙星
    C. 环丙沙星　　　　　　　　　　D. 依诺沙星
    E. 吡哌酸

3. 体外抗菌活性最强的药物是（　　）
    A. 环丙沙星　　　　　　　　　　B. 氧氟沙星
    C. 诺氟沙星　　　　　　　　　　D. 洛美沙星
    E. 氟罗沙星

4. 不属于氟喹诺酮类药物的共同特点的是（　　）
    A. 口服吸收好　　　　　　　　　B. 细菌对其不产生耐药性
    C. 抗菌谱广　　　　　　　　　　D. 抗菌作用强
    E. 不良反应少

5. 喹诺酮类药物不宜应用于（　　）
    A. 溃疡病患者　　　　　　　　　B. 肝病患者
    C. 婴幼儿　　　　　　　　　　　D. 老年人
    E. 妇女

6. 喹诺酮类药物抗菌作用机制是（　　）
    A. 抑制细菌转肽酶　　　　　　　B. 抑制细菌 DNA 回旋酶
    C. 抑制细菌二氢叶酸还原酶　　　D. 抑制细菌蛋白质合成
    E. 抑制细菌二氢叶酸合酶

7. 对氟喹诺酮类最敏感的是（　　）
    A. 革兰阳性球菌　　　　　　　　B. 革兰阳性杆菌
    C. 厌氧菌　　　　　　　　　　　D. 革兰阴性球菌
    E. 革兰阴性杆菌

8. 不属于第三代氟喹诺酮的是 （　　）

  A. 环丙沙星   B. 吡哌酸

  C. 依诺沙星   D. 洛美沙星

  E. 氧氟沙星

9. 不符合氟喹诺酮类的叙述是 （　　）

  A. 多口服吸收良好   B. 口服吸收受多价阳离子影响

  C. 血浆蛋白结合率高   D. 可进入骨、关节等组织

  E. 大多主要以原形经肾排出

10. 甲氧苄啶与磺胺甲噁唑合用的原因是 （　　）

  A. 促进分布   B. 促进吸收

  C. 抗菌谱相似   D. 双重阻断细菌蛋白质合成

  E. 双重阻断细菌的叶酸代谢

11. 甲氧苄啶的抗菌机制是 （　　）

  A. 抑制细菌细胞壁合成   B. 抑制 DNA 螺旋酶

  C. 改变细菌细胞膜通透性   D. 抑制二氢叶酸还原酶

  E. 抑制二氢叶酸合成酶

12. 服用磺胺时，同服碳酸氢钠是为了 （　　）

  A. 减少不良反应   B. 增强抗菌活性

  C. 扩大抗菌谱   D. 促进磺胺药的吸收

  E. 延缓磺胺药的排泄

二、填空题

1. 磺胺药的基本化学结构与_____ 相似，能与_____ 竞争_____，抑制_____的形成，从而影响细菌核酸的合成，发挥抗菌作用。

2. 喹诺酮类药物通过形成_____ 三元复合物，抑制 DNA 回旋酶对 DNA 的_____活性和_____活性，阻碍细菌 DNA 复制而达到杀菌作用。

3. 用于流行性脑脊髓膜炎的磺胺药是_____，其_____ 低于其他磺胺药，因而药物易透过_____ 。

4. 细菌对呋喃妥因的耐药性形成_____，呋喃妥因主要用于大肠埃希菌、肠球菌以及葡萄球菌引起的_____感染。呋喃唑酮在胃肠道_____吸收，临床上主要用于_____感染性疾病。

三、问答题

1. 简述喹诺酮类药物的禁忌证。

2. 简述 SMZ 与 TMP 配伍的药理学依据。

3. 磺胺类药物对泌尿系统损害的原因、临床表现和预防措施。

4. 氟喹诺酮类药物的药理作用及特点。

学习小结

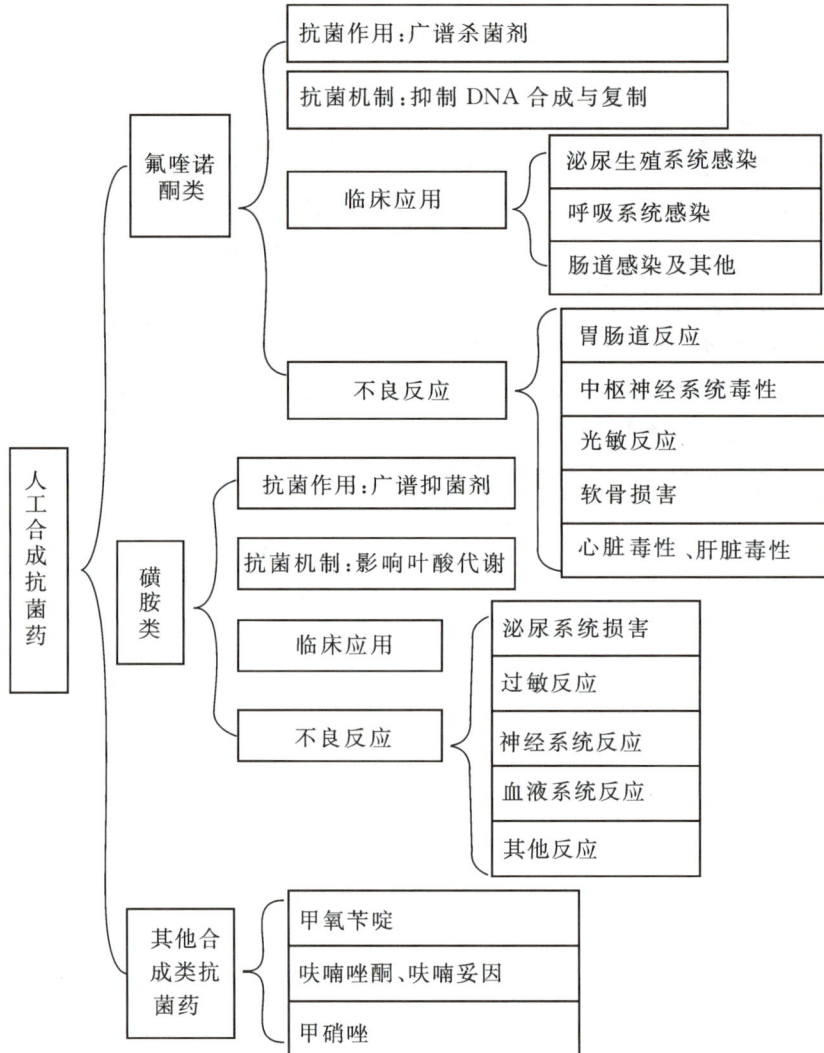

任务七　抗结核病药物

【目的要求】
1. 掌握一线抗结核病药的作用特点、不良反应。
2. 熟悉抗结核病药的应用原则。

第一节　一线抗结核病药

抗结核病药（antituberculous drugs）品种繁多，其中疗效高、不良反应少、患者较易耐受的如异烟肼、利福平、乙胺丁醇、吡嗪酰胺、链霉素等，列为"一线药"；对氨基水杨酸、丙硫异烟胺、卡那霉素等，抗菌作用弱、毒性较大，属"二线药"，仅用于细菌对"一线药"耐药时使用。近年的临床研究证明，氧氟沙星、左氟沙星对结核杆菌有效，可作为二线药用于耐药结核杆菌感染。

异烟肼

异烟肼（isoniazid，INH）又名雷米封（rimifon）。性质稳定，易溶于水。具有疗效高、毒性小、口服方便、价廉等优点。

【体内过程】
口服吸收快而完全，1～2小时后血药浓度达高峰。吸收后广泛分布于全身体液和组织中，当脑膜发炎时，脑脊液中的浓度可与血浆浓度相近。穿透力强，可渗入关节腔，胸、腹水以及纤维化或干酪化的结核病灶中，也易透入细胞内，作用于已被吞噬的结核杆菌。异烟肼大部分在肝中被代谢为乙酰异烟肼、异烟酸等，最后与少量原形药一起由肾排出。异烟肼乙酰化的速度有明显的人种和个体差异，分为快代谢和慢代谢型。在中国人中慢代谢型约占25.6%，快代谢型者约占49.3%，中间型约占24%。慢代谢型者肝中缺少乙酰化酶，服药后异烟肼血药浓度较高，$t_{1/2}$延长，显效较快。快、慢代谢型的$t_{1/2}$分别为0.5～1.5小时与2～3小时。若每日给药则代谢慢者不良反应相对重而多；若采用间歇给药方法，特别是每周给药一次，代谢快者疗效相对较差。故临床上应该根据不同患者的代谢类型确定给药方案。

【抗菌作用】
异烟肼对结核杆菌有高度选择性，抗菌力强，低浓度即可抑菌，较高浓度对繁殖期细菌有杀菌作用。单用时结核杆菌易产生耐药性，与其他抗结核病药无交叉耐药性，如与其他抗结核病药联用，则能延缓耐药性的发生并增强疗效。

【临床应用】
适用于各种类型的结核病，除早期轻症肺结核或预防应用外，均宜与其他第一线药联合应用。对急性粟粒性结核和结核性脑膜炎应增大剂量，必要时采用静脉滴注。

【不良反应】

不良反应发生率与剂量有关，治疗量时不良反应少而轻。

1. 神经系统毒性

神经系统毒性与维生素 B_6 缺乏有关，可表现为周围神经炎和中枢神经系统症状。多见于用量大、用时长及慢乙酰化者和营养不良者。周围神经炎症状表现为手脚震颤、麻木等，中枢神经系统症状表现为头痛、头晕、兴奋，严重者出现惊厥、精神错乱，偶见有中毒性脑病或中毒性精神病。因而有癫痫、嗜酒、精神病史者慎用。因异烟肼与维生素 B_6 结构相似，两者竞争同一酶系，妨碍维生素 B_6 的利用并促进维生素 B_6 排泄，是维生素 B_6 缺乏所致。

2. 肝毒性

肝毒性以 35 岁以上及快代谢型患者较多见，一般可有暂时性转氨酶升高、黄疸等。较大剂量或长期用药可致肝损害，与其代谢产物乙酰异烟肼能导致肝细胞坏死有关，用药时应定期检查肝功能，肝病患者慎用。

利福平

利福平（rifampicin）又名甲哌力复霉素（rifampin），简称 RFP，是人工半合成的利福霉素类衍生物，为砖红色结晶性粉末。具有高效、低毒、口服方便等优点。

【体内过程】

口服吸收迅速而完全，1～2 小时血药浓度达峰值，但个体差异很大。食物可减少吸收，故应空腹服药。$t_{1/2}$ 约为 4 小时，有效血药浓度可维持 8～12 小时。吸收后分布于全身各组织，穿透力强，能进入细胞、结核空洞、痰液及胎儿体内。脑膜炎时，脑脊液中可达有效浓度。主要在肝内代谢成去乙酰基利福平，其抑菌作用为利福平的 $1/10～1/8$。重复口服利福平可诱导肝药酶，加快自身及其他药物的代谢。部分从胆汁排泄，形成肝肠循环，约 60% 经粪与尿排泄，患者的尿、粪、泪液、痰等均可染成橘红色。

【抗菌作用】

利福平有广谱抗菌作用，对结核杆菌、麻风杆菌和 G^+ 球菌特别是耐药性金葡菌有很强的抗菌作用，对 G^- 菌、某些病毒和沙眼衣原体也有抑制作用。抗结核作用与异烟肼相近，而较链霉素强。结核杆菌对利福平易产生耐药性，故不宜单用。与异烟肼、乙胺丁醇等合用有协同作用，并能延缓耐药性的产生。

【临床应用】

本药主要与其他抗结核病药合用，治疗各种结核病。对耐药性金葡菌及其他细菌所致的感染也有效。可与红霉素合用治疗军团菌病。此外，利福平局部用药可用于沙眼、急性结膜炎及病毒性角膜炎的治疗。

【不良反应】

较常见的为胃肠道刺激症状。少数患者可见肝脏损害而出现黄疸，有肝病或与异烟肼合用时较易发生。过敏反应如皮疹、药热、血小板和白细胞减少等，多见于间歇疗法。出现过敏反应时应停药。利福平可激活肝微粒体酶，加速皮质激素和雌激素等的代谢，因而它能降低皮质激素、口服避孕药、双香豆素和甲苯磺丁脲等的作用。对动物有致畸胎作用；妊娠早期的妇女和肝功能不良者慎用。

利福喷汀和利福定

利福喷汀（rifapentine）和利福定（rifandin）均为利福霉素衍生物。它们的抗菌谱和利福平相同。与其他抗结核病药，如异烟肼、乙胺丁醇等有协同抗菌作用。此外，它们对 G^+ 菌与 G^- 菌也有强大的抗菌活性。利福喷汀与利福定的 $t_{1/2}$ 分别为 30 小时与 5 小时。利福定的治疗剂量为利福平的 $1/2 \sim 1/3$，利福喷汀剂量与利福平相同，每周用药 $1 \sim 2$ 次。

乙胺丁醇

【体内过程】

乙胺丁醇（ethambutol）口服吸收良好，迅速分布于组织与体液，2 小时血药浓度达峰值，$t_{1/2}$ 为 8 小时，排泄缓慢，24 小时内排出，肾功能不全时可引起蓄积中毒，故禁用。

【抗菌作用】

对细胞内、外结核杆菌均有较强杀菌作用。对链霉素或异烟肼等有耐药性的结核杆菌，本药仍有效。主要与利福平或异烟肼等合用。单用也可产生耐药性，但较缓慢。

【不良反应】

视神经炎是最重要的毒性反应，多发生在用药后 $2 \sim 6$ 月内，表现为视力下降、视野缩小，出现中央及周围盲点。发生率与剂量、疗程有关。及时停药并给予大剂量维生素 B_6，数周至数月可消失。此外还会有胃肠道不适、恶心、呕吐及肝功能损害等。

吡嗪酰胺

吡嗪酰胺（pyrazinamide）口服吸收迅速，分布于各组织与体液，酸性环境中抗菌作用增强，能在细胞内有效杀灭结核杆菌。结核菌对吡嗪酰胺易产生耐药性，但与其他抗结核病药无交叉耐药。它已被列为抗结核病短程化疗中的主要药物之一。过去高剂量、长疗程应用常见肝毒性与关节痛等不良反应，现用低剂量、短程疗法，不良反应已明显减少。其可抑制尿酸排泄，诱发痛风。痛风患者、肝功能不良者禁用。

第二节　二线抗结核病药

对氨基水杨酸

对氨基水杨酸（para-aminosalicylic acid、PAS）常用其钠盐和钙盐，口服吸收快而完全，分布于全身组织、体液及干酪样病灶中，但不易透入脑脊液及细胞内。其对结核杆菌只有抑菌作用，引起耐药性缓慢，与其他抗结核病药合用，可以延缓耐药性的发生。最常见的不良反应为恶心、呕吐、厌食、腹痛及腹泻等胃肠反应，饭后服药或加服抗酸药可以减轻反应。

乙硫异烟胺

乙硫异烟胺（ethionamide）单用易产生耐药性。不良反应多，以胃肠反应最常见。患者常难以耐受，故仅用于一线抗结核病药治疗无效者。孕妇和 14 岁以下儿童不宜应用。

环丝氨酸

环丝氨酸（cycloserine）对多种 G^+ 菌和 G^- 菌均有抗菌作用。抗结核作用不如异烟肼和链霉素，但其不易产生耐药性。主要不良反应是神经系统毒性、胃肠道反应等。临床用于复治的耐药结核病患者。

> ◆ 课堂互动 ◆
> 案例：患者李某，男，61岁，因肺结核给予异烟肼、利福平、乙胺丁醇联合治疗6个月。
> 问题：针对该患者的用药是否合理？用药后可能会出现哪些不良反应？

第三节　抗结核病药的治疗原则

1. 早期用药

早期病灶内结核菌生长旺盛，对药物敏感，同时病灶部位血液供应丰富，药物易于渗入病灶内，达到高浓度，可获良好疗效。

2. 联合用药

联合用药可提高疗效、延缓耐药性，并可交叉消灭对其他药物耐药的菌株，可在应用异烟肼基础上，合用利福平、吡嗪酰胺等一线药物并根据病情采取二联或三联甚至四联的治疗方案。

3. 足疗程、规律用药

轻症治疗 9～12 个月，采用三联，疗效好。主要是利福平、异烟肼与维生素 B_6 联合，大多用于单纯性结核的初治。如病灶广泛，病情严重则应采用三联甚至四联，治疗 18～24 个月。对选药不当，不规则治疗或细菌产生耐药，可选用或增加二线药联合。应告诫患者，切忌自觉症状好转后自行停药或减量服用。

4. 适量

用药剂量要适当。用药量不足，组织内药物难以达到有效药物浓度，且易诱发细菌耐药；用药剂量过大，易产生严重不良反应。巩固疗效阶段可一日剂量一次服用。实验证明：抗结核病药的抗菌效能与其峰浓度关系密切，而与有效血浓度维持时间关系不大，故主张一日剂量、一次服用。

❖ 常用药物制剂和用法 ❖

异烟肼　片剂：0.1g、0.3g，每日 0.3～0.4g 口服；注射剂：0.1g/2ml，用量同口服，可肌肉注射或稀释成 0.1% 静脉滴注。

利福平（甲哌力复霉素）　片剂/胶囊：0.15g。成人 450～600mg/d，清晨空腹顿服。儿童 20mg/（kg·d）。用于其他急性细菌感染，600mg/d，分 2 次早晚空腹服用。

利福喷汀　胶囊剂：300mg，成人每次 600mg，每周 1～2 次空腹服用。

利福定（异丁基哌嗪力复霉素）　胶囊剂：75mg、150mg。成人每日 150～200mg，晨一次空腹口服，儿童 3～4mg/kg。

乙胺丁醇　片剂：0.25g。初治病例 15mg/（kg·d），1 次或分 2～3 次服。复治病例 25mg/（kg·d），2 月后减为 15mg/d。

对氨基水杨酸钠　片剂：0.5g。每次 2 ~ 3g，4 次/日。重症或口服不能耐受者，用静脉滴注。注射液应新鲜配制，避光条件下 2 小时内滴完。

链霉素　粉针剂：0.75g、1.0g、2.0g。结核重症：0.75 ~ 1.0g/d，分 2 次肌内注射；轻症：每次 1.0g，每周 2 ~ 3 次。小儿 20 ~ 40mg/（kg·d），不应超过 1.0g/d。疗程 3 ~ 6 个月。

氨苯砜　片剂：50mg、100mg。25 ~ 100mg/d，1 次服用，从小剂量开始，因有轻度蓄积性，每周服药 6 日，连用 3 日，停药 2 周。

吡嗪酰胺　片剂：0.25g、0.5g。每次 0.5g，3 次/日。

目标检测

一、选择题

1. 下列抗结核药中属于广谱抗生素的是（　　）
　　A. 异烟肼　　　　　　　　　　B. PAS
　　C. 链霉素　　　　　　　　　　D. 利福平

2. 有癫痫或精神病者应慎用（　　）
　　A. 利福平　　　　　　　　　　B. 异烟肼
　　C. 异胺丁醇　　　　　　　　　D. 吡嗪酰胺

3. 不属于一线抗结核药的是（　　）
　　A. 异烟肼　　　　　　　　　　B. 链霉素
　　C. 对氨基水杨酸　　　　　　　D. 吡嗪酰胺

4. 下列哪种药既可用于活动性肺结核的治疗，又可用于作预防（　　）
　　A. 乙胺丁醇　　　　　　　　　B. 环丝氨酸
　　C. 链霉素　　　　　　　　　　D. 异烟肼

5. 一女性糖尿病患者合并肺浸润性肺结核，以甲苯磺丁脲控制糖尿，以利福平、异烟肼、链霉素控制肺结核，在服用抗结核药两个月后，发现糖尿病加重，而且出现肝功能损害，其原因是（　　）
　　A. 患者感染了肝炎　　　　　　B. 链霉素损害了肾
　　C. 甲苯磺丁脲有肝毒性　　　　D. 利福平诱导肝药酶

二、填空题

1. 一线抗结核病药有_____、_____、_____、_____、_____，其中有肝毒性的是_____、_____、_____等，可致视神经炎的是_____，可致维生素 B_6 缺乏的是_____。

2. 抗结核病药的应用原则有_____、_____、_____、_____等，联合用药的目的是_____、_____。

三、问答题

简述短程疗法的具体方法。

学习小结

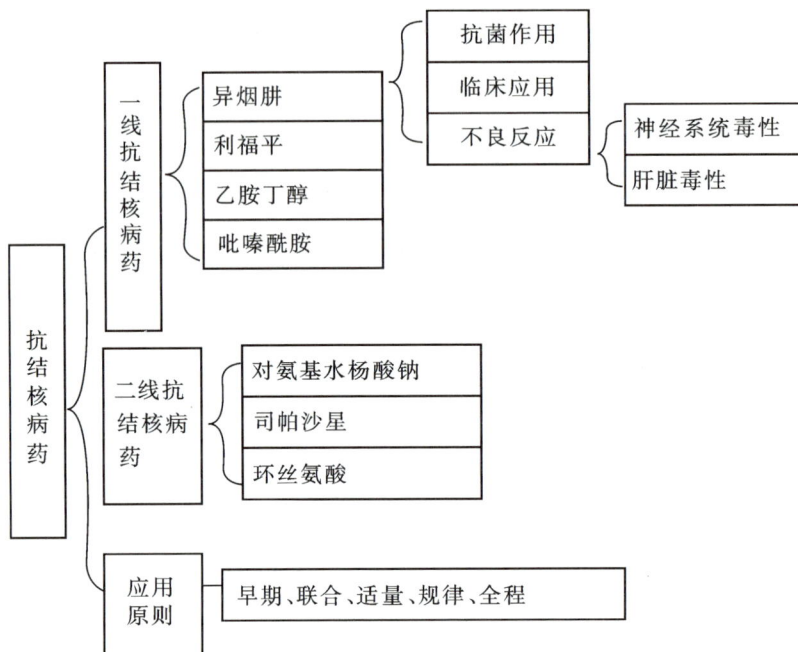

任务八　抗真菌药及抗病毒药

【目的要求】

1. 熟悉常用咪唑类抗真菌药的作用特点、应用，阿昔洛韦、干扰素的作用、应用。
2. 了解其他抗真菌药、抗病毒药的作用特点、应用。

第一节　抗真菌药

真菌感染可分为浅部和深部感染两类。前者常由各种癣菌引起，主要侵犯皮肤、毛发、指（趾）甲等，发病率高，治疗药物有灰黄霉素、制霉菌素或局部应用唑类抗真菌药（如酮康唑、咪康唑和克霉唑等）。深部感染常由白色念珠菌和新型隐球菌引起，主要侵犯内脏器官和深部组织，发病率虽低，但危害性大，常可危及生命，治疗药物有两性霉素 B 及三唑类抗真菌药等。

抗真菌药物是指具有抑制真菌生长、繁殖或杀死真菌的药物。根据化学结构的不同可以分为：抗生素类抗真菌药，如灰黄霉素、两性霉素等；唑类抗真菌药又分为咪唑类和三唑类。咪唑类包括酮康唑、咪康唑、益康唑、克霉唑和联苯苄唑等；三唑类包括伊曲康唑、氟康唑和伏立康唑等。

一、抗生素类抗真菌药

灰黄霉素

灰黄霉素（griseofulvin）为抗浅表真菌抗生素。

【体内过程】

口服易吸收，油脂食物能促进药物吸收。吸收后，分布全身，以脂肪、皮肤、毛发等组织含量较高，能渗入并贮存在皮肤角质层和新生的毛发、指（趾）甲角质部分。大部分在肝代谢而灭活。

【抗菌作用】

对各种皮肤癣菌有较强的抑制作用，但对深部真菌无效。

【临床应用】

主要用于治疗真菌所致的头癣、体癣、股癣、甲癣等，对头癣疗效较好。因毒性较大现已少用。

【不良反应】

不良反应常见有恶心、腹泻、皮疹、头痛、白细胞减少等。动物实验中有致畸和致癌作用。

两性霉素 B

两性霉素 B（amphotericin B；庐山霉素）是多烯类抗深部真菌药。

【体内过程】

口服、肌内注射均难吸收，常静脉滴注。不易透过血-脑屏障。体内消除缓慢，每日 2%～5% 以原形从尿排出，停药 2 周后仍可从尿中检出。血浆 $t_{1/2}$ 约 24 小时。

【抗菌作用】

对多种深部真菌如新型隐球菌、白色念珠菌，有强大抑制作用，高浓度有杀菌作用。它能选择性地与真菌细胞膜的麦角固醇相结合形成孔道，从而增加膜的通透性，导致细胞内重要物质外漏而致死。细菌的细胞膜不含麦角固醇类物质，故本品对细菌无效。

【临床应用】

本药主要用于治疗全身性深部真菌感染。治疗真菌性脑膜炎时，需用小剂量鞘内注射，其疗效良好。

【不良反应】

静脉滴注不良反应较多，最常见的是滴注开始或滴注后数小时可发生寒战、高热、头痛、恶心和呕吐，滴速过快时可致心律失常。有肾毒性，约 80% 患者发生氮质血症，与氨基苷类、环孢素合用肾毒性增加。可致肝损害和低血钾。应用时应注意：①静脉滴注液应新鲜配制，应稀释为每 100ml 不超过 10mg，滴注前常需给患者服用解热镇痛药和抗组织胺药，滴注液中加入小剂量的氢化可的松或地塞米松可以减轻反应。②定期做血钾、血尿常规、肝肾功能和心电图检查。

制霉菌素

制霉菌素（nystatin）也属多烯抗真菌药，其体内过程和抗菌作用与两性霉素 B 基本相同，但毒性更大，不作注射用。口服难吸收，用于防治消化道念珠菌病，局部用药对口腔、皮肤、阴道念珠菌病有效。较大剂量口服可致恶心、呕吐、腹泻。局部用药刺激性小，阴道用药可见白带增多。

二、唑类抗真菌药

唑类（imidazoles）为合成的抗真菌药。抗菌作用与两性霉素相似，它能选择性抑制真菌细胞膜麦角固醇合成，使细胞膜通透性改变，导致胞内重要物质丢失而使真菌死亡。本类药物在肝脏代谢，主要经胆汁排出。主要毒性为贫血、胃肠道反应、皮疹等。目前临床应用广泛。

克霉唑

克霉唑（clotrimazole）对大多数真菌具有抗菌作用，对深部真菌作用不及两性霉素 B。口服吸收差。不良反应多见，目前仅局部用于治疗浅部真菌感染。

咪康唑

咪康唑（miconazole）抗菌谱和抗菌力与克霉唑基本相同。口服吸收差，生物利用度 25%～30%，且不易透过血-脑屏障，$t_{1/2}$ 约 24 小时。静脉给药用于治疗多种深部真菌病。在两性霉素 B 不能耐受时，可作为替代药。局部用药治疗皮肤黏膜真菌感染，疗效优于克霉唑和制霉菌素。静脉给药可致血栓静脉炎，此外，还有恶心、呕吐、过敏反应等。

酮康唑

酮康唑（ketoconazole）是广谱抗真菌药。对念珠菌和表浅癣菌有强大抗菌力。口服易吸收，不易透过血－脑屏障，血浆 $t_{1/2}$ 为 7 ~ 8 小时。口服治疗多种浅部真菌病的疗效相当于或优于灰黄霉素、两性霉素 B 和咪康唑。酮康唑在酸性溶液中溶解吸收，因此不宜与抗酸药、胆碱受体阻断药及 H_2 受体阻断药同服，必要时至少相隔 2 小时。不良反应有胃肠道反应，血清转氨酶升高，偶有严重肝毒性及过敏反应等。

氟康唑

氟康唑（fluconazole）是广谱抗真菌药，抗菌谱与酮康唑相近似，体外抗真菌作用不及酮康唑，但其体内抗真菌作用比酮康唑强。口服吸收后，生物利用度达 90%，体内分布广，可渗入脑脊液，体内代谢甚少，约 63% 以原形由尿排出，血浆 $t_{1/2}$ 约 30 小时。本品可供口服及注射用。主要用于念珠菌病与隐球菌病，是隐球菌性脑膜炎的首选药。不良反应在本类药中最低，有轻度消化系统反应、过敏反应、头痛、头晕、失眠等，孕妇禁用。

伏立康唑

伏立康唑（voriconazole）为广谱抗真菌药，对多种条件性真菌和地方性真菌均具有抗菌活性，抗真菌活性为氟康唑的 10 ~ 500 倍，对多种耐氟康唑、两性霉素 B 的真菌深部感染有显著疗效。不良反应较少，主要为胃肠道反应，发生率较低，患者易耐受。可口服和静脉给药，生物利用度达 90%，血浆蛋白结合率为 60%，主要在肝内代谢，经肾排泄，仅有 1% 以原药形式排出。

三、嘧啶类抗真菌药

氟胞嘧啶（fluorocytosine）对隐球菌、念珠菌和拟酵母菌等具有较高的抗菌活性，高浓度时具有杀菌作用。本品口服吸收良好，3 ~ 4 小时血浓度达峰值，血中 $t_{1/2}$ 为 8 ~ 12 小时，可透过血－脑屏障。对隐球菌性脑膜炎有较好疗效。临床上用于念珠菌和隐球菌感染，单用效果不如两性霉素 B，且易产生耐药性，与两性霉素合用，可发挥协同作用。不良反应有胃肠道反应、一过性转氨酶升高、碱性磷酸酶升高、白细胞、血小板减少，应定期查血象和肝功能。孕妇禁用。

四、丙烯胺类抗真菌药

丙烯胺类抗真菌药为角鲨烯环氧化酶的非竞争性抑制药，可导致角鲨烯积聚和麦角固醇的合成受阻，从而影响真菌细胞膜的结构和功能。主要药物有布替萘芬、特比奈芬等。特比奈芬活性高，毒性低，口服有效。分布可达皮肤、毛发、皮脂、汗液等，易扩散到甲角质层。外用制剂适用于治疗各种浅部真菌感染，如手足癣、体癣、股癣、头癣等。内服制剂可用于甲真菌病、孢子丝菌病等深部真菌病。可用于治疗甲真菌病（甲癣）和皮肤黏膜真菌感染。最常见的不良反应为胃肠道反应和皮疹。

第二节 抗病毒药

病毒寄生于宿主细胞内，依赖宿主细胞代谢系统进行增殖复制，在病毒基因提供的遗传信息调控下合成病毒核酸和蛋白质，然后在胞浆内装配为成熟的感染性病毒体，以各种方式自细胞释出而感染其他细胞。

抗病毒感染的途径很多，如直接抑制或杀灭病毒、干扰病毒吸附、阻止病毒穿入细胞、抑制病毒生物合成、抑制病毒释放或增强宿主抗病毒能力等。常用抗病毒药物如下所述。

金刚烷胺

金刚烷胺（amantadine）能特异性地抑制甲型流感病毒，干扰 RNA 病毒穿入宿主细胞，它还能抑制病毒脱壳及核酸的释放，可用于甲型流感的防治，除此之外还有抗震颤麻痹作用。不良反应有厌食、恶心、头痛、眩晕、失眠、共济失调等。

碘 苷

碘苷（idoxuridine）又名疱疹净。它可竞争性抑制病毒胸苷酸合成酶，使 DNA 合成受阻，从而抑制 DNA 病毒如疱疹病毒和牛痘病毒的生长，对 RNA 病毒无效。本品全身应用毒性大，临床仅限于局部用药，以治疗眼部或皮肤疱疹病毒和牛痘病毒的感染，对急性上皮型疱疹性角膜炎疗效最好，对慢性溃疡性实质层疱疹性角膜炎疗效很差。局部反应有痛、痒、结膜炎和水肿等。长期应用可致角膜混浊或染色小点。

阿昔洛韦

阿昔洛韦（acyclovir）又名无环鸟苷，是核苷类抗 DNA 病毒药。抗疱疹病毒作用比碘苷和阿糖腺苷强。对乙型肝炎病毒也有一定作用。对牛痘病毒和 RNA 病毒无效。本品适用于单纯疱疹病毒所致的皮肤黏膜感染及带状疱疹病毒感染等，局部滴眼治疗单纯性疱疹性角膜炎或用霜剂治疗带状疱疹等疗效均佳。不良反应较少，口服可致恶心、呕吐、皮疹等，静脉给药可致静脉炎。

阿糖腺苷

阿糖腺苷（adenine arabinoside、Ara－A）为核苷类抗 DNA 病毒药，能抑制 DNA 复制，对疱疹病毒与牛痘病毒均有作用。临床用于治疗单纯疱疹病毒性脑炎、角膜炎、新生儿单纯疱疹，艾滋病患者合并带状疱疹等。静滴可出现消化道反应及血栓静脉炎。偶见血清转氨酶升高。

利巴韦林

利巴韦林（ribavirin）又名病毒唑（virazole），能抑制病毒核酸的合成，具广谱抗病毒作用，对 RNA 和 DNA 病毒均有抑制作用。对甲、乙型流感病毒、腺病毒肺炎、甲型肝炎、疱疹、麻疹等均有防治作用。有胃肠反应和白细胞减少等不良反应。孕妇禁用。

干扰素

【药理作用】

干扰素（interferon）是机体细胞在病毒感染或其他诱导剂刺激下产生的一类具有多种生物活性的糖蛋白，有广谱抗病毒作用，能激活宿主细胞的某些酶，降解病毒的mRNA，阻断病毒蛋白的合成，从而抑制病毒的繁殖，并能增强致敏淋巴细胞的活力，促进宿主细胞的免疫应答。

【临床应用】

本药主要用于急性病毒感染性疾病，如流感病毒性心肌炎、乙型脑炎等。治疗慢性乙型和丙型病毒性肝炎，疗程需 4～6 个月以上。也可用于疱疹性病毒性角膜炎，器官移植患者巨细胞病毒感染等。

【不良反应】

不良反应常见的有倦怠、头痛、肌痛等，少数发生白细胞、血小板减少，大剂量可出现共济失调、精神失常等。偶见肝功能障碍。

聚肌胞

聚肌胞（polyinosinic polycytidylicacid）又名聚肌胞苷酸，是干扰素诱导剂，具有诱导产生内源性干扰素的能力，有增强免疫功能和广谱抗病毒作用。局部用药治疗单纯带状疱疹性皮肤病、病毒性角膜炎，肌内注射用于治疗慢性乙肝、流行性出血热、流行性乙型脑炎等。偶见过敏反应、头痛、头晕等。

❖ 常用药物制剂和用法 ❖

灰黄霉素　片剂：0.1g、0.25g。成人 500～600mg/d，儿童 10～15mg/（kg·d），分 2～4 次口服。滴丸（固体分散物）剂量减半。疗程 10～14 日。

两性霉素 B　粉针剂：5mg、25mg、50mg。静脉滴注时溶于 5% 葡萄糖液中，稀释为 0.1mg/ml，必要时可在滴注液中加入地塞米松。成人与儿童剂量均按体重计算。从 0.1mg/（kg·d）开始，逐渐增至 1mg/（kg·d）为止，可每日或隔日给药 1 次，药液宜避光缓慢滴入。鞘内注射：首次 0.1～0.2mg，渐增至每次 0.5～1.0mg，浓度不超过 0.3mg/ml，应与地塞米松合用。

制霉菌素　片剂：25 万 U、50 万 U。成人 50 万～100 万 U/次，4 次/日，儿童酌减。此外，尚有软膏、阴道栓剂、混悬剂供局部用。

克霉唑　栓剂：0.15g。成人每次 0.5～1.0g，3 次/日；儿童 20～60mg/（kg·d），分 3 次服。软膏、栓剂、霜剂可供外用。

咪康唑　注射剂：200mg/20ml。成人静脉滴注 200～400mg，每 8 小时 1 次，最大剂量不宜超过每日 30mg/kg 或 2g。药物稀释于生理盐水或 5% 葡萄糖液 200ml 中，于 30～60 分钟内静脉滴注。鞘内注射成人最大量每次为 20mg。

酮康唑　片剂：0.2g。成人每次 200mg，1 次/日，必要时剂量加大至每日每次 600mg。疗程根据真菌感染的性质而定，可达 5～6 个月以上。儿童 15kg 以下每次 20mg，3 次/日；15～30kg 为每次 100mg，1 次/日。

氟康唑　胶囊剂/片剂：50mg、100mg、150mg。每日 1 次，每次 50 或 100mg，必要时 150 mg/d 或 300mg/d。注射剂 100mg/50ml 静滴，100～200mg/d。

　　氟胞嘧啶　片剂：250mg、500mg。每日 100～150mg/kg，分 3～4 次服，疗程自数周至数月。

　　盐酸金刚烷胺　片剂：0.1g。成人早、晚各服 1 次，每次 0.1g。儿童酌减，可连用 3～5 日，至多不超过 10 日。

　　碘苷（疱疹净）　滴眼剂：8ml、10ml（0.1％）。治疗疱疹性角膜炎：白天每小时滴眼 1 次，夜间两小时 1 次，症状显著改善后，改为白天每两小时 1 次，夜间 4 小时一次。

　　阿昔洛韦（无环鸟苷）　胶囊剂：200mg。成人口服每次 200mg，每 4 小时 1 次。冻干制剂：500mg。静滴，每次 5mg/kg，加入输液中，1 小时内滴完，每 8 小时 1 次，疗程 7 天。另有眼膏、霜剂供外用。

　　利巴韦林（病毒唑）　片剂：0.2g、0.4g。口服 0.8～1.0g/d，分 3～4 次服用。注射剂：0.1g/ml。肌注或静脉滴注每支 100mg/（kg·d），分三次给予，静滴宜缓慢。滴眼液为 0.1％，滴鼻液为 0.5％。

　　干扰素　粉针剂：100 万单位/支，300 万单位/支　用药酌情决定。

　　聚肌胞　注射剂：1mg/ml、2mg/2ml。肌内注射 每次 1～2mg，一周 2 次。

目标检测

一、填空题

1. 两性霉素 B 主要用于_____；克霉唑主要用于____；氟胞嘧啶主要用于____；阿昔洛韦适用于____。

2. 聚肌胞有____、_____作用。

3. 可用于深浅真菌感染的咪唑类药物有____、_____、_____等。

二、问答题

简述干扰素的作用和用途。

学习小结

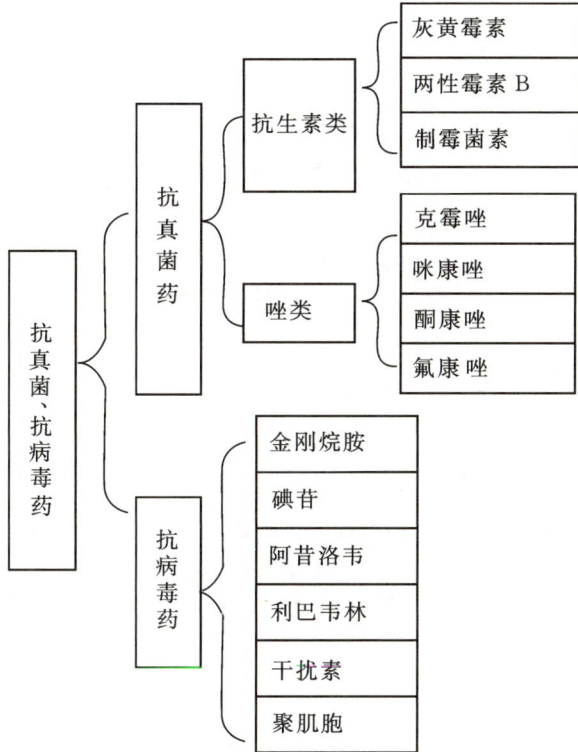

抗真菌、抗病毒药
- 抗真菌药
  - 抗生素类
    - 灰黄霉素
    - 两性霉素 B
    - 制霉菌素
  - 唑类
    - 克霉唑
    - 咪康唑
    - 酮康唑
    - 氟康唑
- 抗病毒药
  - 金刚烷胺
  - 碘苷
  - 阿昔洛韦
  - 利巴韦林
  - 干扰素
  - 聚肌胞

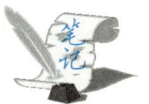

任务九　抗寄生虫药

第一节　抗疟药

【目标要求】

1. 熟悉氯喹、伯氨喹、乙胺嘧啶、青蒿素的药理作用、临床应用及不良反应。
2. 了解疟原虫的生活史。

疟疾是由按蚊传播、疟原虫感染的一种传染病。抗疟药通过作用于疟原虫生活史的不同环节发挥作用。

一、疟原虫的生活史和抗疟药的作用环节

疟原虫生活史可分为雌按蚊体内的有性生殖阶段和人体内的无性生殖阶段。

知识链接

疟　疾

疟疾俗称"打摆子"，多见于夏秋季。常见的有三日疟、间日疟和恶性疟，我国多见于后两者。患者大多数先发冷寒战；继而出现高热、头痛、全身酸痛；接着大汗淋漓、体温降至正常。此症状反复周期性发作后，患者有贫血、肝脾大，如未及时治疗，可出现脑型、超高热型、厥冷型和胃肠型等凶险症状，严重者有剧烈头痛、精神错乱、抽搐、昏迷、大小便失禁等症状，甚至危及生命。

1. 人体内的无性生殖阶段

（1）原发性红细胞外期　感染疟原虫的按蚊叮咬人时，子孢子随唾液进入人体，约30分钟侵入肝细胞，进行发育和裂体增殖。经过10～14天，生成大量裂殖子。此期无症状，为疟疾潜伏期。对此期有杀灭作用的药物，如乙胺嘧啶，可起病因性预防作用。

（2）红细胞内期　原发性红细胞外期生成的大量裂殖子破坏肝细胞，进入血液，入侵红细胞，经滋养体发育成裂殖体，最终破坏红细胞，释放出大量裂殖子及其代谢产物和红细胞碎片，共同刺激机体，引起寒战、高热等临床症状。生成的裂殖子又侵入新的红细胞进行新一轮的发育，如此周而复始。每完成一个无性增殖周期，便引起一次症状发作。各种疟原虫完成无性增殖周期所需时间不同：恶性疟不规则，36～48小时，间日疟48小时，三日疟72小时。对此期疟原虫有杀灭作用的药物如氯喹、奎宁、青蒿素等，能有效控制症状发作。

（3）继发性红细胞外期　间日疟原虫的子孢子在遗传学上分速发型和迟发型两型。

它们同时进入肝细胞，速发型子孢子完成原发性红细胞外期后，即全部由肝细胞释放，进入红细胞内期。而迟发型子孢子潜伏期长，经过一段时间休眠（称休眠子）后，才开始进行红细胞外期裂体增殖，并向血液释放裂殖子。迟发性红细胞外期为间日疟原虫所特有，是疟疾复发的根源。能杀灭迟发性红细胞外期的药物，如伯氨喹，对间日疟有根治（阻止复发）作用。恶性疟和三日疟原虫无此期，故无须用药根治。

2. 雌雄配子体

疟原虫经红细胞内期裂体增殖 3～4 代后，可产生雌、雄配子体。按蚊吸入带有雌、雄配子体的血液后，可将疟疾传播给他人，能杀灭配子体的药物有抗传播作用，如伯氨喹有控制疟疾传播和流行的作用。

当前防治疟疾所遇到的最大困难是恶性疟原虫对抗疟药，特别是对氯喹，其次是对奎宁、乙胺嘧啶等产生耐药性。而且耐氯喹的虫株常对乙胺嘧啶和磺胺多辛等有交叉耐药性。恶性疟是流行最广、对人类危害性最大的一种疾病，因此亟须寻找新型抗疟药。

二、常用抗疟药

（一）主要用于控制症状的抗疟药

氯　喹

氯喹（chloroquine）为人工合成的 4 - 氨基喹啉类衍生物。常用其磷酸盐。

【体内过程】

口服吸收快而完全，分布广泛。受感染的红细胞中的浓度是血浆浓度的 250～500 倍，半衰期为 2.5～10 天，作用持久、主要在肝脏内代谢，小部分原形经肾排泄，酸化尿液能加快排泄。

【药理作用及临床应用】

1. 抗疟作用

对各型疟原虫的红细胞内期的裂殖体有杀灭作用。能迅速根治恶性疟和三日疟；有效地控制间日疟的症状，是控制症状的首选药。其特点是疗效好、生效快、作用持久。多数病例在用药后 24～48 小时内发作停止，48～72 小时内血中疟原虫消失。对配子体无直接作用，对红细胞外期无效，故既不能作病因性预防，也不能根治间日疟。

2. 抗肠道外阿米巴作用

本药对阿米巴痢疾无效。但由于它在肝内浓度高，且能杀死大滋养体，对阿米巴肝脓肿有效。适用于服用甲硝唑无效或禁忌的阿米巴肝脓肿，但需合用肠内抗阿米巴药，彻底治疗，防止复发。

3. 其他作用

氯喹偶用于治疗自身免疫性疾病，如类风湿性关节炎，红斑狼疮等。但对后者的疗效尚无定论，并且需长期大剂量用药，易引起毒性反应，一般不用。

【不良反应】

氯喹用于治疗疟疾时，易于耐受，仅有轻度头晕、头痛、胃肠不适和皮疹等，停药后自行消失。大剂量、长疗程用药可引起视力障碍，以及对肝脏和肾脏的损害。大剂量或快速静脉给药可致低血压、心律失常和心搏骤停。孕妇大量服用可致儿童先天性耳聋、智力障碍，故禁用。

【相互作用】

与伯氨喹先后序贯应用可根治间日疟；与氯丙嗪合用，可加重肝脏损害；与保泰松合用，易引起过敏性皮炎。本品对神经肌肉接头有直接抑制作用，氨基苷类抗生素可加重此作用。洋地黄化后应用本品易引起心脏传导阻滞。本品与肝素或青霉素合用，可增加出血机会。

奎 宁

奎宁（quinine）是来自金鸡纳树皮的一种生物碱。曾是治疗疟疾的主要药物。自氯喹等合成后，已不作首选。但因氯喹的耐药性问题日趋严重，故奎宁又被重视。

【抗疟作用及临床应用】

奎宁与氯喹相似，能杀灭各型疟原虫的红细胞内期滋养体，控制临床症状。但维持时间短，作用较弱，复发率高，不作为首选。主要用于耐氯喹或耐多药的恶性疟，尤其是严重的脑型疟可静脉滴注。对红细胞外期无效，对配子体亦无明显作用。

【不良反应】

1. 金鸡纳反应

长期用药或每日用量超过 1g 后，出现恶心、呕吐、耳鸣、头痛、听力和视力减弱，甚至发生暂时性耳聋。因金鸡纳树的其他生物碱皆有此反应，故称金鸡纳反应。一般停药后可恢复。

2. 特异质反应

少数恶性疟患者应用很小剂量奎宁后出现急性溶血，发生寒战、高热、血红蛋白尿（黑尿）和急性肾衰竭，甚至死亡。

3. 心脏毒性

奎宁能降低心肌收缩力、减慢传导和延长心肌不应期。静脉给药过快可致血压下降和心律失常。用于危急病例时，仅可静脉滴注。

4. 其他

对妊娠子宫有兴奋作用，孕妇禁用。每日用量超过 4g，可发生视力损伤。

甲氟喹

甲氟喹（mefloquine）作用与奎宁相似。单独或与长效磺胺和乙胺嘧啶合用，对耐多药恶性疟原虫感染有一定疗效。用于控制症状，生效较慢。半衰期较长（约 30 天），可用于症状抑制性预防，每 2 周给药一次。

青蒿素和蒿甲醚

青蒿素（artemisinin）是我国学者根据中医"青蒿截疟"的记载，于 1972 年从黄花蒿及其变种大头黄花蒿中提取的一种新型抗疟药。由于对耐氯喹虫株感染有效，青蒿素受到国内、外广泛重视。我国每年向非洲国家出口大量青蒿素。

【体内过程】

口服吸收快，分布全身，可进入脑组织。体内消除较快，有效血药浓度维持时间较短，不易彻底杀灭疟原虫，与伯氨喹合用，可提高根治率。

【抗疟作用及临床应用】

青蒿素对红细胞内期疟原虫有杀灭作用，对红细胞外期无效。能根治恶性疟、三日疟，控制间日疟症状，也可用于耐氯喹疟原虫感染。青蒿素可透过血－脑屏障，对凶险的脑型疟疾有良好抢救效果。近来发现青蒿素也可诱发耐药性，但较氯喹为慢。与中效磺胺或乙胺嘧啶合用，可延缓耐药性的发生。

蒿甲醚（artemether）为青蒿素的衍生物。其溶解度较大，可制成澄明的油剂注射给药。抗疟活性比青蒿素强，近期复发率比青蒿素低，与伯氨喹合用，可进一步降低复发率。

【不良反应】

少见，偶见四肢麻木和心动过速、腹痛、腹泻。大剂量动物试验时，可见骨髓抑制、肝损害及胚胎毒性。与青蒿素相比，蒿甲醚的不良反应较轻。

咯萘啶

咯萘啶（mefloquine）是我国研制的抗疟药，能杀灭红细胞内期滋养体，对耐氯喹的恶性疟有较强作用。毒副作用小，可有胃肠不适。服药后尿呈红色，不必停药。严重心、肝、肾病者慎用。

（二）主要用于控制复发和传播的抗疟药

伯氨喹

【药理作用及临床应用】

伯氨喹（primaquine）主要对间日疟原虫的迟发型红细胞外期疟原虫和各型配子体有较强的杀灭作用，是间日疟休止期预防复发和控制疟疾传播最有效的药物。对红细胞内期无效，不能控制疟疾症状的发作。疟疾急性发作时常规与氯喹等合用，使间日疟得到根治，并控制疟疾传播。疟原虫对此药很少产生耐药性。

【不良反应】

毒性较大。

1. 一般反应

治疗量即可引起头晕、恶心、呕吐、腹痛等。停药后可消失。

2. 特异质反应

少数特异质者（葡萄糖－6－磷酸脱氢酶）缺乏可发生急性溶血性贫血和高铁血红蛋白血症，主要表现为发绀、胸闷等缺氧症状。一旦发生，应立即停药，给予地塞米松或泼尼松，静滴5%葡萄糖氯化钠注射液，并碱化尿液，严重者应输血。如发生高铁血红蛋白血症，可注射 1~2mg/kg 亚甲蓝或维生素C。有蚕豆病史及葡萄糖－6－磷酸脱氢酶（G－6－PD）缺乏者禁用。

（三）主要用于病因性预防的抗疟药

乙胺嘧啶

【药理作用及临床应用】

乙胺嘧啶（pyrimethamine，息疟定）对各型原发型红细胞外期的疟原虫有较强的杀灭作用，是病因性预防的首选药。对红细胞内期的未成熟裂殖体也有抑制作用，对已成熟的裂殖体则无效，不作为控制症状药。含药血液随配子体被按蚊吸入后，能阻止疟原虫在蚊体内的有性发育，用于流行区预防给药时，能起到控制传播的作用。

【作用机制及联合用药】

本品能抑制疟原虫二氢叶酸还原酶,从而阻止四氢叶酸的生成,阻碍疟原虫核酸的合成,使疟原虫失去繁殖能力。与二氢叶酸合成酶抑制剂磺胺类或砜类合用,在叶酸代谢的两个环节上起双重抑制作用,可收协同之效,且可延缓耐药性的发生。

【不良反应】

治疗量时基本上不发生不良反应。此药略带甜味,易被儿童误服而中毒,表现为恶心、呕吐、发热、发绀、惊厥,甚至死亡。成人长期大量服用时,可因二氢叶酸还原酶受抑制而引起巨幼细胞性贫血。偶可引起皮疹。

三、抗疟药的合理应用

目前尚无一种药物对各个环节的疟原虫都有作用,故临床上一般都联合用药。

(1)脑型恶性疟　奎宁/青蒿素 + 伯氨喹。

(2)耐氯喹恶性疟　奎宁/青蒿素 + 伯氨喹。

(3)各型疟疾急性发作　氯喹 + 伯氨喹。

(4)病因性预防用药　乙胺嘧啶。

(5)休止期　乙胺嘧啶 + 伯氨喹。

❖ *常用药物制剂和用法* ❖

磷酸氯喹　片剂:0.075g、0.25g。口服,治疗疟疾(3日疗法):第1日先服1.0g,8小时后再服0.5g;第2、3日各服0.5g。预防:每次0.5g,1次/周。

硫酸奎宁　片剂:0.3g。口服每次0.3 ~ 0.6g,3次/日,连续服5 ~ 7日。

二盐酸奎宁　注射剂:0.25g/ml。静脉滴注:每次0.25 ~ 0.5g,用葡萄糖液稀释成每毫升含0.5 ~ 1.0mg后,静脉缓慢滴注。切忌静脉推注。

甲氟喹　片剂:50mg、250mg。用于耐多药恶性疟疾治疗,成人每次18 ~ 20mg/kg(或750 ~ 1250mg)顿服,但如剂量高于750mg,可首剂服用750mg,8小时后补充余量;儿童每次25mg/kg顿服。用于耐多药恶性疟预防,每周250mg,连用4周,以后每周125mg。

青蒿素油混悬剂　肌内注射,间日疟及恶性疟总量为500 ~ 800mg,疗程2 ~ 3天。

磷酸伯氨喹　片剂:13.2g。口服,4日疗法:52.8mg(4片)/日,连服4日。8日疗法:39.6mg(3片)/日,连服8日。14日疗法:26.4mg(2片)/日,连服14日。以上剂量均以其盐基计算。

乙胺嘧啶　片剂:6.25g。病因性预防:口服,每次25mg,1次/周,或每次50mg,1次/2周。

防疟片1号　每片含氨苯砜100mg,乙胺嘧啶20mg。每7日服1次,每次1片(首次连服2天,每天1片),可连续服用3个月。

防疟片2号　每片含磺胺多辛250mg,乙胺嘧啶17.5mg。每10 ~ 15天服1次,每次2片(首次连服2天,每天2片)。连续服用不宜超过3个月。

目标检测

一、填空题

1. 抗疟药分为_____、_____、_____三大类，各类药的主要作用环节是____、_____、_____，代表药分别是_____、_____、_____。

2. 氯喹可用于_____、_____，大剂量、长疗程用药可致_____、_____，孕妇禁用的原因是_____。

3. 可发生金鸡纳反应的药物是_____，可发生特异质反应引起急性溶血的是_____、_____。

二、问答题

为何氯喹常与伯氨喹合用于各型疟疾的治疗？

学习小结

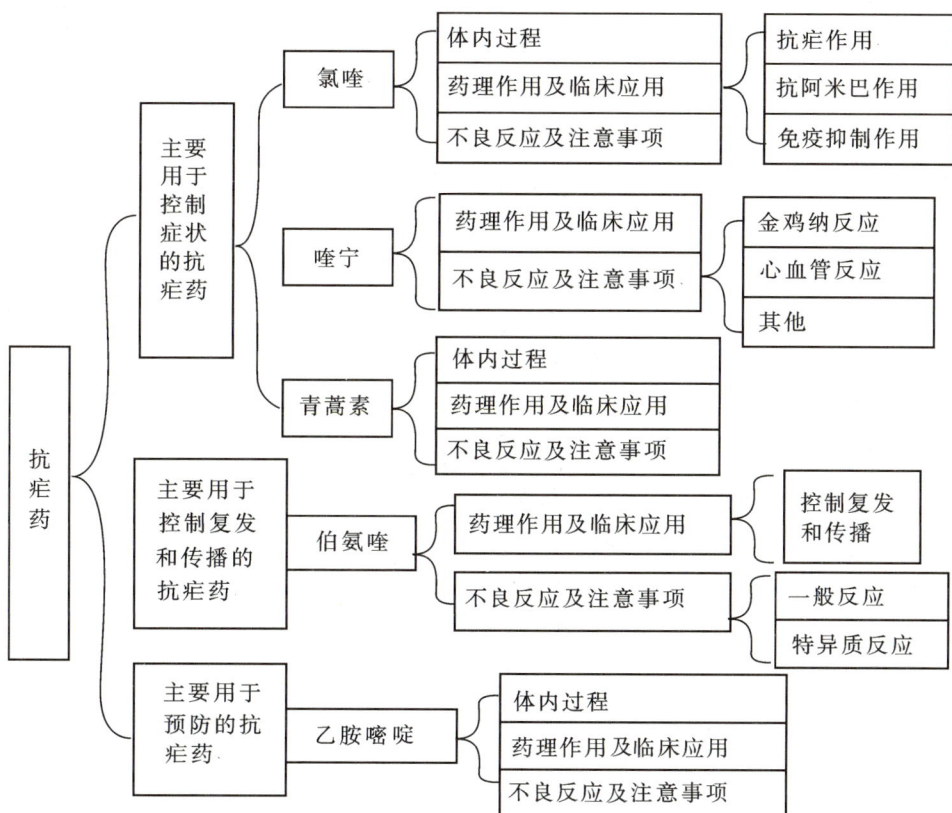

第二节 抗阿米巴、血吸虫及其他寄生虫药

【目的要求】

1. 掌握甲硝唑、吡喹酮的作用、用途、不良反应。
2. 熟悉常用抗肠虫药的作用、应用。
3. 了解其他抗寄生虫药的应用。

一、抗阿米巴病药

阿米巴病为溶组织阿米巴原虫感染所致疾病。人经口感染阿米巴包囊，在肠腔内脱囊而成为小滋养体。小滋养体在结肠内与肠道菌丛共生，可逐渐转变成包囊，此时并无症状，称为排包囊者或无症状带虫者，是重要的传染源。在机体抵抗力降低时，小滋养体侵入肠壁，成为大滋养体，破坏肠组织而引起阿米巴痢疾。大滋养体不能形成包囊，但具有侵袭和破坏组织的能力，可经血流至肝和其他器官引起阿米巴炎症和阿米巴脓肿，统称为肠外阿米巴病。滋养体对药物较敏感，包囊则不敏感。

抗阿米巴病药根据作用部位分为肠内外抗阿米巴药、肠内抗阿米巴药和肠外抗阿米巴药。

（一）肠内外抗阿米巴药

甲硝唑

甲硝唑（metronidazole）原用于抗滴虫，故又称灭滴灵，后发现对阿米巴和厌氧菌均有强大杀灭作用。

【体内过程】

口服吸收迅速而完全。$t_{1/2}$约8小时。迅速分布全身，包括脑脊液。主要在肝中代谢，由肾排出，粪中只含少量。其代谢产物可使尿液呈红棕色。

【药理作用及临床作用】

1. 阿米巴作用

甲硝唑对肠内外阿米巴大、小滋养体均有直接杀灭作用，是治疗急、慢性阿米巴痢疾和肠外阿米巴病（常见的为阿米巴肝脓肿）的首选药。每次0.4~0.8g、每日3次，5~7日为一疗程。具有高效、低毒的特点。但该药在结肠内浓度低，因此，单用甲硝唑治疗阿米巴病时，复发率高，须合用肠内抗阿米巴药。

2. 抗滴虫作用

甲硝唑能直接杀灭阴道滴虫。口服后可出现于阴道分泌物、精液和尿中，是女性和男性泌尿生殖道滴虫感染的首选药。每次0.2~0.25g，每日3次，7日一疗程，对阴道滴虫症的治愈率为90%以上。夫妻同治可提高疗效。偶见耐药虫株。

3. 抗厌氧菌作用

本药对厌氧性G^+和G^-杆菌和球菌都有较强的抗菌作用。其中尤以对脆弱杆菌的杀菌作用受到重视。至今未发现耐药菌株。不诱发二重感染。常用于口腔、盆腔和腹腔内厌氧菌感染及由此引起的败血症。对气性坏疽等均有良好的防治作用，也用于破伤风杆菌感染。

4. 抗贾第鞭毛虫作用

甲硝唑是目前治疗贾第鞭毛虫病最有效的药物。成人每次 250mg，儿童每次 10 ~ 15mg/kg，每日 3 次，5 天一疗程，治愈率均在 90% 以上。

【不良反应】

不良反应一般较少而轻。最常见为恶心和口腔金属味，偶见呕吐、腹泻、腹痛或神经系统反应如头痛、眩晕、肢体麻木。少数患者可出现白细胞暂时性减少。极少数人可出现脑病、共济失调和惊厥。如发生四肢麻木和感觉异常应立即停药。甲硝唑干扰乙醇代谢，如服药期间饮酒，可出现急性乙醛中毒，引起面红、头痛、恶心、嗜睡、血压下降等。用药期间应禁酒。可致畸，孕妇禁用。

替硝唑

替硝唑（tinidazole）的作用与甲硝唑相似而毒性略低，其半衰期较长（12 ~ 24 小时）胃肠反应较轻。口服一次，有效血药浓度可维持 72 小时。适用于难以耐受甲硝唑的患者。

（二）肠内抗阿米巴药

二氯尼特

二氯尼特（diloxanide）口服后大部分在肠腔或肠黏膜水解，其未吸收部分能杀灭阿米巴原虫的小滋养体，对于无症状或仅有轻微症状的排包囊者有良好疗效。对于急性阿米巴痢疾，单用二氯尼特疗效不佳；但在甲硝唑控制症状后再用二氯尼特肃清肠腔内的小滋养体，可有效地提高治愈率。肠外阿米巴病与甲硝唑合用，也可提高治愈率。不良反应轻微，多见胃肠胀气，偶见呕吐、皮疹等。大剂量可致流产，但无致畸作用。

卤化喹啉类

本类药包括喹碘方（chiniofon，药特灵）、双碘喹啉（diiodhydroxyquinoline）和氯碘羟喹（clioquinol）。

此类药物有直接杀阿米巴原虫作用。口服吸收较少，曾广泛作为肠腔内抗阿米巴药，用于慢性阿米巴痢疾和无症状的排包囊者，或与甲硝唑合用于急性阿米巴痢疾及肠外阿米巴病。此类药物毒性低，但可致腹泻。每日超过 2g、疗程较长及儿童服用危险性较大。在日本曾见引起亚急性脊髓 - 视神经病，可致视神经萎缩和失明。许多国家已禁止或限制其使用。

（三）肠外抗阿米巴药

依米丁和去氢依米丁

依米丁（emetine）是吐根中提取的一种生物碱，又称吐根碱。其衍生物去氢依米丁（dehydroemetine）抗阿米巴作用更强。它们主要对组织中的阿米巴滋养体有直接杀灭作用。由于其刺激性很强，口服可致呕吐，只能深部肌内注射。除引起胃肠道反应外，对心肌有严重毒性。一般仅在急性阿米巴痢疾和肠外阿米巴病病情严重，且甲硝唑治疗无效时才考虑使用。必须住院治疗，在严密监护下给药。

氯　喹

氯喹为抗疟药，有杀灭阿米巴大滋养体的作用。口服后肝中浓度高，仅用于甲硝唑无效或禁忌的阿米巴肝炎或肝脓肿患者，对肠内阿米巴病无效，

药物的选用主要根据感染部位和类型。急性阿米巴痢疾和肠外阿米巴病首选甲硝唑；而依米丁和氯喹只在甲硝唑无效或禁忌时使用。对于排包囊者，阿米巴痢疾急性症状控制后肠腔内残存的小滋养体，则宜选用主要分布于肠腔内的二氯尼特，也可考虑应用卤化喹啉类、巴龙霉素和四环素等。

二、抗血吸虫病药

吡喹酮（praziquantel）为广谱抗吸虫药和驱肠蠕虫药，尤以对血吸虫有较强杀灭作用而受重视。

【体内过程】

口服吸收迅速而完全，门静脉内药物浓度高出其他部位数倍。主要在肝内代谢，经肾排出，$t_{1/2}$ 为 1~1.5 小时，晚期血吸虫病患者 $t_{1/2}$ 则明显延长。

【药理作用及临床应用】

吡喹酮除对血吸虫有杀灭作用外，对其他吸虫，如华支睾吸虫、姜片虫、肺吸虫，以及各种绦虫感染和其幼虫引起的囊虫症、包虫病都有不同程度的疗效。

1. 血吸虫病

吡喹酮治疗血吸虫病具有高效、低毒、疗程短、口服有效的优点，是急、慢性血吸虫病的首选药。对急性血吸虫病，有迅速退热和改善全身症状的作用，远期疗效也可达 87%。对慢性血吸虫病，远期治愈率可达 90% 以上。有心、肝等并发症的晚期患者多能顺利完成疗程。

2. 其他吸虫病

本药可治疗华支睾吸虫病、姜片虫病、肺吸虫及各种绦虫病感染。

3. 猪囊尾蚴病

本药对于脑型和皮肌型猪囊尾蚴病均有效。

【不良反应】

副作用轻微、短暂。可在服药后短期内发生腹部不适、腹痛、恶心、头昏、头痛以及肌束颤动等。少数出现心律失常，需引起重视。偶见过敏反应。

三、抗肠蠕虫药

肠道蠕虫包括蛔虫、鞭虫、钩虫、蛲虫、绦虫和姜片虫等。它们对不同药物的敏感性不同，因此，必须针对不同的蠕虫感染及病情正确选药。近年来不断有广谱、高效的驱肠蠕虫药问世，使选药更为方便易行。

甲苯达唑

【体内过程】

甲苯达唑（mebendazole）口服有 5%~10% 吸收，进食可增加吸收。主要在肝脏分布和代谢。未吸收的原药在肠道内直接作用于虫体。

【药理作用及临床作用】

具有高效、广谱驱肠蠕虫作用。它能抑制虫体对葡萄糖的摄取，妨碍虫体生长发育。对多种线虫的成虫和幼虫有杀灭作用。主要用于蛔虫、鞭虫、钩虫、蛲虫、绦虫感染以及包虫病、猪囊尾蚴病、华支睾吸虫感染。尤其适用于上述蠕虫的混合感染。甲苯哒唑显效缓慢，给药后数日才能将虫排尽。

【不良反应】

无明显不良反应。少数病例可见短暂腹痛、腹泻。大剂量时偶见过敏反应、脱发、粒细胞减少等。有致畸可能，孕妇，乳妇忌用。对 2 岁以下儿童和对本品过敏者不宜使用。

阿苯达唑

阿苯达唑（albendazole）又名丙硫咪唑和肠虫清。具有广谱、高效、低毒的特点。

【药理作用及临床作用】

阿苯达唑对肠道寄生虫，如蛔虫、蛲虫、钩虫、鞭虫和粪类圆线虫、猪肉绦虫、牛肉绦虫、短膜壳绦虫等的驱杀作用及其机制基本同甲苯达唑，是抗线虫的首选药。但由于它口服后吸收迅速，血药浓度比口服甲苯达唑高，肝、肺等组织中均能达到相当高的浓度，并能进入棘球蚴囊内，因此，对肠道外寄生虫病，如棘球蚴病（包虫病）、囊虫症、旋毛虫病、华支睾吸虫病及肺吸虫病等也有较好疗效，为甲苯达唑所不及。对于脑囊虫症，也有较缓和的治疗作用。对华支睾吸虫病的疗效则稍逊于吡喹酮，疗程也稍长。

【不良反应】

本品副作用轻，可出现消化道反应和头晕、失眠、头痛等。多在数小时内自行缓解。

治疗囊虫症和包虫病时，所用剂量较大，疗程长，但也多能耐受。主要反应系由猪囊尾蚴解体后释出异体蛋白所致，可见头痛、发热、皮疹、肌肉酸痛。脑型囊虫症时则可引起癫痫发作、视力障碍、颅内压升高，甚至脑水肿和脑疝。治旋毛虫病时也可发生发热、肌痛和水肿加重等反应，需密切观察，对症处理。

双羟萘酸噻嘧啶

双羟萘酸噻嘧啶（pyrantel pamoate）为广谱抗肠虫药，是治疗蛔虫病的首选药物之一，还可治疗钩虫病及蛲虫病。治疗剂量下一般无明显的毒副作用。

左旋咪唑

左旋咪唑（levamisole）可用于丝虫病、蛔虫病及钩虫病的治疗。有免疫调节作用，可用于免疫疾病和肿瘤的辅助治疗等。

哌嗪

哌嗪（piperazine）的枸橼酸盐称驱蛔灵，对蛔虫和蛲虫有较强的驱除作用，可使虫体发生弛缓性麻痹，不能附着肠壁而随肠蠕动排出。治蛔虫，1～2 天疗法的治愈率可达 70%～80%。对蛲虫，需用药 7～10 天，远不如使用阿苯达唑方便。本品不易吸收，副作用少见。

噻嘧啶

噻嘧啶（pyrantel）的枸橼酸盐称驱虫灵。口服不易吸收。为一广谱驱肠虫药，对蛔虫、钩虫、蛲虫和毛圆线虫感染均有较好疗效，但对鞭虫无效。它能使虫体痉挛和麻痹而被驱除。不良反应轻而短暂，主要为胃肠不适，其次为头昏、发热。

氯硝柳胺

氯硝柳胺（niclosamide）又名灭绦灵。

【作用及用途】

1. 驱绦虫

口服几乎不吸收，肠道内浓度高，本品主要杀死绦虫头节和近端节片，但不能杀死节片中的虫卵。用于驱除牛肉绦虫、猪肉绦虫及短膜壳绦虫，驱虫效力比槟榔、南瓜子强。

2. 杀钉螺

本药配成二百万分之一的浓度能杀灭钉螺，对鱼类有毒。

3. 杀灭血吸虫尾蚴和毛蚴

制成涂敷剂于下水前涂于皮肤，可用于预防急性血吸虫感染和稻田皮炎。

【不良反应】

本品口服不易吸收，也无直接刺激作用，仅偶见消化道反应。

表 12 - 8 抗肠蠕虫药的适应证和合理选用

适应证	可选用药物
蛔虫感染	甲苯达唑*、阿苯达唑*、噻嘧啶、哌嗪、左旋咪唑
蛲虫	甲苯达唑*、阿苯达唑*、噻嘧啶、哌嗪
钩虫	甲苯达唑*、阿苯达唑*、噻嘧啶
鞭虫	甲苯达唑
绦虫	吡喹酮*、氯硝柳胺
姜片虫	吡喹酮
华支睾吸虫	吡喹酮*、阿苯达唑
囊虫	吡喹酮*、阿苯达唑*
包虫	阿苯达唑*、吡喹酮、甲苯达唑

* 表示首选

四、抗丝虫病药

乙胺嗪

【体内过程】

乙胺嗪（diethylcarbamazine）的枸橼酸盐称海群生（hetrazan），口服吸收迅速，能广泛分布于全身组织与体液。$t_{1/2}$约为 8.5 小时，碱化尿液能降低排泄。

【药理作用及临床应用】

乙胺嗪是抗丝虫病的首选药，对班氏丝虫和马来丝虫的成虫和微丝蚴均有杀灭作用。对淋巴系统中的成虫也有杀灭作用，但需较大剂量或较长疗程。

【不良反应】

乙胺嗪本身毒性较低而短暂，可引起厌食、恶心、呕吐、头痛、无力等。但因丝虫成虫和幼虫死亡，释放出大量异体蛋白引起的过敏反应则较明显。表现为皮疹、淋巴结肿大、血管神经性水肿、畏寒、发热、哮喘，以及心率加快、胃肠功能紊乱等。一般于给药之日开始，持续 3~7 天。用地塞米松等可缓解症状。

呋喃嘧酮

呋喃嘧酮（furapyrimidone）是硝基呋喃的衍生物，对班氏丝虫和马来丝虫的微丝蚴及成虫均有杀灭作用。除呕吐发生率较高外，其他不良反应与乙胺嗪相似。服药时忌酒，孕妇禁用。

伊维菌素

伊维菌素（ivermectin）口服可吸收，半衰期约 10 小时。绝大部分经粪排出。能杀死班氏丝虫的微丝蚴，可替代乙胺嗪治疗班氏丝虫病，但作用缓慢。不良反应较少，可引起皮疹，瘙痒，淋巴结肿大等。

五、抗滴虫病药

滴虫病主要指阴道滴虫病，也可寄生于男性尿道内。甲硝唑、替硝唑是治疗滴虫病最有效的药物。偶遇耐药虫株感染时，可考虑改用乙酰胂胺局部给药。

乙酰胂胺

乙酰胂胺（acetarsol）为五价胂剂，其复方制剂称滴维净。其片剂置于阴道穹窿部有直接杀滴虫作用。此药有轻度局部刺激作用，使阴道分泌物增多。

◈ 常用药物制剂和用法 ◈

甲硝唑　片剂：0.2g。口服给药，阿米巴痢疾：每次 0.4~0.8g，3 次/日，共 5 日；肠外阿米巴病：每次 0.75g，3 次/日，共 10 日。阴道滴虫病和男性尿道滴虫感染：每次 0.25g，3 次/日，共 7 日或 2g 顿服；贾第鞭毛虫病：每次 0.25g，3 次/日，共 5~7 日或 2g/d，连用 3 日。输液：0.5g/100ml、0.5g/250ml。厌氧菌感染：7.5mg/kg，6 小时 1 次，首剂加倍，共 7~10 日，静脉注射。

替硝唑　片剂：0.15g、0.5g。口服给药，肠阿米巴病：每次 2g，1 次/日，连用 2~3 日；肝阿米巴病：起始量每次 1.5~2g，1 次/日，连用 3~5 日，总量达 4.5~12g。毛滴虫病和阴道滴虫感染：每次 2g 或每次 150mg，3 次/日，连用 5 日。

去氢依米丁　注射剂：30mg/ml、60mg/ml。成人 1~1.5mg/（kg·d），极量 90mg，深部肌内注射，连用 5 日；儿童按上述方法以体重计算剂量，每 12 小时各给药半量。重复疗程时宜间隔 30 日。

甲苯达唑　片剂：0.1g。成人和 2 岁以上儿童用同样剂量。蛲虫：100mg 顿服，2 周后再服一剂。蛔虫、钩虫、鞭虫：100mg，早晚各一剂量，连服 3 日。绦虫：300mg，每日 3 次，连用 3 日。

噻嘧啶　片剂：0.3g。钩虫：5~10mg/kg，顿服，连用 2~3 日。蛔虫：剂量同上，顿服。蛲虫：剂量同上，连用一周。

盐酸左旋咪唑 片剂：25mg、50mg。钩虫：0.1～0.2g/d，饭后 1 小时顿服，连用 2～3 日。蛔虫：0.1～0.2g/d，饭后 1 小时顿服。丝虫：0.2～0.3g/d，分 2～3 次饭后服用，连用 2～3 日。

枸橼酸哌嗪 片剂：0.2g、0.5g。蛔虫：成人 75mg/（kg·d），极量 4g/d，顿服；儿童 75～150mg/（kg·d），极量 3g/d，空腹顿服，连用 2 日。蛲虫：成人每次 1.0～1.2g，2 次/日；儿童 60mg/（kg·d），分 2 次，连用 7 日。

氯硝柳胺 片剂：0.5g。猪肉、牛肉绦虫：晨空服 1g，顿服，1 小时后再服 1 剂，1～2 小时后服硫酸镁导泻。短膜壳绦虫：清晨空腹嚼服 2g，1 小时后再服一剂，连用 7～8 日。

吡喹酮 片剂：0.2g。绦虫：15mg/（kg·d），顿服。囊虫：总量 120～180mg/kg，3 次/日，4～6 日分服。包虫：总量 150mg/kg，3 次/日，5 日分服。血吸虫：10mg/（kg·d），3 次/日，连用 2 日，或 20mg/（kg·d），3 次/日，用 1 日。

枸橼酸乙胺嗪 片剂：50mg、100mg。1 日疗法：1.5g，1～2 次服完；7 日疗法：每次 0.2g，3 次/日，连用 7 日。

呋喃嘧酮 肠溶片剂：50mg、100mg。口服，20～50mg/（kg·d）或 140mg/（kg·d），分 2～3 次服，6～7 日为 1 疗程。

目标检测

一、填空题

1. 根据作用部位，抗阿米巴病药分为_____、_____、_____三类。

2. 对阿米巴病、阴道滴虫病均列为首选的药物是_____，血吸虫病首选_____治疗。

二、问答题

1. 单用甲硝唑治疗阿米巴病疗效如何？为什么？应合用何类药物？

2. 用甲硝唑期间为何要禁酒？

学习小结

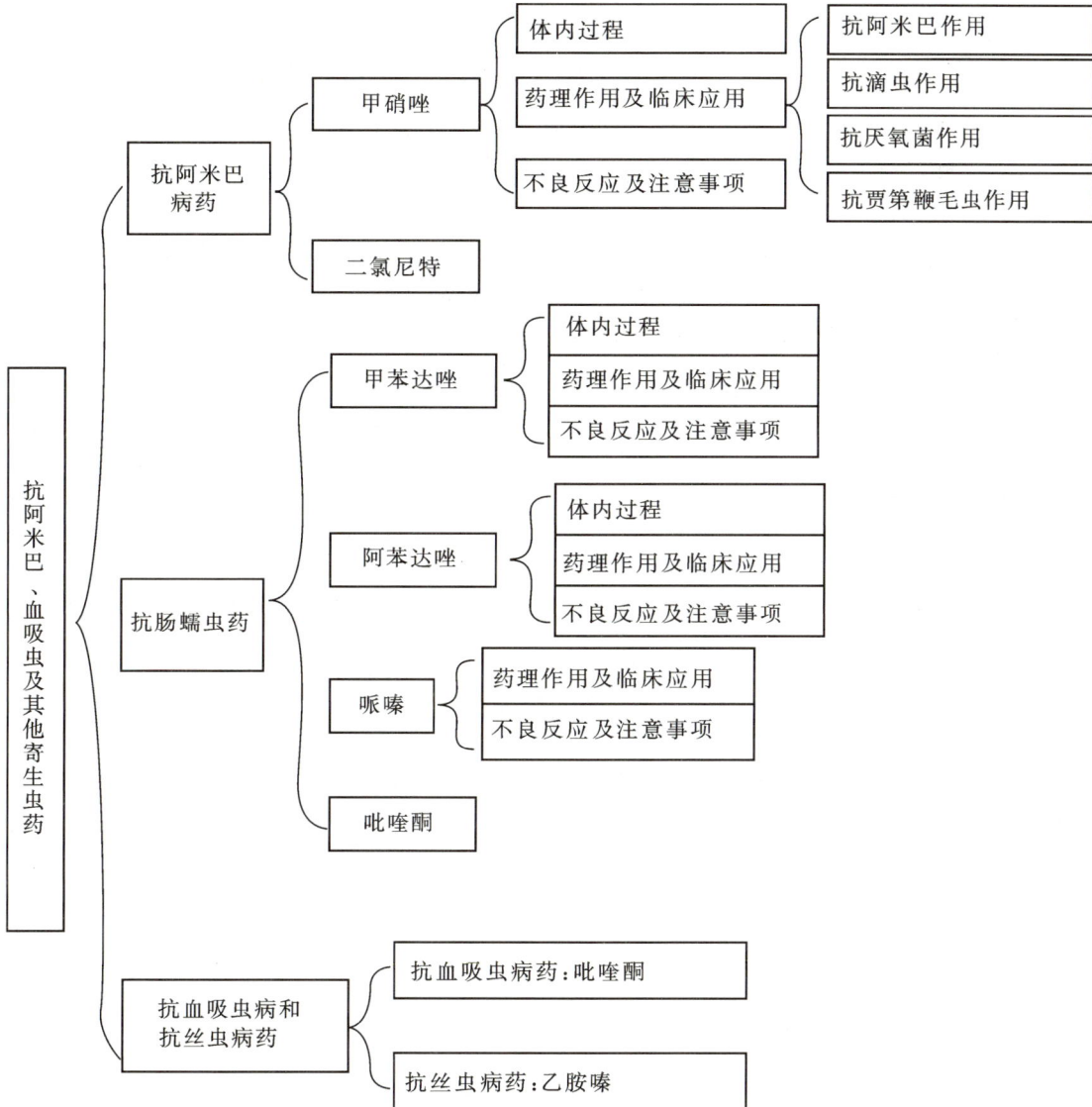

抗阿米巴、血吸虫及其他寄生虫药
- 抗阿米巴病药
  - 甲硝唑
    - 体内过程
    - 药理作用及临床应用
      - 抗阿米巴作用
      - 抗滴虫作用
      - 抗厌氧菌作用
      - 抗贾第鞭毛虫作用
    - 不良反应及注意事项
  - 二氯尼特
- 抗肠蠕虫药
  - 甲苯达唑
    - 体内过程
    - 药理作用及临床应用
    - 不良反应及注意事项
  - 阿苯达唑
    - 体内过程
    - 药理作用及临床应用
    - 不良反应及注意事项
  - 哌嗪
    - 药理作用及临床应用
    - 不良反应及注意事项
  - 吡喹酮
- 抗血吸虫病和抗丝虫病药
  - 抗血吸虫病药:吡喹酮
  - 抗丝虫病药:乙胺嗪

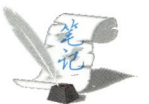

模块十三　抗恶性肿瘤药

【目的要求】

1. 掌握抗肿瘤药物的分类、抗肿瘤药的合理应用。
2. 熟悉各类抗肿瘤药的药理作用、临床应用、不良反应及用药监护。
3. 了解肿瘤细胞增殖周期动力学及对其提高药物疗效的意义。

恶性肿瘤又称癌症（cancer），是严重危害人类健康的常见病。其主要治疗手段包括手术治疗、放射治疗、化学药物治疗。目前肿瘤的治疗强调综合治疗原则，化疗是其中的一个重要手段。近年来抗肿瘤药物的研究取得了飞速发展，出现了一系列新型抗肿瘤药物，可作用于肿瘤发生和转移的不同环节以及新的靶点。

知识链接

中国抗癌中药注射液首次获美国官方认可

中国新闻网 2015 年 6 月 27 日报道，我国具有自主知识产权的抗癌中药康莱特注射液已经美国 FDA 认可通过，进入三期临床，在美癌症患者中扩大使用。这也意味着，康莱特成为第一个即将在美国本土进入三期临床的中药注射剂产品，并奠定了在更大范围内开展抗癌治疗的基础。康莱特注射液是中国工程院院士、浙江中医药大学李大鹏教授领衔的科研团队，从中药薏苡仁中提取分离出抗癌活性成分，研制而成的安全、有效、速效且工艺超前的静脉乳剂。经中、美、俄等多国医学科研单位的实验研究和临床试验证明，康莱特对胰腺癌、肺癌、肝癌等中晚期恶性肿瘤不仅具有显著的治疗效果，同时克服了化疗药损伤人体正常细胞的弊端，可有效提高癌症患者的免疫功能。

任务一　概　述

一、细胞增殖周期及药物对细胞增殖周期的影响

1. 细胞增殖周期

细胞增殖周期是指细胞从一次分裂结束开始生长，到下一次分裂结束所经历的过程，可分为间期和分裂期两个时期。间期按 DNA 分子复制过程分为 DNA 合成前期（G_1）、DNA 合成期（S）、DNA 合成后期（G_2）；分裂期即有丝分裂期（M）。G_1/S 期、S/G_2 期和 G_2/M 期的交界存在控制点（check point）。对细胞周期的运行与细胞周

期生化事件的顺序完成起精确调控作用。

肿瘤细胞群包括增殖细胞群、静止细胞群（G_0 期）及无增殖能力细胞群。其中 G_0 期细胞暂时从 G_1 期退出细胞周期，不分裂增殖，但在适当刺激下可重新进入细胞周期。肿瘤细胞生长比率（growth fraction，GF，GF = 增殖细胞群/全部肿瘤细胞群），反应肿瘤细胞群体的扩张速度。GF 越高，瘤体对化疗越敏感。

2. 药物对细胞增殖周期的影响

细胞周期控制机制的破坏，可致细胞失控性生长而引发肿瘤。抗肿瘤药物可阻滞细胞周期的进展（例如：停滞在 $G_1 - S$ 期或 $G_2 - M$ 期），或杀灭细胞周期各时相的细胞（包括 G_0 期），从而达到抗肿瘤的目的。

知识链接

"砒霜" 治白血病获突破

在人们的眼中，砒霜是属于一种害人的致命毒药，然而砒霜也可以作为救命药。上海交通大学附属瑞金医院上海血液学研究所原卫生部部长陈竺团队应用全反式维甲酸（ATRA）和三氧化二砷（三氧化二砷系砒霜主要成分）对急性早幼粒细胞白血病（APL）进行联合靶向治疗，使得这一疾病的 5 年无病生存率跃升至 90% 以上，达到基本"治愈"标准。因而于 2016 年 12 月 5 日与巴黎圣路易医院的 Hugues de Thé 教授联名获得了美国血液学会颁发的欧尼斯特·博特勒奖，以表彰他们在 APL 基础和临床研究中所取得的突出成就。这是一项真正的结合临床医学与基础生物学的研究，是东方传统医学和西方医学结合的典范，开启了在恶性血液疾病中转化治疗的重要篇章。

二、抗恶性肿瘤药分类

1. 根据药物化学结构和来源分类
（1）烷化剂　氮芥、环磷酰胺、噻替派、白消安等。
（2）抗代谢物　甲氨蝶呤、氟尿嘧啶、巯嘌呤、阿糖胞苷等。
（3）抗生素　柔红霉素、丝裂霉素 C、博莱霉素、放线菌素 D 等。
（4）植物药　长春新碱、紫杉醇、喜树碱、三尖杉碱、鬼臼毒素衍生物等。
（5）铂类　顺铂、卡铂。
（6）激素类　糖皮质激素、雄激素、雌激素等。

2. 根据作用机制分类
（1）干扰核酸合成的药物　甲氨蝶呤、氟尿嘧啶、巯嘌呤、阿糖胞苷等。
（2）影响 DNA 结构与功能的药物　烷化剂、铂类、丝裂霉素 C、博莱霉素、喜树碱、鬼臼毒素衍生物等。
（3）干扰转录过程及阻止 RNA 合成的药物　放线菌素、多柔比星、柔红霉素等。
（4）影响蛋白质合成与功能的药物　长春新碱、紫杉醇、三尖杉碱、L - 门冬酰胺酶等。
（5）影响激素平衡的药物　雌激素、雄激素、糖皮质激素等。

3. 根据对细胞周期影响的特异性分类
（1）细胞周期非特异性抗肿瘤药物（cell cycle nonspecific agent，CCNSA）　对各

期细胞（包括 G_0 期）都有效，作用较强，呈剂量依赖性。主要有烷化剂、抗肿瘤抗生素、铂类配合物等。

（2）细胞周期特异性抗肿瘤药物（cell cycle specific agent，CCSA）只对细胞某些时期有效，而对 G_0 期无效，作用弱而缓慢，呈时间依赖性。达一定剂量后效应不再增强。主要有抗代谢药（作用于 S 期）、长春新碱（作用于 M 期）（图 13 - 1）等。

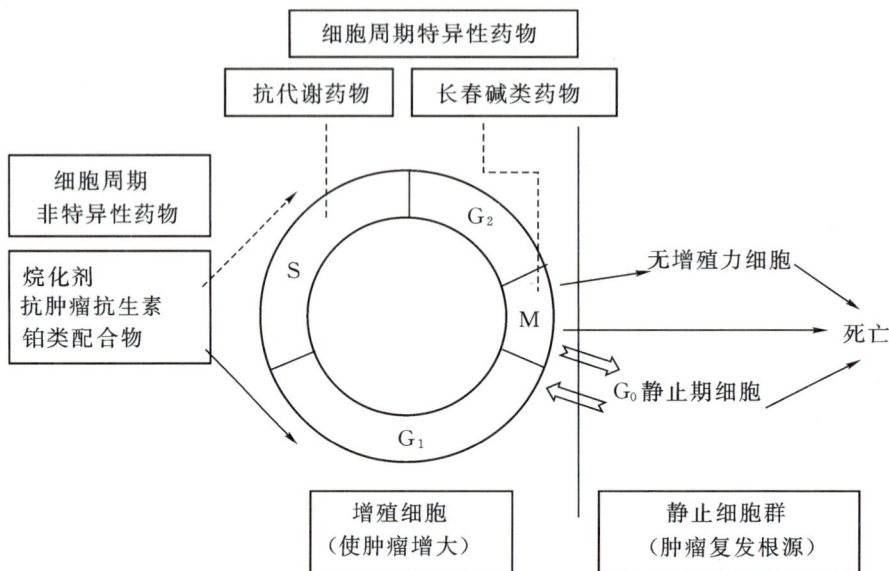

图 13 - 1　细胞增殖周期及抗肿瘤药物作用示意图

三、抗恶性肿瘤药作用机制

1. 干扰核酸合成

抗恶性肿瘤药可在不同环节阻止 DNA 的生物合成。分为：①二氢叶酸还原酶抑制剂，如甲氨蝶呤等；②胸苷酸合成酶抑制剂，如氟尿嘧啶等；③嘌呤核苷酸互变抑制剂，如巯嘌呤等；④核苷酸还原酶抑制剂，如羟基脲等；⑤DNA 多聚酶抑制剂，如阿糖胞苷等。

2. 干扰蛋白质合成

抗恶性肿瘤药可干扰微管蛋白聚合功能、干扰核蛋白体的功能或影响氨基酸供应。①微管蛋白活性抑制剂，如长春碱类、紫杉醇类等；②干扰核蛋白体功能的药物，如三尖杉生物碱类；③影响氨基酸供应的药物，如 L - 门冬酰胺酶。

3. 直接影响 DNA 结构与功能

抗恶性肿瘤药可破坏 DNA 结构或抑制拓扑异构酶活性，影响 DNA 复制及修复功能。①DNA 交联剂，如氮芥、环磷酰胺和噻替派等烷化剂；②破坏 DNA 的抗生素，如丝裂霉素、博莱霉素；③破坏 DNA 的铂类配合物，如顺铂；④拓扑异构酶抑制剂，如喜树碱类、鬼臼毒素衍生物。

4. 干扰转录过程和阻止 RNA 合成

该类药物可嵌入 DNA 碱基对之间，干扰转录过程，阻止 mRNA 的形成。如多柔比星等蒽环类抗生素、放线菌素 D。

5. 影响体内激素平衡

该类药物可改变失调激素的作用状态，抑制肿瘤生长，用于激素依赖性肿瘤的治疗。如糖皮质激素类药物、雌激素类药、雄激素类药等。

四、抗恶性肿瘤药不良反应

抗肿瘤药的选择性差，即在杀伤肿瘤细胞的同时，对正常细胞组织也有一定损害。抗肿瘤药的毒性反应使化疗时药物用量受到限制，有的甚至影响患者的生活质量。其毒性反应分为以下几个方面。

1. 近期毒性

（1）抗肿瘤药物共有的毒性反应。

1）骨髓抑制：除 L-门冬酰胺酶、博来霉素、激素类等少数药物外，绝大多数抗肿瘤药有抑制骨髓造血的作用，以粒细胞减少最常见。

2）消化道反应：恶心、呕吐最为常见，严重者有血性腹泻。

3）脱发：多数抗肿瘤药物都可致不同程度脱发。

（2）抗肿瘤药物特有的毒性反应。

1）心脏毒性：表现为急性心律失常和慢性心肌病变，以蒽环类抗生素最为显著。

2）呼吸系统毒性：大剂量长期应用博来霉素和白消安可致间质性肺炎和肺纤维化。

3）肝脏毒性：表现为急性坏死、慢性脂肪变性、纤维化和肝硬化，放线菌素 D、环磷酰胺、鬼臼毒素类等可引起肝损伤。

4）肾脏和膀胱毒性：大剂量环磷酰胺可引起出血性膀胱炎，顺铂可损害肾小管。

5）神经毒性：长春新碱最易致外周神经毒性，顺铂、甲氨蝶呤也可致神经毒性。

6）过敏反应：多肽类及蛋白质类药物可导致过敏反应，如博来霉素、L-门冬酰胺酶。

2. 远期毒性

（1）第二原发恶性肿瘤：如烷化剂可致癌、致突变，部分具有免疫抑制作用，在化疗并获长期生存的患者中，部分可发生与化疗相关的第二原发恶性肿瘤。

（2）不育和致畸：如烷化剂可影响生殖细胞产生及内分泌功能，导致不育和致畸作用。

任务二　常用抗恶性肿瘤药

一、干扰核酸合成药

干扰核酸合成药又称抗代谢药，此类药物化学结构与细胞正常代谢物质，如叶酸、嘌呤及嘧啶等相似，可特异性拮抗正常代谢物质，从而干扰核酸代谢，主要影响 DNA 的生物合成，阻止肿瘤细胞的分裂和增殖。本类属细胞周期特异性药物，主要作用于 S 期。

（一）二氢叶酸还原酶抑制剂

甲氨蝶呤

【药理作用】

甲氨蝶呤（methotrexate，MTX）化学结构与叶酸相似，药物与二氢叶酸还原酶结合后，使二氢叶酸（FH_2）不能变成四氢叶酸（FH_4），使脱氧胸苷酸（dTMP）合成受阻，阻碍 DNA 合成。MTX 也可阻止嘌呤核苷酸合成，故能干扰蛋白质的合成。

【临床应用】

用于治疗儿童急性白血病和绒毛膜上皮癌，儿童急性淋巴细胞性白血病部分病例可获完全缓解。

【不良反应及用药指导】

胃炎、腹泻及口腔溃疡常见；骨髓抑制作用突出，可致白细胞、血小板减少，严重可有全血细胞下降；长期低剂量口服易导致慢性肝纤维化。为减轻骨髓毒性，可先用大剂量 MTX，经过一定时间后，再肌注甲酰四氢叶酸钙作为救援剂，以保护骨髓正常细胞。

（二）胸苷酸合成酶抑制剂

氟尿嘧啶

【药理作用】

氟尿嘧啶（fluorouracil，5 - FU）是尿嘧啶的衍生物，其 5 位上的 - H 被 - F 取代。5 - FU 在细胞内转变为 5 - 氟尿嘧啶脱氧核苷酸（5F - dUMP），抑制脱氧胸苷酸合成酶，阻止脱氧尿苷酸（dUMP）甲基化转变为脱氧胸苷酸（dTMP），从而影响 DNA 的合成。此外，5 - FU 在体内可转化为 5 - 氟尿嘧啶核苷，以伪代谢产物形式掺入 RNA 中干扰蛋白质的合成，故对其他各期细胞也有作用。

【临床应用】

对消化系统癌（食管癌、胃癌、肠癌、胰腺癌、肝癌）和乳腺癌疗效好，对宫颈癌、卵巢癌、绒毛膜上皮癌、膀胱癌、头颈部肿瘤也有效。5 - FU 口服吸收不规则，需采用静脉给药。

【不良反应及用药指导】

不良反应主要为胃肠道反应（血性腹泻）及骨髓抑制，此外尚可引起脱发、皮肤色素沉着、共济失调等。出现血性腹泻及骨髓抑制（白细胞 $< 4 \times 10^9$/L 和/或血小板 $< 80 \times 10^9$/L），立即停药。

（三）嘌呤核苷酸互变抑制剂

巯嘌呤

【药理作用】

巯嘌呤（mercaptopurine，6 - MP）是腺嘌呤的衍生物，其 6 位上的 - NH_2 被 - SH 取代。在体内转变成 6 - 巯基嘌呤核糖核苷酸后，阻止次黄嘌呤转变为腺核苷酸及鸟核苷酸，干扰嘌呤代谢，阻碍 DNA 合成。对 S 期细胞作用最为显著。

【临床应用】

本药主要用于儿童急性淋巴细胞白血病的治疗，易产生耐药；大剂量可用于治疗绒毛膜上皮癌。

【不良反应及用药指导】

常见骨髓抑制和消化道黏膜损害，少数患者可出现黄疸和肝功能损害。

（四）核苷酸还原酶抑制剂

羟基脲

羟基脲（hydroxycarbamide，HU）可抑制核苷二磷酸还原酶，阻止胞苷酸还原为脱氧胞苷酸，从而抑制 DNA 的合成。对 S 期细胞作用显著，属周期特异性药。HU 可使肿瘤细胞集中于 G_1 期，故可用作同步化药物，增加化疗或放疗的敏感性。对慢性粒细胞白血病有显著疗效，对黑色素瘤有暂时缓解作用。主要毒性为骨髓抑制，肾功能不良者慎用，可致畸。

（五）DNA 多聚酶抑制剂

阿糖胞苷

阿糖胞苷（cytarabine，Ara - C）在体内经激酶磷酸化后转为二或三磷酸胞苷（Ara - CDP或 Ara - CTP），抑制 DNA 多聚酶的活性，从而抑制细胞 DNA 聚合及合成。也可掺入 DNA 中干扰其复制。对 S 期细胞敏感，属周期特异性药物。用于治疗急性粒细胞白血病及急性单核细胞白血病，此外对急性淋巴细胞白血病、恶性淋巴瘤、肺癌、消化道癌、头颈部癌有一定疗效。不良反应主要有严重的骨髓抑制和胃肠道反应；对肝功能也有一定影响。

二、抑制蛋白质合成药

（一）微管蛋白活性抑制剂

长春碱类

长春碱（vinblastine，VLB）及长春新碱（vincristine，VCR）为夹竹桃科长春花植物所含的生物碱。可与微管蛋白结合，抑制微管聚合，使纺锤丝不能形成，细胞有丝分裂停止于中期。属细胞周期特异性药物，主要作用于 M 期细胞。此类药还可干扰蛋白质和 RNA 多聚酶的合成，对 G_1 期细胞也有作用。VLB 主要用于治疗急性白血病、恶性淋巴瘤及绒毛膜上皮癌。VCR 用于治疗儿童急性淋巴细胞白血病，起效快、疗效好，常与泼尼松合用作诱导缓解药。不良反应主要包括骨髓抑制、神经毒性、胃肠道反应、脱发以及注射局部刺激等。

紫杉醇

紫杉醇（paclitaxel，taxol）是提取自短叶紫杉或我国红豆杉的树皮中的有效成分。能促进微管聚合，抑制微管解聚，使纺锤体失去正常功能，致细胞有丝分裂停止。紫杉醇类对卵巢癌和乳腺癌疗效独特，对肺癌、食管癌、大肠癌、黑色素瘤、头颈部癌、淋巴瘤、脑瘤也都有一定疗效。不良反应为骨髓抑制、心脏毒性、神经毒性和过敏反应。

（二）干扰核蛋白体功能的药物

三尖杉碱

三尖杉碱（harringtonine）是提取自三尖杉属植物的枝、叶和树皮的生物碱。可抑制蛋白合成的起始阶段，使核蛋白体分解，释出新生肽链，但不抑制 mRNA 或 tRNA 与核蛋白体的结合。属细胞周期非特异性药物，但对 S 期细胞作用显著。主要用于对急性粒细胞白血病，也可用于治疗急性单核细胞白血病、慢性粒细胞白血病及恶性淋巴瘤等。不良反应有骨髓抑制、胃肠道反应、脱发等，偶见心脏毒性。

（三）影响氨基酸供应的药物

L-门冬酰胺酶

L-门冬酰胺酶（asparaginase）能水解血清中的门冬酰胺，使肿瘤细胞缺乏门冬酰胺，从而起到抑制生长的作用。主要用于急性淋巴细胞白血病，也可用于急性粒细胞白血病、恶性淋巴瘤等。不良反应为过敏反应、热原反应、骨髓抑制、心血管系统症状、脱发、蛋白尿等。

三、直接影响 DNA 结构与功能药

（一）烷化剂

烷化剂含有高度活跃的烷化基团，在体内能与 DNA、RNA 和酶中的氨基、巯基、羧基等发生共价结合，使其丧失活性或使 DNA 分子发生断裂，导致细胞死亡。抗肿瘤活性强，属细胞周期非特异性药物。

氮 芥

氮芥（chlormethine，nitrogen mustard，HN_2）是最早用于恶性肿瘤治疗的药物，可使细胞中蛋白质发生烷基化。延迟细胞由 G_1 期进入 S 期。主要用于霍奇金病、非霍奇金淋巴瘤等，尤其适用于纵隔压迫症状明显的恶性淋巴瘤患者。常见的不良反应为恶心、呕吐、骨髓抑制、月经失调及男性不育等。

环磷酰胺

环磷酰胺（cyclophosphamide，CTX）体外无抗肿瘤活性，进入体内后先经肝微粒体细胞色素 P450 氧化成醛磷酰胺，再在肿瘤细胞内分解出磷酰胺氮芥干扰 DNA 及 RNA 功能而发挥细胞毒作用。对 S 期细胞作用最明显，属周期特异性药物。CTX 抗瘤谱广，对急性淋巴细胞白血病、多发性骨髓瘤、肺癌、乳腺癌、卵巢癌等均有一定疗效。常见的不良反应有骨髓抑制、恶心、呕吐、脱发等；大剂量可致出血性膀胱炎。出血性膀胱炎与代谢物丙烯醛经泌尿道排泄有关，可同时应用巯乙磺酸钠预防。

噻替派

噻替派（thiotepa）可与 DNA 碱基结合，影响肿瘤细胞分裂。主要用于卵巢癌、乳腺癌及膀胱癌的治疗。不良反应为骨髓抑制、胃肠道反应。超剂量用药可使白细胞严重下降且并发感染，应即输血及抗感染治疗。

白消安

白消安（busulfan，马利兰）口服吸收良好，小剂量即可明显抑制粒细胞生成。主要用于治疗慢性粒细胞白血病及真性红细胞增多症、骨髓纤维化等。其不良反应主要为骨髓抑制、胃肠道反应，可导致伴有进行性呼吸困难与持续性干咳的广泛性肺部纤维化。

（二）破坏 DNA 的铂类配合物

顺　铂

顺铂（cisplatin，DDP）为二价铂同二个氯原子和二个氨分子结合成的金属配合物。进入体内后，先将所含的氯解离，然后与 DNA 上的碱基形成交叉联结，从而破坏 DNA 的结构和功能，属细胞周期非特异性药物。抗瘤谱广，用于多种肿瘤的治疗。对非精原细胞性睾丸瘤效果最佳，对卵巢癌、膀胱癌、前列腺癌、肺癌亦有较好疗效。不良反应有骨髓抑制、胃肠道反应、肾毒性、视听力减退及神经毒性。

卡　铂

卡铂（carboplatin）为第二代铂类配合物，属细胞周期非特异性药物。主要用于小细胞肺癌、卵巢癌、睾丸肿瘤、头颈部鳞癌的治疗。不良反应为骨髓抑制，其肾毒性、耳毒性、神经毒性尤其是胃肠道反应明显低于 DDP。

奥沙利铂

奥沙利铂（oxaliplatin）为第三代铂类配合物，有广谱的体外细胞毒性和体内抗肿瘤作用，主要用于结直肠癌辅助治疗。对某些铂类耐药患者仍有作用。不良反应主要为神经系统毒性，骨髓抑制或胃肠道反应较轻；未见肾毒性、心脏毒性。

（三）破坏 DNA 的抗生素类

丝裂霉素

丝裂霉素（mitomycin C，MMC）化学结构中有乙基亚胺及氨甲酰酯基团，具有烷化作用。能与 DNA 双链交叉联结，从而抑制 DNA 复制或使部分 DNA 链断裂。属细胞周期非特异性药物。抗瘤谱广，用于胃癌、肺癌、乳腺癌、慢性粒细胞性白血病、恶性淋巴瘤等。不良反应以明显而持久的骨髓抑制最多见，其次为胃肠道反应，心、肝、肾毒性及间质性肺炎偶见；对注射局部刺激性较大。

博来霉素

博来霉素（bleomycin，BLM）为放线菌培养液中得到的糖肽类抗生素。其与铁的复合物嵌入 DNA，导致自由基的生成，引起 DNA 单链和双链断裂。阻断细胞由 S 期进入 G_2 期。对鳞癌，包括头颈部、皮肤、甲状腺等癌肿以及恶性淋巴瘤等有效。常见不良反应有恶心、呕吐、口腔炎、药热、脱发、色素沉着等；偶有过敏性休克；可引起间质性肺炎或肺纤维化，肺功能不良者慎用。

（四）拓扑异构酶抑制剂

喜树碱

喜树碱（camptothecin，CPT）为我国特有植物喜树中提取的生物碱。羟喜树碱（hydroxycamptothecine，OPT）为喜树碱羟基衍生物。拓扑替康（topotecan，TPT）和伊立替康（irinotecan，CPT - 11）为新型喜树碱的人工合成衍生物。

喜树碱类能特异性抑制 DNA 拓扑异构酶（DNA - topoisomerase I，TOPO - I）活性，从而干扰 DNA 结构和功能。属周期非特异性药物，对 S 期作用强于 G_1 和 G_2 期。

主要用于胃癌、绒毛膜上皮癌、急性及慢性粒细胞性白血病等，对肝癌、膀胱癌、大肠癌有一定疗效。不良反应较大，主要有胃肠道反应、骨髓抑制、泌尿道刺激症状及脱发等。

四、干扰转录过程和阻止 RNA 合成药

本类药物是一类自微生物培养液中提取的抗肿瘤抗生素，通过直接破坏 DNA 或嵌入 DNA，改变 DNA 模板性质，阻止转录过程，抑制 DNA 及 RNA 合成。

（一）多肽类抗肿瘤抗生素

放线菌素 D

放线菌素 D（dactinomycin，DACT）又称更生霉素，嵌入 DNA 双链中鸟嘌呤和胞嘧啶（G－C）碱基对之间，阻碍 RNA 多聚酶功能，阻止 RNA 尤其是 mRNA 的合成。属周期非特异性药物，对 G_1 期作用较强，还可阻止 G_1 期向 S 期的转变。抗瘤谱较窄，用于治疗恶性葡萄胎、绒毛膜上皮癌、恶性淋巴瘤、肾母细胞瘤、横纹肌肉瘤及神经母细胞瘤。不良反应有胃肠道反应（恶心、呕吐、口腔炎）、骨髓抑制、脱发、皮炎和致畸等。

（二）蒽环类抗肿瘤抗生素

柔红霉素

柔红霉素（daunorubicin）为第一代蒽环类抗肿瘤抗生素，主要用于对常用抗肿瘤药耐药的急性淋巴细胞或粒细胞白血病。不良反应有骨髓抑制、恶心、呕吐、腹痛、口腔溃疡、心脏毒性等。口腔溃疡反应多发生在骨髓毒性之前，应即停药。

多柔比星

多柔比星（doxorubicin，阿霉素）干扰转录过程，抑制 RNA 的合成也抑制 DNA 的合成，属周期非特异性药物，但对 S 期细胞有更强的杀灭作用。抗瘤谱广，对急性白血病、淋巴瘤、乳腺癌、肺癌及多种其他实体肿瘤均有效。不良反应以骨髓抑制、脱发、消化道反应较常见，可引起心脏毒性，重者可出现心肌炎而发生心力衰竭。

（三）普卡霉素类

普卡霉素

普卡霉素（mithramycin，MTM，光辉霉素）能与 DNA 中的鸟嘌呤对紧密结合，抑制 RNA 的合成，属周期非特异性药物。因毒性较高，仅用于睾丸癌晚期，对绒毛膜上皮癌、乳腺癌、脑胶质细胞瘤、恶性淋巴瘤等也均有一定疗效；此外，普卡霉素还直接抑制破骨细胞，用于骨髓肿瘤或甲状旁腺激素产生过多所致的高钙血症。不良反应较重，主要为骨髓抑制和肾功能损害。

五、影响体内激素平衡药

内分泌腺及相关组织的肿瘤，如乳腺癌、前列腺癌、甲状腺癌、宫颈癌、卵巢癌及睾丸癌等与相应的激素失调有关。应用某些激素或其拮抗药物，可改变激素水平失衡，抑制肿瘤生长，且可避免骨髓抑制等不良反应（表 13－1）。

表 13 - 1 激素类相关药物的抗肿瘤作用

药物	作用及用途
肾上腺皮质激素： 泼尼松、地塞米松、氢化可的松	抑制淋巴组织，诱导淋巴细胞溶解；用于急性淋巴细胞白血病、恶性淋巴瘤治疗
雌激素： 己烯雌酚、乙炔雌酚	减少垂体促间质细胞激素分泌，使睾丸间质及肾上腺皮质雄激素分泌减少；用于前列腺癌、绝经期乳腺癌伴内脏或软组织转移者
孕激素： 甲羟孕酮、安宫黄体酮	为合成黄体酮衍生物；用于子宫内膜癌、乳腺癌、肾癌
雄激素： 丙酸睾丸酮、二甲睾酮	抑制垂体前叶促卵泡素分泌，使雌激素减少，还可直接对抗雌激素；用于晚期乳腺癌，骨转移者尤佳
雌激素竞争性拮抗药： 他莫昔芬	为合成抗雌激素药，用于晚期乳癌
糖皮质激素生成抑制药： 氨鲁米特	抑制雄激素转变为雌激素，用于绝经后晚期乳癌、库欣综合征

任务三　抗肿瘤药的合理应用

由于传统的细胞毒抗肿瘤药的毒性反应及耐药性产生，常导致用药剂量及疗效受限。抗肿瘤药物毒性前已述及，现对肿瘤耐药性做一简单介绍。

化疗过程中肿瘤细胞对抗肿瘤药物敏感性降低的现象称为耐药性（resistance），耐药性可导致肿瘤的化疗失败。恶性肿瘤对化疗药物的耐药根据耐药谱分为原药耐药（primary drug resistance，PDR）和多药耐药（multidrug resistance，MDR）。PDR 只对诱导药耐药，不产生交叉耐药，如甲氨蝶呤、5－氟尿嘧啶、阿糖胞苷等抗代谢药及环磷酰胺等；MDR 不仅对诱导药物产生耐药，对结构及作用机制不同的其他药物也产生交叉耐药。MDR 多见于长春碱类、紫杉醇类、鬼臼毒素衍生物、放线菌素 D、蒽环类抗生素等天然来源的抗肿瘤药。近来，某些抗代谢药和烷化剂也出现 MDR。MDR 的最主要机制为耐药细胞膜上药物转运蛋白（如 P 糖蛋白）的表达活化，将细胞内药物外排。根据抗肿瘤药物的特性及肿瘤的类型设计联合化疗方案，可提高疗效、降低毒性，并延缓耐药性的产生。

一、抗肿瘤药联合用药原则

1. 从细胞增殖动力学规律考虑

（1）招募作用　设计将细胞周期非特异性药物和细胞周特异性药物序贯使用，招募更多的 G_0 期细胞进入到增殖周期，以使肿瘤细胞的杀灭数量增加。具体方法：

1）对增长缓慢（GF 不高）的实体瘤，可先用细胞周期非特异性药物杀灭增殖期以及部分 G_0 期的细胞，使瘤体缩小同时招募 G_0 期细胞进入增殖周期，继而用细胞周期特异性药物将其杀灭。

2）对增长快（GF 较高）的肿瘤如急性白血病等，宜先用细胞周期特异性药物（作用于 S 期/M 期），杀灭大量处于增殖周期的恶性肿瘤细胞，再用细胞周期非特异性药物杀伤其他各时相细胞，待 G_0 期细胞进入细胞周期后，重复前述疗法。

（2）同步化作用　即先用细胞周期特异性药物将肿瘤细胞阻滞于某时相，待药物作用消失后，肿瘤细胞将同步进入下一时相，再给予作用于下一时相的药物。如长春新碱可使细胞停滞在 M 期，而 M 期细胞对博莱霉素敏感。

2. 从药物抗肿瘤作用机制考虑

联合应用不同作用机制（即作用于不同生化环节）的抗恶性肿瘤药物，可增强疗效。如甲氨蝶呤与 5－氟尿嘧啶合用、烷化剂和蒽环类抗生素合用等。

3. 从药物毒性考虑

（1）减少毒性的重叠　如大多数抗肿瘤药物有抑制骨髓作用，应尽量避免将骨髓抑制作用强的药物合用。抗肿瘤药中糖皮质激素、长春新碱和博来霉素类无明显抑制骨髓作用，将它们与其他药物联合使用，可以提高疗效并减少对骨髓的抑制作用。

（2）降低药物的毒性　联合应用特异性药物来预防或治疗抗肿瘤药所致不良反应，

如巯乙磺酸钠可预防环磷酰胺导致的出血性膀胱炎，肌注亚叶酸钙可减轻甲氨蝶呤引起的骨髓毒性。

4. 从药物的抗瘤谱考虑

如胃肠道癌宜用氟尿嘧啶、环磷酰胺、羟基脲等；鳞癌宜选博来霉素、甲氨蝶呤等；肉瘤宜选环磷酰胺、顺铂、多柔比星等；脑部原发或转移瘤则首选亚硝脲类或羟基脲等。

5. 与非抗肿瘤药合用

有些非抗肿瘤药物可增强抗肿瘤药的作用，同时降低耐药性和减少毒性产生。如两性霉素可使肿瘤细胞对阿霉素的摄取增加；而钙拮抗剂可逆转肿瘤细胞对阿霉素的耐药性等。

二、抗肿瘤药物的给药方法

采用大剂量间歇疗法效果较小剂量连续疗法好。尤其是对肿瘤早期、健康状况较好的患者，一般采用机体能耐受的最大剂量，可以杀灭更多的肿瘤细胞；而间歇期有利于造血系统等正常组织的修复，提高机体的抗瘤能力及减少耐药性产生。

三、抗肿瘤药物的应用方式

根据恶性肿瘤患者具体病情，抗肿瘤药物治疗可分为：辅助化疗、新辅助化疗、晚期及转移患者的治疗。

1. 辅助化疗

辅助化疗是在手术或放疗后，针对可能存在的微小转移病灶，进行全身化疗以防止其复发转移。与晚期肿瘤治疗相比，其优点为肿瘤细胞增殖比例高，对化疗敏感；不易出现血供不佳、缺氧、耐药等问题。如肾母细胞瘤、骨肉瘤、结肠癌和高危的乳腺癌患者术后辅助化疗可明显改善疗效，提高生存率或无病生存率。

2. 新辅助化疗

对较为局限的肿瘤，如手术切除或放射治疗有一定难度，可在手术或放射治疗前先进行化疗。与辅助化疗相比，其特点有原发肿瘤缩小，缩小切除的范围，减小手术造成的损伤；可抑制或消灭可能存在的微小转移，提高患者的生存率。新辅助化疗可以减小乳腺癌、膀胱癌、骨肉瘤及软组织肉瘤、非小细胞肺癌、食管癌等肿瘤的手术范围；还可使原本无法手术切除的肿瘤转变为可切除肿瘤。

3. 晚期及转移患者的化疗

临床最常用。此类肿瘤患者通常缺乏其他有效的治疗方法，可采用化学治疗取得缓解，即诱导化疗。如开始所用化疗方案失败，改用其他方案化疗时，称为解救治疗。可根据肿瘤缩小情况，选择合适的给药方案。疗效评价分级为完全缓解、部分缓解、稳定、恶化等，或者以患者生存期来观察疗效。如急性淋巴细胞性白血病、霍奇金病、恶性淋巴瘤、睾丸生殖细胞肿瘤等采用化疗可取得较好疗效。

4. 特殊途径化疗

（1）腔内治疗　包括癌性胸腔内、腹腔内及心包腔内积液。将化疗药物如丝裂霉素、顺铂、5-氟尿嘧啶、博来霉素等溶解或稀释后，经导管注入各种病变的体腔内，以控制恶性体腔积液。

（2）椎管内化疗　白血病及许多实体瘤可侵犯中枢神经系统，尤以脑膜最易受侵。

可采用腰椎穿刺鞘内给药，使脑脊液内保持较高的药物浓度，从而达到治疗目的。椎管内给药常用药物有甲氨蝶呤、阿糖胞苷。

（3）动脉插管化疗　如经颈外动脉分枝插管给药治疗头颈部癌，经肝动脉插管给药治疗原发性肝癌或肝转移癌。

❖ 常用药物制剂和用法 ❖

甲氨蝶呤　片剂，口服，一次 5 ~ 10mg，1 次/日，每周 1 ~ 2 次，一疗程总量 50 ~ 100mg。用于急性淋巴细胞白血病维持治疗，一次 15 ~ 20mg/m^2，每周 1 次。

氟尿嘧啶　静脉注射，一次 0.25 ~ 0.5g，每日或隔日 1 次，一疗程总量 5 ~ 10g。

巯嘌呤　片剂，口服，每日 1.5 ~ 3mg/kg，每日 2 ~ 3 次，2 ~ 4 个月为一疗程。

羟基脲　片剂，口服，一次 20 ~ 60mg/kg，每周 2 次，6 周为一疗程。

阿糖胞苷　静脉注射或静脉滴注，一次 2mg/kg，每日一次，连用 10 ~ 14 天。

长春碱　静脉注射，一次 10mg/m^2，每周 1 次，一疗程总量 60 ~ 80mg。

环磷酰胺　口服，0.1g ~ 0.2g/d，一疗程总量 10g ~ 15g，连用 10 ~ 14 天，休息 1 ~ 2 周重复。

顺铂　静脉注射或静脉滴注，20 ~ 30mg/d 或 20mg/（m^2·d），在第 1 天和第 8 天使用为 1 个周期，一般 3 ~ 4 周重复，可间断用药 3 ~ 4 个周期。

丝裂霉素　静脉注射，间歇用药法 4 ~ 6mg/d，每周 1 ~ 2 次；连日用药法 2mg/d；大量间歇用药法 10 ~ 30mg/d，以 1 ~ 3 周以上间隔。

博来霉素　静脉注射，一次 15 ~ 30mg，每周 2 ~ 3 次，一疗程总量 300 ~ 600mg。

羟喜树碱　静脉注射，一次 10 ~ 30mg，1 次/日，每周 3 次，6 ~ 8 周为一个疗程。

放线菌素 D　静脉注射，一次 0.3 ~ 0.4mg，1 次/日，10 天为一疗程。

柔红霉素　静脉注射，一次 0.5 ~ 0.8mg/kg，2 次/周；1mg/kg，1 次/日，连用 5 天。

多柔比星　静脉注射，一般主张间断给药，40 ~ 60mg/m^2，每 3 周 1 次；20 ~ 30mg/m^2，连续 3 天，间隔 3 周再给药；20 ~ 35mg/m^2，每周 1 次。总量不超过 450 ~ 550mg/m^2。

普卡霉素　静脉注射，一次 2 ~ 5mg，每日或隔日 1 次，10 ~ 30 天为一疗程。

🖊 目标检测

一、选择题

1. 氟尿嘧啶的主要不良反应是（　　）

　　A. 血尿、蛋白尿　　　　　　　　B. 过敏反应

　　C. 神经毒性　　　　　　　　　　D. 胃肠道反应

　　E. 肝脏损害

2. 抑制叶酸合成代谢的药物是（　　）

　　A. 顺铂　　　　　　　　　　　　B. 阿糖胞苷

　　C. 甲氨蝶呤　　　　　　　　　　D. 环磷酰胺

　　E. 巯嘌呤

3. 即有抗病毒作用又有抗肿瘤作用的免疫调节剂是（　　）

    A. 硫唑嘌呤　　　　　　　　　B. 环磷酰胺

    C. 干扰素　　　　　　　　　　D. 更昔洛韦

    E. 二脱氧肌苷

4. 较常引起外周神经炎的抗癌药是（　　）

    A. 甲氨蝶呤　　　　　　　　　B. 氟尿嘧啶

    C. 巯嘌呤　　　　　　　　　　D. 长春新碱

    E. L - 门冬酰胺酶

5. 阻止微管解聚的抗癌药是（　　）

    A. 氟尿嘧啶　　　　　　　　　B. 环磷酰胺

    C. 巯嘌呤　　　　　　　　　　D. 甲氨蝶呤

    E. 紫杉醇

6. 干扰细胞有丝分裂而使其停止于中期的抗肿瘤药物是（　　）

    A. 长春碱　　　　　　　　　　B. 氟尿嘧啶

    C. 甲氨蝶呤　　　　　　　　　D. 放线菌素

    E. 阿糖胞苷

7. 环磷酰胺的不良反应不包括（　　）

    A. 骨髓抑制　　　　　　　　　B. 血尿、蛋白尿

    C. 血压升高　　　　　　　　　D. 恶心、呕吐

    E. 脱发

8. 以下不属于抗代谢抗肿瘤的药是（　　）

    A. 阿糖胞苷　　　　　　　　　B. 氟尿嘧啶

    C. 巯嘌呤　　　　　　　　　　D. 甲氨蝶呤

    E. 环磷酰胺

9. 抑制核苷酸还原酶的抗恶性肿瘤药物是（　　）

    A. 羟基脲　　　　　　　　　　B. 阿糖胞苷

    C. 甲氨蝶呤　　　　　　　　　D. 氟尿嘧啶

    E. 巯嘌呤

10. 主要作用于 M 期，抑制细胞有丝分裂的药物是（　　）

    A. 放线菌素 D　　　　　　　　B. 阿霉素

    C. 拓扑特肯　　　　　　　　　D. 依托泊苷

    E. 长春碱

二、填空题

1. 干扰核酸合成的药物包括＿＿＿＿＿＿、＿＿＿＿＿＿ 和 ＿＿＿＿＿＿。

2. 周期特异性抗肿瘤药物包括＿＿＿＿＿＿、＿＿＿＿＿＿ 和 ＿＿＿＿＿＿。

3. 周期非特异性抗肿瘤药物包括＿＿＿＿＿＿、＿＿＿＿＿＿ 和 ＿＿＿＿＿＿。

4. 影响蛋白质合成的抗肿瘤药有＿＿＿＿＿＿、＿＿＿＿＿＿ 和 ＿＿＿＿＿＿。

5. 丝裂霉素的临床应用是＿＿＿＿＿＿、＿＿＿＿＿＿、＿＿＿＿＿＿ 和 ＿＿＿＿＿＿。
环磷酰胺的不良反应是＿＿＿＿＿＿、＿＿＿＿＿＿、＿＿＿＿＿＿、 和 ＿＿＿＿＿＿；临床应用是＿＿＿＿＿＿、＿＿＿＿＿＿、＿＿＿＿＿＿、 和 ＿＿＿＿＿＿。氟尿嘧啶的临床应用是＿＿＿＿＿＿、＿＿＿＿＿＿、＿＿＿＿＿＿、 和 ＿＿＿＿＿＿。

学习小结

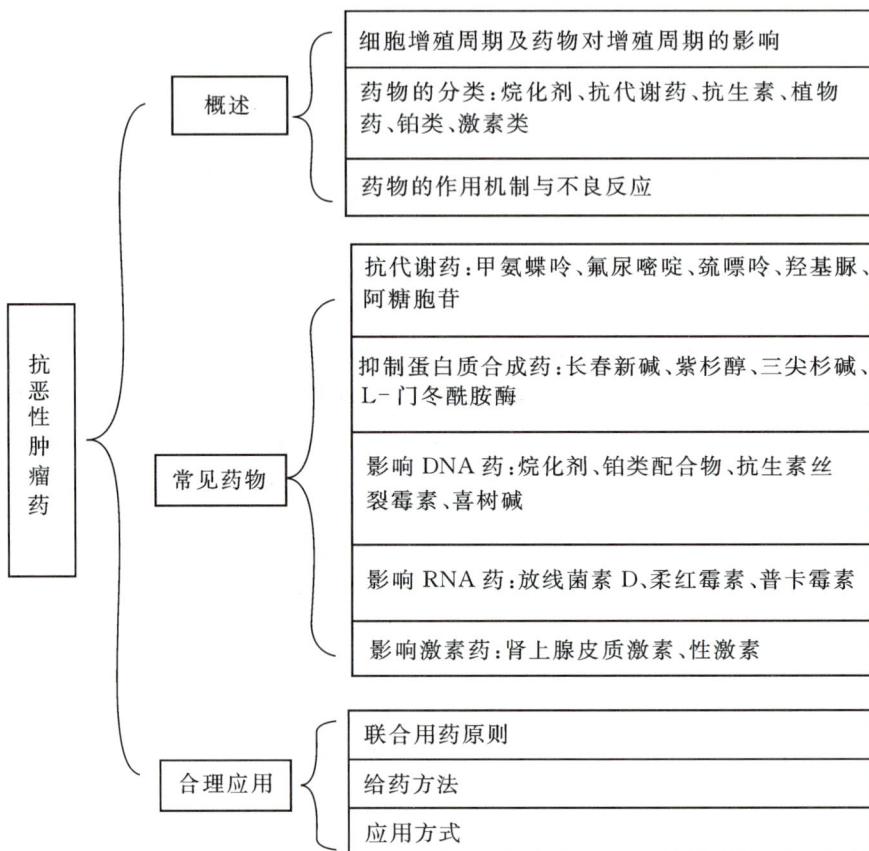

抗恶性肿瘤药

概述
- 细胞增殖周期及药物对增殖周期的影响
- 药物的分类:烷化剂、抗代谢药、抗生素、植物药、铂类、激素类
- 药物的作用机制与不良反应

常见药物
- 抗代谢药:甲氨蝶呤、氟尿嘧啶、巯嘌呤、羟基脲、阿糖胞苷
- 抑制蛋白质合成药:长春新碱、紫杉醇、三尖杉碱、L-门冬酰胺酶
- 影响DNA药:烷化剂、铂类配合物、抗生素丝裂霉素、喜树碱
- 影响RNA药:放线菌素D、柔红霉素、普卡霉素
- 影响激素药:肾上腺皮质激素、性激素

合理应用
- 联合用药原则
- 给药方法
- 应用方式

模块十四　调节水、电解质、酸碱平衡药与营养药

【目的要求】

1. 掌握氯化钠、氯化钾、碳酸氢钠、氨丁三醇、氯化铵的药理作用、临床应用和不良反应。

2. 熟悉维生素的分类、药理作用、临床应用和不良反应。

3. 了解常用钙盐、乳酸钠、氨基酸的药理作用、临床应用和不良反应。

任务一　调节水、电解质平衡药

氯化钠

氯化钠（sodium chloride）为无色透明立方形结晶或白色结晶粉末，无臭，味咸。露置于空气中有吸湿性。易溶于水、甘油中，难溶于醇。

【药理作用】

钠是保持细胞外液渗透压和容量的重要成分，并以碳酸氢盐形式构成缓冲系统，对体液的酸碱平衡具有重要调节作用，血清中的钠离子还可维持细胞兴奋性和神经肌肉应激性。

【临床应用】

1. 治疗各种原因引起的低钠综合征

如大面积烧伤、严重吐泻、大量出汗、强利尿剂、出血等所致低钠综合征，表现为全身虚弱、表情淡漠、精神倦怠，甚至肌肉痉挛，以至昏迷、死亡。乳酸钠林格注射液适用于酸中毒和有酸中毒倾向的脱水病例。

2. 其他作用

0.9%氯化钠溶液可用于局部冲洗，以起到局部清洁或清除异物的作用。或作为多种注射药物的溶媒或稀释剂。3%～5%的氯化钠可用于局部伤口湿敷，以减轻伤口水肿。

【不良反应】

输注或口服过多、过快，可致水钠潴留，引起水肿、血压升高、心率加快、胸闷、呼吸困难，甚至急性左心衰竭。过多输注可引起高氯性酸中毒。不适当地给予高渗氯化钠可致高钠血症。过多、过快给予低渗氯化钠可致溶血、脑水肿等。心、肺、肾功

能不全者或血浆蛋白过低者慎用。肺水肿、高钠血症患者禁用。

【用药指导】

（1）水肿性疾病如肾病综合征、肝硬化、腹水、充血性心衰竭、急性左心衰竭、脑水肿及特发性水肿等慎用；急性肾衰竭少尿期，慢性肾衰竭尿量减少而对利尿剂反应不佳者、高血压、低钾血症者慎用。

（2）根据临床需要，检查血清中钠、钾、氯离子浓度；血液中酸碱浓度平衡指标，肾功能及血压和心肺功能。

（3）儿童及老年人的补液量和速度应严格控制。

（4）浓氯化钠不可直接静脉注射或滴注，应加入液体稀释后应用。

（5）药物相互作用：静脉滴注氯化钠过量可消除噻嗪类利尿剂的利尿和降压作用，同时可降低硝普钠的疗效。

知识链接

氯化钾

不可小视的"水电解质紊乱"

水和电解质广泛分布在细胞内外，参与体内许多重要的功能和代谢活动，对正常生命活动的维持起着非常重要的作用。当某些器官系统出现疾病或药物使用不当时可导致"水电解质紊乱"。此时，若得不到及时的纠正，水电解质代谢紊乱又可使全身各器官系统特别是心血管系统、神经系统的生理功能和机体的物质代谢活动发生相应的障碍，严重时常可导致死亡。

【药理作用及临床应用】

氯化钾（potassium chloride）为临床常用的钾盐。钾是细胞内主要的阳离子，具有维持细胞的正常代谢、维持细胞内液的渗透压和酸碱平衡、维持神经肌肉应激性及心肌收缩功能的作用。临床用于各种原因引起的低钾血症和洋地黄中毒引起的阵发性心律失常。

【不良反应及禁忌证】

口服可有胃肠道刺激症状，如恶心、呕吐、咽部不适、胸痛（食管刺激）、腹痛、腹泻、甚至消化性溃疡及出血。在空腹、剂量较大及原有胃肠道疾病者更易发生。静脉滴注浓度较高，速度较快或静脉较细时，易刺激静脉引起疼痛。氯化钾禁用于高钾血症者、急慢性肾功能不全者。

【用药指导】

（1）补充钾盐大多采用口服，但对胃肠刺激强，宜采用本品的10%水溶液稀释于饮料中饭后服用。

（2）严重低钾血症或者不能口服者，应静脉滴注，禁止静脉推注。静脉滴注速度不可大于0.3%，速度宜慢，每小时不得超过1g，1天之内总量不可超过6g。切勿漏出血管外，否则可引起局部组织坏死。静脉滴注浓度过高或速度过快可导致高血钾，出现疼痛、疲乏、肌张力降低、血压下降、心动过缓或心律失常等，严重者可致心搏骤停。

（3）肾功能严重减退者、尿闭或血钾过高时及房室传导阻滞者禁用。

（4）药物相互作用。

1）氯化钾与糖皮质激素尤其是具有较明显盐皮质激素药、促皮质激素（ACTH）合用，能促进尿钾排泄，合用时可降低钾盐疗效。

2）氯化钾与血管紧张素酶转化剂、血管紧张素Ⅱ受体阻断药、环孢素、他克莫司、留钾利尿剂和醛固酮受体阻断药合用时，可增加高血钾发生危险，对正在服用螺内酯、氨苯蝶啶者慎用，否则注射后易引起高钾血症。

葡萄糖酸钙

【药理作用】

葡萄糖酸钙（calcium gluconate）是临床常用的钙剂。钙是构成骨骼和牙齿的主要成分。钙与磷共同参与凝血过程。钙还是调节细胞功能的信使，可以调节酶的活性、维持神经和肌肉兴奋性、降低毛细血管和细胞膜的通透性。高浓度钙与镁离子间存在竞争性拮抗作用。

【临床应用】

临床主要用于血钙过低引起的低钙性抽搐，胆、肠、肾绞痛，甲状旁腺功能低下症，荨麻疹，血管神经性水肿，皮肤瘙痒症，软骨病等；还可用于高钾血症、高镁血症等。

【不良反应】

本品口服对胃肠道有刺激，偶见便秘。静脉注射时全身发热、皮肤潮红、注射部位疼痛、血压下降、心动过缓或可见心律失常、晕厥、心搏骤停，若局部外渗，可引起组织坏死。高钙血症、小儿、肾功能不全、呼吸性酸中毒、呼吸衰竭者慎用。应用洋地黄期间以及停用洋地黄7天内禁用。

【用药指导】

（1）有强烈刺激性，其5%溶液不可直接静注，应将10~20ml 5%的溶液用25%葡萄糖液稀释一倍后缓慢静注。

（2）注射液不可漏于血管外，否则导致剧痛及组织坏死；有外漏，应立即用0.5%普鲁卡因局部封闭。

（3）药物相互作用。

1）葡萄糖酸钙与钙通道阻滞剂合用使血钙明显升至正常值以上（但维拉帕米除外）；与雌激素、维生素D合用，可增加钙剂的吸收。

2）葡萄糖酸钙用药期间慎用强心苷类，以免增强后者的毒性。

3）葡萄糖酸钙与降钙素合用，可使后者的降钙作用减弱。

4）葡萄糖酸钙与钙、镁剂合用，易发生高钙血症、高镁血症，尤其是肾功能不全时使用。

任务二 酸碱平衡调节药

碳酸氢钠

【药理作用及临床应用】

碳酸氢钠（sodium bicarbonate）中的碳酸氢根可与氢离子结合，再分解为水和二氧化碳，可以纠正代谢性酸中毒，临床主要用于治疗代谢性酸中毒；可以碱化尿液，用于防止磺胺结晶对泌尿系统的损害；碱化细胞外液，用于治疗高钾血症；4% 溶液可用于治疗口腔真菌感染；也可作为抗酸药治疗胃酸过多。

【不良反应及禁忌证】

大剂量静注时可出现心律失常、肌肉痉挛、疼痛、异常疲倦虚弱等；口服时由于在胃内产生大量 CO_2，引起呃逆、胃肠胀气等。剂量偏大或肾功能不全者，可出现水肿。充血性心力衰竭、肾衰竭、低钾血症等患者慎用；禁用于吞食强酸中毒时的洗胃，因本品与强酸反应产生大量 CO_2，可导致急性胃扩张甚至胃破裂。有溃疡出血者及碱中毒者、限制钠盐摄入者禁用。

【用药指导】

（1）对胃酸分泌试验或血、尿 pH 测定结果有明显影响。

（2）少尿或无尿者、钠潴留并有水肿时、原发性高血压者慎用。

（3）碳酸氢钠剂量宜可依据患者的 CO_2 结合力确定。

（4）注射有刺激性，如遗漏血管外，可发生局部肿胀、疼痛、坏死，热敷后可消退，并及时用 0.5% 的普鲁卡因注射液做局部封闭。静脉滴注时由于迅速的碱化作用，对低血钙者可能出现阵发性抽搐，而对缺钾者可能出现低血钾症状。

（5）长期或大量应用可致代谢性碱中毒，并且钠负荷过高引起水肿等，妊娠期妇女应慎用。

（6）药物相互作用。

1）碳酸氢钠可升高尿液 pH 而增强氨基糖苷类药物的疗效。

2）碳酸氢钠与糖皮质激素尤其是具有较强盐皮质激素作用者、促糖皮质激素、雄激素合用时，易致高钠血症和水肿。

3）碳酸氢钠能显著提高磺胺类及乙酰化代谢产物的溶解度，避免或减少磺胺结晶的形成。

4）碳酸氢钠碱化尿液后能抑制乌洛托品转化为甲醛，从而降低其疗效，故不宜与乌洛托品合用。

5）碳酸氢钠与排钾利尿药合用，使导致低氯性碱中毒的危险性增加。

6）碳酸氢钠可增加肾脏对弱酸性药（苯巴比妥、水杨酸等）的排泄，从而降低后者的血浆药物浓度。本品可减少抗凝血药（华法林）、H_2 受体阻断药（西咪替丁、雷尼替丁等）、四环素、口服铁剂的吸收。本品可碱化尿液，使碳酸锂、甲氨蝶呤、水杨酸盐、四环素、氯磺丙脲的肾脏清除率增加；使氟卡尼、奎尼丁的肾脏消除减慢。

乳酸钠

乳酸钠（sodium lactate）主要用于高钾血症或普鲁卡因引起的心律失常伴酸血症者。可以碱化尿液，用于尿酸结石、小儿肠炎等。本品主要在肝及肾代谢，禁用于肝功能减退、水肿、休克缺氧、心功能不全及乳酸潴留引起的酸血症。应用过量可致碱血症。

氨丁三醇

氨丁三醇（trometamol）又称缓血酸铵、三羟甲氨基甲烷、THAM。本药为不含钠的氨基缓冲碱，在体内与碳酸结合，生成碳酸氢盐，减轻或纠正酸中毒。适用于代谢性酸中毒，也可用于呼吸性酸中毒。具有穿透细胞速度快又不含钠的优点，尤其适用于限钠的酸中毒患者。血尿、尿闭、妊娠、肾功能不全者慎用。慢性呼吸性酸中毒、肾性酸中毒者禁用。

氯化铵

氯化铵（ammonium chloride）进入体内，铵离子经肝代谢形成尿素，由尿排出，氯离子与氢离子结合形成盐酸，起到纠正代谢性碱中毒作用。过量使用可导致高氯性酸中毒。肝硬化伴代谢性碱中毒或心力衰竭者禁用。肾功能不全时，易导致高氯性酸中毒。大量服用氯化铵可出现恶心、呕吐、腹痛等胃肠道刺激症状，宜用水溶解后服用，溃疡患者禁用。

任务三　葡萄糖与果糖

葡萄糖

【药理作用】

葡萄糖（glucose）是人体重要营养物质和主要的热量来源之一。5% 葡萄糖注射液主要用于补充水和糖分。25% 以上的高渗葡萄糖注射液静脉推注后可提高血浆渗透压，引起组织脱水并有短暂利尿作用。另外，葡萄糖输液可用作静脉给药的稀释剂和载体。

【临床应用】

（1）各种原因引起的进食不足或体液丢失过多，如呕吐、腹泻、大失血等。

（2）低血糖症。

（3）与胰岛素合用于高血钾症。

（4）高渗溶液与甘露醇合用用于脑水肿、肺水肿及降低眼内压。

【不良反应及禁忌证】

长期补给葡萄糖时易出现低钾、低钠及低磷血症；1 型糖尿病患者应用高浓度葡萄糖时偶见发生高钾血症。高钾血症者应用高浓度注射液时偶见出现低钾血症、低钠血症。原有心功能不全补液过快可致心悸、心律失常，甚至急性左心衰竭。高浓度注射液外渗可致局部肿痛、静脉炎。葡萄糖对糖尿病酮症酸中毒未控制者、葡萄糖 – 半乳糖吸收不良后（避免口服）、高血糖非酮症性高渗状态者禁用。

【用药指导】

（1）注意倾倒综合征及低血糖反应（胃大部分切除患者作口服糖耐量试验时易出现，应改为静脉葡萄糖试验）。

（2）应用高渗葡萄糖注射液时应选用大静脉滴注。

（3）妊娠及哺乳期妇女用药：分娩时注射过多葡萄糖，可刺激胎儿胰岛素分泌，发生产后婴儿低血糖。

（4）儿童及老年患者补液过快、过多，可致心悸、心律失常，甚至急性左心衰竭。

（5）水肿及严重心肾功能不全、肝硬化腹水者，易致水潴留，应控制输注量，心功能不全者尤其应该控制滴速。

（6）长期单纯补充葡萄糖时易出现低钾血、低钠血及低磷血症；原有心功能不全者补液过快可致心悸、心律失常，甚至急性左心衰竭；1 型糖尿病患者应用高浓度葡萄糖时偶有发生高钾血症。

（7）药物相互作用：葡萄糖可诱发或加重强心苷类（地高辛、洋地黄、洋地黄毒苷及毛花丙苷等）中毒。

二磷酸果糖

【药理作用及临床应用】

药理剂量的二磷酸果糖（diphosphate sodium）可作用于细胞膜，产生下列作用：①促进细胞对循环中钾的摄取及刺激细胞内高能磷酸和 2，3 - 二磷酸甘油的产生，促进钾内流，恢复细胞内的极化状态，恢复及改善分析水平的细胞代谢。②可减少机械创伤引起的红细胞溶血和抑制化学刺激引起的氧自由基的产生，有利于休克、缺氧、缺血、损伤、体外循环、输血等状态下的细胞能量代谢和对葡萄糖的利用，利于心肌细胞的修复，改善功能状态。③加强细胞内高能基团的重建作用，保持红细胞的韧性。④改善心肌缺血。⑤对人体代谢调节具有显著的多种功能。⑥加强呼吸肌强度。可广泛用于急性心肌梗死、慢性阻塞性肺疾病、严重心肌缺血、心功能不全、外周血管疾病、多种类型的休克等缺血缺氧性疾病的急救，还可作为各类外科手术和胃肠外营养患者的重要辅助药物等。

【不良反应及禁忌证】

偶见尿潜血、血色素尿、血尿、高钠血症、低钾血症，大剂量和快速静脉滴注时可出现乳酸中毒。对过敏者、高磷血症、肾衰竭者禁用。

【用药指导】

（1）肌酐清除率低于50%者需要监测血磷水平。

（2）静滴速度过快会引起腹胀、恶心、呕吐、稀便、上腹烧灼感、口唇麻木、血管疼痛、面部潮红；药液漏出血管外时，可引起轻度刺激和疼痛。

（3）如发生过敏反应，应立即停药，给予抗过敏和抗休克治疗，并监测血压和心率。

（4）二磷酸果糖宜单独应用，请勿添加其他药品，尤其禁忌溶于碱性溶液和钙盐溶液中。

（5）伴有心力衰竭者剂量可酌情减半。

（6）不可肌内或静脉注射。

（7）药物相互作用：二磷酸果糖禁忌与碱性药物、钙剂配伍。

任务四　维生素类

维生素是维持人体健康和正常代谢所必需的一类低分子有机化合物。有些维生素构成人体某些酶的辅酶参与机体的代谢调节反应。

大多数维生素不能由机体合成，需从食物中摄入，仅少数在人体内合成或由肠内细菌合成。主要用于补充人体维生素缺乏和作为某些疾病的辅助用药。

维生素可分为水溶性和脂溶性两大类。水溶性维生素在机体内贮量不大，需每天从食物中补充，组织贮存饱和后，多余的部分自尿中排出，临床常用的有维生素 B_1、维生素 B_2、维生素 B_6、维生素 B_{12}、维生素 C、烟酸、烟酰胺等。脂溶性维生素可贮存于脂肪组织中，包括维生素 A、维生素 D、维生素 E、维生素 K。

一、水溶性维生素

维生素 B_1

维生素 B_1（vitamin B_1）又名硫胺素、硫胺。富含于米糠、麦麸、黄豆、酵母、瘦肉中。药用者为人工合成品。在碱性环境中易被破坏。

【药理作用及临床应用】

维生素 B_1 在体内与焦磷酸结合形成焦磷酸硫胺，后者是糖代谢的重要辅酶，可促进碳水化合物的代谢和能量的产生，维持神经系统、心血管系统和消化系统的正常功能。临床上主要用于防治维生素 B_1 缺乏症（如脚气病），也用于中枢神经系统损害、神经炎、肌痛、消化不良及用于治疗高热和甲亢。

【不良反应】

维生素 B_1 对正常肾功能者几乎无毒性。注射给药偶见过敏反应，肌注前可取其 10 倍稀释液 0.1ml 做皮试。静注偶见过敏性休克，甚至致死，一般不宜静脉注射。

维生素 B_2

维生素 B_2（vitamin B_2）又名核黄素。富含于肝、酵母、蛋黄、绿色蔬菜及乳类中。在酸性环境中稳定，遇碱或光易破坏。

【药理作用及临床应用】

在体内转化为黄素单核苷酸（flavin mononucleotide，FMN）和黄素腺嘌呤二核苷酸（flavin adenine dinucleotide，FAD），二者作为核黄素在体内的活性形式，在生物氧化反应中起传递氢作用，参与糖、蛋白质和脂肪代谢，维持视网膜的正常视觉功能。临床上主要用于治疗维生素 B_2 缺乏症，如口角炎、舌炎、阴囊炎、角膜炎、结膜炎、视网膜炎、视神经炎，脂溢性皮炎等。

【不良反应】

对肾功能正常的人几乎不产生毒性，大量服用时尿液呈黄色。饮酒可影响其肠道吸收，进食或饭后服用吸收较好。注射剂禁与重金属盐及碱性药物配伍，静脉注射偶可致过敏性休克，甚至致死，一般不宜静脉注射，肌注应预先做皮试。

维生素 B₆

维生素 B₆（vitamin B₆）又称盐酸吡哆醇、盐酸吡哆辛。广泛存在于鱼、肉、蛋、豆类及谷物中，肠道细菌可合成。常温下稳定，遇高温、碱、光均被破坏。

【药理作用及临床应用】

在体内转化为磷酸吡哆醛和磷酸吡哆胺，作为辅酶参与氨基酸和脂肪代谢。临床主要用于维生素 B₆ 缺乏症；长期服用异烟肼、肼苯达嗪、青霉胺等药物引起的中枢神经兴奋症状和周围神经炎；减轻抗癌药、放射治疗、妊娠及其他药物引起的呕吐、贫血、白细胞减少，治疗婴儿惊厥或给孕妇服用以预防婴儿惊厥，还用于脂溢性皮炎、肝炎、动脉粥样硬化的辅助治疗。与烟酰胺合用治疗糙皮症。

【不良反应】

小剂量应用几乎无不良反应，长期大剂量应用可致神经系统症状。与左旋多巴合用，可拮抗后者的抗震颤作用。与异烟肼合用，服药应间隔 1 小时，否则可减少异烟肼的肠道吸收。孕妇大量应用可引起新生儿维生素 B₆ 依赖症。

烟酸和烟酰胺

烟酸（nicotinic acid）和烟酰胺（nicotinamide）统称维生素 PP，富含于麦麸、酵母、肉类、肝等。

【药理作用及临床应用】

烟酰胺为辅酶Ⅰ和辅酶Ⅱ的组成部分，后二者是许多脱氢酶的辅酶，在生物氧化过程中起传递氢的作用，能促进组织呼吸。临床主要用于防治糙皮病，也可用于防治心脏传导阻滞、缺血性心脏病、高脂血症等。

【不良反应】

常见皮肤潮红、瘙痒。偶可引起恶心、呕吐、腹泻等胃肠道症状，加重溃疡。妊娠初期过量服用，有致畸可能。肌内注射可引起局部疼痛，不宜肌内注射。与异烟肼有拮抗作用，故长期服用异烟肼时，宜适当补充烟酰胺。

糖尿病、动脉出血、青光眼、高尿酸血症、肝病及溃疡病的患者应慎用烟酸，用药过程中需注意检查肝功能和血糖。

维生素 C

维生素 C（vitamin C）又称抗坏血酸，富含于新鲜蔬菜和水果中，如橘、橙、番茄、菠菜、枣等，具有强还原性，遇光、热、氧化剂、碱失效。食物中的维生素 C 如放置过久，能逐渐损失，也需注意（因此蔬菜如能生食或急炒，其维生素 C 损失较少）。

【药理作用及临床应用】

本品具有强还原性，参与氧化还原反应，参与胶原蛋白和组织细胞间质的合成，降低毛细血管的通透性；提高机体免疫功能，促进抗体生成，提高巨噬细胞和白细胞的吞噬能力；促进血红蛋白的合成；降低血脂，以及具有抗肿瘤作用。临床用于防治维生素 C 缺乏症，感染性疾病、肝胆疾病及肿瘤的治疗及砷、汞、铅、苯等慢性中毒。

【不良反应】

一般剂量几乎无毒性，长期大剂量服用可引起恶心、呕吐、皮疹、胃酸增多、胃液反流等症状。大量长期服用本品骤然停药可引起类似坏血病症状，故应逐渐停药。可使尿液酸化，造成泌尿道尿酸、胱氨酸结石或草酸钙结石。每日 5g 以上，可导致溶血，重者可致命。禁与维生素 B_{12}、维生素 B_2、氧化剂及碱性药物配伍。

二、脂溶性维生素

维生素 A

维生素 A（vitamin A）又称维生素甲、视黄醇、抗干眼病维生素。存在于肝脏、乳类、肉类及蛋黄，尤其在鱼肝油中含量最为丰富，胡萝卜中仅含有较多的 β - 胡萝卜素，进入人体内可转化为维生素 A。

【药理作用及临床应用】

本品具有促进生长，维持上皮组织如皮肤、黏膜、角膜等正常功能的作用，并参与视紫红质的合成，增强视网膜感光力，参与体内许多氧化过程，尤其是不饱和脂肪酸的氧化。能促进正常生长发育，并可影响生殖功能和胚胎发育，抑制癌的形成。临床主要用于维生素 A 缺乏症，如夜盲症、眼干燥症、角膜软化症和皮肤粗糙等。也用于补充机体需要，如妊娠、哺乳妇女和婴儿等。

【不良反应】

一般无毒性反应，大量长期应用可发生慢性中毒，过量服用也可导致肝肾损害，孕妇大量服用可致胎儿畸形。

知识链接

阳光维生素

维生素 D 的来源主要有两个途径：一是通过摄取富含维生素 D 的食物，二是通过紫外线的照射体外合成。前者摄取的维生素 D 在小肠内吸收，为内源性维生素 D 的来源，但真正被内源性吸收的维生素 D 微乎其微，完全不能满足机体对于维生素 D 的需求。后者所说的体外合成，是通过肌肤表层的胆固醇转化成 7 - 脱氢胆固醇，在阳光（紫外线）的作用下转化为有活性的维生素 D_3 来发挥作用的。故维生素 D 又被称为"阳光维生素"。所以，婴幼儿、孕妇、乳母、老人及其他钙需求量增多的人要多晒太阳。

维生素 D

维生素 D（vitamin D）又称胆骨化醇、钙化醇。分为维生素 D_2 和维生素 D_3 两种。

【药理作用及临床应用】

本品能促进小肠黏膜对钙、磷的吸收，其代谢活性物质能促进肾小管对钙、磷的吸收；促进旧骨脱钙，增加细胞外液钙、磷的浓度，有利于骨盐沉积在成骨细胞的周围成新骨。维生素 D 与甲状旁腺素及降钙素一起调节血清钙、磷浓度。临床主要用于防治佝偻病、骨软化症，骨质疏松、婴儿手足搐搦症、甲状旁腺功能减退症和老年骨折的辅助治疗。

【不良反应】

一般无毒性，但长期或过量应用可致高钙血症、全身乏力、食欲不振，进而导致各个系统异常。如呕吐、腹泻、肾功能损害、动脉硬化、心功能不全、软组织异位钙化。高钙血症、高磷血症伴肾性佝偻病者禁用，心、肾功能不全者慎用。忌与镁剂合用。

维生素 AD

维生素 AD（vitamin AD）又称鱼肝油。

【药理作用及临床应用】

本品含有丰富的维生素 A 和维生素 D，其药理作用同维生素 A、维生素 D。主要用于夜盲症、干燥性眼炎、角膜软化症、佝偻病、软骨症等维生素 A、D 缺乏症。也用于身体虚弱者及结核患者。

【不良反应】

本品含大量维生素 A、D（滴剂 1 克约 30 滴，含维生素 A 10000U、维生素 D 5000U），不宜长期服用，故治疗佝偻病时，选用维生素 D 制剂为宜。滴剂遇光、空气、热等极易氧化失效。

维生素 E

维生素 E（vitamin E）又称生育酚。广泛存在于植物油和绿色蔬菜中，属抗氧化剂，宜避光保存。

【药理作用及临床应用】

具有抗氧化作用，维持细胞膜的正常结构和功能，促进血红素代谢。临床用于习惯性流产、先兆流产、不育症、进行性肌营养不良、早产儿溶血性贫血，防治高脂血症、动脉粥样硬化等。亦可用于间歇性跛行、红斑狼疮、皮肤角化、抗衰老等。

有抗氧化作用，防止生物膜的脂质过氧化，维持细胞的正常结构和功能，并能抗衰老，增强机体免疫力。临床用于防治习惯性或先兆性流产、不育症、进行性肌营养不良、更年期综合征、溶血性贫血。

【不良反应】

长期大剂量使用可引起胃肠道反应、头晕、疲劳、乏力、腹泻等，能使免疫功能下降，生殖和胃肠功能紊乱、凝血机制障碍等。

三、维生素类药物的用药指导

虽然维生素类药物具有增强免疫力、抗衰老等作用，但并不是"安全"药、"营养品"。长期大量服用维生素类会产生很多不良反应，甚至致命。

（1）维生素 A 在成人每日剂量达到 100 万 U 以上，婴幼儿超过 30 万 U，可能会引起急性中毒，表现为兴奋、头痛、呕吐、视力模糊、脑水肿等症状；不论成人或小儿，如连续服用 10 万 U/天量，超过 6 个月可致慢性中毒，表现为手足疼痛、呕吐、皮肤瘙痒、毛发脱落等症状；妊娠期服用量超过 0.5 万 U/天，可能导致胎儿畸形。长期大量使用维生素 D 会引起低热、烦躁不安、厌食、体重下降、肝大及肾脏损害等。

（2）大量服用维生素 C，还可诱发胃炎及胃溃疡，引起腹痛、腹泻、糖尿病及肾结石等；如长期、大量服用或大量服用后突然停药，则可能诱发坏血病。

（3）大量使用维生素 B_1，可引起头痛、眼花、烦躁、心律失常、乳房肿大和神经衰弱。服用过量的烟酸，能引起颜面潮红、皮肤瘙痒、肝功能不全、黄疸、低血压等。

（4）大量服用维生素 E 每日剂量达 800mg 以上，可迅速出现中毒反应，表现为极度疲劳、恶心、呕吐、消化道出血、性功能减退、女性月经过多、男性乳房增大等。

任务五　氨基酸

氨基酸（amino acid）是含有氨基和羧基的一类有机化合物的统称，为蛋白质的基本组成单位，是构成人体营养所需要蛋白质的基本物质。

氨基酸是人体合成蛋白质和其他生物活性物质的底物。其中 8 种为必需氨基酸（甲硫氨基酸、缬氨酸、赖氨酸、异亮氨酸、苯丙氨酸、亮氨酸、色氨酸、苏氨酸），人体不能合成或合成速度不足以满足人体需要，必须由体外补充。另外，精氨酸和组氨酸人体虽能合成，但通常不能满足正常的需要，疾病时也需要额外供给，因此，又被称为半必需氨基酸或条件氨基酸。婴幼儿生长期精氨酸和组氨酸是必需氨基酸。人体对必需氨基酸的需要量随年龄的增加而下降，成人比婴儿显著下降。

精氨酸

【药理作用及临床应用】

精氨酸（arginine）为氨基酸类药物，也是婴幼儿生长必需的氨基酸，常用其盐酸盐。本药能参与体内鸟氨酸循环，促进尿素生成而降低血氨，用于肝性脑病，适用于忌钠的患者，也适用于其他原因引起血氨增高所致的精神症状的治疗。同时，精氨酸是精子蛋白的主要成分，口服能增加精子的数量和活动力，因而用于男性不育症。此外，静脉注射精氨酸能刺激垂体释放生长激素，因而可用于辅助测定垂体功能。

【不良反应】

（1）可引起高氯性酸中毒，以及血中尿素、肌酸、肌酐浓度升高。

（2）少数患者可出现过敏反应。

（3）静脉滴注速度过快，可引起流涎、面部潮红及呕吐等。

（4）有报道肝肾功能不良或糖尿病患者使用本品可引起高血钾症。

（5）静脉滴注本品可引起肢体麻木和头痛、恶心、呕吐及局部静脉炎。静脉给予大剂量精氨酸可使外周血管扩张而引起低血压。

【禁忌证】

（1）对本品中任何成分过敏者禁用。

（2）高氯性酸中毒、肾功能不全及无尿患者禁用。

（3）爆发性肝衰歇患者，因体内缺乏精氨酸酶不宜使用本品。

复方氨基酸（18AA）

【药理作用及临床应用】

复方氨基酸（18AA）（compound amino acid）（18AA）输液在能量供给充足的情况下，参与蛋白质的合成代谢，获得正氮平衡，并生成酶类、激素、抗体、结构蛋白，促进组织愈合，恢复正常生理功能。适用于不能进食、进食不足、不愿进食及营养不良者，肝肾功能基本正常的低蛋白血症、大面积烧伤、创伤、高分解代谢、蛋白丢失负氮平衡者，改善外科手术前、后患者的营养状态。不良反应及禁忌证同精氨酸。

【不良反应】

静脉滴注速度过快可致发热、头痛、心悸、寒战，也可致血栓性静脉炎，应及时减慢滴注速度（15滴/分为宜），对老年人和危重患者尤应注意。长期大量静脉滴注可致胆汁淤积性黄疸，偶见肝功能损害等。

【禁忌证】

（1）严重氮质血症、严重肝功能不全、肝性脑病昏迷或有向肝性脑病昏迷发展趋势、严重肾衰竭或尿毒症者。

（2）对氨基酸有代谢障碍者、过敏者、心力衰竭者及酸中毒状态等未纠正者，对高氯性酸中毒、肾功能不全及无尿患者禁用。

复方氨基酸注射液

复方氨基酸注射液（3AA）（compound amino acid）（3AA）用于预防和治疗各种原因引起的肝性脑病，重症肝炎以及肝硬化、慢性活动性肝炎、慢性迁延性肝炎；亦可用于肝胆外科手术前后。不良反应及禁忌证同上。

复方氨基酸注射液

复方氨基酸注射液（9AA）（compound amino acid）（9AA）用于急性和慢性肾功能不全患者的肠外营养支持；大手术、外伤或脓毒血症引起的严重肾衰竭以及急慢性肾衰竭。不良反应及禁忌证同上。

❖ 常用药物制剂和用法 ❖

葡萄糖 注射剂：12.5g/250ml、25g/500ml、50g/1000ml、25g/250ml、50g/500ml、100g/1000ml、5g/20ml、10g/20ml、12g/10ml。粉剂：250g、500g。静脉滴注含本品5%～10%的水溶液200～1000ml，同时静滴适量生理盐水，以补充体液的损失及钠的不足。静脉滴注50%溶液40～100ml，用于血糖过低或胰岛素过量，以保护肝脏。静脉滴注25%～50%溶液，用于降低眼压及因颅压增加引起的各种病症。

氯化钠 注射剂：为含0.9%氯化钠的灭菌水溶液，2ml、10ml、250ml、500ml、1000ml。静滴或皮下滴注，剂量根据病情决定，一般一次500～1000ml。浓氯化钠注射液：1g（10ml）。临用前稀释。

氯化钾 片剂：0.25g、0.5g。控释片：0.6g。微囊片：0.75g。注射剂：1g（10ml）。补充钾盐大多采用口服，1次1g，1日3次。血钾过低，病情危急或吐泻严重口服不易吸收时，可用静脉滴注，每次用10%～15%的溶液10ml，用5%～10%葡萄糖液500ml稀释或根据病情酌定用量。

葡萄糖酸钙 片剂：0.1g、0.5g。口服液：1g（10ml）。含片：0.1g、0.15g、0.2g。成人一次0.5～2g，一日3次；儿童一次0.5～1g，一日3次。注射剂：1g（10ml）。静脉注射，每次用10%溶液10～20ml，小儿手足搐搦症，每次用5～10ml，加等量5%～25%葡萄糖液稀释后缓慢静注（每分钟不超过2ml）。

口服补盐液 每升含氯化钠3.5g，氯化钾1.5g，碳酸氢钠2.5g（或拘橼酸钠2.9g），无水葡萄糖20g，每次口服500ml治疗和预防急性腹泻造成的脱水。

碳酸氢钠 片剂：0.3g、0.5g。注射剂：0.5g（10ml）、12.5g（250ml）。

乳酸钠　注射剂：2.24g（20ml）、5.60g（50ml）。11.2% 溶液 5～8ml/kg，以 5%～10% 葡萄糖液 5 倍量稀释后静滴。

氨丁三醇　注射剂：7.28%（10ml）、7.28%（20ml）、7.28%（100ml）。对急症每次用 7.28% 溶液每千克静脉滴注 2～3mg，于 1～2 小时内滴完，严重者可再用 1 次。

维生素 B$_1$　片剂：5mg、10mg。一次 10～30mg，一日 3 次。注射剂：50mg（1ml）、100mg（2ml）。50～100mg 肌内或皮下注射，一日 1 次。不宜静注。

维生素 B$_2$　片剂：5mg、10mg。一次 5～10mg，一日 3 次。注射剂：1mg（2ml）、5mg（2ml）、10mg（2ml）。皮下或肌内注射 5～10mg，一日 1 次。

维生素 B$_6$　片剂：10mg。一次 10～20mg，一日 3 次。注射剂：25mg（1ml）、50mg（1ml）、100mg（2ml）。一次 50～100mg，一日 1 次。治疗白细胞减少症时，以本品 50～100mg，加入 5% 葡萄糖液 20ml 中，作静脉推注，一日 1 次。

烟酰胺　片剂：50mg、100mg。注射剂：50mg（1ml）、100mg（1ml）。防治糙皮病、口炎及舌炎：口服，一次 50～200mg，一日 3 次。如口服吸收不良，可加入葡萄糖液静滴，一次 25mg，一日 2 次。同时加服其他维生素 B 族及维生素 C。防治心脏传导阻滞：一次 300～400mg，一日 1 次，加入 10% 葡萄糖溶液 250ml 中静脉滴注，30 日为一疗程。

维生素 C　片剂：25mg、50mg、100mg。1 次 0.05～0.1g，1 日 2～3 次，饭后服用。注射剂：0.1g（2ml）、0.25g（2ml）、0.5g（5ml）、2.5g（20ml）。一日 0.25～0.5g（小儿 0.05～0.3g），必要时可酌增剂量。治疗克山病：首剂 5～10g，加入 25% 葡萄糖液中，缓慢静注。治疗口疮：将本品 1 片（0.1g）压碎，撒于溃疡面上，令病人闭口片刻，一日 2 次，一般 3～4 次即可治愈。

维生素 E　片剂：10mg、50mg。一次 10～100mg，一日 2～3 次。胶丸剂：50mg、100mg。注射剂：50mg（1ml）。肌内注射，一次 5～10mg，一日 1 次。

维生素 A　胶丸剂：5000U、2.5 万 U。严重维生素 A 缺乏症：口服成人一日 10 万 U，3 日后改为一日 5 万 U，给药 2 周，然后一日 1 万～2 万 U，再用药 2 月。吸收功能障碍或口服困难者可用肌注，成人一日 5 万～10 万 U，3 日改为一日 5 万 U，给药 2 周；1～8 岁儿童，一日 0.5 万～1.5 万 U，给药 10 日；婴儿，一日 0.5 万～1 万 U，给药 10 日。轻度维生素 A 缺乏症：一日 3 万～5 万 U，分 2～3 次口服，症状改善后减量。补充需要：成人一日 4000U，哺乳妇女一日 4000U，婴儿一日 600～1500U，儿童一日 2000～3000U。

维生素 D$_2$　胶丸剂：1 万 U。片剂：5000U、10000U。注射剂：15 万 U（0.5ml）、30 万 U（1ml）、60 万 U（1ml）。用前及用时需服钙剂。治疗佝偻病：口服一日 2500～5000U，1～2 月后待症状开始消失时即改用预防量。若不能口服者、重症的患者，肌注一次 30 万～60 万 U，如需要，一个月后再肌注 1 次，两次总量不超过 90 万 U。用大剂量维生素 D 时如缺钙，应口服 10% 氯化钙；一次 5～10ml，一日 3 次，用 2～3 日。婴儿手足搐搦症：口服一日 2000～5000U，一月后改为一日 400U。预防维生素 D 缺乏症：用母乳喂养的婴儿一日 400U，妊娠期必要时一日 400U。

维生素 AD　胶丸剂：含维生素 A3000U，维生素 D300U。预防用药一天 1 粒，治疗用药一天 1 粒。滴剂：每克含维生素 A5000U，维生素 D500U；每克含维生素 A5 万 U，维生素 D5000U；每克含维生素 A9000U，维生素 D3000U。预防用药一天 3～6 滴，治疗用药一天 15～60 滴。另有小儿胶囊伊可新：<1 岁用绿色胶囊，每粒胶囊含维生素

A1500U、维生素 D500U；>1 岁用粉色胶囊，每粒胶囊含维生素 A2000U、维生素 D700U；贝特令：>1 岁用，每粒胶囊含维生素 A1800U、维生素 D600U、DHA50mg。均为一天 1 粒。

精氨酸 注射液：20ml：5g。静脉注射：应用前以 5% 葡萄糖注射液 1000ml 稀释后应用，成人一次 15～20g 于 4 小时内滴毕；大于 12 岁以上的儿童，一日 15～20g 于 4 小时内滴毕；小于 12 岁以上的儿童，一日 10～15g 于 4 小时内滴毕或专科医师指导下应用。

复方氨基酸（18AA） 注射液：250ml：12.5g、500ml：25g、250ml：30g（总氨基酸）。缓慢静脉滴注：根据年龄、病情、症状、体重等决定用量。应同时给予足够的能量、适量电解质、维生素及微量元素。

复方氨基酸（3AA） 注射液：250ml：10.65g（总氨基酸）。静脉滴注：危重患者一次 250ml，一日 2 次，与等量葡萄糖注射液稀释后缓慢静脉滴注。用于其他肝病引起的氨基酸代谢紊乱者一次 250ml，一日 1 次，添加等量 10% 葡萄糖注射液缓慢静脉滴注。

复方氨基酸（9AA） 注射液：250ml：13.98g（总氨基酸）。静脉滴注：成人一日 250～500ml，缓慢滴注。进行透析的急、慢性肾衰竭患者一日 1000ml，最大剂量不超过 1500ml，滴速不超过 15 滴/分。

目标检测

一、选择题

1. 应用 0.1%～0.2% 氯化钠饮用水，可防治（ ）
   A. 酸中毒　　　　　　　　　　B. 碱中毒
   C. 中暑　　　　　　　　　　　D. 软骨病
   E. 佝偻病

2. 某一患有佝偻病的患儿，应选用何药治疗（ ）
   A. 氯化钾　　　　　　　　　　B. 氯化铵
   C. 葡萄糖酸钙　　　　　　　　D. 氨丁三醇
   E. 氯化钠

3. 硫酸镁中毒解救应选用何药（ ）
   A. 氯化钾　　　　　　　　　　B. 氯化铵
   C. 碳酸氢钠　　　　　　　　　D. 氯化钠
   E. 葡萄糖酸钙

4. 碱化尿液，促巴比妥类药物从体内排出应用何药（ ）
   A. 氯化铵　　　　　　　　　　B. 氯化钠
   C. 碳酸氢钠　　　　　　　　　D. 氯化钾
   E. 葡萄糖酸钙

5. 由某种原因数日未能进食所致的营养不良，应补充（ ）
   A. 氯化钾　　　　　　　　　　B. 葡萄糖
   C. 氯化铵　　　　　　　　　　D. 葡萄糖酸钙

　　　　E. 氯化钠

6. 可溶解变性蛋白质，使脓液、痰液、血凝块和坏死组织液化的药物是（　　）

　　A. 糜蛋白酶　　　　　　　　　　B. 玻璃酸酶

　　C. 菠萝蛋白酶　　　　　　　　　D. 胰蛋白酶

　　E. 胃蛋白酶

7. 可治疗先兆流产、习惯性流产、不育症等的药物是（　　）

　　A. 维生素 B_1　　　　　　　　　B. 维生素 B_2

　　C. 维生素 C　　　　　　　　　　D. 维生素 D

　　E. 维生素 E

8. 缺乏时可导致糙皮病的药物是（　　）

　　A. 烟酰胺　　　　　　　　　　　B. 维生素 D

　　C. 维生素 C　　　　　　　　　　D. 维生素 B_6

　　E. 维生素 E

9. 哪种维生素缺乏可导致坏血病（　　）

　　A. 维生素 C　　　　　　　　　　B. 烟酸

　　C. 维生素 B_6　　　　　　　　　D. 维生素 E

　　E. 维生素 D

10. 缺乏时可出现口角炎、唇炎和舌炎等的药物是（　　）

　　A. 维生素 E　　　　　　　　　　B. 维生素 D

　　C. 维生素 A　　　　　　　　　　D. 烟酰胺

　　E. 维生素 B_2

11. 预防婴幼儿佝偻病应用何药（　　）

　　A. 维生素 A　　　　　　　　　　B. 维生素 B_1

　　C. 维生素 C　　　　　　　　　　D. 维生素 D

　　E. 维生素 E

二、填空题

1. 复方氯化钠注射液又叫_____，由_____、_____、_____三种成分组成。

2. 静脉补钾的"四不原则"为_____、_____、_____和_____。

3. 静脉补钾时每小时不超过_____，一般浓度不超过_____，一般每日不超过____为宜。

4. 静脉补钾时为防止出现高血钾，应备好_____、_____和_____药物，便于及时治疗。

5. 静注葡萄糖酸钙时，必须稀释后缓慢注射，每分钟不超过_____，以免发生心搏骤停等严重不良反应。

三、问答题

1. 氯化钾的药理作用和临床应用有哪些？使用时应注意哪些事项？

2. 常用的水溶性和脂溶性维生素有哪些？

学习小结

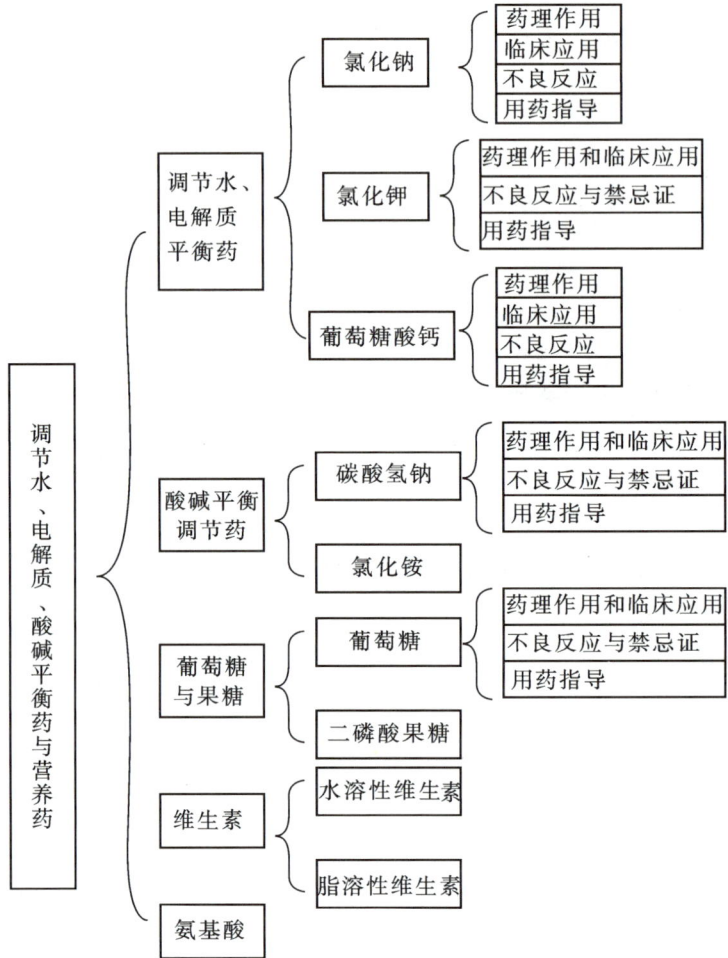

调节水、电解质、酸碱平衡药与营养药
- 调节水、电解质平衡药
  - 氯化钠
    - 药理作用
    - 临床应用
    - 不良反应
    - 用药指导
  - 氯化钾
    - 药理作用和临床应用
    - 不良反应与禁忌证
    - 用药指导
  - 葡萄糖酸钙
    - 药理作用
    - 临床应用
    - 不良反应
    - 用药指导
- 酸碱平衡调节药
  - 碳酸氢钠
    - 药理作用和临床应用
    - 不良反应与禁忌证
    - 用药指导
  - 氯化铵
- 葡萄糖与果糖
  - 葡萄糖
    - 药理作用和临床应用
    - 不良反应与禁忌证
    - 用药指导
  - 二磷酸果糖
- 维生素
  - 水溶性维生素
  - 脂溶性维生素
- 氨基酸

笔记

模块十五　解毒药

解毒药（antidotes）是指一类能够特异性解除毒物对人体损害的药物。中毒解救的一般原则是先采用清洗皮肤、洗胃、导泻等方法清除毒物，然后进行对症治疗，同时尽早使用特效解毒药。特效解毒药是一类具有高度专一性的药物，在中毒的抢救中占重要地位。

任务一　氰化物中毒的解毒药

【目的要求】
1. 熟悉氰化物解救药物的特点。
2. 了解氰化物的中毒机制。

一、氰化物中毒及解毒机制

氰化物是作用迅速、毒性强烈的剧毒物质，进入体内释放出氰离子（CN^-），与机体内细胞色素氧化酶结合形成氰化细胞色素氧化酶，使该酶失去传递电子的活性，呼吸链中断，引起细胞内窒息出现中毒症状，严重者可迅速死亡。工业中使用氰化物很广泛，常见的无机氰化物有氰化钾、氰化钠。日常生活中接触的桃仁、枇杷核仁及苦杏仁等含有氰苷，水解后产生氢氰酸，大量食用也可导致中毒。

氰化物中毒后，首先应迅速离开染毒区或清洗皮肤。口服中毒者，应用1∶5000高锰酸钾或3%过氧化氢溶液洗胃，对于呼吸及循环衰竭施行人工呼吸和胸外心脏按压，特殊解救药物必须联合应用高铁血红蛋白形成剂和供硫剂。先给予高铁血红蛋白形成剂，迅速将体内部分血红蛋白氧化形成高铁血红蛋白，后者可与游离的氰离子结合或夺取已与细胞色素氧化酶结合的氰离子，形成氰化高铁血红蛋白，使细胞色素氧化酶复活；然后给予供硫剂硫代硫酸钠，与体内游离的或已结合的氰离子相结合，形成稳定性强、无毒的硫氰酸盐，经尿排出，达到彻底解毒的目的。

二、常用解毒药

（一）高铁血红蛋白形成剂

亚硝酸钠

亚硝酸钠（sodium nitrite）能使亚铁血红蛋白氧化为高铁血红蛋白，后者与CN^-结合力强，故可有效地解救氰化物中毒的症状。但生成的氰化高铁血红蛋白本身还能逐渐解离出 CN$^-$ 而使症状重现，故应用亚硝酸钠同时还需给予硫代硫酸钠，作为硫的供应体在转硫酶的协助下，使氰化物变为基本无毒的硫氰酸盐，从尿中排出。亚硝基扩张血管反应可引起恶心、呕吐、眩晕、头痛、低血压。大剂量可引起高铁血红蛋白血症。

静脉注射速度过快或过量中毒可引起血压骤降、循环衰竭甚至死亡。孕妇禁用，脑血管损伤和休克患者不宜使用。

亚甲蓝

亚甲蓝（methythioninium chloride，美蓝）为氧化－还原剂，剂量不同作用有质的差异。小剂量 1~2mg/kg，为还原剂，可在还原型脱氢酶辅酶 I 的作用下转变为还原型亚甲蓝，后者能将高铁血红蛋白还原成血红蛋白，自身又氧化成氧化型亚甲蓝，可用于治疗高铁血红蛋白血症。大剂量 5~10mg/kg，为氧化剂，能直接将血红蛋白氧化成高铁血红蛋白，可用于氰化物中毒。亚甲蓝形成高铁血红蛋白的速度较快，但维持作用时间较短，其作用不如亚硝酸钠。

亚甲蓝的副作用一般较小。静脉注射剂量过大（15mg/kg）时，可引起恶心、腹痛、出汗、眩晕、头痛等。禁用皮下和肌内注射，以免引起组织坏死。

4 – 二甲氨基苯酚

4 – 二甲氨基苯酚（4 – dimethylaminophenol，4 – DMAP）是近年来新发现的高铁血红蛋白形成剂，可有效消除氰化物的毒性，使细胞色素氧化酶恢复活性。同时能降低血液乳酸浓度，并有兴奋心血管功能。疗效优于亚硝酸钠，早期、中期给药效果明显。肌内注射局部会有胀痛感、疲乏等不良反应。

（二）供硫剂

硫代硫酸钠

硫代硫酸钠（sodium thiosulfate，海波）具有活泼的硫原子，在转硫酶的作用下，可与游离的及结合的 CN$^-$ 结合，解救氰化物中毒。与亚硝酸钠合用可显著提高疗效，因作用较慢，先用作用快的亚硝酸类和美兰，再用本品。但应注意不宜混合注射，以免血压过度下降。偶见头晕、乏力、恶心、呕吐等不良反应。

任务二 金属与类金属中毒解毒药

【目的要求】

1. 熟悉重金属及类金属中毒机解救药物的特点。
2. 了解重金属及类金属的中毒机制。

一、金属和类金属中毒机制

金属和类金属主要包括铜、铅、锑、汞、砷、锑、铬等金属离子，可通过呼吸道、胃肠道、皮肤接触，与机体细胞酶系统相结合，抑制酶的活性而出现一系列中毒症状。常用的解毒药大多是与金属离子螯合成为可溶、无毒或低毒的化合物经尿排出。与金属螯合后不易解离者，其解毒效果更好。

二、常用解毒药

二巯丁二钠

二巯丁二钠（sodium dimercaptosuccinate，二巯琥钠）水溶液不稳定，久置毒性较大，需新鲜配制。注射给药，血药浓度很快达峰值，并迅速由血液转移，主要由肾排泄，胆汁中亦有少量排泄，无蓄积作用。

【药理作用】

本药与金属离子有较强的亲和力，能结合成不易解离的无毒性的环状化合物，由尿排出。金属离子结合后，仍有一定程度的解离，如排泄慢，则游离的金属仍能生产中毒现象，故用该药治疗金属中毒时，应强调早期用药，反复用药。

【临床应用】

临床上主要用于酒石酸锑钾中毒，效果明显；对汞、砷、铅中毒也有明显的解毒和促进排泄作用；对铜、钴、镍等中毒也有疗效。对肝豆状核变性病有排铜及改善症状的作用。

【不良反应】

毒性较小。静脉注射后出现轻度口臭、头痛、头晕、恶心、全身乏力及四肢酸痛，减慢注射速度，症状会减轻。偶可见皮疹等皮肤过敏反应、咽喉干燥、胸闷等。

二巯丙磺酸钠

二巯丙磺酸钠（sodium dimercapto-sulfonate）的作用机制与二巯丁二钠相似，为治疗汞、砷中毒的首选药，对铬、铋、铅、铜及锑中毒有一定疗效。本药也可作为灭鼠药四亚甲基二砜四胺（毒鼠强）急性中毒及农药2-N，N-二甲胺基-1，3-双硫代硫酸钠基丙烷（杀虫双）中毒的解救。

常用量肌内注射无明显副反应。静脉注射过快，可引起恶心、头晕、口唇发麻、面色苍白及心悸等，少数人有皮疹、药热等过敏反应，严重者可致剥脱性皮炎。

青霉胺

青霉胺（penicillamine）为青霉素的代谢产物，是含有巯基的氨基酸。口服可吸收80%，皮肤和血药浓度高，经肝代谢后由尿排出。青霉胺是治疗肝豆状核变性病的首选药，对铅、汞、锌中毒也有效，尤其排铜效果好。此外，还有免疫抑制作用，可用于自身免疫性疾病。不良反应较轻，可引起恶心、腹痛、腹泻、头痛、乏力等过敏反应症状。与青霉素有交叉过敏反应，故用前必须做青霉素皮肤过敏试验，对青霉素过敏者禁用。对长期使用青霉胺的患者，应补充维生素 B_6，以免引起视神经炎。

依地酸钠钙

依地酸钠钙（calcium sodium versenate，解铅乐）能与多种金属离子形成稳定而可溶性络合物，迅速经肾排出。对铅中毒解救效果好，为急、慢性铅中毒的首选药，也可用于铜、锰、铬、镉等中毒和放射性物质的中毒。不良反应少，部分患者可出现头晕、恶心、关节酸痛、乏力等反应。静注过快会引起低钙性抽搐，一般静脉滴注，每分钟用量不超过15mg，大剂量对肾有损害，用药期间应常规查尿，如有血尿或管型尿，应及时停药。肾病患者禁用。

去铁胺

去铁胺（deferoxamine）与 Fe^{3+} 有很强的亲和力，能与组织中的铁形成络合物迅速由尿液排出，临床上主要用于铁急性中毒的解救，口服不易吸收，必须注射给药。不良反应较轻，注射速度过快时，可由于扩张微血管而引起面部潮红、低血压等。

任务三 有机氟农药中毒的解毒药

【目的要求】

1. 熟悉有机氟农药中毒解救药物的特点。
2. 了解有机氟农药的中毒机制。

有机氟（如氟乙酰胺、氟乙酸钠等）是一类高效、剧毒的杀虫农药或灭鼠药，对人、畜的毒性极大。有机氟的中毒机制是由于有机氟在体内可被酰胺酶分解生成氟乙酸，经转化后导致柠檬酸在组织内大量积聚，造成体内代谢障碍而中毒。

乙酰胺

乙酰胺（acetamide，解氟灵）是目前治疗有机氟中毒的特效解毒药。它具有延长有机氟中毒的潜伏期、控制发病、减轻中毒症状的作用。乙酰胺的作用机制是与有机氟争夺酰胺酶，因二者结构相似，乙酰胺夺取此酶后，可使有机氟不能分解出氟乙酸，同时乙酰胺经酰胺酶作用后可生成乙酸，可对体内已形成的氟乙酸具有干扰作用，从而消除氟乙酸的毒害作用。

任务四　灭鼠药中毒的解毒药

【目的要求】

了解灭鼠药中毒的解毒药的特点。

一、磷毒鼠药中毒解毒药

磷毒鼠药包括磷化锌和毒鼠磷。

（一）磷化锌解救

磷化锌作用于神经系统，轻度中毒时有头痛、头晕、乏力、恶心、呕吐、腹痛及腹泻等消化道症状及胸闷、咳嗽、心动过缓等。中度中毒时，除上述症状外，可有意识障碍、抽搐、呼吸困难、轻度心肌损害等。重度中毒时，尚有昏迷、惊厥、肺水肿、呼吸衰竭、明显的心肌损害及肝损害等。

磷化锌口服中毒者应立即催吐、洗胃。洗胃用 0.5% 硫酸铜溶液，每次 200～500ml 口服，使磷转变为无毒磷化铜沉淀，直至洗出液无磷臭味为止。再用 0.3% 过氧化氢溶液或 0.05% 高锰酸钾溶液持续洗胃，直至洗出液澄清为止。然后口服硫酸钠 15～30g 导泻。禁用油类泻药。忌食鸡蛋、牛奶、动植物油类。呼吸困难、休克、急性肾衰竭及肺水肿时，应及时对症治疗。

（二）毒鼠磷解救

毒鼠磷的毒理主要是抑制胆碱酯酶活性，使突触间隙乙酰胆碱过量积聚，胆碱能神经节后纤维支配的效应器出现一系列改变，如腺体分泌增加、平滑肌兴奋、瞳孔缩小、骨骼肌兴奋等。

毒鼠磷是有机磷化合物，其中毒症状主要由于抑制胆碱酯酶所致，故解救基本上与有机磷酸酯类农药中毒相同，主要应用阿托品及胆碱酯酶复活药如氯解磷定等解救。

二、抗凝血类灭鼠药中毒解毒药

抗凝血类灭鼠药常用的有杀鼠灵、敌鼠钠、鼠得克、大隆等，其毒理主要是破坏机体凝血功能及损伤小血管，引起出血等。人误服后，中毒症状多缓慢出现，一般在食后第三日（数小时乃至 20 日）开始出现恶心、呕吐、食欲减退及精神不振，其后可发生鼻出血、齿龈出血、皮肤紫癜、咯血、便血、尿血等，并可有关节痛、腹痛及低热等。严重者发生休克。患者可有贫血，出、凝血时间及凝血酶原时间均延长。特效解毒药是维生素 K_1。

维生素 K_1

维生素 K_1（vitamine K_1）与抗凝血类灭鼠药化学结构相似，可对抗并解除这类药物对凝血酶原活性的抑制，使凝血过程正常。可同时给予足量维生素 C 及糖皮质激素辅助治疗。

三、其他灭鼠药中毒解毒药

（一）有机氟灭鼠药中毒解毒药

有机氟灭鼠药包括氟乙酸钠、氟乙酰胺、甘氟等，中毒后经 0.5～6 小时的潜伏期出现症状。主要表现为中枢神经系统及心脏受累。轻者恶心、呕吐、头昏。重者烦躁不安、阵发性抽搐、心律失常。严重者呼吸抑制、血压下降、心脏骤停、呼吸衰竭。由于毒性强，无特效解毒剂，很容易引起人、畜中毒死亡，国家已明令禁用。其中毒解救药主要用乙酰胺（acetamide，解氟灵），对氟乙酰胺及甘氟中毒的救治效果较好，能延长氟乙酰胺中毒的潜伏期，解除氟乙酰胺中毒症状而挽救患者的生命。

（二）毒鼠强中毒解毒药

毒鼠强（tetramethylene disulfotetramine）是国家禁止使用的灭鼠药。人口服的致死量约为 12mg。本药对中枢神经系统，尤其是脑干有兴奋作用，引起头痛、头晕、乏力、恶心、呕吐、口唇麻木酒醉感及癫痫样大发作，发作时全身抽搐、口吐白沫、小便失禁、意识丧失。

毒鼠强中毒解救：①首先应清除胃内毒物：可采取催吐、洗胃、灌肠、导泻等方法。②对症处理：抗惊厥药苯巴比妥的疗效较地西泮好；呕吐、腹痛时，可用山莨菪碱；心率慢于 40 次/分，考虑体外临时起搏器，发生阿–斯综合征时进行人工起搏等。③中毒较重者采用药用炭血液灌流。④应用特异性解毒药二巯丙磺酸钠。

（三）亚砷酸、安妥、灭鼠优中毒解救药

亚砷酸、安妥、灭鼠优均为国家禁止使用的灭鼠药。其中，亚砷酸中毒可选用二巯丙醇或二巯丙磺酸钠解救；灭鼠优中毒选用烟酰胺和胰岛素；安妥中毒选用硫代硫酸钠。

任务五　蛇毒中毒的解毒药

【目的要求】

了解蛇毒中毒解毒药的特点。

　　蛇毒是毒蛇所分泌的有毒物质，主要有神经毒、心脏毒、血液毒等。人被毒蛇咬伤后，蛇毒可侵入人体而引起一系列中毒症状，可表现为肌肉瘫痪、呼吸麻痹、室性期前收缩、房室传导阻滞甚至心力衰竭，甚至失血性休克等。抢救不及时，可因呼吸麻痹或休克而死亡。因此，被毒蛇咬伤必须及时治疗，除进行一般处理外，还要用抗蛇毒药进行治疗。

　　抗蛇毒药主要包括抗蛇毒血清及中草药配制两类。抗蛇毒血清，能中和蛇毒，治疗相应的毒蛇咬伤。早起足量应用，疗效较好。国内已生产治疗蝮蛇、五步蛇、银环蛇、金环蛇及蝰蛇咬伤的六种精致抗蛇毒血清。

任务六　有机磷酸酯类中毒及解毒药

内容略，详细内容见模块二。

❖ *常用药物制剂和用法* ❖

亚硝酸钠　注射剂：0.3g/10ml。用3%溶液10～15ml，以2～3ml/min的速度缓慢静脉注射。

亚甲蓝　注射剂：20mg/2ml，50mg/5ml，100mg/10ml。治疗高铁血红蛋白血症：一次1～2mg/kg，静脉注射。治疗氰化物中毒，一次10～20mg/kg，静脉注射。

硫代硫酸钠　注射剂：0.5g/10ml，1g/20ml。每次12.5～23g，于10分钟内缓慢静脉注射。

二巯丁二钠　注射剂：0.5g，1g。急性中毒：每次1g，2～4次/日，连续用药3～4天，酌情减量或停药。慢性中毒：一次1g，一日1次，连续3天，间隔4天为一疗程，一般用药2～4疗程。

青霉胺　片剂：125mg。用药前应做青霉素过敏试验。一日0.5～1.5g，分3～4次服用。

依地酸钠钙　注射剂：1g/5ml，片剂：0.5g。治疗铅中毒采用短程间歇疗法：一次0.5～1.0g，一日2次，静脉注射、静脉滴注连用3～4日，再停用3～4日，为一疗程。一般可用3～5个疗程。铅诊断性用药：一日1g，肌内注射，连续3日，一次留尿做铅检查。

精制抗蝮蛇毒血清　注射剂：10ml（1ml可中和蝮蛇毒6ml）。一次10～20ml。使用前先做皮试，阴性者用0.9%氯化钠注射液等量稀释后缓慢静脉注射。皮试阳性者，可在10%葡萄糖注射液内加氢化可的松100～200mg（地塞米松5～10mg），再加抗毒血清1～2ml，缓慢静脉注射（10～20滴/分钟），观察30分钟，若未见反映，将所需抗蛇毒血清加入滴液中，继续并加快滴注。

🖊 目标检测

问答题

1. 氰化物中毒的机理、解救药物及用药注意事项。
2. 有机磷酸酯类中毒的机理、解救药物、用药注意事项及原则。

学习小结

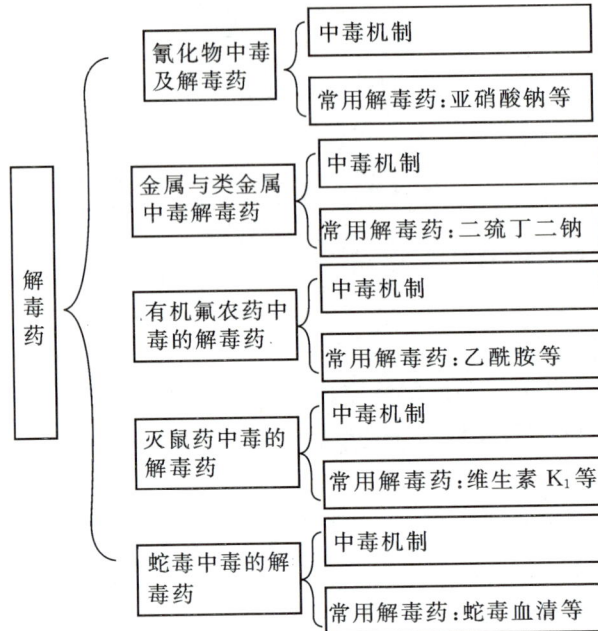

模块十六 影响免疫功能的药物

【目的要求】

1. 熟悉影响免疫功能的药物分类。
2. 了解免疫抑制药的药理作用、临床应用及不良反应。
3. 了解免疫增强药的药理作用、临床应用及不良反应。

免疫系统包括参与免疫反应的各种细胞、组织和器官，如胸腺、骨髓、淋巴结、脾、扁桃体以及分布在全身组织中的淋巴细胞和浆细胞等。免疫系统的异常可导致免疫功能障碍，包括变态反应、自身免疫性疾病、免疫缺陷病和免疫增殖病等，应用影响免疫功能的药物能有效防治某些免疫性疾病。影响免疫功能的药物分为免疫抑制药和免疫增强药两类。

任务一 免疫抑制药

免疫抑制药（immunosuppressive drugs）是指能抑制有关免疫细胞的增殖和功能，降低机体免疫反应的药物。主要用于治疗自身免疫性疾病和防治器官移植后的排斥反应。但因为同时对正常免疫反应也有抑制作用，可降低机体的抵抗力而诱发感染，使恶性肿瘤发生率增高及影响生殖系统功能等不良反应。

环孢素

环孢素（ciclosporin，cyclosporine，环孢菌素A）

【体内过程】

环孢素口服吸收不完全，个体差异大，生物利用度仅20%～50%。分布广泛，在血液中，约50%集中分布于红细胞，10%～20%分布于白细胞，血浆蛋白结合率为95%。在体内主要经肝代谢，由胆汁排泄，$t_{1/2}$约为16小时。

【药理作用】

环孢素的免疫抑制作用具有高度特异性，主要抑制辅助性T淋巴细胞产生细胞因子，特别是白细胞介素-2，从而阻断T淋巴细胞对抗原的分化增殖性反应，抑制自然杀伤细胞的杀伤能力；还可抑制T淋巴细胞产生干扰素。它对网状内皮系统吞噬细胞无影响。由于环孢素仅抑制T淋巴细胞介导的细胞免疫而不致显著影响机体的一般防御能力，对骨髓造血功能影响小。

【临床应用】

环孢素临床主要用于异体器官或骨髓移植时的排斥反应的预防，常和糖皮质激素合用；治疗红斑狼疮、牛皮癣等自身免疫性疾病的临床应用尚在探索中。

【不良反应】

常见肾毒性，表现为肾小球滤过率下降、血肌酐升高，呈剂量依赖性，停药后可恢复；另有肝毒性，可见血清氨基转移酶升高、黄疸等；还可引起血压升高、胃肠反应、感觉异常及多毛等。

肾上腺皮质激素类

常用药物有泼尼松、泼尼松龙和地塞米松等，对免疫反应的多个环节均有影响，可抑制巨噬细胞对抗原的吞噬和处理，使得淋巴细胞数目减少，尤其是对 T 细胞作用显著、抑制淋巴细胞因子产生、减少抗体生成等。临床主要用于自身免疫性疾病、变态反应性疾病、器官移植的排斥反应及肿瘤的治疗。

环磷酰胺

环磷酰胺能选择性地杀伤增殖期淋巴细胞，并抑制其转化为淋巴母细胞。尤其是对 B 细胞抑制作用明显，大剂量可抑制 T 细胞。主要用于类风湿性关节炎、系统性红斑狼疮、肾小球肾炎等自身免疫性疾病及器官移植后的排斥反应。

抗代谢类药

巯嘌呤、甲氨蝶呤为常用抗代谢类药，通过干扰嘌呤代谢抑制 DNA、RNA 及蛋白质合成，并能产生细胞毒作用。对细胞免疫和体液免疫均有抑制作用，但不抑制巨噬细胞的功能。主要用于自身免疫性疾病和肾移植的排斥反应等。

他克莫司

他克莫司（tacrolimus，FK-506）口服吸收缓慢，生物利用度低，仅为 25%，体内分布广，经肝脏代谢，$t_{1/2}$ 为 9 小时。作用较环孢素强，属高效、低毒的新型免疫抑制剂，主要用于器官移植后的排斥反应及顽固性自身免疫性疾病。

抗淋巴细胞球蛋白

抗淋巴细胞球蛋白（antilymphocyte globulin，ALG）是用人的淋巴细胞免疫兔、马等动物后，从动物血清中分离制成的抗人淋巴细胞的免疫球蛋白。属于强免疫抑制剂。主要作用于 T 淋巴细胞，对细胞免疫有较强的抑制作用。其特点是无骨髓毒性，主要用于防治器官移植的排斥反应，因变态反应发生率高，多在其他免疫抑制药无效时应用，还可用于自身免疫性疾病。常见过敏反应。

来氟米特

来氟米特（leflunomide）是一个具有抗增生活性的免疫抑制药，其代谢产物具有选择性抑制活化的淋巴细胞功能，阻断活化的淋巴细胞增殖，减少抗体生成。临床主要用于类风湿性关节炎、抗移植排斥反应。主要有腹泻、皮疹及可逆性氨基转移酶升高等不良反应少。

霉酚酸酯

霉酚酸酯（mycrophenolate mofetil，MMF）对 T 淋巴细胞和 B 细胞的增殖有抑制，并抑制抗体生成，抑制细胞毒性 T 细胞的产生；能快速抑制单核细胞的增殖；并能减少细胞黏附分子，抑制血管平滑肌的增生。主要用于器官移植的排斥反应，尤其是肾移植。常见不良反应为腹泻，无明显肝、肾毒性。

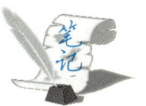

任务二　免疫增强药

免疫增强药（immunopotentiating drugs）是指单独或与抗原同时使用时增强机体免疫应答反应的药物，又称免疫调节药。临床主要用于提高机体免疫能力，作为免疫缺陷病、慢性感染性疾病及恶性肿瘤的辅助治疗。

卡介苗

卡介苗（bacillus calmette - guerin，BCG）是减毒的牛结核分枝杆菌的活菌苗，能刺激多种免疫活性细胞，增强机体的非特异性免疫功能；能刺激 T 细胞增殖，提高机体的体液免疫和细胞免疫功能。除用于预防结核病外，还可用于白血病、肺癌、黑色素瘤等的辅助治疗。

不良反应少，可见给药部位红斑、硬结或溃疡，也可有寒战、发热等；偶见过敏性休克。不良反应与给药剂量、途径及治疗次数有关。

胸腺素

胸腺素（thymosine，胸腺肽）是从小牛或猪的胸腺内提取的小分子多肽。可促进 T 细胞分化成熟，诱导淋巴干细胞转变为 T 细胞及进一步的分化成熟，增强白细胞、红细胞的免疫功能。临床上主要用于细胞免疫缺陷性疾病、某些自身免疫性疾病、病毒感染性疾病和晚期肿瘤的治疗。不良反应主要是过敏反应。

转移因子

转移因子（transfer factor，TF）是从正常人的白细胞、猪脾、牛脾中提取制备的小分子多核苷酸肽，牛脾含量最多。无免疫原性，它可将供体的细胞免疫信息转移给受者的淋巴细胞，使得非致敏淋巴细胞增殖分化为致敏淋巴细胞，但不转移体液免疫，作用较持久并能促进干扰素释放。主要用于免疫缺陷病、恶性肿瘤的辅助治疗，还可用于某些难以控制的病毒性或真菌性感染（如慢性乙型肝炎、带状疱疹、乙型脑炎、白色念珠菌感染等）。

左旋咪唑

左旋咪唑（levamisole，LMS）原为抗肠虫药。能增强巨噬细胞的趋化和吞噬功能；对免疫功能低下者，可促进抗体生成，使低下的细胞免疫功能恢复正常；能诱导白细胞介素 -2 的产生，增强免疫应答。用于免疫功能低下者恢复免疫功能，增强机体抗病能力；常与抗癌药合用治疗恶性肿瘤；用于治疗多种自身免疫性疾病，改善免疫功能。

干扰素

干扰素（interferon，IFN）是一种具有特殊功能的糖蛋白。不能口服，只能注射给药。分布不均，在肝、肾、血清分布较多，不能透过血-脑屏障、胎盘屏障及眼屏障。通过肝脏代谢，少量经过肾脏排出。除具有抗病毒、抑制肿瘤细胞增殖的作用外，还具有调节人体免疫力的作用。其中，致敏前或大剂量给药可抑制体液免疫和细胞免疫；相反，致敏后或小剂量给药可增强体液免疫和细胞免疫功能。主要用于预防和治疗病毒感染如慢性乙型肝炎、免疫功能低下或免疫缺陷所致复发性或慢性感染；也可用于肿瘤化疗、放疗、手术后的辅助用药。不良反应主要表现为应用早期流感样症状；偶有头晕、恶心、呕吐、腹痛、白细胞减少、血小板减少等。

依他西脱

依他西脱（etanercept）是由肿瘤坏死因子受体的膜外区与人 IgG 的 F 段融合构成的二聚体。临床主要用于治疗类风湿性关节炎。不良反应主要是局部刺激反应。

白细胞介素-2

白细胞介素-2（interlrukin-2，IL-2）由 T 细胞和 NK 细胞产生，也称为 T 细胞生长因子（T cell growth factor，TCGF）。主要功能是促进辅助性 T 细胞（Th），细胞毒性 T 细胞（Tc），自然杀伤细胞（NK）及 B 细胞的活化与增殖；诱导激活杀伤细胞（LAK）、肿瘤浸润淋巴细胞（TIL）的增生及增强其活性；诱导 TNF-β（淋巴毒素）、INF-γ（γ-干扰素）等产生，具有广泛的免疫增强和调节功能。主要用于慢性肝炎、免疫缺陷病及恶性肿瘤的辅助治疗。多数患者出现流感样症状、胃肠道反应、神经系统症状、肾功能减退、水肿、血压升高等不良反应，本品毒性反应多与血管通透性有关，剂量减少可减轻。

❖ *常用药物制剂和用法* ❖

环孢素　口服液：5g/50ml。15mg/kg，1 次/日，器官移植前 3 小时开始服用，连用 1~2 周后减量 5%，维持量为 5~10ml/（kg·d）。注射剂：50mg/ml，250mg/ml。2~5ml/（kg·d），用 0.9% 氯化钠或 5% 葡萄糖注射液 1:20~1:100 稀释后于 2~6 小时缓慢静脉滴注或持续 24 小时连续静脉滴注，病情稳定后改口服。

依他西脱　注射剂：12.5mg，25mg。每次 10~25mg，每周 2 次。

他克莫司　胶囊剂：0.5mg，1g。注射剂：5mg/ml。肝移植患者 0.1~0.2mg/（kg·d），分两次给药；肾移植患者 0.15~0.3mg/（kg·d），分两次给药。胶囊剂 2 次/日，于餐前 1 小时或餐后 2~3 小时服用。注射剂以 0.9% 氯化钠或 5% 葡萄糖注射液稀释后应用，稀释后浓度为 0.04~0.1mg/ml，一天总的静脉用量为 20~250ml。注射用浓缩液必须稀释后使用。静脉治疗时间不超过 7 日。

霉酚酸酯　片剂：500mg/片。胶囊剂：250mg/粒。抗移植排异反应：开始剂量 1.5g，2 次/日，逐次调整至每次 0.75~1.0g，2 次/日。

抗淋巴细胞球蛋白　兔抗淋巴细胞球蛋白每次 0.5~1mg/kg，马抗淋巴细胞球蛋白每次 4~20mg/kg，肌内注射，1 次/日或隔日一次，14 天为一疗程。

冻干卡介苗　注射剂：75mg/2ml。皮内注射：每次 0.1ml，临用前用注射用水稀释成 0.5~0.75mg（苗体）/ml。划痕：每次 0.05ml，稀释成 22.5~75mg（苗体）/ml。

来氟米特　片剂：10mg。口服，50mg~100mg/d，3 天后改为维持量 20mg/d。

左旋咪唑　片剂：25mg，50mg。抗肿瘤辅助用药：每次 150mg，1 次/周，连用 3~6 个月。自身免疫疾病：150mg/d，2~3日/周。慢性及复发性感染：100~150mg/d，分次服用，2日/周。

转移因子 注射剂：2ml。每次2ml，2次/周，皮下注射，一个月后改为1次/周。

胸腺素 注射剂：2mg，5mg，10mg。乙型肝炎：每次5~10mg，1次/日，肌内注射。急性重型肝炎：每次20~30mg，1次/日，静脉滴注，2~3个月为一个疗程。各种重型感染：每次5~10mg，1次/日，肌内注射。病毒感染：每次5~10mg，1次/日，肌内注射，2~3个月为一个疗程。辅助放疗，化疗：每次20~40mg，1次/日，肌内注射，3~6个月为一个疗程。

干扰素 注射剂：100万U，300万U。100万~300万U/次，1次/日，肌内注射，5~10天为一个疗程，疗程间隔2~3天或每周肌内注射1~2次。

白细胞介素-2 注射剂：10万U，20万U，40万U，100万U。50万~200万U/次，1次/日，静脉注射，一周5次，连续用药2周以上。体腔给药，2次/周，50~200万U/次。

目标检测

问答题

1. 比较环磷酰胺和环孢素A的作用特点。
2. 简述干扰素的药理作用及临床应用。
3. 简述糖皮质激素的临床应用。

学习小结

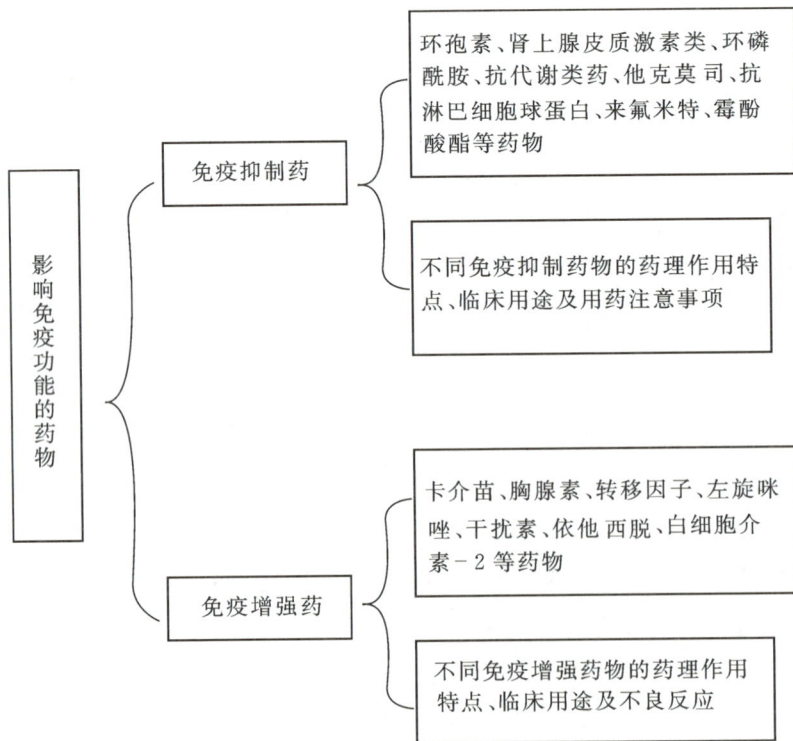

参考文献

［1］ 邱丽颖，张轩萍等. 药理学［M］. 北京：中国中医药科技出版社，2016.

［2］ 陈新谦，金有豫，汤光，等. 新编药物学［M］. 17 版. 北京：人民卫生出版社，2011.

［3］ 杨宝峰，苏定冯. 药理学［M］. 8 版. 北京：人民卫生出版社，2013.

［4］ 卫生部教材办公室. 国家职业助理医师资格考试大纲（2014 年）［M］. 北京：人民卫生出版社，2014.

［5］ 李玲，梁建梅. 药理学［M］. 3 版. 西安：第四军医大学出版社，2015.

［6］ 李元建. 药理学［M］. 上海：高等教育出版社，2010.

［7］ 李俊. 临床药理学［M］. 4 版. 北京：中国医药科技出版社，2008.

［8］ 国家食品药品监督管理总局，执业药师资格认证中心. 国家执业药师考试指南药学专业知识（二）［M］. 7 版. 中国医药科技出版社，2017.

［9］ 王开贞，于天贵. 药理学［M］. 7 版. 北京：人卫出版社，2013.

［10］ 国家药典委员会. 中国药典（2015 年）［M］. 北京：中国医药科技出版社，2015.

［11］ 朱依谆，殷明等. 药理学［M］. 8 版. 北京. 人民卫生出版社，2016.

［12］ 印晓星，张庆柱等. 临床药理学［M］. 北京：中国中医药出版社，2016.